《中医药基础》编审人员

主　　编　王满恩（山西生物应用职业技术学院）
主　　审　高学敏（北京中医药大学）
　　　　　钟赣生（北京中医药大学）
副 主 编　王文明（广东化工制药职业技术学院）
　　　　　王继光（江苏省徐州医药高等职业学校）
编写人员　（按姓氏笔画排序）
　　　　　丁建新（天津生物工程职业技术学院）
　　　　　王文明（广东化工制药职业技术学院）
　　　　　王继光（江苏省徐州医药高等职业学校）
　　　　　王满恩（山西生物应用职业技术学院）
　　　　　石　磊（江西中医学院大专部）
　　　　　刘友儿（江西中医学院高等职业技术学院）
　　　　　陈　洁（福建食品药品职业技术学院）
　　　　　范振远（河南中医学院药学高职部）
　　　　　袁　霞（沈阳药科大学高等职业技术学院）
　　　　　袁荣高（江苏省连云港中医药高等职业技术学校）
　　　　　阎　萍（北京市高新职业技术学院）

中医药基础

全国医药职业技术教育研究会　组织编写

王满恩　主编　　高学敏　钟赣生　主审

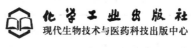

·北京·

图书在版编目（CIP）数据

中医药基础/王满恩主编. —北京：化学工业出版社，2004.7（2023.2重印）
ISBN 978-7-5025-5886-4

Ⅰ. 中⋯　Ⅱ. 王⋯　Ⅲ. 中国医药学　Ⅳ. R2

中国版本图书馆 CIP 数据核字（2004）第 077961 号

责任编辑：陈燕杰　余晓捷　孙小芳	文字编辑：丁建华
责任校对：王素芹	装帧设计：关　飞

出版发行：化学工业出版社　现代生物技术与医药科技出版中心
　　　　　（北京市东城区青年湖南街 13 号　邮政编码 100011）
印　　装：北京建宏印刷有限公司
787mm×1092mm　1/16　印张 20½　字数 475 千字　2023 年 2 月北京第 1 版第 22 次印刷

购书咨询：010-64518888　　　　　　　　　　　　　售后服务：010-64518899
网　　址：http://www.cip.com.cn
凡购买本书，如有缺损质量问题，本社销售中心负责调换。

定　　价：40.00 元　　　　　　　　　　　　　　　　　　版权所有　违者必究

全国医药职业技术教育研究会委员名单

会　　长　苏怀德　国家食品药品监督管理局
副 会 长　（按姓氏笔画排序）
　　　　　王书林　成都中医药大学峨眉学院
　　　　　严　振　广东化工制药职业技术学院
　　　　　周晓明　山西生物应用职业技术学院
　　　　　缪立德　湖北省医药学校
委　　员　（按姓氏笔画排序）
　　　　　马孔琛　沈阳药科大学高等职业技术学院
　　　　　王吉东　江苏省徐州医药高等职业学校
　　　　　王自勇　浙江医药高等专科学校
　　　　　左淑芬　河南中医学院药学高职部
　　　　　付梦生　湖南省药学职业中等专业学校
　　　　　白　钢　苏州市医药职工中等专业学校
　　　　　刘效昌　广州市医药中等专业学校
　　　　　闫丽霞　天津生物工程职业技术学院
　　　　　阳　欢　江西中医学院大专部
　　　　　李元富　山东中医药高级技工学校
　　　　　张希斌　黑龙江省医药职工中等专业学校
　　　　　陆国民　复旦大学药学院第二分院
　　　　　林锦兴　山东省医药学校
　　　　　罗以密　上海医药职工大学
　　　　　钱家骏　北京市中医药学校
　　　　　黄跃进　江苏省连云港中医药高等职业技术学校
　　　　　黄庶亮　福建食品药品职业技术学院
　　　　　黄新启　江西中医学院高等职业技术学院
　　　　　彭　敏　重庆市医药技工学校
　　　　　鼓　毅　长沙市医药中专学校
　　　　　谭骁彧　湖南生物机电职业技术学院药学部
秘 书 长　（按姓氏笔画排序）
　　　　　刘　佳　成都中医药大学峨眉学院
　　　　　谢淑俊　北京市高新职业技术学院

全国医药高职高专教材建设委员会委员名单

主 任 委 员 苏怀德 国家食品药品监督管理局
副主任委员 （按姓氏笔画排序）
　　　　　　王书林 成都中医药大学峨眉学院
　　　　　　严　振 广东化工制药职业技术学院
　　　　　　周晓明 山西生物应用职业技术学院
委　　　员 （按姓氏笔画排序）
　　　　　　马孔琛 沈阳药科大学高等职业技术学院
　　　　　　王质明 江苏省徐州医药高等职业学校
　　　　　　石　磊 江西中医学院大专部
　　　　　　闫丽霞 天津生物工程职业技术学院
　　　　　　杨群华 广东化工制药职业技术学院
　　　　　　李光锋 湖南生物机电职业技术学院药学部
　　　　　　李榆梅 山西生物应用职业技术学院
　　　　　　张秀琴 河南中医学院药学高职部
　　　　　　竺芝芬 浙江医药高等专科学校
　　　　　　周淑琴 复旦大学药学院第二分院
　　　　　　罗以密 上海医药职工大学
　　　　　　黄新启 江西中医学院高等职业技术学院
　　　　　　缪立德 湖北工学院生物工程学院药学分院
　　　　　　缪存信 福建食品药品职业技术学院
　　　　　　潘　雪 北京市高新职业技术学院
秘 书 长 （按姓氏笔画排序）
　　　　　　刘　佳 成都中医药大学峨眉学院
　　　　　　谢淑俊 北京市高新职业技术学院

前 言

从20世纪30年代起，我国即开始了现代医药高等专科教育。1952年全国高等院校调整后，为满足当时经济建设的需要，医药专科层次的教育得到进一步加强和发展。同时对这一层次教育的定位、作用和特点等问题的探讨也一直在进行当中。

鉴于几十年来医药专科层次的教育一直未形成自身的规范化教材，长期存在着借用本科教材的被动局面，原国家医药管理局科技教育司应各医药院校的要求，履行其指导全国药学教育为全国药学教育服务的职责，于1993年出面组织成立了全国药学高等专科教育教材建设委员会。经过几年的努力，截至1999年已组织编写出版系列教材33种，基本上满足了各校对医药专科教材的需求。同时还组织出版了全国医药中等职业技术教育系列教材60余种。至此基本上解决了全国医药专科、中职教育教材缺乏的问题。

为进一步推动全国教育管理体制和教学改革，使人才培养更加适应社会主义建设之需，自20世纪90年代以来，中央提倡大力发展职业技术教育，尤其是专科层次的职业技术教育即高等职业技术教育。据此，全国大多数医药本专科院校、一部分非医药院校甚至综合性大学均积极举办医药高职教育。全国原17所医药中等职业学校中，已有13所院校分别升格或改制为高等职业技术学院或二级学院。面对大量的有关高职教育的理论和实际问题，各校强烈要求进一步联合起来开展有组织的协作和研讨。于是在原有协作组织基础上，2000年成立了全国医药高职高专教材建设委员会，专门研究解决最为急需的教材问题。2002年更进一步扩大成全国医药职业技术教育研究会，将医药高职、高专、中专、技校等不同层次、不同类型、不同地区的医药院校组织起来以便更灵活、更全面地开展交流研讨活动。开展教材建设更是其中的重要活动内容之一。

几年来，在全国医药职业技术教育研究会的组织协调下，各医药职业技术院校齐心协力，认真学习党中央的方针政策，已取得丰硕的成果。各校一致认为，高等职业技术教育应定位于培养拥护党的基本路线，适应生产、管理、服务第一线需要的德、智、体、美各方面全面发展的技术应用型人才。专业设置上必须紧密结合地方经济和社会发展需要，根据市场对各类人才的需求和学校的办学条件，有针对性地调整和设置专业。在课程体系和教学内容方面则要突出职业技术特点，注意实践技能的培养，加强针对性和实用性，基础知识和基本理论以必需够用为度，以讲清概念，强化应用为教学重点。各校先后学习了"中华人民共和国职业分类大典"及医药行业工人技术等级标准等有关职业分类，岗位群及岗位要求的具体规定，并且组织师生深入实际，广泛调研市场的需求和有关职业岗位群对各类从业人员素质、技能、知识等方面的基本要求，针对特定的职业岗位群，设立专业，确定人才培养规格和素质、技能、知识结构，建立技术考核标准、课程标准和课程体系，最后具体编制为专业教学计划以开展教学活动。教材是教学活动中必须使用的基本材料，也是各校办学的必需材料。因此研究会及时开展了医药高职教材建设的研讨和有组织的编写活动。由于专业教学计划、技术考核标准和课程标准又是从现实职业岗位群的实际需要中归纳出来的，因而研究会组织的教材编写活动就形成了几大特点。

1. 教材内容的范围和深度与相应职业岗位群的要求紧密挂钩，以收录现行适用、成熟规范的现代技术和管理知识为主。因此其实践性、应用性较强，突破了传统教材以理论知识为主的局限，突出了职业技能特点。

2. 教材编写人员尽量以产、学、研结合的方式选聘，使其各展所长、互相学习，从而有效地克服了内容脱离实际工作的弊端。

3. 实行主审制，每种教材均邀请精通该专业业务的专家担任主审，以确保业务内容正确无误。

4. 按模块化组织教材体系，各教材之间相互衔接较好，且具有一定的可裁减性和可拼接性。一个专业的全套教材既可以圆满地完成专业教学任务，又可以根据不同的培养目标和地区特点，或市场需求变化供相近专业选用，甚至适应不同层次教学之需。因而，本套教材虽然主要是针对医药高职教育而组织编写的，但同类专业的中等职业教育也可以灵活的选用。因为中等职业教育主要培养技术操作型人才，而操作型人才必须具备的素质、技能和知识不但已经包含在对技术应用型人才的要求之中，而且还是其基础。其超过"操作型"要求的部分或体现高职之"高"的部分正可供学有余力，有志深造的中职学生学习之用。同时本套教材也适合于同一岗位群的在职员工培训之用。

现已编写出版的各种医药高职教材虽然由于种种主、客观因素的限制留有诸多遗憾，上述特点在各种教材中体现的程度也参差不齐，但与传统学科型教材相比毕竟前进了一步。紧扣社会职业需求，以实用技术为主，产、学、研结合，这是医药教材编写上的划时代的转变。因此本系列教材的编写和应用也将成为全国医药高职教育发展历史的一座里程碑。今后的任务是在使用中加以检验，听取各方面的意见及时修订并继续开发新教材以促进其与时俱进、臻于完善。

愿使用本系列教材的每位教师、学生、读者收获丰硕！愿全国医药事业不断发展！

全国医药职业技术教育研究会

2004 年 5 月

编写说明

本书是在全国医药职业技术教育研究会安排和指导下，为医药类高职院校中药类专业编写的综合性教材。读者定位是高中起点的三年制高职生和初中起点的五年制高职生，培养目标是中药生产、经营一线岗位的高级工。预定最高教学时数为180学时。教学目的是：使学生掌握中药行业高级工必备的中医药基础知识，培养学生介绍中药商品和问病荐药的职业技能，为学生今后深造中医药学科打下必要的知识基础，并培养学生自学中医药的基本能力。

为此，将本书的编写原则定为"入门，实用，奠基"。在选材方面，以《中药购销员国家职业标准》、《中药调剂员国家职业标准》规定的高级工必备的中医药知识为重点，注重实用性知识的介绍，同时兼顾知识体系的完整性，以使学生对中医药学科有个轮廓性认识。书中资料主要来源于现行的国家中医药法规、国家药品标准及较权威的教材、词典等文献，力图反映最新动态，适应时代要求。在行文方面，力求简明、通俗，适合高职教学和自学。希望本书能体现高职特色、药学专业特色和教改特色，但由于编者水平和时间所限，只能说向这个方向迈出了一小步，仅解决了高职中医药综合教材的"从无到有"的问题。希望老师们、同学们多提批评意见，以便再版时进一步完善。

本书编写分工如下：王满恩，第一篇第一、二、五章，负责全书统稿；石磊，第一篇第三、四章；陈洁，第一篇第六、八章；丁建新，第一篇第七章；袁霞，第二篇第一～四章；阎萍，第二篇第五～十三章；王继光，第二篇第十四～二十一章，参与统稿；王文明，第三篇第一～五章，参与统稿；范振远，第三篇第六、八～十二章；刘友儿，第三篇第七、十三～十八章；袁荣高，参与部分编写工作。

本书编写过程中，承北京中医药大学高学敏教授、钟赣生教授多次指导，并赠送相关资料，详细审阅全部稿件；山西省中医药研究院胡兰贵主任医师、李庭凯副主任医师、山西中医学院高治平副教授提供宝贵意见；在此一并致以诚挚谢意。

编者

2004.3

目 录

第一篇 中医学基础知识

第一章 中医学理论概说 …… 1
　第一节 中医史常识 …… 1
　　一、中医四大经典著作 …… 1
　　二、"药王"孙思邈 …… 2
　　三、《新修本草》 …… 2
　　四、《太平惠民和剂局方》 …… 2
　　五、金元四大家 …… 2
　　六、李时珍和《本草纲目》 …… 2
　　七、清代名医叶天士 …… 2
　第二节 中医理论简介 …… 2
　　一、中医怎样认识人体 …… 2
　　二、中医怎样认识疾病 …… 3
　　三、中医怎样诊治疾病 …… 3
　第三节 中医学的基本特点 …… 4
　　一、整体观念 …… 4
　　二、辨证论治 …… 5

第二章 阴阳五行学说 …… 6
　第一节 阴阳学说 …… 6
　　一、阴阳的概念 …… 6
　　二、阴阳学说的基本内容 …… 7
　　三、阴阳学说在中医学中的应用 …… 8
　第二节 五行学说 …… 9
　　一、五行与五行学说的概念 …… 9
　　二、五行学说的基本内容 …… 10
　　三、五行学说在中医学中的应用 …… 11

第三章 脏腑经络学说 …… 13
　第一节 脏腑学说 …… 13
　　一、五脏 …… 13
　　二、六腑 …… 22
　　三、脏腑之间的关系 …… 24
　第二节 经络学说 …… 28
　　一、经络的概念和经络系统的组成 …… 28
　　二、十二经脉 …… 30
　　三、奇经八脉 …… 31
　　四、经络的生理功能和经络学说的应用 …… 33

第四章 气血津液学说 …… 35
　第一节 气 …… 35
　　一、气的概念 …… 35
　　二、气的来源 …… 35
　　三、几种重要的气的生成、分布与功能 …… 35
　　四、气的功能 …… 37
　　五、气机 …… 37
　第二节 血 …… 37
　　一、血的概念 …… 37
　　二、血的生成 …… 38
　　三、血的运行 …… 38
　　四、血的功能 …… 38
　第三节 津液 …… 38
　　一、津液的概念 …… 38
　　二、津液的生成 …… 38
　　三、津液的输布与排泄 …… 38
　　四、津液的功能 …… 39
　第四节 气血津液的相互关系 …… 39
　　一、气和血的关系 …… 39
　　二、气和津液的关系 …… 40
　　三、津液和血的关系 …… 40

第五章 病因与病机 …… 42
　第一节 病因 …… 42
　　一、六淫 …… 42
　　二、疠气 …… 45
　　三、七情 …… 46
　　四、饮食 …… 47
　　五、劳逸 …… 48
　　六、其他病因 …… 48
　第二节 基本病机 …… 49
　　一、邪正盛衰病机 …… 49
　　二、阴阳失调病机 …… 50
　　三、气血津液失常病机 …… 51

第六章 诊法 …… 53
　第一节 问诊 …… 53
　　一、问寒热 …… 53
　　二、问汗 …… 54

三、问疼痛 …………………………… 55
　　四、问饮食口味 ……………………… 56
　　五、问二便 …………………………… 57
　　六、问睡眠 …………………………… 58
　　七、问经带 …………………………… 59
　第二节　望诊 …………………………… 60
　　一、望神 ……………………………… 60
　　二、望色 ……………………………… 60
　　三、望形态 …………………………… 62
　　四、望舌 ……………………………… 62
　第三节　闻诊 …………………………… 65
　　一、听声音 …………………………… 65
　　二、嗅气味 …………………………… 67
　第四节　切诊 …………………………… 67
　　一、脉诊 ……………………………… 68
　　二、按诊 ……………………………… 70

第七章　辨证 ……………………………… 72
　第一节　八纲辨证 ……………………… 72
　　一、表里辨证 ………………………… 72
　　二、寒热辨证 ………………………… 74
　　三、虚实辨证 ………………………… 75
　　四、阴阳辨证 ………………………… 76
　第二节　气血津液辨证 ………………… 78
　　一、气病辨证 ………………………… 78
　　二、血病辨证 ………………………… 80
　　三、气血同病辨证 …………………… 82
　　四、津液辨证 ………………………… 83
　第三节　脏腑辨证 ……………………… 84
　　一、心与小肠病辨证 ………………… 84

　　二、肺与大肠病辨证 ………………… 88
　　三、脾与胃病辨证 …………………… 91
　　四、肝与胆病辨证 …………………… 94
　　五、肾与膀胱病辨证 ………………… 98
　　六、脏腑兼病辨证 …………………… 101
　第四节　六经辨证简介 ………………… 105
　　一、太阳病 …………………………… 105
　　二、阳明病 …………………………… 105
　　三、少阳病 …………………………… 106
　　四、太阴病 …………………………… 106
　　五、少阴病 …………………………… 106
　　六、厥阴病 …………………………… 106
　第五节　卫气营血辨证简介 …………… 106
　　一、卫分证 …………………………… 107
　　二、气分证 …………………………… 107
　　三、营分证 …………………………… 107
　　四、血分证 …………………………… 107

第八章　防治原则 ………………………… 108
　第一节　预防原则 ……………………… 108
　　一、未病先防 ………………………… 108
　　二、既病防变 ………………………… 109
　第二节　治疗原则 ……………………… 109
　　一、扶正祛邪 ………………………… 110
　　二、标本先后 ………………………… 111
　　三、正治与反治 ……………………… 111
　　四、病治异同 ………………………… 112
　　五、调整阴阳 ………………………… 113
　　六、因人、因时、因地制宜 ………… 113

第二篇　中药学基础知识

第一章　中药的性能 ……………………… 115
　第一节　四气五味 ……………………… 115
　　一、四气 ……………………………… 115
　　二、五味 ……………………………… 116
　　三、四气与五味的关系 ……………… 116
　第二节　升降浮沉 ……………………… 116
　第三节　归经 …………………………… 117
　第四节　有毒与无毒 …………………… 118

第二章　中药的应用 ……………………… 119
　第一节　配伍 …………………………… 119
　第二节　用药禁忌 ……………………… 120
　　一、配伍禁忌 ………………………… 120
　　二、妊娠用药禁忌 …………………… 120

　　三、服药时的饮食禁忌 ……………… 121
　第三节　中药的用量 …………………… 121
　　一、用量的概念 ……………………… 121
　　二、确定用量的依据 ………………… 121
　　三、中药的计量单位 ………………… 122
　第四节　中药的煎服法 ………………… 122

第三章　解表药 …………………………… 125
　第一节　发散风寒药 …………………… 125
　　麻黄 …………………………………… 125
　　桂枝 …………………………………… 125
　　香薷 …………………………………… 126
　　紫苏叶 ………………………………… 126
　　生姜 …………………………………… 126

荆芥 ･････････････････････････････ 126
　防风 ･････････････････････････････ 127
　羌活 ･････････････････････････････ 127
　细辛 ･････････････････････････････ 127
　白芷 ･････････････････････････････ 128
　苍耳子 ･･･････････････････････････ 128
　辛夷 ･････････････････････････････ 128
第二节　发散风热药 ･････････････････ 129
　薄荷 ･････････････････････････････ 129
　蝉蜕 ･････････････････････････････ 129
　牛蒡子 ･･･････････････････････････ 130
　桑叶 ･････････････････････････････ 130
　菊花 ･････････････････････････････ 130
　葛根 ･････････････････････････････ 131
　柴胡 ･････････････････････････････ 131
　升麻 ･････････････････････････････ 132
　其他解表药 ･･･････････････････････ 132
　　藁本　西河柳（柽柳）　鹅不食草　蔓荆子
　　木贼　淡豆豉　浮萍

第四章　清热药 ･･････････････････････ 133
第一节　清热泻火药 ･････････････････ 133
　石膏 ･････････････････････････････ 133
　知母 ･････････････････････････････ 133
　栀子 ･････････････････････････････ 134
　淡竹叶 ･･･････････････････････････ 134
　芦根 ･････････････････････････････ 134
　天花粉 ･･･････････････････････････ 135
　夏枯草 ･･･････････････････････････ 135
第二节　清热燥湿药 ･････････････････ 136
　黄芩 ･････････････････････････････ 136
　黄连 ･････････････････････････････ 136
　黄柏 ･････････････････････････････ 137
　龙胆草 ･･･････････････････････････ 137
　苦参 ･････････････････････････････ 137
第三节　清热解毒药 ･････････････････ 138
　金银花 ･･･････････････････････････ 138
　连翘 ･････････････････････････････ 138
　蒲公英 ･･･････････････････････････ 139
　紫花地丁 ･････････････････････････ 139
　大青叶 ･･･････････････････････････ 139
　板蓝根 ･･･････････････････････････ 139
　青黛 ･････････････････････････････ 140
　白头翁 ･･･････････････････････････ 140
　射干 ･････････････････････････････ 140

　山豆根 ･･･････････････････････････ 140
　穿心莲 ･･･････････････････････････ 141
第四节　清热凉血药 ･････････････････ 141
　生地黄 ･･･････････････････････････ 141
　玄参 ･････････････････････････････ 142
　牡丹皮 ･･･････････････････････････ 142
　赤芍 ･････････････････････････････ 142
第五节　清退虚热药 ･････････････････ 143
　青蒿 ･････････････････････････････ 143
　地骨皮 ･･･････････････････････････ 143
　其他清热药 ･･･････････････････････ 143
　　密蒙花　谷精草　青葙子　决明子　鸭跖草
　　白鲜皮　秦皮　贯众　野菊花　重楼　拳参
　　漏芦　土茯苓　鱼腥草　大血藤　败酱草
　　木蝴蝶　马勃　马齿苋　半枝莲　半边莲
　　白花蛇舌草　白蔹　鸦胆子　熊胆　山慈菇
　　地锦草　金果榄　绿豆　千里光　四季青
　　金荞麦　水牛角　紫草　白薇　胡黄连
　　银柴胡

第五章　泻下药 ･･････････････････････ 147
第一节　攻下药 ･････････････････････ 147
　大黄 ･････････････････････････････ 147
　芒硝 ･････････････････････････････ 147
第二节　润下药 ･････････････････････ 148
　火麻仁 ･･･････････････････････････ 148
　郁李仁 ･･･････････････････････････ 148
第三节　峻下逐水药 ･････････････････ 148
　甘遂 ･････････････････････････････ 149
　巴豆 ･････････････････････････････ 149
　牵牛子 ･･･････････････････････････ 149
　其他泻下药 ･･･････････････････････ 150
　　番泻叶　芦荟　京大戟　红大戟
　　芫花　千金子　商陆　狼毒

第六章　祛风湿药 ････････････････････ 151
　独活 ･････････････････････････････ 151
　威灵仙 ･･･････････････････････････ 151
　川乌 ･････････････････････････････ 151
　蕲蛇 ･････････････････････････････ 152
　木瓜 ･････････････････････････････ 152
　防己 ･････････････････････････････ 152
　秦艽 ･････････････････････････････ 153
　桑寄生 ･･･････････････････････････ 153
　五加皮 ･･･････････････････････････ 153
　其他祛风湿药 ･････････････････････ 154

狗脊　草乌　千年健　乌梢蛇　金钱白花蛇
海桐皮　海风藤　青风藤　伸筋草　松节
络石藤　豨莶草　地枫皮　石南藤　忍冬藤
老鹳草　徐长卿　常春藤　丁公藤　接骨木
樟木　闹羊花

第七章　化湿药 ………………………… 156
广藿香 ………………………………… 156
砂仁 …………………………………… 156
豆蔻 …………………………………… 157
苍术 …………………………………… 157
厚朴 …………………………………… 157
其他化湿药 …………………………… 158
　　佩兰　扁豆花　草豆蔻

第八章　利水渗湿药 …………………… 159
茯苓 …………………………………… 159
薏苡仁 ………………………………… 159
猪苓 …………………………………… 160
泽泻 …………………………………… 160
车前子 ………………………………… 160
滑石 …………………………………… 160
木通 …………………………………… 161
金钱草 ………………………………… 161
茵陈 …………………………………… 161
其他利水渗湿药 ……………………… 162
　　通草　灯心草　萹蓄　瞿麦
　　粉萆薢　香加皮　枳椇子

第九章　温里药 ………………………… 163
附子 …………………………………… 163
干姜 …………………………………… 163
肉桂 …………………………………… 164
吴茱萸 ………………………………… 164
其他温里药 …………………………… 165
　　丁香　小茴香　高良姜
　　八角茴香　荜澄茄　山柰

第十章　理气药 ………………………… 166
陈皮 …………………………………… 166
枳实 …………………………………… 166
木香 …………………………………… 166
沉香 …………………………………… 167
薤白 …………………………………… 167
香附 …………………………………… 167
青皮 …………………………………… 167
川楝子 ………………………………… 168

其他理气药 …………………………… 168
　　紫苏梗　化橘红　枳壳　川木香　檀香
　　乌药　玫瑰花　白梅花（绿萼梅）
　　玳玳花　厚朴花　香橼　九香虫

第十一章　消食药 ……………………… 170
山楂 …………………………………… 170
麦芽 …………………………………… 170
神曲 …………………………………… 170
莱菔子 ………………………………… 171
鸡内金 ………………………………… 171

第十二章　驱虫药 ……………………… 172
使君子 ………………………………… 172
苦楝皮 ………………………………… 172
槟榔 …………………………………… 173

第十三章　止血药 ……………………… 174
小蓟 …………………………………… 174
地榆 …………………………………… 174
白茅根 ………………………………… 174
棕榈 …………………………………… 175
白及 …………………………………… 175
蒲黄 …………………………………… 175
茜草 …………………………………… 176
三七 …………………………………… 176
艾叶 …………………………………… 176
其他止血药 …………………………… 177
　　槐花（槐米）　侧柏叶　苎麻根　仙鹤草
　　藕节　松花粉　降香　花蕊石

第十四章　活血化瘀药 ………………… 178
川芎 …………………………………… 178
延胡索 ………………………………… 178
郁金 …………………………………… 179
乳香 …………………………………… 179
没药 …………………………………… 179
丹参 …………………………………… 179
红花 …………………………………… 180
桃仁 …………………………………… 180
益母草 ………………………………… 180
牛膝 …………………………………… 181
莪术 …………………………………… 181
其他活血化瘀药 ……………………… 182
　　月季花　王不留行　穿山甲　土鳖虫　水蛭
　　斑蝥　自然铜　骨碎补　苏木　皂角刺
　　鸡血藤　泽兰　三棱　姜黄　西红花

马钱子　儿茶　刘寄奴　凌霄花　五灵脂
　　卷柏　马鞭草　紫荆皮

第十五章　化痰止咳平喘药 …… 184
第一节　温化寒痰药 …… 184
　　半夏 …… 184
　　天南星 …… 185
　　旋覆花 …… 185
　　白前 …… 185
第二节　清化热痰药 …… 185
　　川贝母 …… 186
　　浙贝母 …… 186
　　瓜蒌 …… 186
　　竹茹 …… 187
　　竹沥 …… 187
　　昆布 …… 187
　　桔梗 …… 187
第三节　止咳平喘药 …… 188
　　苦杏仁 …… 188
　　紫苏子 …… 188
　　百部 …… 189
　　紫菀 …… 189
　　款冬花 …… 189
　　马兜铃 …… 189
　　枇杷叶 …… 190
　　桑白皮 …… 190
　　其他化痰止咳平喘药 …… 190
　　　金佛草　胖大海　海藻　天竺黄　葶苈子
　　　瓦楞子　礞石　洋金花

第十六章　安神药 …… 192
第一节　重镇安神药 …… 192
　　朱砂 …… 192
　　磁石 …… 192
　　琥珀 …… 193
第二节　养心安神药 …… 193
　　酸枣仁 …… 193
　　柏子仁 …… 193
　　远志 …… 194
　　其他安神药 …… 194
　　　龙骨　合欢皮　合欢花　首乌藤　灵芝

第十七章　平肝息风药 …… 195
第一节　平肝潜阳药 …… 195
　　石决明 …… 195
　　牡蛎 …… 195
　　代赭石 …… 196

第二节　息风止痉药 …… 196
　　羚羊角 …… 196
　　钩藤 …… 196
　　天麻 …… 197
　　牛黄 …… 197
　　地龙 …… 197
　　全蝎 …… 198
　　僵蚕 …… 198
　　其他平肝息风药 …… 199
　　　珍珠　罗布麻叶　蜈蚣　蛇蜕

第十八章　开窍药 …… 200
　　麝香 …… 200
　　冰片 …… 200
　　其他安神药 …… 201
　　　安息香　苏合香　石菖蒲

第十九章　补虚药 …… 202
第一节　补气药 …… 202
　　人参 …… 202
　　党参 …… 203
　　西洋参 …… 203
　　黄芪 …… 203
　　白术 …… 204
　　山药 …… 204
　　甘草 …… 204
　　大枣 …… 205
第二节　补阳药 …… 205
　　鹿茸 …… 205
　　淫羊藿 …… 206
　　杜仲 …… 206
　　菟丝子 …… 206
　　肉苁蓉 …… 207
　　续断 …… 207
　　补骨脂 …… 207
　　益智仁 …… 208
　　蛤蚧 …… 208
　　巴戟天 …… 208
　　沙苑子 …… 208
第三节　补血药 …… 209
　　当归 …… 209
　　熟地黄 …… 209
　　白芍 …… 210
　　何首乌 …… 210
　　阿胶 …… 211
　　龙眼肉 …… 211

第四节　补阴药 …………………… 211
　　　　北沙参 ……………………………… 212
　　　　南沙参 ……………………………… 212
　　　　麦冬 ………………………………… 212
　　　　天冬 ………………………………… 213
　　　　玉竹 ………………………………… 213
　　　　百合 ………………………………… 213
　　　　石斛 ………………………………… 214
　　　　枸杞子 ……………………………… 214
　　　　龟甲 ………………………………… 214
　　　　鳖甲 ………………………………… 215
　　　　其他补虚药 ………………………… 215
　　　　　　太子参　蜂蜜　刺五加　紫石英　锁阳
　　　　　　海马　冬虫夏草　仙茅　鹿角　鹿角霜
　　　　　　蛤蟆油　紫河车　黄精　女贞子

第二十章　收涩药 …………………………… 217

　　　　五味子 ……………………………… 217
　　　　乌梅 ………………………………… 217
　　　　肉豆蔻 ……………………………… 218
　　　　莲子 ………………………………… 218
　　　　山茱萸 ……………………………… 218
　　　　桑螵蛸 ……………………………… 219
　　　　金樱子 ……………………………… 219
　　　　其他收涩药 ………………………… 219
　　　　　　麻黄根　诃子　赤石脂　禹余粮
　　　　　　鸡冠花　银杏叶　海螵蛸

第二十一章　外用药 ………………………… 220
　　　　雄黄 ………………………………… 220
　　　　硫黄 ………………………………… 220
　　　　其他外用药 ………………………… 221
　　　　　　大蒜　土荆皮　蛇床子　红粉（升药）
　　　　　　轻粉　炉甘石　木槿皮　蟾酥　白矾

第三篇　方剂与中成药基础知识

第一章　方剂与中成药概说 …………… 222
　　第一节　治法与方剂 …………………… 222
　　　　一、治法 …………………………… 222
　　　　二、治法与方剂的关系 …………… 223
　　第二节　方剂的组成 …………………… 223
　　　　一、组方原则 ……………………… 223
　　　　二、组成变化 ……………………… 224
　　第三节　中成药的命名与处方来源 …… 225
　　　　一、中成药的命名 ………………… 225
　　　　二、中成药的处方来源 …………… 226
　　第四节　中成药的剂型 ………………… 226
　　第五节　中成药的保管、批准文号、
　　　　　　生产批号及有效期 …………… 228
　　　　一、保管 …………………………… 228
　　　　二、批准文号 ……………………… 229
　　　　三、生产批号 ……………………… 229
　　　　四、有效期 ………………………… 229
　　第六节　中成药的使用注意事项 ……… 229
　　第七节　中成药非处方药 ……………… 230
　　　　一、非处方药的概念 ……………… 230
　　　　二、非处方药的特点及使用注意事项 … 231
　　第八节　中成药的配伍应用 …………… 231
　　　　一、中成药与汤剂的配伍应用 …… 232
　　　　二、中成药与药引的配伍应用 …… 232
　　　　三、中成药与中成药的配伍应用 … 232
　　　　四、中成药与西药的配伍应用 …… 233

　　第九节　问病荐药 ……………………… 234

第二章　感冒用药 ………………………… 235
　　第一节　风寒感冒用药 ………………… 235
　　　　麻黄汤 ……………………………… 235
　　　　桂枝汤 ……………………………… 235
　　　　午时茶颗粒 ………………………… 236
　　　　川芎茶调丸 ………………………… 236
　　　　其他风寒感冒用药 ………………… 236
　　　　　　感冒清热颗粒　风寒感冒颗粒
　　　　　　九味羌活丸　小柴胡颗粒
　　第二节　风热感冒用药 ………………… 237
　　　　银翘散 ……………………………… 237
　　　　双黄连颗粒 ………………………… 237
　　　　板蓝根颗粒 ………………………… 237
　　　　其他风热感冒用药 ………………… 238
　　　　　　感冒退热颗粒　风热感冒颗粒
　　　　　　桑菊感冒片　清热解毒口服液
　　　　　　柴胡口服液　抗病毒口服液
　　第三节　体虚感冒用药 ………………… 238
　　　　败毒散 ……………………………… 238
　　　　玉屏风口服液 ……………………… 239
　　　　参苏丸 ……………………………… 239

第三章　咳嗽用药 ………………………… 240
　　第一节　寒咳用药 ……………………… 240
　　　　止嗽散 ……………………………… 240
　　　　二陈汤 ……………………………… 240

通宣理肺丸 …………………… 241
　　苏子降气丸 …………………… 241
　　半夏露 ………………………… 241
　第二节　热咳用药 ……………… 241
　　川贝枇杷糖浆 ………………… 242
　　橘红丸 ………………………… 242
　　急支糖浆 ……………………… 242
　第三节　燥咳用药 ……………… 242
　　杏苏散 ………………………… 243
　　清燥救肺汤 …………………… 243
　　百合固金丸 …………………… 243
　　养阴清肺膏 …………………… 244
第四章　暑病用药 ………………… 245
　　六一散 ………………………… 245
　　藿香正气口服液 ……………… 245
　　十滴水软胶囊 ………………… 245
　　仁丹 …………………………… 246
　　六合定中丸 …………………… 246
第五章　痹证用药 ………………… 247
　　独活寄生汤 …………………… 247
　　小活络丸 ……………………… 247
　　天麻丸 ………………………… 247
　　其他痹证用药 ………………… 248
　　　木瓜丸　再造丸　风湿痛药酒
第六章　胸痹用药 ………………… 249
　　血府逐瘀汤 …………………… 249
　　复方丹参滴丸 ………………… 249
　　速效救心丸 …………………… 249
　　冠心苏合丸 …………………… 250
　　冠心丹参片 …………………… 250
　　其他胸痹用药 ………………… 250
　　　麝香保心丸　精制冠心颗粒
　　　地奥心血康胶囊　银杏叶口服液
第七章　胃脘胀痛用药 …………… 251
　　平胃散 ………………………… 251
　　旋覆代赭汤 …………………… 251
　　越鞠丸 ………………………… 251
　　香砂养胃丸 …………………… 252
　　胃苏颗粒 ……………………… 252
　　小建中合剂 …………………… 252
　　左金丸 ………………………… 253
　　温胃舒颗粒 …………………… 253
　　养胃舒颗粒 …………………… 253

　　保济丸 ………………………… 254
第八章　伤食用药 ………………… 255
　　保和丸 ………………………… 255
　　大山楂丸 ……………………… 255
　　香砂枳术丸 …………………… 255
　　山楂化滞丸 …………………… 256
　　肥儿丸 ………………………… 256
　　其他伤食用药 ………………… 256
　　　健胃消食片　枳术丸　健儿消食口服液
　　　复方鸡内金片
第九章　便秘用药 ………………… 257
　　大承气汤 ……………………… 257
　　济川煎 ………………………… 257
　　麻仁丸 ………………………… 257
　　当归龙荟丸 …………………… 258
　　麻仁润肠丸 …………………… 258
　　苁蓉通便口服液 ……………… 258
　　一捻金（散剂） ……………… 258
　　增液颗粒 ……………………… 259
　　便秘通 ………………………… 259
第十章　不寐用药 ………………… 260
　　天王补心丸 …………………… 260
　　养血安神丸 …………………… 260
　　柏子养心丸 …………………… 261
　　朱砂安神丸 …………………… 261
　　其他不寐用药 ………………… 261
　　　枣仁安神液　脑乐静　刺五加片
　　　精乌颗粒　健脑灵片
第十一章　实火证用药 …………… 262
　　白虎汤 ………………………… 262
　　黄连解毒汤 …………………… 262
　　八正散 ………………………… 263
　　茵陈蒿汤 ……………………… 263
　　清营汤 ………………………… 263
　　牛黄解毒片 …………………… 264
　　黄连上清丸 …………………… 264
　　三黄片 ………………………… 264
　　安宫牛黄丸 …………………… 265
　　牛黄上清丸 …………………… 265
　　一清颗粒 ……………………… 265
　　清胃黄连丸 …………………… 266
　　其他实火证用药 ……………… 266
　　　芩连片　穿心莲片　醒脑静注射液

导赤丸

第十二章 虚证用药 ······ 267
第一节 气虚用药 ······ 267
四君子汤 ······ 267
补中益气丸 ······ 267
参苓白术散 ······ 268
人参健脾丸 ······ 268
第二节 血虚用药 ······ 268
四物汤 ······ 268
当归补血汤 ······ 269
阿胶补血颗粒 ······ 269
归脾丸 ······ 269
八珍丸 ······ 270
人参养荣丸 ······ 270
第三节 阴虚用药 ······ 270
一贯煎 ······ 270
六味地黄丸 ······ 271
知柏地黄丸 ······ 271
大补阴丸 ······ 271
麦味地黄丸 ······ 272
首乌丸 ······ 272
第四节 阳虚用药 ······ 272
桂附地黄丸（又名：金匮肾气丸）······ 273
四神丸 ······ 273
肾宝合剂 ······ 273
其他虚证用药 ······ 274
二至丸 十全大补丸 归芍地黄丸
左归丸 右归丸

第十三章 妇科用药 ······ 275
第一节 月经不调用药 ······ 275
逍遥丸 ······ 275
八珍益母丸 ······ 275
乌鸡白凤丸 ······ 275
益母草膏 ······ 276
固经丸 ······ 276
定坤丹 ······ 277
第二节 痛经用药 ······ 277
艾附暖宫丸 ······ 277
第三节 带下用药 ······ 277
千金止带丸 ······ 277
洁尔阴洗液 ······ 278
其他妇科用药 ······ 278
加味逍遥丸 香附丸 七制香附丸
当归丸 痛经丸 宫泰颗粒

第十四章 儿科用药 ······ 280
第一节 小儿感冒用药 ······ 280
小儿感冒颗粒 ······ 280
小儿热速清口服液 ······ 280
金银花露 ······ 280
第二节 小儿咳嗽用药 ······ 281
小儿清热止咳口服液 ······ 281
小儿咳喘灵口服液 ······ 281
第三节 积滞用药 ······ 281
小儿化食丸 ······ 281
第四节 小儿泄泻用药 ······ 282
启脾丸 ······ 282
第五节 肠道寄生虫用药 ······ 282
蛲虫药膏 ······ 282
第六节 遗尿用药 ······ 283
夜尿宁丸 ······ 283

第十五章 五官科用药 ······ 284
第一节 鼻病用药 ······ 284
鼻窦炎口服液 ······ 284
藿胆丸 ······ 284
第二节 耳鸣耳聋用药 ······ 284
龙胆泻肝丸 ······ 284
第三节 咽喉病用药 ······ 285
清咽丸 ······ 285
复方草珊瑚含片 ······ 285
第四节 眼病用药 ······ 285
杞菊地黄丸 ······ 286
其他五官科用药 ······ 286
明目地黄丸 明目上清丸 石斛夜光丸
辛夷鼻炎丸 西瓜霜润喉片 金果饮咽喉片
银黄颗粒

第十六章 外科用药 ······ 287
梅花点舌丸 ······ 287
如意金黄散 ······ 287
小金丸 ······ 288
烧伤药膏 ······ 288
其他外科用药 ······ 288
风油精 马应龙麝香痔疮膏
三黄膏 六应丸 紫云膏

第十七章 皮肤科用药 ······ 290
防风通圣丸 ······ 290
脚癣一次净 ······ 290
其他皮肤科用药 ······ 290

二妙丸　当归苦参丸　愈裂贴膏
　　脚气散　松花散
第十八章　伤科用药 …………………… 292
　　云南白药 ………………………………… 292
　　七厘散 …………………………………… 292
　　其他伤科用药 …………………………… 293
　　　　红花油　颈复康颗粒　跌打丸　三七片

　　伤湿止痛膏　关节镇痛膏

附录一　实践教学方案 …………………… 294
　　一、舌诊技能训练 ……………………… 294
　　二、脉诊技能训练 ……………………… 294
　　三、辨证技能训练 ……………………… 295
　　四、问病荐药技能训练 ………………… 296

附录二　药名索引 ………………………… 297

第一篇　中医学基础知识

中药专业高职生学习中医学知识，主要不是为了从事医疗工作，而是为将来胜任高级工岗位工作打基础。中药企业生产或经营的商品（中药材、中成药）都是防病治病的，学点中医知识，有助于了解商品性能，理解中医处方，更好地与医生、顾客沟通，提高服务质量。所以，国家颁布的中药行业工人技术等级标准要求中药类高级工都必须具备中医学基本知识。

第一章　中医学理论概说

第一节　中医史常识

中医学，实际是指我国汉族的传统医学，清代以前只称为"医学"。鸦片战争以后，西方医学大举传入我国，为与之区别，始将我国传统医学称为"国医"或"中医"。

中医学历史悠久，早在春秋战国至汉代，就已有了系统的医学理论和许多高超的治病方法。两千多年来，中医学世代相传，不断完善，创造了世界医学史上的许多"第一"。20世纪初，中医还是世界上疗效最好的医学，目前中医学仍在不少医学领域保持优势。中医药被称为我国三大国粹之一，作为中国人尤其是中医药的从业人员，应该对中华民族这一优秀传统文化有基本常识，最起码应该知道以下这些名医名著。

一、中医四大经典著作

（一）《黄帝内经》

《黄帝内经》（简称《内经》）是现存最早的中医学经典著作，成书时代和作者不详，一般认为是春秋战国至汉代的作品。《黄帝内经》分为《素问》和《灵枢》两部分，共收载162篇医学论文，系统阐述了当时人们对人体生理病理的认识以及防病治病的经验。我们现在学习的中医学基础理论，主要内容还是源于《内经》。

（二）《难经》

《难（nàn）经》是东汉时期的中医学经典著作，作者不详。《难经》解释了《内经》中的81个疑难问题，补充和发展了《内经》的内容。《内》《难》二经共同奠定了中医学的理论基础。

（三）《神农本草经》

《神农本草经》（简称《本经》）是现存最早的药物学专著，约成书于汉代，作者不详。《本经》总结了汉代以前的药学理论，记载了365种药物的功效主治，奠定了中药学发展的基础。

（四）《伤寒杂病论》

《伤寒杂病论》是我国第一部临床医学专著，后人将其分为《伤寒论》、《金匮要略》二书，作者是东汉末期伟大的医学家张机（字仲景，河南南阳人）。该书详细论述了各种疾病的病因、病机、临床表现和诊断、治疗方法，记载了 300 多个药方，其中大部分药方应用至今，疗效显著。中医界称《伤寒杂病论》为"方书之祖"，尊张仲景为"医中之圣"。

二、"药王"孙思邈

孙思邈，唐代著名医学家，陕西耀州人，医术高超，医德高尚，民间尊称他为"药王"。孙思邈著《备急千金要方》（简称《千金方》），内容丰富，可称为我国最早的一部临床实用百科全书。

三、《新修本草》

《新修本草》又名《唐本草》，是我国也是世界上最早的国家药典，作者是唐代苏敬等 23 人。《新修本草》记载药物 844 种，并附有药物图谱，反映了唐代药物学的辉煌成就。

四、《太平惠民和剂局方》

《太平惠民和剂局方》简称《局方》，是我国历史上第一部由政府编制的成药药典，由宋代官办药局收集名医秘方编成。《局方》收录中成药处方 788 首，其中许多成药至今仍在广泛使用。

五、金元四大家

"金元四大家"是指金代、元代的四位著名医学家：刘完素（又称刘河间，河北河间人）、张从正（又称张子和，河南睢县人）、李杲（又称李东垣，河北保定人）和朱震亨（又称朱丹溪，浙江义乌人）。他们分别建立了不同的医学流派，在医学理论和实践上都有突破性创新，大大推动了中医学的发展。

六、李时珍和《本草纲目》

李时珍，字东璧，湖北蕲州人，是明代伟大的医药学家。李时珍所著《本草纲目》一书，载药 1892 种，内容空前丰富。该书对我国 16 世纪以前的药物学知识作了全面总结，并广泛介绍了植物学、动物学、矿物学、冶金学等多学科知识，至今还有很高的科学价值。《本草纲目》17 世纪即流传国外，对我国和世界科技的发展做出了卓越贡献，李时珍也成为世界公认的科学家。

七、清代名医叶天士

叶桂，字天士，江苏吴县人，清代著名医学家，一生拜了 18 位老师。他首创用"卫气营血辨证法"诊断温病，现在的中医治疗热性传染病，主要还是用这种诊断方法。叶天士医术高超，民间至今流传许多关于他治病的传说。

中医发展史记载了前人与病魔抗争的经历，充分反映了中华民族的智慧和勇气。历代名医名著灿若群星，何止万千，以上介绍仅为沧海一粟，希望同学们自己阅读一些中医史方面的文献，以提高自己的专业文化素养。

第二节　中医理论简介

一、中医怎样认识人体

中医把人的身体分为上中下三个区域，分别称为上焦、中焦、下焦。膈以上的部位为上焦，膈以下脐以上的部位（上腹部）为中焦，脐以下的部位为下焦。合称"三焦"。

三焦里分布着五脏（zàng）六腑。五脏是：心、肺、脾、肝、肾；六腑是：胆、胃、小肠、大肠、膀胱、三焦（三焦本身也是一腑）。女性还有女子胞（子宫）。按脏腑生理功能划分三焦，则心肺属上焦，脾胃属中焦，肝肾胆胃膀胱大小肠女子胞均属下焦。中医常把心肺的病称为上焦病，把脾胃的病称为中焦病，把肝肾等脏腑的病称为下焦病。

脏腑之外，构成人体的还有五官（目舌口鼻耳）、五体（皮肉筋脉骨）等。各脏腑之间、脏腑与五官五体之间都有经络相连。

经络是人体内无形的通道，它像网络一样纵横交错，遍布全身，把人体各个部分联成一个有机的整体。在经络中运行着气、血、津液，起着营养人体，维持生命活动的作用。

五脏是人体最重要的部分，心肺脾肝肾各自主管一些生理功能和一些部位，由于五脏的活动，才产生了人的各种生理功能。例如：肺的活动主要产生呼吸功能和体表抗病能力，所以肺有病的人容易感冒，出现发烧、怕冷、咳嗽气喘等症状。同时，因肺与大肠、鼻、咽喉、皮肤汗毛等部位有直接的联系，肺有病这些部位的功能和形态便会有异常表现，如大便不通、流鼻涕、咽喉痛、出虚汗、皮肤干燥、汗毛脱落等症状。中医根据这些症状可以判断是肺有了病，并通过调治肺的功能来解除这些症状。其他四脏的情况与此相同（详见本篇第三章"脏腑经络学说"）。所以中医认为，一切疾病都与五脏有关。

五脏的功能正常，必须有两个基本的前提条件：①气血津液必须充足；②气血津液必须正常运行。中医就是通过调理五脏的气血津液来治疗各种疾病的。

二、中医怎样认识疾病

中医把疾病分为"外感"、"内伤"两大类。外感病的病因主要是"六淫"，内伤病的病因主要是"七情"、劳逸、饮食等。六淫，是指风、寒、暑、湿、燥、火六种自然界的气候，当人体不适应气候变化时就会生病。七情，是指喜、怒、忧、思、悲、恐、惊七种情绪变化，七情过度也会引发疾病。至于过度劳累、过度休闲、饮食不当可以使人生病，已经是人们的常识了。此外，跌打损伤、虫兽伤、溺水、雷击、触电、用药失误等也是病因。

中医把一切病因统称为"病邪"或"邪气"，简称为"邪"。把人体防御、抵抗疾病的能力称为"正气"，简称为"正"。一切疾病都是邪正斗争的过程。如果人的抗病能力强，病邪就不容易侵犯人体。而当正气不足时，或邪气太盛，超过正气的抵抗能力时，邪气就会侵犯人体，发生疾病。治疗疾病就是要扶助正气，祛（qū）除邪气，简称"扶正祛邪"。

邪气侵犯人体有时导致某些脏腑气血津液数量减少，出现生理功能减退，叫做"虚证"；有时导致气血津液运行障碍，出现局部气血津液的停滞症状，叫做"实证"。每一脏都有虚证、实证，虚证又分气虚、血虚、津液不足等类型；实证又分气滞、血瘀、津液停滞（水肿、痰饮）等类型。急性病多为实证，慢性病多为虚证。五脏六腑各有虚证实证，一脏有病可以循经络传到另一脏，最后导致全身性疾病，所以有病要及早治疗，防止病邪蔓延。

三、中医怎样诊治疾病

中医治病的步骤一般是：四诊——辨证——立法——用药。

首先要通过四诊了解病情。四诊是指"望"（用眼看）、"闻"（耳听鼻嗅）、"问"（询问）、"切"（触按脉搏及患病部位）四种诊法。例如某病人，望诊可见面色苍白、精神疲倦；闻诊可知呼吸短促、咳嗽声低；问诊了解到食欲不振、大便稀溏；切诊感到脉搏无力、肌肉松弛。这些反常现象都属于生理功能衰退，于是可认为是虚证，进一步辨别是哪个脏腑的虚证，是气虚、血虚，还是津液不足。因咳嗽属肺病，食少便溏属脾病，于是判断该病人是脾肺气虚证，这就是"辨证"的过程。辨证的"证"是指"证候"，是疾病发展过程中某一阶段的病理概括。

根据辨证结果确立相应的治疗方法，就是"立法"。如上例病人辨为"脾肺气虚"证，相应的治法就是"补脾益肺"（补脾肺之气）。下一步就可以开处方了。选用有补脾气、补肺气作用的方剂（药方）如四君子汤、补中益气汤或补中益气丸、参苓白术散等中成药。待病人复诊时，根据服药后的反应对原处方进行适当调整，增减药物或用量。最后病人痊愈，一个治疗过程就完成了。

在治病过程中，辨证是最重要的一个环节。辨证的方法有很多（详见本篇第七章"辨证"），不同的病采用不同的辨证方法，但最基本的辨证方法是"八纲辨证"。八纲是指表里、寒热、虚实、阴阳八类证候，无论何病，都必须了解病变部位在"表"（皮肉筋脉）还是在"里"（脏腑）。在表当用解表法，在里当用治里法。无论何病，都必须辨其性质属寒证还是属热证，寒证当用温热性的药物，热证当用寒凉性的药物，即"寒者热之，热者寒之"。无论何病，都必须辨其是虚证还是实证，虚证用补法，实证用泄法，即"虚则补之，实则泄之"。无论何病，都可以用阴阳来概括，里证、虚证、寒证属"阴证"，表证、实证、热证属"阳证"。调整阴阳，使之平衡是中医最基本的治疗原则。通过八纲辨证，处方用药就有了基本的依据。

第三节　中医学的基本特点

中医学与西方医学相比，有许多独特之处，目前中医界公认的中医学基本特点有两个：整体观念和辨证论治。

一、整体观念

整体观念是我国古代哲学的基本观点，它把宇宙看成是一个统一的整体，宇宙中的一切事物都在运动中相互联系、相互作用；每一事物发生的变化都与其他事物密切相关。中医发源于古代，很自然地用这种观念来看待医学问题。中医学的整体观念主要有以下三方面的内容。

（一）人体是一个有机的整体

中医认为，人体内有五脏六腑，外有四肢百骸五官九窍，通过经络和气血津液紧密联系在一起。正常情况下，人体各部分分工协作、相互配合，共同完成各种生理活动；当某一部分生病时，病邪可以通过经络影响其他部分。这种情形与电脑网络有些相似：每一个部分既相对独立，又与其他部分密切相关，共同构成一个有机的互动的整体。

（二）人与自然界是一个整体

中医认为，自然界的各种事物都存在于一个大环境中，遵循着共同的自然规律。人也是自然界事物之一，与天地万物密切接触，息息相通。自然界的各种变化如季节、昼夜、气候、地理环境、动植物活动等，都会影响人的生理和心理。人应该了解各种事物的关系及运动规律，按自然规律调养身心，才能在自然界里健康生存，这就叫"天人相应"。如果人违背自然规律，或自然界变化超过人的适应能力，出现天人不相应的情形，人就会发生疾病。

（三）人与社会是一个整体

中医认为，每个人都生活在社会之中，个人的行为能影响社会，社会的变动也能影响个人健康。在繁荣稳定的社会条件下，人们能安居乐业，心情舒畅，就容易做到健康长寿；反之，处在战争、动乱、人际关系紧张的社会环境中，人们的生活不规律，情绪不稳定，抵抗力下降，极易患各种疾病。许多疾病可通过人际交往相互传染，在社会上蔓延。

中医用整体观念看待、分析生理、病理、诊法、辨证、养生和治疗等所有医学领域的问题。几千年的医疗实践证明，中医的整体观念符合客观实际，能够指导医学实践，在今天看来也是正确的理论。

二、辨证论治

从字面上讲，辨证，是辨别证候的意思；论治，是论证治法的意思。辨证论治是中医学在诊断、治疗方面的一大特点，它特就特在一个"证"字上，因为"证"是中医特有的概念。与"证"相似的概念还有"病"和"症"，三者都表示人的病理状态，但在具体含义上有所不同。下面简述它们的区别。

病，是疾病的简称，是指人体从生理（或心理）出现异常到恢复正常（或死亡）的全过程。从这个意义上讲，中医的"病"与西医的"病"是同一个意思。每种病都有特定的病名、特定的临床表现和特定的发展规律。中医文献中记载的病名数以百计，如感冒、痢疾等。每种"病"都包含若干"症"和若干"证"。

症，是指疾病的临床表现，包括西医讲的"症状"和"体征"。症状，是病人主观体会到的不舒适、不正常的感觉。如感冒时病人感到的鼻塞、流涕、喷嚏、咳嗽、头痛、恶（wù）寒等，都属于症状。体征，是客观检查到的病态表现。如医生检查感冒病人时发现的舌苔薄白，脉象浮紧等，都属于体征。每种"病"、"证"都以一组特定的"症"作为识别标志。

证，是"证候"的简称。主要是指疾病发展过程中某一阶段的病理概括。

"证"与"症"的区别主要有两点。第一，广度不同："症"只包含症状和体征；而"证"既包括全部症状和体征，也包括病的原因（如风寒、风热等）、病的部位（如上焦、中焦、某脏、某腑等）、病的性质（如寒、热等）和邪正关系（如虚、实等），反映了疾病某一阶段病理变化的全面情况；所以，"证"的含义要比"症"广泛得多。第二，深度不同："症"只表示疾病的现象；而"证"则能揭示疾病的本质。

"证"与"病"的区别主要在概念的广度上：病的含义较广泛，证的含义较具体。证不是疾病的全过程，它只反映某一阶段的病情。中医看病时既要辨证也要辨病，但最后必须判断出病人目前患的是什么病中的什么证，才能对证用药（而不是对病用药）。有时，医生辨出证但不能辨别病，对证用药也可以把病治好；但是如果医生只辨出是什么病而不知是什么证，那就很难做到准确用药了。因此中医诊断的目的主要是辨"证"。

辨证论治的具体操作分为辨证和论治两个阶段：辨证，就是将四诊（望闻问切）所收集的症状、体征等资料，通过分析、综合，辨清疾病的原因、性质、部位和邪正之间的关系，概括、判断为某种证；论治，则是根据辨证的结果，确定相应的治疗方法。辨证是论治的依据，论治是辨证的目的。辨证和论治，是诊疗疾病过程中相互联系不可分割的两个方面。

（王满恩）

第二章 阴阳五行学说

阴阳和五行（xíng）原是中国古代哲学的抽象概念，阴阳五行学说是中国古代哲学的基本理论。中医用阴阳五行对医学中的各种事物进行分类和说明，阅读任何中医药文献，都会经常遇到与阴阳五行有关的概念，因此学习中医中药必须了解阴阳五行学说。

第一节 阴阳学说

一、阴阳的概念

阴阳是对两个相关事物及一事物内部两个对立方面的属性的概括。这里的"事物"指客观存在的一切物体和现象；"相关事物"是指有直接联系的或经常相提并论的事物，如天地、日月、昼夜、水火、升降、动静、雌雄等；"一事物内部两个对立方面"是指构成一个事物的对立因素，如上下、内外、软硬、明暗等。

阴阳最早的涵义是指日光的向背，即向阳的一面称为"阳面"，背阳的一面称为"阴面"。阳面的事物往往与阴面相反，这些相反的事物都可以用阴阳来概括。如阳面较明亮，阴面较晦暗，故明亮为阳，晦暗为阴；物体的外部较明亮，内部较晦暗，故外为阳，内为阴；白天明亮而夜晚晦暗，故昼为阳，夜为阴；明亮处比较温暖、干燥，晦暗处比较寒冷、湿润，故温暖为阳，寒冷为阴；干燥为阳，湿润为阴；同一物体干燥时较轻，湿润时较重，故轻为阳，重为阴；轻者易升浮，重者易沉降，故升浮为阳，沉降为阴；进一步引申出向上者、在上者为阳，向下者、在下者为阴；天为阳，地为阴；人体的上焦心肺为阳，下焦肝肾为阴等。如此引申，则凡是相关联的两个事物及事物的属性都能分为阴阳两类（见表1-2-1）。

表1-2-1 部分事物及其属性的阴阳分类

类别	事物及事物的属性
阳	天，上，左，外，出，火，男，昼，春夏，明亮，温热，干燥，升浮，轻清，无形的，功能的，运动的，发散的，兴奋的，亢进的，强壮的，上焦，六腑，气……
阴	地，下，右，内，入，水，女，夜，秋冬，晦暗，寒凉，湿润，沉降，重浊，有形的，物质的，静止的，凝聚的，抑制的，衰退的，虚弱的，下焦，五脏，血……

对事物作阴阳分类必须遵循两条原则。第一，被分类的事物必须是相关联的，单一事物不能定阴阳，不同类的事物不能分阴阳。比如"男"和"下"不相关，因此说"男为阳下为阴"是没有意义的，是错误的。第二，分类时必须明确分类标准，比如肺与大肠，按脏腑分则肺属五脏为阴，大肠属六腑为阳；按上下位置分则肺在上焦为阳，大肠在下焦为阴。由此可见，事物的阴阳属性不是绝对的而是相对的，可以随着比较的对象、时间、地点等条件的变更而重新确定或相互转化。

事物阴阳属性的相对性还体现于事物的无限可分性。例如，昼为阳，夜为阴；而上午与下午相对而言，上午为阳中之阳，下午为阳中之阴；前半夜与后半夜相对而言，前半夜为阴中之阴，后半夜为阴中之阳；而前半夜、后半夜又都可根据明暗、寒温再分阴阳。任何事物都是这样，阳中有阴，阴中有阳，阴阳之中还有无数阴阳。《素问·阴阳离合论》讲："阴阳者，数之可十，推之可百，数之可千，推之可万，万之大，不可胜数，然其要一也"，就是说阴阳是可以无限地划分下去的。

二、阴阳学说的基本内容

（一）阴阳的对立制约

对立就是相反，如上与下、天与地、明与暗、昼与夜、水与火、寒与热等。制约就是抑制对方，使对方的数量减少并向反方向转化。

阴阳相反导致阴阳的相互制约，例如温热可以驱散寒冷，冰冷可以降低高温，水可以灭火，火可以把水烤干等。任何事物内部的阴阳两方面都存在对立制约的关系，但阴阳对立的两方面并不是平平静静各不相关地共处在一个统一体中，而是时时刻刻在相互制约着对方。阴阳双方相互制约的结果，使事物取得了动态平衡。

如果阴阳双方的制约力不相上下，达到一种动态的平衡，则两方面都能正常存在；若阴阳某一方制约力过强或另一方制约力过弱，动态平衡被破坏，则阴阳两方面都不能正常存在。如自然界的久旱不雨或久涝不晴，人的体温只升不降或只降不升，都是阴阳制约力失衡造成的不正常现象。可见阴阳相互制约力的平衡，是维持事物正常状态必不可少的基本条件。人体之所以能进行正常的生命活动，也是阴与阳相互制约达到动态平衡的结果。

（二）阴阳的互根互用

"阴阳互根"是指阴阳双方具有相互依存、互为根本的关系。阴阳是相互关联密不可分的两方，任何一方都以另一方的存在为自己存在的条件，每一方都不能脱离另一方而单独存在。例如"天"这个词，是和"地"相对而言的，假如没有"地"，就无所谓"天"，没有天也无所谓地。同样，没有上就无所谓下，没有下也就无所谓上……总之，没有阴就没有阳，没有阳也就没有阴，前面说过单一事物无法论阴阳，就是这个意思。一事物内部的阴阳也是互根的关系，离开任何一方这个事物都不能存在。例如一所房子由房顶（在上为阳）和墙（在下为阴）组成，只有房顶或只有墙都不是房子；对于原子也是如此，只有原子核（带正电为阳）或只有电子（带负电为阴）都不是原子。可见阴阳互根是事物的普遍规律。

阴阳相互依存的关系因某种原因而遭到破坏，就会出现"孤阴"、"独阳"。"孤阴不生"，"独阳不长"，在自然界表现为各类植物或动物的不生与不长，在人体则表现为生命活动遭到压抑和破坏而发病，最终可导致"阴阳离决，精气乃绝"，也就是死亡。

"阴阳互用"是指阴阳双方具有相互资生、相互助长的关系，在一定条件下，阴阳任何一方的增长都可导致另一方的增长，阴阳任何一方的衰减都可导致另一方的衰减。乍看起来这种互用关系好像与前面讲的制约关系相矛盾，然而阴阳互用正是通过相互制约而实现的。例如人的呼吸，呼为阳、吸为阴，呼气时抑制了吸气、吸气时抑制了呼气，但只有深呼才能深吸，只有深吸才能深呼。再如夜间充足的睡眠充分抑制了兴奋，第二天白天才有健全的兴奋、饱满的精神；而白天的充分兴奋又是夜间睡眠安和的前提。失眠日久，势必导致兴奋亦趋不足，可出现精神萎靡、昏昏欲睡却又无法入睡的病理状态。

（三）阴阳的消长平衡

消，就是减少；长（zhǎng），就是增加。阴阳学说认为，阴阳双方始终处于不断相互消长的运动变化之中，阴"消"的同时阳在"长"，阳"消"的同时阴在"长"；某一时间段是"阴消阳长"，下一时间段是"阳消阴长"，再下一时间段又是"阴消阳长"，反反复复，变化不停。这种消长变化自然界随处可见，如春夏秋冬的变化，昼夜晨昏的变化，海水化气上升，水气再化雨下降等；人体的阴阳消长也比比皆是，如呼气吸气（出为阳入为阴），心脏搏动（舒张为阳收缩为阴），夜眠晨醒（醒为阳眠为阴）等。一般情况下，由于阴阳相互制约的作用，使阴阳消长的程度稳定在一定的范围内，因此事物就能正常存在并体现出互根互用，这种状态叫做"阴阳平衡"，在人体就是健康状态。如果阴阳任何一方的消或长超过了正常的程度，都会破坏消长平衡，造成"阴阳失衡"（也叫"阴阳失调"）的状态，在自然界则形成灾害，在人体则引起病变。

阴阳消长只是阴阳变化的过程，而导致这种过程出现的根本原理是阴阳的对立制约与互根互用。世界上的事物十分复杂，不同事物中的阴阳关系也各有侧重，有些事物中的阴阳关系以对立制约为主，如寒与热，此消彼长，此长彼消；另一些事物中的阴阳关系则以互根互用为主，如气与血，此消彼亦消，此长彼亦长。

（四）阴阳的相互转化

转化，就是转变。阴阳相互转化，是指阴阳双方在一定条件下，可以向其相反的方向转变。阴阳转化是阴阳消长的结果，阴消阳长发展到一定程度就转变为阳消阴长，阳消阴长发展到一定程度就转变为阴消阳长。例如气候，属阳的夏天可以转化为属阴的冬天，属阴的冬天又可以转化为属阳的夏天；人体的病证，属阳的热证可以转化为属阴的寒证，属阴的寒证也可以转化为属阳的热证。阴阳的相互转化，一般都发生在事物变化的"物极"阶段，即所谓"物极必反"。《内经》上说"重阴必阳，重阳必阴"、"寒极生热，热极生寒"，这里的"重"和"极"就是促进转化的条件。如果说阴阳消长是一个量变的过程，则阴阳转化就是在量变基础上的质变。

三、阴阳学说在中医学中的应用

阴阳学说贯穿于中医学的各个领域，用来说明人体的组织结构、生理功能、病理变化，并指导临床诊断治疗和养生保健。

（一）说明人体的组织结构

中医认为，人体是由阴阳结合而成的有机整体，组成人体的各部分都可以根据其所在部位和机能特点划分阴阳。如表（体表）为阳，里（体内）为阴；背为阳，腹为阴；上焦为阳，下焦为阴；腑为阳，脏为阴。每一脏腑又各有阴阳，如心有心阴心阳，肺有肺阴肺阳，肝有肝阴肝阳，肾有肾阴肾阳。人体的经络分阴阳：属于脏的为阴经，属于腑的为阳经。气血津液也分阴阳：气为阳，血和津液为阴。总之，人体的上下、内外、表里、前后之间，以及内脏之间，无不包含着阴阳的对立统一，"人生有形，不离阴阳"（《素问·宝命全形论》）。

（二）说明人体的生理功能

中医认为，人的生命是阴阳两种生殖物质结合而产生的，人体的各种生理功能都包含阴阳两种因素，如前面提到的呼与吸、眠与醒、兴奋与抑制、心脏的收缩与舒张、体温的升与降等。在下面的学习中，还会看到更多的事例。总之，人体的一切生理功能，都可以用阴阳这个概念来说明，故《素问·生气通天论》说："生之本，本于阴阳"。

（三）说明人体的病理变化

中医认为，一切疾病都是邪正相争的过程，邪气分为阴邪、阳邪，正气也分阴气、阳气，阴邪易伤人体之阳气，阳邪易伤人体之阴气。邪正相争破坏了体内的阴阳平衡状态，引起机体的阴阳偏胜（盛）或阴阳偏衰，于是造成了各种疾病。在后面的"病因与病机"、"辨证"等章节中，还要详细论述这方面的内容。

（四）用于疾病的诊断

《素问·阴阳应象大论》说："善诊者，察色按脉，先别阴阳"。就是说，好医生在进行四诊时，首先要辨别各种症状和体征的阴阳属性。用望诊辨别阴阳：如面部色泽鲜明者属阳，色泽晦暗者属阴；躁动不安者属阳，踡卧静默者属阴。用闻诊辨别阴阳：如呼吸有力气粗者属阳，呼吸微弱气怯者属阴；说话声音高亢洪亮者属阳，声音低微无力者属阴。用问诊辨别阴阳：如体温过高者属阳，体温过低者属阴；口干而渴者属阳，口润不渴者属阴。用切诊辨别阴阳：如脉搏过快者属阳，脉搏过慢者属阴；脉搏过强者属阳，脉搏过弱者属阴。用八纲辨证辨别阴阳：表证属阳、里证属阴；热证属阳、寒证属阴；实证属阳、虚证属阴。医生若能准确判断证候的阴阳属性，治疗思路就不会出现方向性的偏差。

（五）用于疾病的治疗

前面说过，无论何病都可以用阴阳来概括，因此治疗疾病的基本原则就是"谨察阴阳所在而调之，以平为期"（《素问·至真要大论》）。用现代的话说，就是调整不正常的阴阳关系，使之恢复平衡状态。中医调整阴阳的方法主要是药物疗法，阴阳学说常用于归纳中药的性能。如：温性、热性的药物属阳，寒性、凉性的药物属阴；有辛味、甘味的药物属阳，有酸味、苦味、咸味的药物属阴；有升浮作用的药物属阳，有沉降作用的药物属阴等。中医用药的基本规律是"寒者热之，热者寒之"，就是说，属阴的寒证应该用属阳的温热药治疗，属阳的热证应该用属阴的寒凉药治疗。中医用药物组成处方时，也经常把属阴的药和属阳的药配伍，多数方剂都是"寒中有温，温中有寒"、"升中有降，降中有升"。

除药物疗法外，中医治疗方法还有针灸疗法、推拿疗法、情志疗法、体育疗法、气功疗法等，各种疗法在理论和实践上也都离不开阴阳学说的指导。

（六）用于指导养生保健

中医认为"人与天地相应"，自然界的阴阳变化如四季、昼夜、晴雨等，都会影响人体的阴阳变化。要做到强身防病、延年益寿，就应该按阴阳规律安排作息、饮食和情绪，使体内的阴阳与自然界的阴阳变化协调统一，达到"天人合一"的境界。具体方法有很多，参见本篇第八章"防治原则"。

综上所述，阴阳学说是中医学最基本的理论基础，是中医学执简驭繁的说理工具。明代医学家张景岳说得好："医道虽繁，而可以一言蔽之者，曰阴阳而已"。

第二节　五行学说

一、五行与五行学说的概念

五行的概念在先秦时期就有了，原义是指木、火、土、金、水五种物质的运动变化，古人认为世界万物都是由木火土金水这五种基本物质的运动变化生成的。木火土金水各有许多独特的属性：木的特性有生长、伸展、柔和等；火的特性有温热、明亮、向上等；土的特性有承载、受纳、生化等；金的特性有沉重、坚硬、响亮等；水的特性有湿润、寒凉、下行等。古代哲学家从这些特性又引申出更多的属性，并按五行属性对一切事物进行归类，再用五行之间相生相克的关系解释各种事物的关系，从而形成了中国古代哲学特有的五行学说。五行学说中的木火土金水已经不是原义的五种具体物质，而是五个抽象概念，是五类事物的代称或符号。中医学应用五行的概念说明各种医学现象，在五行生克理论的基础上，进一步提出了五行乘侮理论，使五行学说更加充实完善，成为中医学理论体系的组成部分。

二、五行学说的基本内容

（一）事物的五行归类

中医学五行学说将自然界事物的五行归类，与人体事物的五行归类联系起来，形成了联系内外环境的五行系统，体现了天人相应的整体观念（见表1-2-2）。

表1-2-2　部分事物的五行归类

自然界						五行	人体					
五味	五色	五化	五气	五方	五季		脏	腑	官窍	形体	情志	五声
酸	青	生	风	东	春	木	肝	胆	目	筋	怒	呼
苦	赤	长	暑	南	夏	火	心	小肠	舌	脉	喜	笑
甘	黄	化	湿	中	长夏①	土	脾	胃	口	肉	思	歌
辛	白	收	燥	西	秋	金	肺	大肠	鼻	皮	悲	哭
咸	黑	藏	寒	北	冬	水	肾	膀胱	耳	骨	恐	呻

① 长夏，是指夏至之后、处暑之前的一段时间，即"夏秋之交"。

表1-2-2 中处于第一行的各项内容都属"木"，其中有些具有与"木"类似的属性，有些是因与其他属木的事物同类所以也属木。所有属木的事物，相互之间都有比较密切的联系。例如春季多风，容易流行肝病和眼（目）病；肝病患者常有面色发青、易怒之症，或出现筋的活动异常，或口中常有酸味等。所以把酸、青、生、风、东、春、木、肝、胆、目、筋、怒、呼等事物归到一起，组成一个"木系统"。其他四个系统如"火系统"、"土系统"……情况与"木系统"情况相似，学到后面的"脏腑学说"、"辨证"等内容时自会加深理解。

（二）五行之间的关系

1. 五行相生

相生，是相互资生、相互助长、相互促进的意思。五行相生的次序是固定的，即：木生火、火生土、土生金、金生水、水生木。每一行都有"生我"和"我生"两方面的关系，"生我"者为母，"我生"者为子。假如"我"是火，那么生"我"的木就是母，"我"生的土就是子。也就是说，木为火之母，土为火之子。其他四行以此类推。

2. 五行相克

相克，是相互克制、相互抑制、相互制约的意思。五行相克的次序也是固定的，即：木克土、土克水、水克火、火克金、金克木。每一行都有"克我"和"我克"两方面的关系，"克我"者为"所不胜"，"我克"者为"所胜"。假如"我"是火，那么克我的水就是我"所不胜"，我克的金就是我"所胜"。也就是说，水为火之"所不胜"，金为火之"所胜"。其他四行以此类推。

五行的任何一行，都存在着生我、我生和克我、我克四方面的联系，这样生中有克，克中有生，才能防止太过或不及，维持事物之间的动态平衡，在自然界维持生态平衡，在人体维持生理平衡。五行学说就是以五行之间这种错综复杂的联系，来说明任何一个事物都受到整体的调节。用阴阳学说的观点看，相生为阳，相克为阴，相生相克实际就是阴阳互根互用、相互制约在五行学说中的体现。

3. 五行的相乘、相侮

"相乘"是指五行相克太过，所以相乘的次序与相克次序是同样的，即：木乘土、土乘水、水乘火、火乘金、金乘木。"相侮"是指五行反向相克，所以相侮的次序与相克次序正相反，即：木侮金、金侮火、火侮水、水侮土、土侮木。

相乘和相侮是同时发生的。例如，当"火"过于亢盛时，会同时发生"火乘金"和"火侮水"；当"火"过于虚弱时，会同时发生"水乘火"和"金侮火"。其他四行以此类推。相乘、相侮都是异常的相克，人体发生疾病时才会出现相乘、相侮的情况。

从图1-2-1可看出五行生克的规律是"木火土金水顺次相生，隔一相克"。记住这句口诀，再把木火土金水依次写在一只手的五个手指上，稍加练习，很快就能记住五行之间的各种关系。

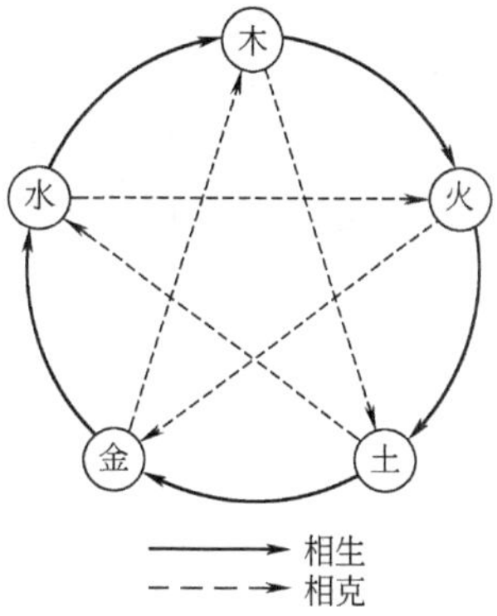

图1-2-1 五行相生、相克示意图

三、五行学说在中医学中的应用

（一）说明五脏生理功能的相互关系

中医学将五脏分别归属五行，以五行相生相克来说明五脏生理功能的关系。如肝藏血以济心，为木生火；脾运化饮食精微以充肺气，为土生金；肺气下降可制约肝气的过分升发，为金克木；脾运化水湿可防止肾水泛滥，为土克水等。

（二）说明五脏病变的相互影响

中医常用五行的生克乘侮来说明五脏疾病的相互影响，如，肝病影响心，为母病及子；肝病影响肾，为子病及母（也称"子盗母气"）；肝病影响脾，为木乘土；肝病影响肺，为木侮金等。

（三）用于疾病的诊断

中医将四诊了解到的症状和体征如五色、五味、五声等，分别按五行归类与五脏相联系，如面见青色，喜食酸味，多为肝病；面见赤色，口味苦，多为心病等。证候的名称也常用五行表示，如木火刑金证（肝火犯肺）、水火失济证（心肾不交）等。

（四）用于疾病的治疗

1. 确定治疗原则和治疗方法

（1）中医运用相生规律确定了"补母泻子"的治疗原则："虚则补其母，实则泻其子"。例如，治疗肝阴虚证要补肾阴（肾为肝之母）；治疗肝实火证要泻心火（心为肝之子）。

根据相生规律确定的治法有"滋水涵木法"（滋肾养肝）、"培土生金法"（补脾益肺）等。

（2）中医运用相克规律确定了"抑强扶弱"的治疗原则。"抑强"，主要用于某一行过强引起的相乘和相侮，例如，因肝气过旺引起的肝脾不和证（又叫"木旺乘土"），治疗时主要应抑制过强的肝气，则被肝所"乘"的脾就易于恢复正常。"扶弱"，主要用于某一行过弱引起的相乘和相侮，例如，因脾气虚弱，肝气乘虚而入导致的肝脾不和证（又叫"土虚木乘"），治疗时主要应扶助过弱的脾气，脾气正常则不受肝乘。

根据相克规律确定的治法有"抑木扶土法"（疏肝健脾）、"培土制水法"（补脾气除水湿）等。

2. 说明药物性能

古代药书把药物的颜色、味道与人的脏腑用五行联系起来，认为"凡药色青味酸者属木入肝，凡药色赤味苦者属火入心，凡药色黄味甘者属土入脾，凡药色白味辛者属金入肺，凡药色黑味咸者属水入肾"。许多药物确实有这样的特点，但也有不少例外情况。

五行学说在中医临床上确有一定的实用价值，但是，并非所有医学问题都能用五行理论解释得通，因此五行学说在中医学中的应用是有局限性的。

(王满恩)

第三章 脏腑经络学说

第一节 脏腑学说

脏腑学说是研究脏腑、形体和官窍的形态结构、生理功能、病理变化和相互关系的学说。

脏腑是人体内脏的总称。按生理功能和解剖形态的特点,可将脏腑分为五脏、六腑和奇恒之腑三类。五脏简称脏,是肝、心、脾、肺、肾的合称。五脏的共同形态特点是属实质性的内脏;共同的功能特点是主"藏精气",即主管化生和贮藏气血津液等精微物质。六腑简称腑,是胆、胃、大肠、小肠、膀胱、三焦的合称。六腑的共同形态特点是属空腔性内脏;共同的功能特点是主"传化物",即主管受纳和腐熟水谷,传导和排泄糟粕。奇恒之腑,是脑、髓、骨、脉、胆、女子胞的合称。形态多属中空,与腑相似;功能是藏精气,又类于脏。

一般认为,脏腑学说来源于古代医家的以下四方面的知识积累:一是古代初步的解剖知识;二是反复的生理病理现象的观察;三是长期的医疗实践;四是古代朴素的唯物主义和辨证法思想。

脏腑学说的特点,一是强调以五脏为中心的整体观。人体是以五脏为中心,配合六腑及五体、官窍,通过经络的联系、气血津液的沟通,形成的一个有机整体。二是论述详于象而略于形。象是指生理和病理现象,形是指解剖形态。脏腑学说对于脏腑的生理功能和病理变化等论述较为详尽,而对脏腑的解剖形态描述十分简略。还必须特别指出的是,中医脏腑学说中的某一脏腑的名称,不单是一个解剖学的概念,更主要的是一个概括了某一类生理、病理现象的概念。

一、五脏

(一) 心(附:心包络)

心位于胸腔,外有心包络围护。心主血脉,主藏神。在体合脉,其华在面,开窍于舌,在志为喜,在液为汗。五行属火。起着主宰生命活动的作用,古人称之为"君主之官"。心与小肠、脉、面、舌等构成心系。

1. 心的生理功能

(1) 心主血脉 心主血脉系指心具有推动血液在脉中运行的功能。心脏和脉管相连,形成一个密闭的系统,血液运行于其中。

心要完成主血脉的生理功能,必须具备三个条件。①心气充沛。心气是推动血液的动力,心脏搏动是心气的主要运动形式。心脏是人体血液循环的枢纽。②脉管通利。脉管为血之府,是血液运行的通道。③血液充盈。

心主血脉的功能正常与否,可以从面色、舌象、脉象和胸部的感觉中体现出来。若心气充沛,血液充盈,脉道通利,则面色红润、舌色红润有泽、脉象和缓有力、胸部舒畅;若心血亏虚,则面色和舌色淡白无华、脉细无力,常觉心悸心慌;若心血瘀阻,则面色青紫、舌质紫暗有瘀点或瘀斑、脉涩或结代、心前区憋闷疼痛。

(2) 心主藏神 心主藏神,又称心主神明或心主神志。神有广义和狭义之分。广义的神,是指人体生命活动的外在表现,如人的整体形象以及面色、眼神、言语、肢体活动和姿态等。狭义的神,是指人的精神、意识和思维活动,主要反映心的功能。心主藏神,是指心具有主管精神、意识、思维活动的功能。脏腑学说认为,人的精神、意识和思维活动与五脏都有关,而主要属于心的生理功能。

心主藏神的生理功能正常,则表现为精神振奋、神志清晰、思维敏捷、对外界信息反应灵敏和正常。若心不藏神,就会出现精神意识思维活动的异常表现,如失眠多梦、神志不宁、谵语、狂乱;或精神委顿、反应迟钝、昏迷等。

心主藏神的功能与心主血脉的功能是分不开的。血液是心神活动的物质基础,所以心主藏神的功能只有通过心主血脉的功能才能得以实现。

由于心主血脉,又主神志,起着主宰生命活动的作用,故有"心者,五脏六腑之大主","心为君主之官"之说。

2. 心与五体、官窍、五液和五志的关系

(1)心在体合脉　心在体合脉,是指心与五体中的脉有密切关系。即心的功能状态,可以从脉搏中反映出来。这是因为:①心与脉在结构上是相连的;②心具有主血脉的功能,全身的血和脉都是由心所主的。

若心的功能正常,则脉搏和缓有力、节律均匀;心血不足或心气不足,则脉象细弱无力;若心血瘀阻,则脉象涩或结、代。

(2)心其华在面　心其华在面是指心的功能状态,可以从面部的色泽反映出来。由于心主血脉,而面部的血管十分丰富和表浅,易于观察。若心的功能正常,则面部红润有泽;若心气不足或心血不足,则面色淡白无华;若心血瘀阻,则面唇青紫。

(3)心开窍于舌　心与舌有密切关系,心的功能状态,可以从舌的色泽上反映出来。其原理是:①心经的经筋和别络,均上系于舌,心之气血可以通过经脉上输于舌;②心主血脉,而舌面上无表皮覆盖(被覆黏膜),且血管丰富,易于观察。

若心的功能正常,则舌体红润光泽、语言流利;若心阳虚弱,则舌体淡白胖嫩;若心阴亏虚,则舌质红绛、瘦薄;若痰迷心窍,则舌强而语言不利;若心火上炎,则口舌生疮。

(4)心在液为汗　是指五液中的汗与心的功能关系密切。汗为津液所化,血与津液又同源,津液是血液的组成部分,而血又为心所主,故有"汗为心液"之说。

人在精神紧张或受惊时,往往出汗增多、面红、脉数;心阴不足,则可出现盗汗;心阳不足,则可出现自汗;心阳暴脱,则可出现大汗淋漓。汗出过多,也会损伤心阴和心阳。

(5)心在志为喜　心在志为喜,系指在五志中的喜与心的功能有密切关系。这是因为五志皆以五脏精气为物质基础,喜以心血为物质基础。

如心的功能正常,能使人保持良好的心境和快乐的情感;适度的喜志活动,能缓和人的紧张情绪,使人正气充沛,健康少病。但过喜则会损伤心。如心的功能过亢,则使人喜笑不休;如心的功能不及,则使人易悲难喜。

【附】　心包络

心包络,简称心包,是心脏外面的包膜。故有保护心脏,代心受邪的作用。脏腑学说认为,心为君主之官,邪不能犯。所以外邪侵袭于心时,首先侵犯心包络。实际上,心包络受邪的临床表现与心是一致的。如在外感热病中,温热之邪内陷,出现高热神昏、谵语妄言等心神受扰的病变称之为"热入心包"证;由痰浊引起的神志异常,表现为神昏模糊、意识障碍等心神紊乱的病变,称之为"痰浊蒙蔽心包"证。在辨证和治疗上也与心病大体相同。

（二）肺

肺位于胸腔，左右各一。肺主气，主宣发和肃降，主通调水道。在体合皮，其华在毛，开窍于鼻，在液为涕，在志为忧。五行属金。肺与心同居胸腔，近于君，犹如宰辅，古人称之为"相傅之官"。肺在横膈之上，在诸脏腑中，位置最高，故肺又称为"华盖"。肺与大肠、皮、毛、鼻等构成肺系统。

1. 肺的生理功能

（1）肺主气　肺主气包括主呼吸之气和一身之气。

① 肺主呼吸之气　肺主呼吸之气是指肺具有吸入自然界清气和呼出体内浊气的功能（所谓"自然界清气"，是指对人体有益的气体，今天看来，应该主要指氧气；"浊气"主要是指对人体无益或有害的气体）。肺为主司呼吸运动的器官，为体内外气体交换的场所。通过肺吸入自然界的清气，呼出体内的浊气，实现了体内外气体的交换。肺通过不断地吸清呼浊，吐故纳新，促进气的生成，调节着气的升降出入运动，从而保证了人体新陈代谢的正常进行。

肺主呼吸的功能正常，则气道通畅，呼吸调匀；若病邪犯肺，影响其呼吸功能，则出现胸闷、咳嗽、喘促、呼吸不利等症状。

② 肺主一身之气　肺主一身之气是指肺具有主持、调节全身各脏腑之气的作用。肺主一身之气包括气的生成和气机的调节两方面。

气的生成方面：人体一身之气的生成，特别是宗气的生成，与肺有密切关系。肺吸入的自然界清气和脾胃运化的水谷精微，是生成气（特别是宗气）的主要来源。因此，肺呼吸功能健全与否，不仅影响宗气的生成，也影响着全身之气的生成。

全身气机的调节方面：所谓气机，是指气的运动，升、降、出、入为其基本形式。肺的呼吸运动，即是气的升、降、出、入运动的具体表现形式。肺有节律的一呼一吸，对全身之气的升降出入运动起着重要的调节作用。

肺主一身之气的功能正常，则各脏腑之气旺盛；反之，肺主一身之气的功能失常，会影响宗气的生成和全身之气的升降出入运动，可出现少气不足以息，声低气怯，肢倦乏力等症状。

（2）肺主宣发和肃降　肺主宣发是指肺气具有向上、向外的升宣和布散的功能。肺主宣发包含如下三方面的含义。

① 宣发卫气　肺可宣发卫气至体表，以发挥卫气温煦、防御和调节汗孔开合的作用。

② 宣发水谷精微和津液　肺可将脾胃所运化的水谷精微和津液，向上和向外布散周身及体表。

③ 宣发浊气　体内新陈代谢过程中所产生的浊气，通过血液的运载和肺的呼吸运动排出体外。

肺主宣发的功能正常，体内浊气可顺利排出，则呼吸和匀；津液和精微四布，则皮毛润泽；卫气达肌表，则人体健康少病。肺气失宣，浊气不能顺利呼出，可出现胸闷、咳喘等症状；精微和津液不能布达周身，可出现皮毛枯槁、痰饮、水肿等症状；卫气不能达肌表，可出现自汗、易感冒或无汗等症状。

肺主肃降是指具有向下的通降和肃清呼吸道异物的功能。肺主肃降包含以下三方面的含义。

① 肃降清气　肺可将清气从体外吸入体内，并向下布散，并由肾来摄纳。

②肃降津液、精微 肺在脏腑中，位置最高，肺可将水谷精微和津液向下布散，并将代谢后的津液化为尿液下输膀胱。

③肃降异物和病邪 肺可将呼吸道的异物和病邪清除，保持呼吸道的清洁和无病状态。

肺主肃降功能正常，清气下降于肾，则呼吸和匀并有一定深度；津液、精微四布，则皮毛润泽；呼吸道清洁，则肺部少病。肺气不降，清气不能下降于肾，可出现呼吸表浅、急促等症状；精微和水液不布，代谢后的水液不能化为尿液，可出现水肿、痰饮、小便不利等症状；肺内异物和病邪不能清除，可引起多种肺病。

肺的宣发和肃降是相反相成的两个方面。在生理上，宣发功能和肃降功能相互依存并相互制约。若肺的宣发功能不正常，则肺的肃降功能也不能正常，反之亦然。病理上，若宣发功能和肃降的功能失去平衡，就会发生肺气失宣或肺气不降的病变。

（3）肺主通调水道 水道，是指人体内水液运行的通道。肺主通调水道是指肺具有疏通和调节体内津液的输布、运行和排泄的功能。肺主通调水道主要体现在以下两方面。

①调节汗液的排泄 肺通过宣发作用，将卫气、水谷精微和津液向上和向外布散于周身及体表，并通过卫气的控制使一部分代谢后的水液转化为汗液，经汗孔排出体外。

②促进水液下行 肺通过肃降作用，将清气、水谷精微和津液向下输布，一部分代谢后的水液经过肾和膀胱的气化作用生成尿液，排出体外。由于肺居上焦，所以有"肺为水之上源"的说法。

若肺的宣降功能正常，则排汗、排尿正常；若肺失宣降，则出现排汗或排尿异常，发为水肿，痰饮等病证。

（4）肺朝百脉，助心行血 这里的"朝"，是聚会、汇集的意思；"百脉"泛指全身的血脉；肺朝百脉，是指全身的血液都通过百脉汇集于肺，经肺的呼吸，进行体内外清浊之气的交换，然后再通过宣发肃降推动心气，将富有清气的血液通过百脉输送到全身。又肺司呼吸，呼吸的深度直接影响心血的搏出量。所以血液的正常运行离不开肺的参与。

2. 肺与五体、官窍、五液和五志的关系

（1）肺在体合皮，其华在毛 皮是指人体的皮肤，其上有汗孔和毫毛；毛即是指皮肤上的毫毛。皮肤覆盖在身体表面，具有防止外邪入侵、排汗、调节体温和辅助肺的呼吸的作用。肺在体合皮、其华在毛是指五体中的皮及毛的荣枯与肺的功能有密切关系。肺与皮毛的关系，具体体现在以下三方面。

①肺输精于皮毛 肺能将水谷精微、津液、卫气布散于体表，而温润皮毛，使之具有防御外邪的作用。

②皮肤助肺之呼吸 汗孔又称气门或玄府，汗孔的开合有辅助肺的呼吸功能的作用。

③肺与皮毛相配合，调节水液代谢和体温 肺的宣发，将水液化为汗液而排出体外，通过排汗可以排出无用水液而调节水液代谢，并可以散热以调节体温。

肺的功能正常，腠理致密，则毫毛润泽，人体健康少病；若肺气虚弱，则腠理疏松，可出现毫毛枯槁，多汗，易感冒等症状；若寒邪袭表，汗孔闭塞而影响肺呼吸功能则出现无汗而喘等症状。

（2）肺开窍于鼻 鼻是肺系的组成部分，是呼吸道的起始，具有通气、司嗅觉和助发音的作用，中医学认为，这些作用都属于肺的功能。若肺气和，则呼吸通利，嗅觉灵敏；若肺病变，则可出现鼻塞流涕、嗅觉失灵等症状；外邪侵袭，多从口鼻而入肺。

（3）肺在液为涕 涕为肺窍（鼻）分泌的津液，有滋润鼻窍的作用。若肺功能正常，则涕的分泌量适中而鼻腔润泽；若寒邪犯肺，涕质清色白；热邪犯肺，涕质稠色黄；燥邪犯肺，鼻腔干涩无涕。

（4）肺在志为悲（忧）　悲是指悲伤；忧是指忧愁。忧和悲的含义虽略有区别，但对人体的生理活动的影响大致相同。所以，既有"肺在志为悲"之说，又有"肺在志为忧"之说。悲（忧）是人体对外界非良性刺激所产生的消极的情绪反应，若肺的功能失职，则对外界非良性刺激的反应耐受性降低，易产生悲或忧的情绪；悲（忧）对人体的主要影响是对肺气的不断消耗，所以悲（忧）过度最易损伤肺气。

（三）脾

脾位于腹腔，在横膈之下。脾主运化，主升清，主统血。在体合肉，主四肢，其华在唇，开窍于口，在液为涎，在志为思。五行属土。脾胃为后天摄取水谷精微的主要脏腑，古人称为"仓廪之官"、"后天之本"。由于水谷精微是化生气血的主要原料，故脾胃又称"气血生化之源"。脾与胃、肉、唇、口等构成脾系统。

1. 脾的生理功能

（1）脾主运化　脾主运化是指脾具有将水谷化为精微，并将精微转输到全身的功能。脾主运化包括两个方面，即运化水谷和运化水湿。

① 运化水谷　是指脾具有消化水谷和吸收、输布精微的功能。饮食入胃后，必须依赖于脾的运化功能，才能将水谷转化为精微物质，转输到心肺，布散于全身，从而使各个脏腑、组织、器官得到充足的营养，借以维持正常的生理功能。

若脾气健运（即运化水谷的功能正常），气血旺盛，则脏腑、五体、官窍功能健全；若脾失健运，则水谷运化障碍，可出现腹胀、食少、腹泻、消瘦、四肢无力等症状。

② 运化水湿　脾主运化水湿又称运化水液，系指脾具有吸收、输布水液的作用。脾能将津液吸收并转输到全身，并将多余的水液输送到肺、肾和膀胱等脏腑。

若脾气健运，则水液代谢平衡；若脾失健运，则水液代谢障碍，可出现痰饮、水肿、腹泻等病变。

（2）脾气主升　脾气主升是指脾气的运动特点是以上升为主。具体表现在升清和升举内脏两方面。

① 升清　"清"是指水谷精微等营养物质。脾主升清是指脾气能将水谷精微向上输入心肺，通过心肺的作用化生气血津液，充养全身及头目。

若脾能升清，则水谷精微能正常吸收和输布，气血化生充足，机体生命活动旺盛；若脾气不升，则水谷精微吸收和输布障碍，气血化生不足，可出现神疲乏力，头晕目眩，腹胀，泄泻等症状。

② 升举内脏　脾主升举内脏，是指脾气上升能维持内脏位置的相对稳定，防止内脏下垂。若脾气虚弱升举无力，可导致某些内脏下垂，如胃下垂、肾下垂、子宫脱垂、直肠脱垂（脱肛）等。

（3）脾主统血　是指脾具有控制血液在经脉中运行而不外溢的功能。脾统血功能是通过气的固摄作用来实现的。脾为气血生化之源，气旺则能摄血。

若脾气健运，则气血充盈，血随气行，血行脉中不外溢；若脾失健运，气血化源不足，则气虚不能摄血，出现各种出血症。脾不统血之出血的特征是：多为下部出血，慢性出血，血色浅淡质稀，并伴有气虚证的表现。

2. 脾与五体、官窍、五液和五志的关系

（1）脾在体合肉，主四肢，其华在唇　肉又称肌肉，包括现代解剖学所称的肌肉组织、皮下组织和脂肪。脾在体合肉是指全身的肌肉都要依赖脾运化的水谷精微来营养；四肢肌肉最发达，活动量大，所以说脾主四肢；口唇表面为黏膜，肌肉浅显易见，口唇形态和色泽最能体现脾胃功能状态和全身的营养状态，所以说脾华在唇。

若脾气健运，则四肢肌肉丰满、壮实有力、活动轻健，口唇红润有泽；若脾失健运，则四肢倦怠、肌肉消瘦或痿废不用、口唇淡白无华。

（2）脾开窍于口　口腔是进食、辨味、泌涎和磨食等的官窍。若脾气健运，则食欲和口味正常；若脾失健运，则可出现食欲不振、口淡乏味、口甜而黏等症状。

（3）脾在液为涎　涎是较清稀的口中津液，有滋润口腔和助饮食消化作用。若脾气健运，则涎分泌适度，不溢于口腔之外；若脾胃不和，则可出现涎多流涎等症状。

（4）脾在志为思　思是指思考、思虑。脾在志为思是指脾与五志中的思有密切关系。思虽为脾之志，但思发于脾而成于心，亦与心主神志的功能有关。正常的思考对人体的生理活动无不良影响，但思虑过度，所思不遂，则可致脾气滞结，运化失常，产生不思饮食，脘腹胀满等症状。

（四）肝

肝位于腹部，横膈之下，右胁之内。肝主疏泄，主藏血。在体合筋、其华在爪，开窍于目，在液为泪，在志为怒。五行属木。肝主升、主动而为刚脏，其气易亢易逆，古人喻之为"将军之官"。肝与胆、筋、爪、目等构成肝系统。

1. 肝的生理功能

（1）肝主疏泄　肝主疏泄是指肝具有疏通、畅达全身气机的功能。若肝疏泄功能正常，则全身气机调畅，各脏腑功能正常；若肝疏泄不及，则气机郁滞，出现胸胁、乳房、少腹、前阴等部位胀痛症状；若肝疏泄太过，则肝气上逆，出现头目胀痛，面红目赤，急躁易怒等症状，甚至出现吐血、咯血、昏厥等症状。

肝主疏泄的功能以调畅人体气机为中心，对人体的影响还可波及其他几方面。

① 对情志的影响　正常的情志活动依赖于气机的调畅，所以人的精神情志活动，除由心所主外，还与肝的疏泄功能密切相关。肝通过调畅气机，和调气血，而使心情舒畅。

若肝的疏泄功能正常，气血和畅，则表现为性情开朗、心情愉悦；若肝疏泄太过，肝气上逆，气血逆乱，则情志亢奋，可出现面红目赤、急躁易怒等症状；若肝疏泄不及，肝气郁结，气血郁滞，则情志抑郁，可出现闷闷不乐，多疑善虑等症状。

② 对血和津液的影响　由于血的运行和津液的输布有赖于气的推动和温煦。肝的疏泄功能使气机通利畅达，血液运行和津液的输布也随之而畅通无阻。

若肝疏泄功能正常，则气血津液运行通畅。若肝失疏泄，气滞血瘀，可出现局部刺痛、舌上有瘀点或瘀斑、月经不调甚至形成癥瘕包块、月经不调等症状；肝失疏泄，也可导致水液内停，出现痰饮、水肿等症状。

③ 对脾胃运化的影响　中焦为气机升降之枢，肝主疏泄，调畅气机，可促进脾升清和胃降浊，而使运化功能正常。肝的疏泄功能还可促进胆汁的生成和排泄。胆汁具有促进消化的作用。

肝疏泄功能正常，则脾气能升，胃气能降，胆汁能正常排泄。若肝疏泄功能失职，脾气不升，可出现眩晕、泄泻等症状；胃气不降，则可出现呕吐、呃逆、嗳气、腹胀、便秘等症状；胆汁排泄受阻，则可出现胁下胀痛、口苦、黄疸等症状。

(2) 肝主藏血　肝主藏血的功能包括贮藏血液和调节血量两方面。

① 肝贮藏血液　血液生成后一部分通过心、脉运行全身，一部分藏之于肝。肝贮藏的血液成为肝阴的组成部分，协调肝之阴阳平衡。

② 肝调节血量　肝可以将人体各部位的血量，按照生理需要进行调节。当人体活动剧烈或情绪激动时，外周的血液需要量增加，肝就将所藏之血输向外周；当人体安静休息或情绪稳定时，外周血液需要量减少，肝就将多余的血贮藏于肝以作贮备。

肝藏血功能正常，则肝的阴阳平衡协调，血液能濡养身体各部。若肝藏血功能失职，一则可导致身体各部分濡养不足，出现两目干涩、视物昏花或夜盲、筋脉拘急、肢体麻木、妇女月经量少或经闭等症状；二则可导致肝阳过旺，血不敛藏，出现呕血、咳血、衄血等出血症状，妇女可出现月经量多、崩漏等症状。

2. 肝与五体、官窍、五液和五志的关系

(1) 肝在体合筋，其华在爪　筋，是附于骨而聚于关节，联结肌肉的一种组织，包括现代解剖学所称的肌腱和韧带等。筋有联结骨与关节和协助运动的作用，躯体的屈伸和转侧，均有赖于筋和肌肉的收缩和舒张。筋主司运动的功能有赖于肝血的滋养，若肝血充足，筋得濡养，则全身关节运动自如、灵活有力且能耐受疲劳。若肝血虚弱，筋失所养，可出现关节筋脉拘急、屈伸不利等症状。

肝其华在爪，是指爪的荣枯，可以反映肝的功能状态。爪又称爪甲，包括指甲和趾甲。爪乃筋之外延，故称"爪为筋之余"。爪与筋的营养来源相同，均赖于肝血的滋养。若肝血充足，爪甲得养，则爪甲坚韧光滑、红润有泽。若肝血不足，爪甲失养，则出现爪甲软薄粗糙、色白无华，甚至变形、脆裂。

(2) 肝开窍于目　五脏六腑都与目有内在联系，但其中尤以肝为密切，因为肝的经脉上连于目系，肝血通过肝经上注，滋养于目。目的视觉功能主要依赖肝血的滋养。

肝血充足则视力正常，肝血不足则两目干涩，视力减退；肝火上炎则目赤肿痛、目睛生翳；肝胆湿热可见两目发黄；肝风内动可见两目斜视、上视。临床上许多目疾从治肝入手，往往疗效显著。

(3) 肝在液为泪　肝开窍于目，泪从目出，故泪为肝之液。肝的功能正常，则泪液的分泌适中，目中濡润而泪不外溢。当异物侵入目中，泪液即可大量分泌，起到清洁眼目和排除异物的作用。肝病可见泪液分泌异常，如肝阴不足，常见泪液分泌减少，两目干涩；肝经湿热可见目眵（chī）增多，肝经风热可见迎风流泪等。

(4) 肝在志为怒　怒为肝之志，若肝的阴血不足，肝的阳气升泄太过，则人容易发怒。肝本无病，大怒也可导致肝的阳气升发太过而血随气逆，出现头痛、呕血，甚则突然昏迷等症状。

(五) 肾

肾位于腰部脊柱两侧，左右各一，故有"腰为肾之府"之说。肾主藏精，主水，主纳气。肾生髓，在体合骨，其华在发，开窍于耳及前后二阴，在液为唾，在志为恐。五行中属水。肾是人体脏腑阴阳的根本，生命和精力的源泉，古人称之为"先天之本"、"作强之官"。肾与膀胱、骨、齿、发、耳、二阴等构成肾系统。

1. 肾的生理功能

(1) 肾主藏精　是指肾具有贮存、封藏人体精气的作用。精，又称精气，是构成人体和维持人体生命活动的基本物质，是生命之源，是脏腑形体官窍功能活动的物质基础。

精可按来源分为先天之精和后天之精。①先天之精来源于父母的生殖之精，是禀受于父母的生命遗传物质，与生俱来，藏于肾中。出生之前，是构成胚胎的原始物质；出生之后，是人体生长发育和生殖的物质基础。②后天之精来源于脾胃运化的水谷精微。人出生后，依靠脾胃等脏腑的生理活动摄取饮食中的营养物质，化生气血津液，支持全身各种生理功能，其剩余部分，则输送到肾中，充养先天之精。先天之精与后天之精密切结合，共同组成肾中精气，简称肾精或肾气（元气）。

肾精与肾气是同一种物质的两种存在状态。肾精是有形的，肾气是无形的，肾精散则化为肾气，肾气聚则化为肾精。二者处在不断相互转化的动态平衡中。

肾中精气的生理作用，主要体现在如下几方面。

① 促进生长发育和生殖　人从出生经过发育、成长、成熟、衰老以至死亡的过程，与肾精的盛衰密切相关。《素问·上古天真论》说："女子七岁，肾气盛，齿更发长；二七而天癸至，任脉通，太冲脉盛，月事以时下，故有子；三七，肾气平均，故真牙生而长极；四七，筋骨坚，发长极，身体盛壮；五七，阳明脉衰，面始焦，发始堕；六七，三阳脉衰于上，面皆焦，发始白；七七，任脉虚，太冲脉衰少，天癸竭，地道不通，故形坏而无子也。丈夫八岁，肾气实，发长齿更；二八，肾气盛，天癸至，精气溢泻，阴阳和，故能有子；三八，肾气平均，筋骨劲强，故真牙生而长极；四八，筋骨隆盛，肌肉满壮；五八，肾气衰，发堕齿槁；六八，阳气衰竭于上，面焦，发鬓斑白；七八，肝气衰，筋不能动，天癸竭，精少，肾藏衰，形体皆极；八八，则齿发去"。这段论述说明肾精是决定人体生长发育的根本；齿、骨、发和生殖能力（即"天癸"）是判断肾中精气盛衰的客观标志。当肾中精气不足时，小儿则生长发育迟缓；青年人则性成熟推迟；中年人则性机能减退或早衰；老年人则衰老加快。所以，补肾填精，是治疗生长发育障碍、性机能低下和延缓衰老的主要方法。

② 调节人体的阴阳平衡　肾阴和肾阳，是指肾气的两种不同的生理作用。肾阴又称真阴、元阴、肾水、命门之水，系指肾气中对人体的滋养、濡润作用；肾阳又称真阳、元阳、肾火、命门之火，系指肾气中对人体的推动、温煦、固摄、防御和气化作用。肾阴和肾阳是人一身阴阳的根本，二者相互依存、相互为用和相互制约，维持着人体的阴阳平衡。如果肾阴或肾阳亏损，则会导致人体阴阳失调。肾阴不足，则阴不制阳，产生虚热之象，出现潮热盗汗、五心烦热、腰膝酸痛、遗精早泄、心烦不安、口咽干燥、舌红少津、脉象细数等症状；肾阳亏虚，则阳不制阴，产生虚寒之象，出现畏寒肢冷、腰膝冷痛、性机能减退、面色苍白、精神萎靡、反应迟钝等症状。

由于肾阴和肾阳是一身阴阳的根本，所以肾阴或肾阳的亏损，还会影响到其他脏腑的阴阳虚衰；反之，某一脏腑阴阳的虚衰，日久必然引起肾阴或肾阳的亏损。

（2）肾主水　是指肾具有主持和调节人体水液代谢的作用。主要体现在以下两个方面。

① 肾气对参与水液代谢脏腑的促进作用　人体水液的输布与排泄，是在肺、脾、肾、胃、大肠、小肠、三焦、膀胱等脏腑的共同参与下完成的。但各脏腑之气必须在其阴阳协调平衡的状态下，才能正常参与水液代谢，而肾气分化的肾阴、肾阳是各脏腑阴阳的根本，肾气及肾阴肾阳通过对各脏腑之气及其阴阳的资助和促进作用，主司和调节着机体水液代谢的各个环节。

② 肾气的生尿和排尿作用　水液代谢过程中，各脏腑形体官窍代谢后产生的浊液（废水），通过三焦水道下输于肾或膀胱，在肾气的蒸化作用下，分为清浊两部分：清者通过三焦上腾于肺，重新参与水液代谢；浊者化为尿液，在肾与膀胱之气的推动下排出体外，肾气

的推动和固摄作用直接影响膀胱的开合。

肾主水液功能正常，则水液代谢平衡，小便正常，无水肿。肾主水功能失调，开合失常，可出现尿多、尿频、小便清长，或尿少、水肿等症状。

(3) 肾主纳气　是指肾有摄纳肺吸入之气而调节呼吸的作用。肾主纳气，对人体的呼吸运动具有重要意义。人体的呼吸，虽为肺所主，但吸入之气，必须下归于肾，由肾气为之摄纳，呼吸才能具有一定的深度。所以正常的呼吸是肺肾两脏相互协调的结果，"肺为气之主，肾为气之根"。

若肾精充足，摄纳正常，则肺的呼吸均匀，有一定的深度。若肾气亏虚，摄纳无权，吸入之气不能归纳于肾，就会出现呼多吸少、动则喘甚等症状。

2. 肾与五体、官窍、五液和五志的关系

(1) 肾生髓，在体合骨　骨骼构成人体的支架，具有支撑人体、保护内脏和进行运动的作用。骨内藏有骨髓，骨髓是肾精化生而成，有滋养骨骼的功能。所以，肾精具有促进骨骼的生长、发育和修复的作用。

如果肾精充足，则骨髓充盈，骨骼得到骨髓的滋养，肢体活动轻劲有力。如果肾精虚少，骨髓空虚，在小儿就会出现囟门迟闭、骨软无力；在成人就会出现腰膝酸痛，骨质脆弱，易于骨折，骨伤后不易愈合等症。

齿是骨之外延，故有"齿为骨之余"和"齿为肾之标"之说。骨与齿的营养同出一源，均有赖于肾精的充养。若肾精充足，则牙齿坚固有力而不易脱落；肾精不足，则牙齿易于松动，甚至脱落。根据"肾在体合骨"的理论，临床常用补益肾精的方法治疗某些骨骼及牙齿病变，多获良效。

(2) 肾其华在发　是指头发的生长、脱落和荣枯可以反映肾的功能状态。发之营养来源有二：一是精，肾藏精，肾精能滋养头发，所以说"肾其华在发"；二是血，头发以有赖于血的滋养，故称"发为血之余"。

青壮年时，精血充沛，则毛发光泽黑润；老年人精血衰微，毛发花白枯槁而易脱落，这是正常的生理现象。但因久病而见头发稀疏、枯槁或早脱早白者，则与肾精不足和血虚有关。

(3) 肾开窍于耳及二阴　耳是听觉器官。耳的听觉灵敏与否，与肾中精气的盈亏有密切关系，故肾开窍于耳。肾中精气充足，上濡于耳，则听觉敏锐；肾中精气亏虚，可见听力减退，或见耳鸣，甚则耳聋。

二阴是前阴和后阴的合称。前阴是指男女尿道口和外生殖器的总称，是排尿与男子排精、女子排出月经、娩出胎儿的器官。肾与前阴的关系，主要体现在排尿和生殖两方面。肾中精气化生的"天癸"，能促进前阴器官的发育和功能发挥。肾中精气充足，则排尿和生殖功能正常。若肾中精气虚衰，一方面可导致膀胱气化失职，可出现小便不利、尿少和水肿等症状；另一方面可导致生殖功能异常，出现阳痿、早泄、月经不调以及不孕不育等症。

后阴是指肛门，是排出粪便的器官。肾与后阴的关系，主要体现在排泄大便方面。大便的排泄，有赖于肾阳的推动、温煦和肾阴对肠道的濡润作用。肾中精气充盈，则大便润爽。若肾阴不足，则肠道干燥，可出现大便干结、便秘等症状；若肾阳不足，则可出现泄泻、五更泻、久泻滑脱或冷秘等症状。

(4) 肾在液为唾　唾是较稠厚的口中津液，有滋润口腔和湿润食物以助消化的作用。肾之阴液，通过足少阴肾经，由肾达舌下之金津和玉液二穴，分泌出唾。故说肾在液为唾。在气功功法中，多主张舌抵上腭，待唾盈满，然后徐徐咽下，认为此举可滋养肾中精气。久唾或多唾易伤肾精。

（5）肾在志为恐　恐是自感畏惧和害怕。恐主要引起肾气不固的病理变化，出现大小便失禁症状。恐也与心主神志有关，故因恐导致的病证也常见神志失常的症状。

二、六腑

（一）胃

胃是一个呈屈曲的囊状器官，位于膈下，腹腔上部。胃又称胃脘，它分为三部分：胃的上部（包括贲门）称上脘，上接食道；胃的下部（包括幽门）称下脘，下接小肠；上、下脘之间称中脘。胃的生理功能是主受纳和腐熟水谷，主通降。

1. 胃主受纳和腐熟水谷

胃主受纳和腐熟水谷是指胃具有接受和容纳饮食物，并将其进行初步消化形成食糜的作用。饮食物由口咀嚼后，经食道、贲门而入胃，由胃接受和容纳，所以胃又有"太仓"和"水谷之海"之称。饮食物入胃中，经胃气和胃津的初步消化，形成食糜。

胃受纳、腐熟功能正常，则消化吸收功能正常。若胃气虚弱，则受纳和腐熟功能异常，出现脘腹胀痛、厌食纳呆、大便稀溏等症状；若胃火亢盛，则腐熟功能亢进，出现消谷善饥、胃中嘈杂等症状。

2. 胃主通降

胃主通降是指胃具有将食糜下传小肠，并促进糟粕下传大肠的作用。饮食物入胃，经胃的腐熟后，必须将食糜下传小肠，作进一步消化。食糜向小肠的通降，还促进了糟粕下传大肠和粪便排出体外。胃的通降功能又称为"胃降浊"，它是相对于脾主升清的功能而言的，只有二者平衡协调，才能摄其所需，排其所弃。所以中医有"胃以降为顺"之说。

胃通降功能正常，则食欲正常、大便顺畅；胃失和降，则会出现恶心、呕吐、嗳气、呃逆、厌食、大便不通等症状。

（二）小肠

小肠是一个长而中空的管状器官，迂曲回环于腹腔中，上接幽门与胃相连，下接阑门与大肠相通。小肠的生理功能是主受盛和化物；主分清别浊。

1. 小肠主受盛和化物

小肠主受盛和化物是指小肠具有接受胃传下来的食糜并贮存一定的时间，然后作进一步消化的作用。

小肠受盛和化物功能正常，则消化功能正常，大便正常；小肠受盛和化物功能失职，可出现腹部胀痛、腹泻等症状。

2. 小肠主分别清浊

小肠主分别清浊，是指小肠能将消化后的饮食物分成清、浊两部分，也称分清别浊。"清"，是指水谷精微，经小肠吸收后，通过脾的升清作用上输心肺，化生气血津液。"浊"是指食物糟粕，小肠将其再分清浊，液体糟粕入膀胱而成尿，固体糟粕传大肠形成粪便，从前后二阴排出体外。

小肠分清别浊功能正常，则水液和糟粕各走其道而二便正常；小肠分清别浊功能失常，食物糟粕清浊不分，并走后阴，则出现大便稀薄、小便短少等症状。中医根据小肠分别清浊的理论，用"利小便以实大便"的方法治疗泄泻，多获良效。

（三）大肠

大肠是一个管状器官，位于腹腔，其上口通过阑门与小肠相连，其下端为后阴（肛门）。大肠的生理功能是传导糟粕。大肠接受小肠传下的食物残渣，吸收其中的部分水分变成粪便排出体外。

若大肠传导功能正常，则大便通利，干湿适中。若大肠虚寒，无力吸收水分，则会出现肠鸣、腹痛、泄泻等症状；若大肠实热，肠道失润，则会出现大便干结不通等症状。

（四）胆

胆附于肝，是一个囊状的器官，内贮胆汁。胆汁味苦色黄绿，为肝之精气所化生，故被称为"精汁"，由于胆内藏精汁，故又称"中精之府"。胆的生理功能是贮排胆汁以助运化；主决断。

1. 胆主贮排胆汁以助运化

胆主贮排胆汁，是指胆能汇集由肝产生的胆汁，必要时泄于小肠以助消化。胆汁贮排正常，则饮食可正常运化；若胆汁排泄不畅，饮食运化失常，可出现胁下胀痛、食欲减退、厌食、腹胀便稀、呕吐黄绿水等症状；若肝胆湿热，胆汁外溢则可出现胁痛、口苦、黄疸等症状。

2. 胆主决断

胆主决断是指胆与人的判断能力、决策魄力密切相关。胆主决断的功能，关系到人的勇怯的个性特征和助正抗邪的强弱能力。若胆气充盛，则能协助心准确判断事物和做出决定，表现为自我意识和言行上的准确和果敢；还能抵御和消除惊恐等精神刺激的不良影响。若胆气虚弱，则表现为言行失准，处事优柔寡断；若胆热痰扰，则可出现心悸失眠、遇事易惊、多梦等症状。

（五）膀胱

膀胱又称"脬（pāo）"，为一个囊状器官，位于小腹中央，上部有输尿管与肾脏相通，其下有尿道，开口于前阴。膀胱的生理功能是贮尿和排尿。

肾的气化功能正常，则膀胱开合有度，排尿和贮尿自如。若肾气不固，则膀胱失约，可出现尿频、遗尿、甚至尿失禁；肾气不足，推动无力，则膀胱不利，可出现尿痛、尿涩，甚至癃闭。

（六）三焦

三焦是上焦、中焦、下焦的合称。中医学的"三焦"概念有两方面的含义。

1. 三焦是六腑之一

三焦位于腹腔中，是有具体形态结构和生理功能的脏器。目前大多数学者认为，三焦是指腹腔中的肠系膜及大小网膜等组织，充填于脏腑之间，结构比较松散，能通透水液，可为胃肠中水液渗透到膀胱中去的通道。

三焦的主要生理功能是通行诸气，运行水液。体内气和水液的升降出入，是肺、脾、肾等脏腑协同作用完成的，但必须以三焦为通道。三焦对水液平衡协调的作用，称为"三焦气化"。如果三焦气化不利，则肺、脾和肾等脏腑输布和调节水液代谢的功能也就难以实现。

2. 三焦是对人体部位和脏腑功能的划分

上焦指膈以上的部位，包括胸背部（含心、肺的功能）、头面部和上肢；中焦指膈以下至脐以上的部位（含脾、胃的功能）；下焦是指脐以下的部位，包括下腹部（含肾、肝、胆、大肠、小肠、膀胱、女子胞的功能)和下肢。其中肝和胆的位置在脐上,但其生理功能、病理变化与肾及其他下焦脏腑密切相关,故将肝胆功能归属下焦。中医常把心肺的病称为上焦病,把脾胃的病称为中焦病,把肝肾等脏腑的病称为下焦病。

【附】 奇恒之府

奇恒之府,包括脑、髓、骨、脉、胆和女子胞。脉、髓、骨、胆前面有关章节已有论述,此处仅论述脑与女子胞。

(一)脑

脑居颅内,由髓汇聚而成,故《内经》称脑为"髓海"。脑有如下三方面的生理功能。

1. 脑藏元神,主精神意识

中医传统理论认为,元神由先天之精化生,在人出生之前,随形而生,藏于脑中,为生命之主宰。元神存则生命在,元神败则生命逝,所以脑是生命的枢机,脑受伤可危及生命。

中医学认为心主神志,但观察到脑受伤也会出现神志障碍,提出元神与心神都与精神、意识与思维活动有关。脑与肾有脊髓和督脉等经络相连,肾中精气化而为髓,不断地补充脑髓,可维持脑藏元神之功能。

脑藏元神的功能正常,则精神饱满、意识清楚、思维敏捷、记忆力强、语言清晰、情志正常。若脑藏元神功能失职,则可出现精神错乱、躁动不安、举止失常、妄语妄动等表现。

2. 脑主感觉运动

眼、耳、口、鼻、舌等五脏外窍,皆位于头面,与脑相通,脑与视、听、言、嗅等功能有密切关系。脑藏元神,神能驭气,散动觉之气于筋而达百节,令之运动,故脑能统领肢体运动。脑主感觉和运动功能正常,则耳聪目明、言语清晰、嗅觉灵敏、感觉正常;若脑主感觉和运动的功能失常,可出现听觉失聪、视物不明、嗅觉不灵、感觉迟钝等症状。

(二)女子胞

女子胞又称子宫、胞宫、子脏、子处、血脏。位于小腹部,下口与阴道相连。女子胞的生理功能有如下两方面。

1. 女子胞主通行月经

月经,又称为月信、月事、月水,是女子周期性的子宫出血现象。女子14岁左右,随着肾中精气的充盛,子宫发育完全,在天癸的作用下,任脉通畅,冲脉充盛,月经即按时来潮。到50岁左右,肾中精气虚衰,天癸枯竭,冲任不足,则出现月经紊乱,乃至绝经。

2. 孕育胎儿

月经按时来潮,就具备了生殖能力和养育胚胎的能力,此时若男女媾精,就可构成胚胎。受孕之后,则月经停止来潮,气血下注于冲任,达于女子胞以养胎。胚胎在子宫中接受母体气血的滋养得以生长发育,直至成熟后分娩。

三、脏腑之间的关系

(一)五脏之间的关系

五脏之间的关系,前人多用五行生克乘侮来说明。这种认识,至今仍有一定的指导意义。但是,五脏之间的关系并不仅局限于五行生克乘侮的范围,所以,目前多以脏腑的生理功能为基础来分析五脏之间的关系。

1. 心与肺

心与肺的关系,主要体现在气与血之间的关系。

(1) 肺气助心血运行　气行则血行，肺通过主气、生成宗气、主宣降、朝百脉等生理功能来助心行血。无论是肺气虚弱还是肺失宣降，均可导致心血运行失常，出现胸闷、心律改变，甚至唇青舌紫等血瘀表现。

(2) 心血载肺气布散　血为气之母，肺吸入之清气必须由心血运载，才能布散全身。因此，心阳不足、心气虚弱、心脉瘀阻等导致血运失常时，也会影响肺气的宣降，出现咳嗽、气喘等症状。

2. 心与脾的关系

心与脾的关系，主要体现在血的生成和血的运行两方面。

(1) 血的生成方面　脾主运化水谷精微，为气血生化之源，气血生化之源充足，则心有所主；而脾气健运的前提条件之一，是心主神志和主血脉功能的正常。在神志昏迷或血脉瘀阻的状态下，脾的运化功能（包括进食、消化、吸收）一般是不能正常进行的。

(2) 血液运行方面　心主血脉，推动血行；脾主统血，固摄血液，二者共同维持血液的正常运行。病理上两脏病变常相互影响，如思虑伤脾暗耗心血或脾不统血而血液流失，均可形成心脾两虚证，出现心悸、失眠、多梦、眩晕、面色无华、腹胀、泄泻、体倦乏力等症状。

3. 心与肝的关系

心与肝的关系，主要体现在血液运行和情志活动方面。

(1) 血液运行方面　心主血，推动血液在脉中运行。肝藏血，贮藏血液和调节血量，肝又主疏泄而促进血行。所以，血液的运行离不开心肝两脏功能的协调。临床上心血虚证与肝血虚证常同时出现，称为心肝血虚证。出现心悸，失眠、眩晕、肢体麻木、月经量少或闭经等症状。

(2) 情志活动方面　心主藏神而主精神、意识和思维活动，肝主疏泄、畅达气血而调节情志。心肝两脏病变，往往可见心烦失眠、急躁易怒等精神情志方面的异常表现。

4. 心与肾的关系

心与肾的关系，主要体现在心肾相交和精神互用两方面。

(1) 心肾相交　心属上焦，五行中属火，属阳；肾属下焦，五行中属水，属阴。心火必须下降于肾，与肾阳共同温煦肾阴，使肾水不寒；肾水必须上济于心，与心阴共同滋养心阳，使心火不亢。心肾之间生理上的阴阳互济互制的动态平衡关系，称为"心肾相交"或"水火既济"。如肾水不足，不能上济于心；或心火妄动，下伤肾阴，心肾的这种平衡被破坏，出现心烦、失眠、遗精等症状，称为"心肾不交"或"水火不济"。

(2) 精神互用　心藏神，肾藏精。精能化气生神，为神之源；神能控精驭气，为精气之主。心神肾精上下相交，相互为用，得病时也容易相互影响。

5. 肺与脾的关系

肺与脾的关系，主要体现在气的生成和津液的代谢两方面。

(1) 气的生成方面　肺主气司呼吸，吸入自然界的清气；脾主运化水谷，化生水谷精微。自然界的清气和水谷精微是生成气的两个主要来源。所以肺与脾功能的强弱，关系到人体之气的盛衰。另外，肺与脾的功能可以相互促进。肺的气津需要脾的运化水谷精微不断补充；脾的运化有赖于肺宣降布散水谷精微。肺脾病变，可相互影响，例如脾气虚损，可导致肺气不足，形成肺脾气虚证，出现纳少、腹胀、泄泻、咳嗽痰多、气短乏力等症状。

(2) 津液的代谢方面　肺主宣发和肃降，通调水道；脾主运化水液，吸收和布散水液。

肺脾两脏在水液代谢中占有重要地位。若脾失健运，水液内停，则会聚湿生痰成饮，痰饮壅肺，肺失宣降，可出现喘咳痰多等症状，所以说"脾为生痰之源，肺为贮痰之器"。同样，肺病日久，也可使水湿内停而困脾，导致脾失健运。

6. 肺与肝的关系

肺与肝的关系，主要体现在气机调节方面。

肝属下焦，肝气以升发为主；肺属上焦，肺气以下降为主。肝升与肺降在人体气机升降平衡协调中起重要作用。若肝升太过，或肺降不及，可导致气火上逆，可出现呛咳，甚至咳血等症状，称为"肝火犯肺"或"木火刑金"；若肺失清肃，燥热内盛，也可引起肝失疏泄，出现咳嗽、胸胁胀痛、头晕头痛、面红目赤等症状。

7. 肺与肾的关系

肺与肾的关系，主要体现在水液代谢和呼吸运动两方面。

（1）水液代谢方面 肺主宣发和肃降，通调水道，有赖于肾的蒸腾气化功能；肾主水液，主持和调节全身水液代谢，也有赖于肺的宣降将水液不断下输膀胱。肺失宣降，常累及于肾，出现尿少、水肿等症状；肾气化不利，则水上泛于肺，出现咳喘、痰多等症状。

（2）呼吸运动方面 肺主气司呼吸，肾主纳气。肺吸入之自然界清气，必须下降至肾，由肾中精气来摄纳。若肾中精气不足，则摄纳无权，可见呼多吸少，呼吸表浅等症状；肺气久虚，累及于肾，导致肾不纳气，可出现动辄气喘等症状。

8. 肝与脾的关系

肝与脾的关系，主要表现为运化方面和血液方面。

（1）运化方面 肝主疏泄，调节胆汁的排泄和分泌，促进脾的运化功能；脾胃的运化失职也可影响肝的疏泄功能。若肝失疏泄导致脾失健运，则可出现精神抑郁、胸胁胀满、纳少腹泻等症状；脾胃湿热可阻碍肝的疏泄和胆汁的排泄，出现纳呆，厌油，黄疸等症状。

（2）血液方面 血液的运行，主要由心主血脉的功能来实现。但与肝和脾的功能密切相关。肝主藏血，能贮藏血液和调节血量；脾主运化和主统血，能化生血液和固摄血液。脾之运化生血，又赖肝之疏泄；肝所藏之血，有赖脾之生血统血。此外，肝主藏血和脾主统血均有防止出血的作用。

9. 脾与肾的关系

脾与肾的关系，主要体现在先后天相互促进和津液代谢两方面。

（1）先后天相互促进 肾为先天之本，脾为后天之本。肾阳温煦脾阳使其健运，此为先天促进后天；脾气运化补充肾之精气使其壮大，此为后天促进先天。脾肾有病，常相互影响、互为因果。如肾阳不足不能温煦脾阳，则脾阳必虚；脾阳不足，久之必损肾阳，二者最终均会导致脾肾两虚。

（2）津液代谢 肾中精气的气化蒸腾作用，能促进脾的运化；脾的运化水湿，协助肾调节水液代谢。脾肾阳虚，则水液代谢失调，出现形寒肢冷、腰膝酸痛、腹部冷痛、水肿、小便不利、五更泄等症状。

10. 肝与肾的关系

肝与肾的关系，主要体现在肝肾同源和藏泄互用。

（1）肝肾同源

① 精血同源 肾藏精，肝藏血，精和血同源于水谷精微，肝血旺盛，则化精藏肾，肾精充足，则化血藏肝。肝血与肾精的这种同生互化的关系，称为"精血同源"。病理上，精

血的病变常互相影响。肾精亏损,可导致肝血不足;肝血不足,也可导致肾精亏损。

② 阴液互补　由于精血同源,肝肾之阴也息息相通,在生理上可互补、互用,病理上可相互影响。但必须指出的是,肝阴与肾阴之间,肾阴占主导地位。肾阴不足,肝阴必虚;肝阴不足日久,则可导致肾阴不足;二者均可导致肝肾阴虚,治疗时以补肾阴为主。

(2) 藏泄互用　肝主疏泄,肾主封藏,二者相反相成。肾主藏精,可使生殖之精不致妄泄;肝主疏泄,使男子精满溢泻,女子月经按时而下。若二者失调,可出现女子月经过多或经少经闭、男子遗精滑精或阳强不泄等症状。

(二) 五脏与六腑的关系

五脏和六腑之间,通过经脉互相络属形成表里关系。脏属阴,为里,其经脉属脏络腑;腑属阳,为表,其经脉属腑络脏。属于表里关系的脏腑,在生理上气化相通,功能配合;病理上相互影响。

1. 心与小肠的关系

心与小肠通过经脉互相络属形成表里关系。手少阴心经属心络小肠,手太阳小肠经属小肠络心。心属阴为里,小肠属阳为表。

在生理上,心与小肠的功能相互促进。心之阳气可循经脉下降于小肠,温煦小肠,促进小肠的受盛化物和分别清浊的功能;小肠和脾吸收精微,化生气血,使心有所主,神得所养。

在病理上,心与小肠的病变相互影响。心火可循经下移小肠,导致小肠实热,出现小便短赤,灼热疼痛等症状;小肠实热,可循经上薰于心,导致心火上炎,出现心烦、面赤、舌尖红或口舌糜烂等症状。

2. 肺与大肠的关系

肺与大肠通过经脉互相络属形成表里关系。手太阴肺经属肺络大肠,手阳明大肠经属大肠络肺。肺属阴为里,大肠属阳为表。

在生理上,肺与大肠的功能互相促进。肺气的肃降,使津液下行滋润大肠,有利于促进大便的排泄。大肠的通降,有利于肺气的肃降,使呼吸和匀。

在病理上,疾病可以通过经脉表里相传。肺气虚或肺热伤津,则津液不能下行,大肠失润,可出现大便不通等症状;大肠实热,腑气不通,则肺气肃降不利,出现胸闷、咳喘等症状。

3. 脾与胃的关系

脾与胃通过经脉互相络属形成表里关系。足太阴脾经属脾络胃,足阳明胃经属胃络脾。脾属阴为里,胃属阳为表。

在生理上,脾与胃的功能互相促进,主要表现在以下两方面。

(1) 脾化胃纳,相辅相成　胃主受纳和腐熟水谷,脾主运化水谷,共同完成水谷的摄取、消化、吸收和转输。

(2) 脾升胃降,相反相成　脾主升清,精微得以上升输布全身,并促进浊气下降;胃主降浊,糟粕得以下传排出体外,并促进清气上升。

在病理上,疾病可以通过经脉表里相传。主要表现在以下两方面。

(1) 纳化失调　脾不能化则胃不能纳,出现食欲减退等症状;同样,胃不能腐熟会影响脾的运化,出现腹胀,腹痛,泄泻等症状。

(2) 脾胃升降失调　脾气不升,可导致胃气不降,在出现眩晕、泄泻等症状的同时,可出现恶心呕吐、脘腹胀满等症状。反之亦然。

4. 肝与胆的关系

肝与胆通过经脉互相络属形成表里关系。足厥阴肝经属肝络胆，足少阳胆经属胆络肝。肝属阴为里，胆属阳为表。

在生理上，肝与胆的功能相互促进。肝的疏泄，有利于胆汁的生成与排泄；胆汁的排泄，也有利于肝的疏泄。

在病理上，疾病可以通过经脉表里相传。肝失疏泄，则胆汁的生成与排泄不利；同样，胆汁的排泄异常，也可影响肝的疏泄。所以，临床上常见肝胆火旺、肝胆湿热等肝胆同病的病变。

5. 肾与膀胱的关系

肾与膀胱通过经脉互相络属形成表里关系。足少阴肾经属肾络膀胱，足太阳膀胱经属膀胱络肾。肾属阴为里，膀胱属阳为表。

在生理上，肾与膀胱的功能相互促进。尿的生成以及膀胱的贮尿和排尿，有赖于肾中精气的蒸腾气化。肾中精气充足，固摄和推动等功能正常，则膀胱开合有度，尿液排贮自如。

在病理上，疾病可以通过经脉表里相传。肾中精气不足，固摄无权，则可导致膀胱失约，出现尿频、遗尿、尿失禁等症状；肾中精气不足，推动无力，则可导致水液不化，出现水肿、小便不利、尿少、癃闭等症状。

（三）六腑之间的关系

六腑之间的关系，主要体现于其在饮食物的消化、精微的吸收和糟粕的排泄过程中的相互联系和密切配合。

饮食物由胃受纳和腐熟后初步消化变成食糜，下传至小肠，胆汁泄于小肠助消化，通过小肠的化物和分别清浊功能，进一步地消化，并分成清（精微物质）和浊（糟粕）两部分。清者经脾运化布散，营养全身。浊者下达大肠和膀胱，成为粪便和尿液，排出体外。三焦是水谷运行之通道，三焦的气化功能对消化、吸收和排泄过程有促进作用。因此，水谷的消化、精微的吸收和糟粕的排泄，是由六腑分工合作，共同完成的。六腑的传化水谷过程，需要不断地虚实更替，宜通不宜滞，故有"腑病以通为补"和"六腑以通为用"之说。

第二节 经络学说

经络学说是研究人体经络的生理功能、病理变化及其与脏腑相互关系的学说。它是中医理论体系的重要组成部分。它同阴阳五行学说、脏腑学说、气血津液学说等结合起来，就能比较完整地阐明人体的生理功能和病理变化。

一、经络的概念和经络系统的组成

（一）经络的概念

经络是运行全身气血，联系脏腑形体官窍，沟通上下内外的通路。

经络是经脉和络脉的总称。经脉，又简称经，它是经络的主干，大多纵行于人体的深部，有一定的循行部位。络脉，又简称络，它是经络的分支，纵横交错，网络全身，无处不至。经脉和络脉，将人体所有的脏腑、形体和官窍相互联系沟通，形成了一个有机的整体。

（二）经络系统的组成

经络系统是由经脉、络脉、经筋、皮部和脏腑等五个部分构成的。其中以经脉和络脉为主体，其在内连属于五脏六腑，在外连属于筋肉皮肤（图 1-3-1）。

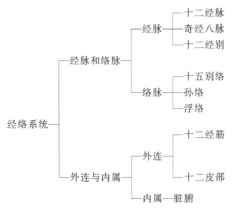

图 1-3-1　经络系统

1. 经脉

经脉分正经和奇经两大类。此外，还有十二经别。

（1）正经　正经有十二对，合称"十二经脉"或"十二正经"。即手三阴经、足三阴经、手三阳经和足三阳经。十二经脉对称地分布于人体的两侧，有一定的起止、一定的循行部位和交接顺序，与脏腑有直接的络属关系。十二经脉的作用是：运行气血的主要通道。

（2）奇经　奇经有八条，合称"奇经八脉"。即督脉、任脉、冲脉、带脉、阴跷脉、阳跷脉、阴维脉和阳维脉。奇经八脉的作用是：统率和调节十二经脉的气血。

（3）十二经别　是十二经脉分出的较大分支。它们分别起于四肢，循行于体内脏腑深部，上出于颈项浅部。阳经的经别从本经别出而循行体内后，仍回到本经；阴经的经别从本经别出而循行体内后，则与相为表里的阳经相合。十二经别的作用是：加强十二经脉中相为表里的两经之间的联系，并通过某些正经未能到达的器官与形体部位，而补正经之不足。

2. 络脉

络脉有别络、孙络和浮络之分。

（1）别络　别络是主要和较大的络脉。十二经脉和任、督二脉各有一支别络，加上脾之大络，合称"十五别络"。十五别络的作用是：加强表里经之间的联系和渗灌气血。

（2）孙络　孙络是最细小的络脉。

（3）浮络　浮络是浮行于浅表部位的络脉。

3. 经筋

经筋是指十二经脉连属于筋肉的体系。是十二经脉的连属部分，故又称"十二经筋"。十二经筋的作用是：连缀四肢百骸、主司关节运动。

4. 皮部

皮部即十二皮部，是指十二经脉功能活动反映于体表的部位。十二皮部实际上就是将全身皮肤划分为十二个部分，分属于十二经脉。

5. 脏腑络属

经络深入体内与脏腑有一定的联系，其中以十二经脉与脏腑的联系最为密切。十二经脉与其同名脏腑直接相连，称为"属"；十二经脉与其相表里的脏腑相连，称为"络"。十二经脉络属的脏腑是：六脏即五脏加上心包（心、心包、肺、脾、肝、肾）和六腑（胆、胃、大肠、小肠、膀胱、三焦）。阳经属腑络脏；阴经属脏络腑。十二经脉中的阴经和阳经，分别络属于相应脏腑，构成阴阳经的表里相合关系。如手太阴肺经属肺络大肠；手阳明大肠经属大肠络肺。手太阴肺经与手阳明大肠经为表里相合关系。

二、十二经脉

（一）十二经脉的命名

十二经脉的命名，依据以下三个原则。

（1）脏为阴，腑为阳　每一阴经分别隶属于一脏，每一阳经分别隶属于一腑，各经都以所属脏腑命名。

（2）上为手，下为足　分布于上肢的经脉，在经脉名称之前冠以"手"字；分布于下肢的经脉，在经脉名称之前冠以"足"字。

（3）内为阴，外为阳　分布于四肢内侧面的经脉为阴经，分布于四肢外侧面的经脉为阳经。

综上所述，十二经脉的命名，是依据经脉所属的脏腑和循行部位的上下内外而命名的。例如隶属于肺、循行于上肢内侧的经脉，命名为手太阴肺经。

（二）十二经脉的走向和交接规律

十二经脉的走向规律是：手三阴经从胸走手，与手三阳经交接；手三阳经从手走头，与足三阳经交接；足三阳经从头走足，与足三阴经交接；足三阴经从足走腹（胸），与手三阴经交接。

十二经脉的交接规律是：阴经与其相表里的阳经在四肢末端交接；手足同名经在头面部交接；手足阴经在腹部交接。这样构成一个阴阳相贯，如环无端的循环通路（图1-3-2）。

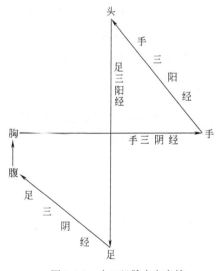

图1-3-2　十二经脉走向交接规律示意图

（三）十二经脉的分布规律

十二经脉在体表的分布（即循行部位），有一定的规律。

1. 在四肢部

阴经分布于四肢的内侧面，阳经分布于四肢的外侧面。

在上肢内侧的分布规律是：手太阴经在前缘，手厥阴经在中线，手少阴经在后缘。在上肢外侧的分布规律是：手阳明经在前缘，手少阳经在中线，手太阳经在后缘。

在下肢内侧的分布规律是：内踝上八寸以上，足太阴经在前缘，足厥阴经在中线，足少阴经在后缘；内踝上八寸以下，足厥阴经在前缘，足太阴经在中线，足少阴经在后缘。

2. 头面部

手足阳经皆会于头。阳明经行于面部和额部；太阳经行于面颊、头顶和后头部；少阳经行于头侧部。

3. 躯干部

手三阳经行于肩胛部；足三阳经中的阳明经行于胸腹部，少阳经行于躯干侧面，太阳经行于背部；足三阴经均行于胸腹部。

行于胸腹部的经脉自内向外的顺序是：足少阴经、足阳明经、足太阴经和足厥阴经。

（四）十二经脉的表里关系

十二经脉通过经别和别络互相沟通，组成六对"表里相合"关系。十二经脉相为表里的两条经脉，都分别循行于四肢内外两个侧面的相对应的位置（内踝上八寸以下，厥阴在前，太阴在中），并在四肢末端交接（见表1-3-1）。

表1-3-1 十二经脉的表里关系

分类	阴经(属脏络腑)	阳经(属腑络脏)	循行部位(阴经行于内侧，阳经行于外侧)	
手经	手太阴肺经	手阳明大肠经	上肢	前线
	手厥阴心包经	手少阳三焦经		中线
	手少阴心经	手太阳小肠经		后线
足经	足太阴脾经	足阳明胃经	下肢	前线
	足厥阴肝经	足少阳胆经		中线
	足少阴肾经	足太阳膀胱经		后线

注：在足背部和小腿下部，肝经在前，脾经在中线，至内踝上八寸交叉后，脾经在前，肝经在中线。

相为表里的脏腑，在生理上功能相互配合；在病理上也可相互影响；在治疗上两条经脉的腧（俞，shù）穴可交叉使用。

（五）十二经脉的流注次序

十二经脉分布在人体内外，其经气中的气血的运行是循环贯注的。经脉在中焦受气之后，上布于肺，自手太阴肺经开始，依次相传，至足厥阴肝经，再复传至手太阴肺经，首尾相贯，如环无端（见图1-3-3）。

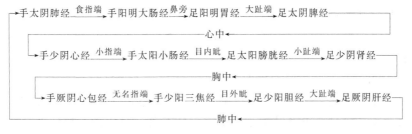

图1-3-3 十二经脉的流注次序

（六）十二经脉的循行路线图（见图1-3-4）

三、奇经八脉

（一）奇经八脉的概念和生理功能

1. 奇经八脉的概念

奇经八脉是督脉、任脉、冲脉、带脉、阴跷脉、阳跷脉、阴维脉和阳维脉的总称。冲、带、跷、维六脉的腧穴，都寄于十二经脉或任、督之中，惟任、督二脉有其专属的腧穴，故常将任、督二脉与十二经脉合称为"十四经"。

奇经八脉与十二经脉不同：①循行分布不像十二经脉那样规则，在上肢没有奇经分布；②与脏腑没有直接络属关系，相互之间没有表里关系。

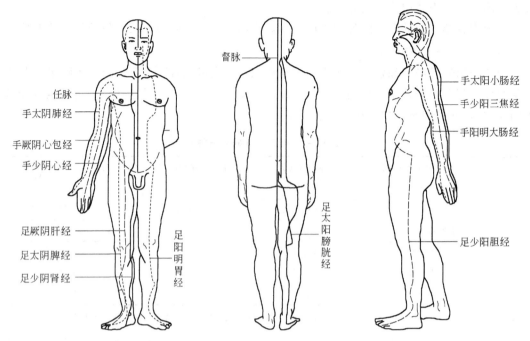

图 1-3-4　十四经循行路线图

2. 奇经八脉的功能

奇经八脉有统率和调节十二经脉气血的作用。具体表现在如下三方面。

(1) 密切十二经脉之间的联系。奇经八脉将部位相近和功能相似的经脉联系起来,达到统摄经脉气血和协调阴阳的作用。

(2) 调节十二经脉的气血。当十二经脉及脏腑的气血旺盛时,则注入奇经八脉以供备用;当十二经脉气血不足时,则流出奇经八脉以应所需。

(3) 奇经八脉与肝、肾、女子胞、脑和髓等的关系较为密切。

(二) 督脉、任脉、冲脉和带脉的生理功能和循行

1. 督脉、任脉、冲脉和带脉的生理功能

(1) 督脉的生理功能　①总督一身之阳经。督,有总督、督管、统率之意,督脉行于背部正中,其脉多次与手足三阳经及阳维脉交会,能总督一身之阳,故称"阳脉之海"。②与脑、脊髓和肾有密切关系。督脉行于脊柱里面,上行入脑,并有分支从脊柱里面分出,络肾。

(2) 任脉的生理功能　①总任一身之阴经。任,有担任、妊养之意,任脉行于腹部正中线,其脉多次与手足三阴经及阴维脉相交会,能总任一身之阴经,称为"阴脉之海"。②主胞胎。任脉起于胞中,与女子月经来潮及妊养、生殖功能有关。

(3) 冲脉的生理功能　①能调节十二经气血。冲脉上至头,下到足,贯穿全身,为一身气血之要冲,能调节十二经气血,称为"十二经脉之海"。②与妇女月经及孕育功能有密切关系,故冲脉又称"血海"。

(4) 带脉的生理功能　①约束纵行诸脉。十二经脉与奇经中的其余七脉均为上下纵行,惟有带脉围腰一周,犹如束带,能约束纵行诸脉,以调节脉气,使之通畅。②主司妇女带下。带脉有控制带下的作用,因带脉亏虚,不能约束经脉,多见妇女带下量多,腰酸无力

等症。

2. 督脉、任脉的循行路线图（见图1-3-4）

四、经络的生理功能和经络学说的应用

（一）经络的生理功能

经络的生理功能主要有如下四个方面。

1. 沟通上下内外

十二经脉及其分支纵横交错，入里出表，通上达下，相互络属脏腑；奇经八脉联系沟通于十二经脉；十二经筋和十二皮部联络筋脉皮肉，从而使人体各脏腑、形体和官窍有机地联系起来，形成一个协调统一的整体。

2. 通行气血

气血是维持人体生命活动的物质基础。气血通过经络这个遍布全身的网络系统，环流贯注到脏腑、形体和官窍中，发挥其营养机体、防御外邪等作用。

3. 感应传导作用

经络既可以将在外的五体官窍感受的信息传递到体内脏腑，又能将在内的脏腑的信息传递到体表的五体官窍。依据这一原理，在诊断上，可以从外部五体官窍的变化，测知内部脏腑的病变；在治疗上，可以通过对体表的刺激（如针刺、艾灸和按摩等）来治疗脏腑的病变。

4. 调节机体平衡

经络通过感应传导和运行气血等作用，协调脏腑的功能活动和调节阴阳平衡。实践证明，针刺某些穴位，对脏腑有调节作用，原来亢进的可以使之抑制，原来抑制的可使之兴奋；通过一定的补泻手法针刺某些穴位，可以达到调节阴阳平衡的效果。

（二）经络学说的应用

1. 阐述病理变化

由于经络在生理上有沟通上下内外和感应传导的作用，所以在病理上经络也可成为反映病邪和传递病邪的途径。例如手少阴心经行于上肢内侧后缘，故心痛，表现为心前区疼痛，引及上肢内侧；再如足厥阴肝经布于两胁且挟胃、注肺中，故肝病可以产生胁痛，且能犯胃、传肺。

2. 指导疾病的诊断

由于经络是反映所属脏腑的病变的途径，所以临床上可以根据症状和体征出现的部位，结合经络的循行及所联系的脏腑来诊断疾病。如两胁疼痛，多为肝胆疾病；缺盆中痛，多为肺病；牙龈肿痛，多为胃病。又如头痛，痛在前额者，多与阳明经有关；痛在两侧者，多与少阳经有关；痛在巅顶者，多与厥阴经有关；痛在后头连及项部，多与太阳经有关。此外，在经络的循行路线上，或在经气聚集的某些穴位上，有明显的压痛、结节、条索状反应物，或有皮肤形态、温度、电阻改变等，有助于疾病的诊断。如肠痈患者，常在上巨虚穴出现压痛；长期消化不良的患者，常在脾腧（俞，shù）穴有压痛。

3. 指导疾病的治疗

针灸和按摩，是通过疏通经气，调节脏腑的功能，以达到治疗疾病的目的。在辨证的基础上，按照"循经"的原则，刺灸某些穴位或按摩某些穴位和经络，能够治疗疾病。

药物治疗也离不开经络。药物必须通过经络的转输，才能达到病所，发挥其治疗作用。长期的医疗实践表明，某些药物对于某一脏腑经络的疾病有选择性的治疗作用，中医据此创立了"药物归经"理论。临床上常以归某经的药物,治疗该经的疾病。如黄连归心经,常用于治心火上炎;白芷归阳明经,常用于治阳明头痛。此外,在方剂中,常配伍"引经药",用引经药引领方剂中的其他药物循经达病所。如柴胡是常用于少阳经的引经药;白芷是常用于阳明经的引经药。

(石 磊)

第四章 气血津液学说

中医学认为，气、血、津液是构成人体和维持人体生命活动的基本物质。气、血、津液既是人体脏腑生理活动产物，又为脏腑的生理活动提供所必须的物质和能量。气血津液学说是研究人体基本生命物质的生成、输布及其生理功能的学说。

第一节 气

一、气的概念

气是构成和维持人体生命活动的最基本物质，是不断运动的具有很强活力的极细微的精微物质。气在人体中有两种存在形式：一种是已聚而成形的，它与其他物质一起构成了人的身形；另一种是无形而弥漫全身的，如元气、卫气和吸入的清气等。

古人认为，气是构成世界万物的最基本物质，当然也是构成人体的最基本物质。维持人体生命活动的各种有形或无形的物质，如水谷（饮食）、自然界清气及体内的血液、津液等，也都是由气的运动变化生成的。

气是不断运动的具有很强活力的极细微的精微物质。古代哲学家用气的运动变化，来解释世间一切事物的发生和变化。中医同样用气的运动变化，来阐述人体的生命活动。气是一种物质，必然具有运动的属性。气的不同运动形式，体现为人体各脏腑不同的生理功能，因此可以通过脏腑生理功能的表现，了解气的运动变化状况。

二、气的来源

人体的气，来源于父母的先天精气、饮食物中的水谷精微之气和自然界的清气，通过肺、脾胃和肾等脏腑的生理功能的综合作用而生成。

人出生之前称为"先天"，父母肾中之先天精气相结合，形成胚胎。胚胎在发育过程中，全赖母体先天之气和后天之气（主要指水谷精气）的滋养，形成胚胎形体和各种基本生理功能（即先天之气）。出生之后称为"后天"，人体开始摄取水谷精微（乳汁也是水谷精微所化）和自然界之清气。水谷精微是饮食物中的营养物质，由脾胃等脏腑吸收转化而成；自然界之清气即氧气，赖肺的呼吸功能而吸入；二者成为人体后天之气的主要来源。

三、几种重要的气的生成、分布与功能

（一）元气

元气，又名"原气"，元气是生命的原动力。元气是生命的本始之气，在胚胎中已经形成，是构成人体和维持人体生命活动的原始物质，是人体最基本、最重要的一种气。

（1）生成　元气由肾中精气所化生，受后天水谷精微的培养。元气根于肾，从胚胎时开始，禀受于父母的先天之精气，不断化生元气，布散全身。化生元气的过程中，肾精不断被消耗，必须赖脾胃运化的水谷精微的不断滋养和补充。所以，元气的盛衰与先天禀赋有关。但后天的饮食、锻炼、精神、劳作和疾病因素等也可改变其强弱。

（2）分布　元气借三焦为通道布散全身。内至五脏六腑，外达肌肤腠理，无处不到。

(3) 功能　①元气能推动人体的生长、发育。人体的生、长、壮、老、已，与元气的盛衰密切相关。元气充沛，则人体生长、发育正常；元气不足，则人体生长发育迟缓或早衰。②元气能温煦和激发各脏腑经络、五体和五官九窍的生理功能。元气充沛，各脏腑经络、五体和五官九窍的功能就旺盛；元气不足，则各脏腑经络、五体和五官九窍的功能就低下。

（二）宗气

宗气是聚于胸中的气。宗气在胸中积聚之处，称为"膻（shan）中"，也称"上气海"，故有"膻中为气海"之说。用手轻触位于左乳下的"虚里穴"（相当于心尖搏动处），根据虚里搏动的力度，可以诊察宗气的盛衰。

(1) 生成　宗气是由肺吸入的自然界的清气和脾胃运化的水谷精微相互结合而成。脾胃运化的水谷精微，经脾的升清作用上输于肺，与肺吸入的自然界清气相结合化生为宗气。

(2) 分布　宗气聚于胸中，向上出咽喉，贯注心脉；向下注于丹田（下气海），并注入足阳明胃经之气街（相当于腹股沟处）而下行于足。

(3) 功能　宗气的功能主要表现在以下两个方面。

① 出息道司呼吸　上出咽喉（息道）的宗气，有促进肺的呼吸运动的作用，并且同语言和声音的强弱有关。

② 行气血　宗气能贯注心脉，促进心脏推动血液运行，心脏搏动的力量和节律均与宗气的盛衰有关。

（三）营气

营气，又称荣气。营气与卫气相对言属阴，所以又称"营阴"。营气是与血同行脉中、具有营养作用的气，它与血可分而不可离，故常"营血"并称。

(1) 生成　营气由水谷精微所化生。在脾胃的受纳、腐熟和运化作用下，饮食水谷化生为精微，并由脾升清输至上焦，进入脉中，成为营气。

(2) 分布　营气行于脉中。营气出于中焦，经肺进入脉中，在心气推动下，流行全身，上下内外，无处不到。

(3) 功能　营气主要有如下两方面的功能。

① 营养机体　营气循脉流注全身，流于内则滋养五脏六腑，布于外则灌溉五体官窍。营气是机体生理活动所必需的营养物质。

② 化生血液　营气与津液相合，注入脉中，化为血液。营气是化生血液的主要物质。

（四）卫气

卫气与营气相对言属阳，故又称"卫阳"。卫气是行于脉外、具有保卫作用的气。

(1) 生成　卫气也是由水谷精微所化生。脾胃运化的水谷精微输至上焦，布散到经脉之外，成为卫气。

(2) 分布　卫气行于脉外。卫气在肺的宣发作用下，循行于脉外，不受脉道的约束，外至皮肤肌腠，内至胸腹脏腑，布散全身。

(3) 功能　卫气有如下三方面的功能。

① 防御作用　卫气既有抵御外邪入侵的作用，又有驱邪外出的作用。

② 温养机体　卫气有温养作用，可以维持人体的体温恒定。

③ 控制汗孔开合　卫气通过控制汗孔的开合，调节汗液的排泄，以维持体温恒定和水液代谢平衡。

四、气的功能

分布于人体不同部位的气，有其不同的功能。将各种气的功能归纳起来，主要有如下五方面。

（一）推动功能

气的推动功能是指气具有激发和促进人体各项机能活动的作用。如气能促进人体的生长发育；能激发和促进各脏腑、经络、五体和官窍等的生理功能；能促进血、津液等液态物质的运行；促进津液的生成、输布和排泄；促进大小便的排泄等。

（二）防御功能

气的防御功能是指气具有抗邪、驱邪和康复的作用。如气能保卫肌体，免受外邪入侵；在机体受邪之后，气能驱邪外出；在机体损伤时，气能使机体自我修复，恢复健康。

（三）固摄功能

气的固摄功能是指气具有固护和控制体内的各种物质的作用。如气能控制血液在脉中流动而不外溢；气能控制排泄物、分泌物（汗、尿、唾、涎、泪、精液、肠液、大便等）的分泌与排泄；气能固护内脏不下垂；气能固护胎儿等。

气的推动与固摄功能是相反相成的两个方面，推动之中有固摄，使体内的物质得以运行而无故外泄；固摄之中有推动，使体内的物质得以固守而不郁滞。

（四）温煦功能

气的温煦功能是指气具有产热保温作用，能使人的体温维持恒定。人体在恒温状态下，脏腑、五体、官窍等能保持其应有的活力，血和津液等各种液态物质也不致凝滞。

（五）气化功能

气的气化功能是指通过气的正常运动而产生的各种变化。通过气化，可以实现气、血、津液的新陈代谢及其相互转化。如气化作用能促进饮食物转化成水谷精微，然后再化生成为气血津液；能促进津液转化成为汗液和尿液；能促进消化后的食物残渣转化成为糟粕。

五、气机

气机是指气的运动。气的运动产生了人体的各种生理活动。气的运动一旦停止，人的生命活动也就终结了。气的运动变化形式有四种：升、降、出、入。升，是指气由下向上的运动；降，是指气由上向下的运动；出，是指气由内向外的运动；入，是指气由外向内的运动。

各脏腑之气都有升降出入的运动，但又各有侧重：上焦心肺之气以降为主；下焦肝肾等脏腑之气以升为主；中焦脾胃之气有升有降（脾气主升，胃气主降）。健康人体的气，升与降、出与入互根互用，又相互制约，呈现动态的平衡，称为"气机调畅"。人体患病时，由于病邪的影响，气机的平衡被破坏，升降出入或太过、或不及、或局部气机停滞，甚至出现气机反方向运动（应降者反升，应升者反降等），称为"气机失调"或"气机紊乱"。

第二节 血

一、血的概念

血，是运行于脉中的红色液态样物质，是构成人体和维持人体生命活动的基本物质之一。

二、血的生成

（一）水谷精微化血

饮食物经胃的腐熟和脾的运化，转化为水谷精微，水谷精微经脾的升清作用上输于肺，并与吸入的清气相合，通过心肺的作用化为气血津液，其中营气和一部分津液注于脉中，成为血液。

（二）肾精化血

人体之血不断生成又不断消耗，血有余时可化为肾精，血不足时肾精又可转化为血，所以中医认为，肾精也是血的来源之一。

三、血的运行

血生成后，循行于脉中，布散全身，环流不息。这里的"脉"是指血管，中医称之为"血府"，脉道通畅和完整是血液正常运行的必要条件。血液循行于脉中，才能发挥正常的生理功能，溢出脉外的血或滞于脉中的血，都丧失了生理功能，甚至成为致病因素。

四、血的功能

（一）营养和滋润作用

血液是由水谷精微所化生，含有人体所需的各种营养物质。血液循脉环流周身，将各种营养物质送至脏腑、五体和官窍，使它们得到充分的营养和滋润，以维持正常的生理活动。

（二）血是神志活动的物质基础

神志活动的产生和维持，必须以血液为物质基础。只有血液充足，才能神志清晰、精力充沛和思维敏捷。若失血、血虚、血热或血液运行失常，均会产生不同程度的精神失常。如血虚病人常有惊悸、失眠和多梦等表现；失血多者，可有烦躁、恍惚、昏迷，甚至死亡等表现。

第三节 津 液

一、津液的概念

津液是人体一切正常水液的总称，是构成人体和维持人体生命活动的基本物质之一。在机体内，除血液外，其他所有正常的液体均属津液的范畴，如胃液、肠液、泪、汗、尿等。

津和液虽同属水液，但在性状、功能及其分布等方面有所不同。津的性质较稀薄，流动性较大，布散于体表皮肤、肌肉和孔窍等部位；液的性质较稠厚，流动性较小，布散于骨节、脏腑和脑髓等部位。津和液可以相互转化和补充，在病理耗损时可相互影响，所以在一般情况下，常常津液并称，不予严格区分。但在"伤津"和"脱液"的辨证论治中有所不同。

二、津液的生成

津液来源于饮食中的水分，通过脾、胃、小肠和大肠等脏腑的作用而生成。饮食水分入胃，由胃受纳、腐熟，再由小肠分清别浊，脾运化水液和升清成为津液。此外，大肠也能吸收部分水液。

三、津液的输布与排泄

津液的输布与排泄，主要是通过肺、脾、肾和三焦等脏腑的生理功能而完成的。

肺通过宣发作用，将水液向上、向外布散供机体需要，部分水液变成汗液排出体外；通过肃降作用和通调水道的作用将水液向下、向内布散供机体需要，部分水液下输膀胱成为尿液。

脾通过运化水湿和升清作用，将水液上输心肺，通过心肺作用布散全身。

肾通过肾中精气的气化蒸腾作用，主持全身水液的代谢，并能促进脾、肺和三焦等脏腑的功能；肾还能司膀胱开合。在肾的气化作用下，清者上输于肺布散全身，浊者下输膀胱成为尿液排出体外。

三焦是水液运行的通道，上述津液的各种运动变化，都是在三焦里进行的。

四、津液的功能

津液的功能有如下四方面。

（一）滋润和濡养作用

津液之中含有多种营养物质，所以津液既有滋润作用，又有濡（rú）养作用。一般来说，津主要发挥滋润作用，液主要发挥濡养作用。如津液布散于体表，能滋养肌肤毛发；流注于孔窍，能滋养和保护眼、鼻、口等孔窍；注入骨髓，能充养骨髓、脑髓和脊髓；流于关节，能滑利关节；灌注于脏腑，能滋养内脏。

（二）参与血液生成，调节血液浓度

津液能渗入血脉，成为化生血液的主要成分之一。津液可根据血液的浓度的变化，出入脉道内外，以调节血液的浓度。

（三）调节机体阴阳平衡

津液与气相对而言属阴，所以津液的生成与代谢，对于调节人体阴阳平衡起着重要的作用。津液生成与代谢常随人体内生理状态和外界环境的变化而变化，通过这种变化来调节阴阳的动态平衡。如夏季天气炎热，人体则汗多尿少；冬季天气寒冷，人体则尿多汗少。

（四）排泄废物

津液在其代谢过程中，能将机体各部位的代谢产物搜集起来，通过汗液和尿液，不断地排出体外，维持机体各脏腑功能正常。若机体代谢产物不能及时排出体外，就会蓄积起来，产生各种病理变化。

第四节　气血津液的相互关系

尽管气、血、津液均有各自的功能和特点，但它们之间有密切的关系。生理上同源互化，相互制约；病理上相互为害，一损俱损。

一、气和血的关系

气和血是构成和维持人体生命活动的两类重要的基本物质。气与血相对言，气属阳，无形而主动；血属阴，有形而主静。虽然两类物质属性不同，但它们不可分离。在生成和运行等诸多方面关系密切。两者的关系可概括为"气为血之帅"和"血为气之母"。

（一）气为血之帅

气为血之帅包括以下三方面的含义。

1. 气能生血

气能生血是指气具有化生血液的作用。气之所以能生血，有两个原因。①气化是血液生成的动力。饮食物转化成水谷精微；水谷精微转化成营气和津液；营气和津液转化为血等，都是脏腑气化作用的结果。②气（主要指营气）是化生血液的原料。营气与津液相合，入脉成血。所以，气旺则血旺，气虚则血少。临床治疗血虚时，常常配合补气药，就是因为"有形之血，不能自生，生于无形之气"。

2. 气能行血

气能行血是指气具有推动血液运行的作用。具体地说，心气能推动血液运行；肺气助心行血；肝主疏泄，调畅气机，保证血行通畅。所以气行则血行，气滞则血瘀。活血化瘀方剂中配伍行气药，正是依据气能行血这一原理。

3. 气能摄血

气能摄血是指气具有统摄血液，使之循行于脉中而不外溢的作用。气的摄血作用主要是通过脾气来实现的。脾气旺盛则固摄有力，血被气裹于脉中而不外溢；若脾气虚弱，气不摄血，会出现各种出血证候，治疗时常用益气补脾法。

（二）血为气之母

血为气之母有两方面的含义。①血能载气。脉中之血是气的载体，脉中之气必须依附于血。②血能养气。气存在于血中，血足则气亦足，表现为各脏腑生理功能强健；血虚则气也衰，表现为脏腑功能减退；若大出血，则气随血脱，可出现局部生理功能极度低下，甚至丧失。

二、气和津液的关系

气和津液都是构成和维持人体生命活动的基本物质。气与津液相对言，气属阳，无形而主动；津液属阴，有形而主静。所以，气和津液的关系，与气和血的关系十分相似。气和津液的关系，可以概括为如下四方面。

（一）气能生津

气能生津是指气具有化生津液的作用。饮食水谷转化为津液，主要靠脾胃之气的运化功能。若脾胃之气旺盛，则津液生成充足；若脾胃气虚，则津液化生不足。

（二）气能行津

气能行津是指气具有推动津液运行的作用。肺、脾、肾与三焦等脏腑之气的升、降、出、入，不断地推动着津液在体内的运行、输布和排泄。所以气行则水化，气虚或气滞则水停。治疗痰饮和水肿等津液病证时，方剂中常配伍补气或行气药，依据就是气能行津这一理论。

（三）气能摄津

气能摄津是指气具有控制津液排泄的作用。若阳气旺盛，在气的固摄作用下，体内的津液维持着代谢平衡；若阳气虚弱，气不摄津，则体内津液过多地经汗、尿等途径外流。临床治疗多汗、多尿等病证时常用益气摄津法。

（四）津能载气

津能载气是指津液具有充当气的载体的作用。脉外之气无形而善动，必须依附于有形之津液，才能存在于体内。当津液损伤时，气随津泄，可导致气虚；当津液大量丢失时，气随津脱，可产生亡阳之危证。

三、津液和血的关系

血和津，二者与气相对言，均属于阴。它们同属于液态物质，都有滋润和濡养作用。在生理上可相互转化和相互补充；病理上可相互影响。它们之间的关系主要体现在如下两个方面。

（1）津血同源　津液和血都是由水谷精微化生的，作用也十分相似。体内津血盛则同盛，衰则同衰。

（2）津血互化　津液与血之间可以相互转化和相互补充。津液渗入脉中，则成为血的一部分，血中水分渗于脉外，则成为津液。

（石　磊）

第五章 病因与病机

第一节 病　因

病因，就是引起疾病的原因。中医把一切病因统称为"病邪"或"邪气"，简称为"邪"。在中医看来，人所接触到的各种事物，都可能直接或间接伤害人体，都是潜在的病邪，生活中稍有不慎，随时都可能发生疾病。常见的病邪有六淫、疠气、七情、饮食、劳逸、外伤、寄生虫及痰饮、瘀血等，分述如下。

一、六淫

六淫是指风、寒、暑、湿、燥、火（热）六种外感病邪。风寒暑湿燥火（热）本是四季气候变化，称为"六气"，由于正常人体对外界气候有一定的适应能力，一般的六气变化不易使人生病。当六气变化异常如过冷过热，超过了人体的适应能力而引发疾病，这时的六气就成为六淫病邪了（六淫的"淫"就是"太过"的意思）。但有时六气变化基本正常，一些体弱的人也会因此生病，对这些人来说，正常的六气也是六淫。

人体感受自然界六淫所患疾病统称"外感病"，但有些内伤病证并非由外感六淫引起，也出现类似六淫病的症状，中医称为"内生五邪"。即"内风"、"内寒"、"内湿"、"内燥"、"内火"五类证候。暑病纯属外感，没有"内暑"之说。内生五邪是因脏腑功能失调产生的，初起即伤内脏，没有表证阶段，可据此与外感六淫区别。因内生五邪与外感六淫性质相近并互相影响，故附在六淫中作简要介绍。

六淫致病，具有下列几个共同特点。

（1）六淫致病多与季节气候、居处环境有关。

（2）六淫邪气即可单独侵袭人体而致病，又可两种以上同时侵犯人体而致病。

（3）六淫致病多首先侵犯肌表，或从口鼻而入，或两者同时发生；故六淫病初起多见表证。

（4）六淫引起的病证性质，在一定条件下可以相互转化，如寒邪入里可以化热，暑湿之邪久留可以化燥等。

六淫各自的性质及致病特点如下。

（一）风邪的性质及致病特点

1. 风为阳邪，其性开泄，易袭阳位

风邪具有流动、升散、向上、向外的特性，故属阳邪。"其性开泄"，是说风邪易使腠理疏松开张，津气外泄。"易袭阳位"，是说风邪常侵犯人体的上部（即头面）、阳经和肌表，出现头痛、汗出、恶风等症状。正如《素问·太阴阳明论》说："伤于风者，上先受之"。

2. 风邪善行数变

"善行"，是指风邪致病具有病位游移、行无定处的特性。"数变"的"数"（shuò）是"快"的意思，是指风邪致病，具有起病急、变化快的特点。例如风疹块（荨麻疹），局部皮肤突然发痒，成片红肿，发无定处，此起彼伏，几小时后消退，常常复发。

3. 风性主动

风邪致病，常出现肌肤颤动、肢体抽动、身体晃动或有转动的感觉（即眩晕）。故《素问·阴阳应象大论》说："风胜则动"。

4. 风为百病之长

这里的"长（zhǎng）"，有首领、先导的意思。风邪常为外邪致病之先导，多兼它邪同病。凡寒、湿、燥、热诸邪，多依附于风邪而侵犯人体，如外感风寒、风热、风湿等。

【附】 内风（肝风内动）

内风，是由于肝的阴阳失调产生的一类证候，临床表现以眩晕，肢麻，震颤，抽搐，初起无表证为特征。中医认为"风胜则动"，所以此类证候又称"肝风内动"（详见本篇第七章的"肝与胆病辨证"）。外风可引动内风，内风证患者也易感受外风。

(二) 寒邪的性质及致病特点

1. 寒为阴邪，易伤阳气

寒与热相对，其性属阴。《素问·阴阳应象大论》说："阴胜则阳病"，阴寒偏盛最易损伤人体阳气。阳气受损，温煦功能减弱，体温下降，常出现畏寒肢冷等症状，故有"寒胜则冷"的说法。

2. 寒性凝滞主痛

中医还有"寒胜则痛"之说，其道理是：寒邪伤阳，阳气受损推动功能减弱，气血津液运行迟缓或局部气血凝结停滞，造成经脉不通，不通则痛。故寒邪致病多见剧烈疼痛，得温痛减之症。

3. 寒性收引

"收引"，即收缩牵引之意。《素问·举痛论》说："寒则气收"，寒邪侵袭人体可使气机收敛，导致腠理、经络、筋脉收缩，出现踡卧，无汗，筋脉痉挛拘急，肢体屈伸不利，脉紧等症。

【附】 内寒（寒从中生）

内寒，是由于体内阳虚不能制阴而产生的一类证候，临床表现与上述外寒相似，也有冷、痛、收引的特点。但初起无表证，阳虚征象明显，可与外寒区分。阳虚内寒之体，容易感受外寒；而外感寒邪积久不散，损伤阳气，又可导致内寒证。

(三) 湿邪的性质及致病特点

1. 湿为阴邪，伤阳阻气

湿性属水，故为阴邪。阴胜则阳病，"湿胜则阳微"（叶天士语），湿邪入侵可损伤人体的阳气。五脏中脾喜燥而恶湿，故湿邪伤人，常先困脾，使脾阳不振，运化无权，水湿停聚，发为泄泻、小便短少、水肿等症。湿为有形之邪，最易阻滞气机。气滞则胀，故湿邪致病常见胀满憋闷之症。

2. 湿性重浊

"重"指沉重、重着。湿邪致病，可见周身困重、头重如裹布帛、四肢酸懒沉重等症，故中医有"湿胜则重"之说。"浊"指混浊、秽浊。湿邪侵犯人体，可使液态排泄物和分泌物增加且秽浊不清，出现面垢、眵（chī）多、小便混浊、大便溏泻、下痢黏液脓血、妇女带下过多、湿疮湿疹脓水秽浊等症状。

3. 湿性黏滞

"黏"，即黏腻；"滞"，即停滞。湿性黏腻停滞，主要表现在两个方面。

(1) 症状的黏滞性　如湿滞大肠，腑气不利，大便黏滞不爽；湿滞膀胱，气化不利，小便涩滞不畅以及舌苔黏腻等。

（2）病程的缠绵性　湿邪致病一般病程较长，缠绵难愈或反复发作，好像粘在身上不易除去。

4. 湿性趋下，易袭阴位

湿性属水，故有趋下的特性。湿邪致病，症状多见于下部或以下部为重。例如水湿引起的浮肿一般是下肢比较明显。此外，如淋浊、带下、泻痢、下肢溃疡等病证，也多是由湿邪下注所致。故《素问·太阴阳明论》说："伤于湿者，下先受之"。

【附】　内湿（湿浊内生）

内湿，是由于脾肺肾输布津液的功能障碍，导致水湿停聚而产生的一类证候，临床表现也有重浊、黏滞、伤阳阻气等特点。但病人没有受湿病史，四季皆可发生，初起即现内脏症状，可与外湿区分。内湿患者遇潮湿环境，即易感受外湿；而外感湿邪入里伤脾，也可引发内湿。

（四）燥邪的性质及致病特点

1. 燥性干涩，易伤津液

"干"即干燥；"涩"是涩滞不畅。燥邪侵犯人体，最易损伤人体津液，出现各种干燥、涩滞的症状，如口干唇燥、鼻咽干燥、皮肤干燥、毛发干枯、小便短少、大便干结等。故《素问·阴阳应象大论》说："燥胜则干"。

2. 燥易伤肺

肺为娇脏，喜润恶燥；肺开窍于鼻，燥邪伤人多从口鼻而入，最易损伤肺津，出现干咳少痰或痰黏难咯等症。

【附】　内燥（津伤化燥）

内燥，是因体内津液不足而产生的一类证候，多由热盛伤津，或大汗、大吐、大下，或失血过多，或久病、重病津血耗伤等原因所致，临床表现也是以干燥涩滞为主要特点。外燥主要发于秋季，初起有表证，病变部位主要在肺、皮肤、口鼻；而内燥发病无明显季节性，初起无表证，病位主要在肺、胃、肾、大肠等处。外燥与内燥可相互影响，互为因果。

（五）火（热）邪的性质及致病特点

火邪与热邪的本质都是阳盛，故往往火热并称。热为火之渐，火为热之极，严重的热邪就是火邪，两者只是程度上的不同，致病特点是一样的。

1. 火（热）为阳邪，其性炎上

火（热）与寒相对，其性属阳；"炎"即炎热，火热伤人，常见阳气偏亢之实热症状，如高热、恶热等。"上"即向上，一指火热之证容易反映于头面官窍，发生头痛、目赤、鼻衄、耳鸣、牙痛、咽肿、唇口糜烂等症；二指火热之邪容易上扰心神，出现心烦、失眠等症。

2. 火（热）易伤津耗气

火（热）为阳邪，津液为阴液，阳胜则阴病，阳长则阴消。例如，高热病人因热迫津泄而大量出汗，出现口渴喜饮、口舌咽干、小便短赤、大便干结等津伤之证。同时由于气随津泄，也会出现少气乏力等气虚症状。

3. 火（热）易生风动血

"生风"，即发生肝风证。火热亢盛耗伤肝经津血，不能正常濡养筋脉，筋失所养则紧张收缩，出现四肢抽搐、颈项强直、角弓反张等"肝风内动"症状，故中医常说"热极生风"。"动血"，就是出血。火热亢盛增强了阳气的推动作用，迫使血液过快运行，冲破血脉，导致口鼻流血，皮下出血或大小便带血等各种出血症状，中医称之为"血热妄行"。

4. 火（热）易致疮痈

"疮痈"，是皮肤、黏膜发生红肿热痛和溃烂的疾病，如咽喉肿痛，口舌生疮及疖、疔、丹毒等。这些病证均伴有舌红，脉数等热证体征，故中医认为，各种疮痈都是火热之邪停聚局部，腐化血肉而形成的。

【附】 内火（火热内生）

内火又称"内热"，是因体内阳盛有余或阴虚阳亢而产生的一类证候，阳盛者为"实火"，具有上述外火的各种致病特点；阴虚者为"虚火"，主要症状是五心烦热、失眠盗汗、两颧潮红、舌红少津等。外火多由感受外界温热之邪或风寒暑湿燥五气化火所致，初起可见表证；内火则为脏腑阴阳气血失调或五志化火引起，初起不显表证。内生之火可招致外火，而外火亦能引动内火。

（六）暑邪的性质及致病特点

1. 暑为阳邪，其性炎热

暑邪是气候最热时节的火热之邪，其炎热的特性比其他季节的火邪更盛。暑邪侵犯人体会出现一派热性症状，如高热、面红、目赤、心烦、脉洪大等。

2. 暑性升散，最易伤津耗气

"升"是向上；"散"是向外。升，则易犯头面上焦而现头痛，心烦等证；散，则可致腠理开泄而有多汗之证。汗出过多，伤津耗气，导致津气两虚，可出现口渴，尿少，气短，乏力等证；甚则气随津脱，突然昏倒，不省人事。暑邪伤津耗气与火邪相似而甚于火邪。

3. 暑多挟湿

暑季是人与水湿接触最多的时节，一方面气候炎热多雨，空气潮湿；再者人洗浴、饮水频繁。常见暑热与湿邪合而致病，临床表现除高热、心烦、口渴外，兼见四肢沉重困倦、胸闷恶心呕吐、大便溏泄或不爽等湿症。

二、疠气

（一）疠气的概念与致病特点

疠气，是六淫之外的一类具有强烈传染性的外感病邪。在中医文献中，疠气又称为"疫气"、"疫毒"、"疫疠之气"、"异气"、"戾（lì）气"、"乖戾之气"等。疠气引起的疾病称为"疫疠"、"温疫"、"瘟疫"或"瘟病"，相当于现代医学中的急性传染病。疠气的种类繁多，故所致病证种种不一。

疠气与六淫相比，有其独特的致病特点，简述如下。

1. 传染性强，易于流行

传染性强是疠气致病最主要的特点，它可以通过空气、食物、生物等途径在人群中传播，故特别容易传染，可在很短时间内造成大面积流行。如果预防治疗措施得力，也能控制疫情传播，仅表现为散发病例。

2. 一气一病，症状相似

六淫中任何一邪伤人，都会因兼邪不同、侵入部位不同及病人年龄与体质不同而发生不同类型的疾病，表现出不同的症状。也就是说六淫是一气可致多病。而一种疠气只引起一种病，感受同一种疫病的患者，不论男女老少、体质强弱，症状基本相同。

3. 发病急骤，病情严重

疠气致病发作突然，往往在接触传染物后立即发病。一发病就出现严重症状，病情迅速恶化，古代医书有"缓者朝发夕死，急者顷刻而亡"的记载。因此，疫疠病的死亡率远远高于六淫病。

（二）疠气形成和疫疠流行的因素

（1）气候因素　自然气候出现较大的反常，如久旱、洪涝、酷热、瘴气等，都容易产生疫疠之气。

（2）环境和饮食卫生　环境卫生恶劣会滋生疠气。被疫邪污染的空气、水源或食物，接触者可发生疫疠病。

（3）社会因素　疫疠的发生和流行与社会制度、社会状态密切相关。战乱和灾荒易造成瘟疫流行；若国家安定、经济繁荣、人民安居乐业，又重视卫生防疫，疫疠发病率会显著下降，且不易发生流行。

（4）预防隔离　预防隔离疫疠病的措施不得力，往往可使疫疠病发生和流行。因为疠气具有强烈的传染性，发现疫疠病人，应立即隔离治疗，以防疫病蔓延。未染病者要注意饮食起居，锻炼身体，服用预防药物，以期"正气存内，邪不可干"。

三、七情

七情，即喜、怒、忧、思、悲、恐、惊七种情志变化。正常人都有七情，一般不会使人得病。但如果七情过于强烈或长期持续，超过人的心理承受能力时，就会导致疾病，这时的七情就成为病邪了。七情的致病特点主要有下列三方面。

（一）直接伤及内脏

七情致病属于内伤病，一发病便是里证，首先伤害与之有对应关系的内脏。一般规律是：喜伤心，怒伤肝，思伤脾，悲忧伤肺，恐伤肾，惊伤心胆。因心主神志，为五脏六腑之大主，所以各种情志刺激都与心有关，心神受损而后涉及其他脏腑。

（二）影响内脏气机

情志伤及内脏，主要是影响内脏气机，使其紊乱，一般规律是：怒则气上，喜则气缓，思则气结，悲忧气消，恐则气下，惊则气乱。分述如下。

（1）怒则气上　是指过度愤怒，使肝气上逆，血随气升，出现面红耳赤、头晕头痛等症，甚至呕血或突然昏倒。

（2）喜则气缓　是指暴喜过度，使心气涣散、意识失常，表现为精神不能集中，甚至精神错乱、狂言妄动。

（3）思则气结　是指思虑劳神过度，可使脾气聚结，中焦升降失常，出现食欲减退，脘腹胀满，肌肉消瘦等症。

（4）悲忧气消　是指过度悲伤忧愁，容易消耗肺气，出现精神不振，气短乏力等症。

（5）恐则气下　是指恐惧过度，可伤及肾气。肾气不固，出现二便失禁等症；若恐惧不解，肾精不固，可发生遗精滑精等症。

（6）惊则气乱　是指突然受惊，心胆之气紊乱，神无所归，虑无所定，惊慌失措，心悸不已。

临床实践证明，各种情志所伤具体伤及哪一脏腑，发生何种变化，除与不同的情志因素有关以外，与个人的精神类型差异也有一定关系。

此外，七情所致证候在发展过程中，有时会出现面赤口苦、心烦易怒、失眠以及吐血、衄血等内热症状，称为"五志化火"。五志化火是由于阳气郁滞，久而化热所致，尤以怒、思、悲致病为多见。

（三）加重病情

即使不是由七情引起的疾病，若情志抑郁或遇精神刺激，也会使病情突然加重，或发生急剧变化。如心脏病患者可因剧烈情志波动，出现心绞痛、心肌梗死，甚至猝然死亡。所以，保持病人的情绪稳定，非常有利于治疗和康复。

七情病是心理异常，但可以引发生理异常；通过调节心理，也能调节生理。中医治疗七情病，在用药物的同时，特别注意做病人的思想工作，帮助病人解开思想疙瘩，放下精神包袱，以增强治疗效果。有时甚至不用药物，利用七情的五行相克原理，也能治愈疾病，如以悲胜怒（金克木）、以恐胜喜（水克火）、以怒胜思（木克土）、以喜胜忧（火克金）、以思胜恐（土克水）等。这是中医特有的心理疗法，若使用得当，确有良效。

四、饮食

（一）饥饱失常

1. 过饥

过饥，指不能按时进食，或长期进食不足，以致气血化生无源，气血得不到足够的补充，时间长久，则脏腑机能衰弱而为病。若气血衰少，正气不足，抗病能力减退，亦容易继发其他病证。

2. 过饱

过饱，指饮食太多，或暴饮暴食，超过了脾胃的消化能力，则会损伤脾胃之气。由于食物不能及时腐熟运化，则可出现脘腹胀痛拒按、厌食、嗳腐吞酸、泻下臭秽等症。此种病证多见于小儿，这是由于小儿进食常缺乏规律性，且脾胃运化功能又比成年人弱的缘故。食滞日久可郁而化热；伤于生冷寒凉，则又可以聚湿生痰；婴幼儿食滞日久，还可以引起疳积；若久食肥甘厚味，则容易化生内热，甚至引起痈疽疮毒等病证。

（二）饮食不洁

进食不清洁的饮食，可引起胃肠疾病和肠道寄生虫病。胃肠疾病可见吐泻、腹痛或下痢脓血等证。寄生虫（如蛔虫、钩虫、蛲虫、绦虫等）病，可致腹痛、嗜食异物、面黄肌瘦、肛门瘙痒等证。若蛔虫窜入胆道，则上腹出现阵发性绞痛，四肢厥冷，或呕吐蛔虫。若进食腐败变质或有毒食物，则可出现剧烈腹痛、吐泻等中毒症状，严重者可出现昏迷或死亡。

（三）饮食偏嗜

1. 寒热偏嗜

饮食物也有寒热温凉的不同性质，若过分嗜寒或嗜热，能导致人体的阴阳失调，发生某些病变。如多食生冷寒凉之物，可以损伤脾胃阳气，使寒湿内生，出现腹痛、泄泻等症。多食油煎温热之物，可以损伤脾胃阴液，使肠胃积热，发生口渴、口臭、嘈杂易饥、便秘等症。

2. 五味偏嗜

中医学认为，五味与五脏各有一定的亲和性，如酸入肝、苦入心、甘入脾、辛入肺、咸入肾。五味代表多种饮食的丰富味道，如果长期嗜好而多食某种味道的食物，不食或少食某种味道的食物，就会使五脏功能偏盛或偏衰，也可使某些营养物质缺乏而发生疾病。如多食肥甘厚味，易生痰、化热，发生眩晕、胸痹、昏厥、痈疡等病证。若嗜好饮酒或恣食辛辣，不仅可以损伤脾胃之阴液，而且饮酒过量，能致中毒昏迷。缺乏某些必要的营养所致的疾病,如脚湿气病(维生素缺乏)、瘿瘤(碘质缺乏)、夜盲(维生素缺乏)、佝偻病(钙、磷代谢障碍)等,都与饮食五味不全有关。因此,饮食必须五味调和,不可凭自己的喜恶而偏嗜挑食。

五、劳逸

(一)过劳

过劳,指过度劳累,古称劳伤、劳倦。包括劳力过度、劳神过度和房劳过度三个方面。

1. 劳力过度

劳力过度,主要指体力劳动负担过重、时间过长,得不到充分休息以恢复体力,耗气伤血,积劳成疾。表现为少气乏力、神疲消瘦、视力减退、自汗等生理功能衰减的症状。所以,中医有"劳则气耗"、"久立伤骨"、"久行伤筋"、"久视伤血"之说。

2. 劳神过度

劳神过度,主要是指思虑太过、劳伤心脾而言。脾主运化,在志为思,心主血而藏神,所以思虑劳神过度,则耗伤心血,损伤脾气,可出现心神失养的心悸、健忘、失眠、多梦,及脾不健运的纳呆、腹胀、便溏等证。

3. 房劳过度

房劳过度,是指性生活不节、房事过度频繁而言。肾藏精而主封藏,肾精不宜过度耗泄。若房事不节、过度频繁,则耗伤肾精,可出现腰膝酸软、眩晕耳鸣、精神萎靡、性功能减退、或遗精、早泄,甚至阳痿等病证。

(二)过逸

过逸,指过度安逸休闲、长期不从事体力劳动和体育运动。过逸可使脾胃之气呆滞,运化功能减弱。从而出现食少乏力、精神不振、肢体软弱、痰湿内停,或肢体臃肿发胖,动则心悸、气短、自汗等症,或继发其他疾病。所以,中医又有"久卧伤气"、"久坐伤肉"之说。

六、其他病因

(一)外伤

外伤,包括枪弹伤、金刃伤、跌打损伤、持重努伤、烧烫伤、冻伤、溺水、虫兽伤和雷击伤等。这些外伤往往突然发生,直接损伤人体。轻则伤及皮肉筋骨,造成皮肤肌肉麻木、肿痛、出血、起水泡或筋伤骨折、脱臼等症;重则损伤内脏或出血过多,导致昏迷、抽搐等严重病变;最严重的突然外伤可使人立即死亡。

(二)寄生虫

寄生虫停留体内可导致多种病证,中医统称为"虫证"。虫证常见于小儿,多由饮食不洁虫卵随饮食入口所致,有的寄生虫还能直接从皮肤侵入人体。现将几种常见肠道寄生虫的致病特点分述如下。

1. 蛔虫

蛔虫病多见脐周腹痛,时发时止,常伴有面色萎黄,寐时磨牙,或大便排出蛔虫,或腹部触及索状虫块等症状。有时蛔虫钻入胆内,可见脘腹剧痛、吐蛔、四肢厥逆等症。

2. 钩虫

钩虫致病,初起可见手足皮肤瘙痒、喉痒、胸闷、咳嗽等症;继而出现脾胃消化失常的症状,如腹胀、便溏以及嗜食异物(生米、泥土、木炭等)。后期气血亏虚可见面色萎黄或虚浮、体倦乏力、心悸气短、唇甲色淡，甚则周身浮肿等症。

3. 蛲虫

蛲虫致病以儿童为多见，其症状以肛门奇痒，夜间尤甚，睡眠不安为特点。有时夜间在灯光下可观察到肛门周围蠕动的细小白色小虫。久而久之，病人可见胃纳减少，身体消瘦等症状。

4. 绦虫

绦虫致病，多见腹痛腹泻、食欲亢进、面色萎黄、形体消瘦，在大便中常排出白色的虫体节片。此外，有些绦虫常因寄生的部位不一而出现不同的病证，如绦虫与湿热痰浊上扰于脑，可致癫痫；绦虫与痰浊积于肌肉筋脉，可见皮下结节。

（三）痰饮、瘀血

痰饮和瘀血都是病理产物形成的病因。简单地说，痰饮是停滞于体内不能正常代谢的津液；瘀血是停滞于体内不能正常循行的血液。六淫、七情、饮食、劳逸、外伤都能导致痰饮或瘀血，所以说痰饮、瘀血都是病理产物，但痰饮、瘀血形成后，可阻滞气血津液运行，影响五脏六腑功能，引发许多新的病证，所以中医把痰饮、瘀血也看作是病因。痰饮、瘀血均属阴邪，由它们引起的证候分别称为"痰证"、"瘀证"。其症状特点将在本篇第七章第二节介绍，故此处从略。其他病理产物如食积、蓄水、结石、燥屎等，如引发新的病证，也属病因之列。

此外，由于医生诊断、治疗失误，或病人自行用药错误，也会引发"医源性疾病"、"药源性疾病"，这类病因称为"医过"、"药误"。还有些疾病是人出生前就已形成，其病因多来自父母，属于先天性致病因素。

第二节 基本病机

病机，即疾病发生、发展与变化的机理（此处的"机理"是指规律和原理），相当于西医所说的病理。各种病证、各个症状都有其各自的病机，但在千差万别的病理变化中，存在着某些具有共性的一般规律，如：一切病证的发生和转归都可用邪正盛衰来解释；一切病证的实质都可用人体的阴阳失调来概括；一切症状都可用气血津液失常来说明。所以，中医把邪正盛衰、阴阳失调、气血津液失常等视为基本病机。

一、邪正盛衰病机

中医学认为，一切疾病都是邪正斗争的过程，"邪正盛衰"是指邪气与正气在斗争中的力量强弱对比。"邪气"泛指各种病因，简称为"邪"；"正气"泛指人体防御疾病、抵抗病的能力，简称为"正"；正气充足的人身强体壮，正气不足的人体质虚弱。

（一）邪正盛衰决定疾病发生与否

同一邪气影响不同的人，有人发病，有人却不发病，中医学的解释是"正气存内，邪不可干"（《素问·刺法论》），"邪之所凑，其气必虚"（《素问·评热病论》）。意思是，体内正气强盛则邪气难以侵犯，所以不发生疾病；而当正气不足时，邪气就会乘虚而入引发疾病。大多数疾病的发生都可以用这个道理去解释，但有时邪气过于强盛，即使体质强壮也会发病。如高温烧伤、高压电流击伤、毒蛇咬伤、枪弹杀伤、食物中毒、暴怒暴喜等情况。又如，在某些疫疠流行期间，"无论老少强弱，触之者即病"（明·吴又可《温疫论》）。所以，中医学既强调"正气存内"，又重视"避其毒气"（《素问·刺法论》）。

(二) 邪正盛衰决定疾病的轻重转归

一般情况下，正虚的程度与受邪的轻重成正比。正气较强的人感受病邪后，正气立即奋起抗邪，病位较浅，病情较轻；而素体正气虚弱的人，往往要病邪侵入到一定程度，正气才被激发，因此病位常较深，病情较重。

邪气与正气是相互制约的一对矛盾，一胜则一负。在多数疾病的早期和中期，邪气较盛而正气未衰，双方力量势均力敌，称为"邪正相持"。通过激烈的斗争，邪正双方的力量或此消彼长或此长彼消，病势出现不同的发展和转归，简述如下。

1. 正胜邪退

由于病人素体强壮，并及时得到正确治疗，正气日趋强盛而邪气日益衰退，病情逐渐向着痊愈的方向发展。最后正气彻底战胜邪气，病人恢复健康。这是许多疾病常见的一种转归。

2. 邪去正虚

通过治疗，邪气被驱除，但正气大伤，有待恢复，这种状态多见于重病的恢复期。此时体内虽无邪气，却仍属病态，容易再次受邪。

3. 正虚邪恋

邪正经过激烈斗争，两败俱伤，正气大虚，余邪未尽，致使疾病缠绵难愈。正虚邪恋多见于疾病后期，常使急性病转为慢性病，或使慢性病经久不愈，或遗留某些后遗症。

4. 邪盛正虚

由于病人正气素虚、未及时治疗或治疗不当，致使邪气亢盛，正气衰弱，机体抗邪无力，病情向恶化或危重发展。若不能扭转这种趋势，最终可导致死亡。

以邪盛为主的证候称为"实证"；以正虚为主的证候称为"虚证"。实证与虚证的临床表现见本篇第七章第一节"八纲辨证"。

二、阴阳失调病机

中医学认为，一切疾病的本质都是阴阳失调。这里的"调"可理解为"正常"，"失调"就是不正常的意思。人体是一个阴阳统一体，正常的阴阳关系是适度的相互制约、互根互用，在一定范围内相互消长、相互转化，从而保持动态的平衡状态。发生疾病时，邪正相争破坏了体内的阴阳平衡，使阴阳过分消长，造成机体的阴阳偏盛（胜）或阴阳偏衰，于是产生了各种病证。

(一) 阴阳偏盛

阴阳偏盛，是指阴阳双方中的某一方过于亢盛的病理变化，多由于外感病邪的侵袭引起。阳邪侵犯人体，可引起阳偏盛，发生实热证；阴邪侵犯人体，可引起阴偏盛，发生实寒证。阴阳中一方偏盛，必然过度制约另一方而使之偏衰。这就是中医常说的"阴胜则阳病、阳胜则阴病"，"阳胜则热、阴胜则寒"（《素问·阴阳应象大论》）。

阴阳双方中的某一方偏盛至极，可能出现"阴阳格拒"或"阴阳转化"。

阴阳格拒，是指阴阳双方中一方偏盛至极而盘踞于内，而将另一方排斥于外，致使阴阳双方不能平秘协调而出现寒热真假的病理变化。阴寒盛极，壅聚于内，而将阳气排斥于外，致使阴阳不能相互维系，浮阳外越，形成"真寒假热证"，称为"阴盛格阳"；阳热盛极，郁闭于内，而将阴气排斥于外，致使阴阳不能平秘透达，形成"真热假寒证"，称为"阳盛格阴"。

阴阳转化，是阴阳偏盛至极时，"物极必反"，证候的阴阳性质可向反方向转化。如某些急性温热病，因持续高烧大量耗伤元气，可突然出现面色苍白、四肢厥冷等阳气暴脱之寒象，这是病情由热转寒，由阳转阴。再如寒饮中阻，郁久化热，这是病情由寒转热，由阴转阳。

（二）阴阳偏衰

阴阳偏衰，是指阴阳双方中的某一方过于衰减的病理变化。阴阳任何一方的过衰都会使另一方相对过盛：阴虚则阳亢，发生虚热证；阳虚则阴盛，发生虚寒证。这就是中医常说的"阴虚则热、阳虚则寒"。

阴阳是互根互用的，如果某一方的偏衰发展到动摇了另一方根本时，另一方的相对过盛不但不能继续维持，相反也发生衰退，形成阴阳两虚的病证。这就是所谓"阴损及阳"、"阳损及阴"。

阴损及阳，是由于阴液（精血、津液）严重亏损，累及阳气生化不足，或阳气无所依附而耗散，致使在阴虚的基础上又导致了阳虚，形成了以阴虚为主的阴阳两虚证候；阳损及阴，是由于阳气严重虚损，使阴液生化不足，从而在阳虚的基础上又导致了阴虚，形成了以阳虚为主的阴阳两虚证候。这种阴阳互损的趋势再继续发展下去，还会出现"亡阴"、"亡阳"等危重证候。

无论疾病的病理变化多么复杂，都可用阴阳的偏盛和偏衰进行概括。各种阴阳证候的临床表现见本篇第七章第一节"八纲辨证"。

三、气血津液失常病机

中医学认为，一切证候都是气血津液失常的表现，一切症状都可以用气血津液失常来说明。气血津液的正常状态有两个前提条件：①经常保持充足的量；②按一定的规律运行。因此，气血津液失常的类型可分为"气血津液不足"和"气血津液运行失常"两种。

（一）气血津液不足

气、血、津液是脏腑功能活动的产物，每天都在生成，每天又都在消耗，生化不足或耗损太过都会导致气血津液不足，发生"气虚"、"血虚"、"津液亏虚"、"气血两虚"、"气津两虚"、"津血两虚"等证候。

气血津液不足的原因主要有以下几点。

1. 先天禀赋不足

因父母体弱或早产，先天之气匮乏，脏腑功能不强，故气血津液生化不足。若后天再失于调养，这种虚弱体质可影响一生。

2. 摄入精气不足

气血津液均来源于水谷精气和自然清气。在空气、水源、食物等污染的环境中生活，或长期缺乏足够的高质量饮食或足够的氧气，都会使人因摄入精气不足，而致气血津液生化乏源。

3. 脏腑功能失调

由于各种邪气长期侵扰，导致脏腑功能减退或紊乱，即使禀赋良好，化源充足，摄入精气也不能全部化生为气血津液。而气血津液不足又使脏腑得不到充分滋养，功能愈加失调，如此恶性循环，正是许多慢性病缠绵难愈的主要原因。诸邪中以劳伤和气虚失摄对气血津液不足影响最大：长期过劳，消耗气血津液过多，新生的气血津液来不及补充，长此以往地透支精力，使气血津液经常处于不足状态；气虚固摄无力，发生大汗、大泻、大出血等症，使气血津液在很短时间内大量外泄，造成体内气血津液急剧减少。

（二）气血津液运行失常

1. 气血津液局部停滞

气血津液运行全身，上下内外无处不到，在人体每一个局部都有可能发生停滞。气在局部停滞形成"气滞证"，也叫"气郁证"；血在局部停滞形成"血瘀证"，有时也叫"蓄血证"；津液在局部停滞则形成"痰饮"、"水肿"等证。导致气血津液局部停滞的原因很多，可概括为虚实两类。

（1）气虚推动无力　气虚时气的运行减缓，甚则在局部发生停滞，津血靠气推动，随气运行，故气滞则津停，气滞则血瘀。

（2）邪气阻碍气机　六淫、疠气、七情、食积、外伤、瘀血、痰饮等各种邪气侵犯人体，停滞于经络之中、脏腑内外，都会扰乱并阻碍气机形成气滞，进而引起津停或血瘀。邪气较重或来势过猛，可使某一局部的气血津液同时停滞。

上述两种原因可单独致病，也会同时存在。前者症状较轻，后者症状较重。

2. 气血津液妄行

妄行，即违反正常规律的运行。气、血、津液的妄行表现有同有异，常互为因果，简述如下。

（1）气的妄行主要指气机方向反常，如气逆（该降的气反而上升）、气陷（该升的气反而下降）、气脱（该入的气反而外泄）、气闭（该出的气反而内收）。气的妄行多由气滞继发，此外，外伤、瘀血、大汗、大吐、大泻、大出血等也可使气机反常。

（2）血的妄行主要是指出血，即血液溢出脉外或体外。引起出血的原因很多，常见的有气虚、血瘀、血热、外伤等。

（3）津液的妄行主要是指体内津液不正常地流泄体外，如各种原因引起的大汗、大吐、大泻、尿频等。津液是血液的组成部分，所以大量出血同时也使津液大量外泄。津、血皆能载气，所以津、血妄行都能造成气脱，发生"气随血脱"、"气随津泄"、"气随液脱"等证候。

气血津液运行失常诸证的具体症状及其病机，将在本篇第七章第二节"气血津液辨证"中详述。

（王满恩）

第六章 诊 法

诊法是中医诊察疾病的方法，包括望、闻、问、切四个内容，又称为"四诊"。每一种诊法各有其应用范围和目的，在诊察疾病时必须望、闻、问、切并用，从不同角度全面地搜集临床资料，四诊合参，不能以一诊代替四诊。

第一节 问 诊

问诊是医生通过对病人或陪诊者进行有目的的询问，了解疾病的发生、发展、治疗经过、现在症状和其他与疾病有关的情况，以诊察疾病的方法。问诊是中药销售人员在问病荐药时最常用的诊法，所以首先介绍。

问诊一般是从问现在症状开始，询问病人就诊时所感到的痛苦和不适，以及与病情相关的全身情况。中医界流传一首《十问歌》，记述了问现在症状的主要内容：

一问寒热二问汗，三问头身四问便，
五问饮食六胸腹，七聋八渴俱当辨，
九问旧病十问因，再兼服药参机变，
妇女尤必问经期，迟速闭崩皆可见，
再添片语告儿科，天花麻疹全占验。

十问歌是问诊的要领，目前仍具有一定的指导意义，但在临床实际应用中，要根据病人的不同病情，灵活而有主次地进行询问，不能千篇一律地机械地套问。

一、问寒热

恶寒（怕冷）与发热（发烧）是疾病的常见症状，也是问诊的重点内容。当机体感受寒邪时，则见寒象；当机体感受热邪时，则见热象。当各种原因造成内伤病，引起机体阴阳失调时，也常见寒热症状，即阳盛则热、阴盛则寒、阴虚则热、阳虚则寒。所以寒热是判断病邪性质和机体阴阳盛衰的重要依据。

询问寒热情况，首先要了解病人有无怕冷或发热的症状。如有寒热症状，必须问清怕冷与发热是否同时出现，还应问清寒热的轻重、出现的时间、持续的长短及其兼症等。

临床上常见的寒热表现有恶寒发热、但寒不热、但热不寒、寒热往来四种类型。

（一）恶寒发热

恶寒发热是指病人恶寒与发热同时出现，见于外感表证，多由于外邪侵袭肌表、正邪相争所致。

(1) 恶寒重发热轻　患者怕冷明显，并有轻微发热，兼头身疼痛、无汗、脉浮紧等，属于外感风寒表证。

(2) 发热重恶寒轻　患者发热明显，并有轻微怕冷，兼口渴、汗出、脉浮数等，属于外感风热表证。

(3) 发热轻而恶风　患者轻微发热，并有遇风觉冷、避之可缓的症状，属于伤风表证。

（二）但寒不热

但寒不热，指病人只觉怕冷而无发热的症状，见于里寒证，多由于感受寒邪或阳气不足、阴寒内生所致。

（1）新病恶寒　病人突然恶寒，四肢不温，脘腹冷痛或咳喘痰鸣者，属于里实寒证，多由于寒邪直中脏腑、损伤阳气所致。

（2）久病畏寒　病人经常畏寒肢冷，得温可缓，脉沉迟无力者，属于里虚寒证，多由于久病阳气虚弱、失于温煦所致。

（三）但热不寒

但热不寒，指病人只觉发热而无怕冷的症状，见于里热证，多属阳盛或阴虚所致。

（1）壮热　病人高热（体温在39℃以上），不恶寒反恶热，属于里实热证。常兼有大汗、大渴、脉洪大等。

（2）潮热　指热势如潮水，定时发热或定时热更甚者。有三种情况。

① 阴虚潮热　午后或入夜发热，有热自骨内向外透发的感觉（称为"骨蒸"），或五心烦热（自觉两手心、两脚心和心胸部位发热，而体温却不一定升高），常兼有盗汗、颧红、心烦失眠等症，属阴虚证。

② 阳明潮热　热势较高，日晡（bū）热甚（日晡即下午3～5时），兼腹胀便秘等，属阳明腑实证。

③ 湿温潮热　身热不扬（即肌肤初扪之不觉很热，但扪之稍久即感灼手），午后热甚，兼头身困重、胸闷便溏等，属湿温病。

（3）微热　热势不高，体温多在38℃以下或自觉发热，多见于气虚、阴虚或小儿夏季热。

（四）寒热往来

寒热往来，是指恶寒与发热交替发作，见于伤寒少阳病等，多由于邪在半表半里所致。

二、问汗

汗为心液，是阳气蒸化津液经玄府达于体表而成。正常出汗有保持阴阳平衡、调节体温等作用。正常人在气候炎热、体力劳动、进食辛辣、情绪激动、衣被过厚等情况下出汗，属于生理现象。

无论外感或内伤，皆可引起出汗异常。问汗要注意有汗无汗，出汗的时间、多少、部位及主要兼症等。

（一）表证辨汗

（1）表证无汗　多见于风寒表证。因寒性收引，腠理致密，因而无汗。

（2）表证有汗　多见于风热表证。因风性开泄，热性升散，腠理疏松，因而汗出。

（二）特殊出汗

（1）自汗　指白天经常汗出，活动后更甚者，兼有气短、乏力、神疲等症状，多由于气虚、阳虚所致。

（2）盗汗　指入睡之后汗出，醒后则汗止，兼有潮热、颧红、口干等症状，多由于阴虚所致。

（3）战汗　指病人先恶寒战栗，而后汗出的症状，多见于邪正相争剧烈之时，是疾病发展的转折点。

（4）黄汗　汗出色黄如黄柏汁，汗出沾衣的症状，多由于湿热交蒸所致。

（5）绝汗　又称"脱汗"，指在病情危重的情况下，出现大汗不止的症状，多由于亡阴或亡阳所致。

（三）局部出汗

（1）半身出汗　指体一半出汗，而另一半无汗的症状，无汗的半身是病变的部位。多由于风痰、瘀痰或风湿之邪阻于半身经络，气血津液运行受阻所致，常见于中风、痿证、截瘫患者。

(2) 手足心汗 手足心微有汗出，属于正常生理现象。若出汗过多，常因脾胃气虚、脾胃阴虚、脾胃湿热或阳明经实热所致。

(3) 头汗 头部或头项部出汗较多的症状，多属上焦热盛、中焦湿热蕴结或气虚阳浮、津随气泄所致。

三、问疼痛

疼痛是患者常见的自觉症状之一，可发生在患病机体的各个部位，主要病机是气血不通畅。疼痛分虚实：因虚而致痛的，多由于气血亏虚或阴精不足，脏腑经脉失养，"不荣则痛"；因实而致痛的，多由于外感邪气、气滞血瘀、痰浊阻滞或虫积食积阻滞脏腑经络，使气血运行不畅，"不通则痛"。

问痛，应注意询问疼痛的性质、部位及时间等。

(一) 疼痛的性质

(1) 刺痛 疼痛如针刺，痛处固定而拒按，是瘀血疼痛的特点。

(2) 胀痛 疼痛且胀，是气滞疼痛的特点。

(3) 灼痛 疼痛有灼热感，喜冷恶热，多由于火邪窜络或阴虚火旺所致。

(4) 冷痛 疼痛有冷感且喜暖，多由于寒邪阻络或阳气不足，脏腑经络失于温养所致。

(5) 重痛 疼痛有沉重感，多由于湿邪阻滞气机所致。

(6) 绞痛 疼痛剧烈如绞割，多由于有形实邪闭阻气机所致。

(7) 隐痛 疼痛并不剧烈，但绵绵不休，持续时间较长，多由于阳气不足或精血不足，机体失于温煦、滋养所致。

(8) 窜痛 疼痛部位游走不定，或走窜攻痛，多由于气滞或风邪阻滞经络所致。

(9) 掣痛 抽掣或牵引而痛，由一处而连及它处，多由于经脉失养或阻滞不通所致。

(10) 空痛 疼痛有空虚感，多由于气血精髓亏虚、组织器官失其荣养所致。

(二) 疼痛的部位

1. 头痛

头为诸阳之会，十二经脉尤其是三阳经，大都与头部有联系，因此，根据头痛部位，可以判断病在哪一经。如前额痛者，属阳明经；两侧痛者，属少阳经；巅顶痛者，属厥阴经；头项痛者，属太阳经。头痛可分虚实。

(1) 实证头痛 多由于外感六淫或痰浊、瘀血阻滞所致，发病急、病程短，痛势较剧烈，多呈胀痛、跳痛、灼痛、刺痛等。

(2) 虚证头痛 多由于气血津液亏损，不能上荣所致，发病慢、病程长，痛势较缓，多呈隐痛、空痛、昏痛等。

2. 胸痛

胸痛多与心肺有关，如胸前"虚里"部位痛或痛彻臂内，病位在心；胸膺部位作痛，病位在肺。胸痛多为实证，亦有虚证，兹列常见者于下。

(1) 胸痛彻背、背痛彻胸者，为胸痹。

(2) 胸部憋闷，疼痛如针刺刀绞，面色青紫，冷汗淋漓，为真心痛。

(3) 胸闷痛而痞满、咳嗽吐痰者，为痰饮阻肺。

(4) 胸痛喘促、高热、咳痰黄稠者，为痰热蕴肺。

（5）胸痛而潮热、盗汗，痰中带血者，为肺痨。

（6）胸痛发热、咳吐腥臭脓血痰者，为肺痈。

（7）胸部隐痛，时轻时重，兼见气虚、阴虚症状，为心气虚或心阴虚。

3. 胁痛

胁又称"胁肋"，指胸腹两侧部位。肝胆经循行胁肋，故胁痛多与肝胆有关。如气滞血瘀、湿热阻滞、悬饮等都可引起胁痛。

4. 脘痛

脘，又称"胃脘"，指上腹中部，是胃所在部位，故脘痛多与胃有关。如寒、热、食积、气滞等阻滞胃气都可引起脘痛。

5. 腹痛

脐以上为"大腹"，属脾胃；脐以下至耻骨毛际以上为"小腹"，属肾、膀胱、大小肠、胞宫；小腹两侧为"少腹"，是肝经循行之处。上述脏腑经络出现病变都可引起腹痛。腹痛有虚有实，问诊时应细问疼痛特点，加以区分。

（1）**虚证腹痛**　由于气虚、阳虚、血虚等所致，多为隐痛，喜温喜按。

（2）**实证腹痛**　由于寒凝、热结、气滞血瘀、食积虫积等所致，多为剧痛而拒按。

6. 腰痛

腰痛多与肾的病变有关，亦分虚实两类。

（1）**虚证腰痛**　多由于肾虚所致，酸困隐痛，按压捶打可减轻疼痛。

（2）**实证腰痛**　多由于寒湿，扭伤，瘀血阻滞所致，剧痛而有定处，按压则疼痛加重。

7. 四肢痛

痛在四肢关节，多由于风湿之邪侵袭关节、阻滞气血、经脉不利所致，称为"痹证"（风寒湿痹或风湿热痹）。若风邪偏重者，关节疼痛游走不定，称风痹（行痹）；寒邪偏重者，关节疼痛剧烈，称寒痹（痛痹）；湿邪偏重者，关节疼痛重着不移，称湿痹（着痹）；热邪偏重者，关节红肿疼痛，称热痹。

四、问饮食口味

问饮食口味主要询问食欲与食量、口渴与饮水、口味的异常，不仅能反映脾胃功能的盛衰、津液的盈亏，而且能判断证候的寒热虚实。

（一）食欲与食量

食欲是指进食的要求和对进食的欣快感觉。食量是指实际的进食量。食欲的正常与否、食量的多少，对判断脾胃功能的强弱和疾病的预后有重要的临床意义。

1. 饮食减少

（1）**不欲饮食**　指食欲减退、食量减少的症状。食欲减退是脾胃功能失调的表现，但有虚实之分。若兼有倦怠乏力、腹胀便溏者，为脾虚失运；兼有脘闷、头身困重、便溏者，为湿邪困脾。

（2）**厌食**　指厌恶食物或恶闻食味的症状。厌食兼有嗳腐吞酸、脘腹胀满者，为食积胃脘；厌恶油腻食物、恶心呕吐、身热不扬、胁痛黄疸者，为肝胆湿热。厌食还可见于妊娠反应。

（3）**饥不欲食**　指病人有饥饿感，但不想进食或进食不多的症状，多由于胃阴不足、虚火内扰所致。此外，在疾病过程中，患者食欲逐渐下降、食量逐渐减少，表示脾胃功能逐渐衰退、病情加重。

2. 饮食增加

（1）消谷善饥　指食欲猛增，食多而易饥饿，反见身体消瘦，多由于胃火炽盛、腐熟太过所致。

（2）除中　指久病或重病的人，本不能食，突然思食暴食的症状，是脾胃之气将绝的征象，属于假神，多为死亡的预兆。

此外，在疾病过程中，患者食欲逐渐恢复、食量逐渐增加，表示胃气渐复、疾病向愈之佳兆。

3. 偏食食物

小儿嗜食泥土、生米等异物，多由于虫积所致；妊娠妇女偏食酸辣等食物，一般不属于病态。

（二）口渴与饮水

口渴是指口中干渴的自觉症状，饮水是指实际饮水量的多少。询问口渴与饮水，可以了解人体津液的盈亏和输布情况。

（1）口不渴　口不渴，不欲饮水，表示津液未伤，多见于寒证、湿证。

（2）渴而多饮　口渴，饮水较多，表示津液损伤，多见于热证、燥证。

（3）渴不多饮　口渴但饮水不多或不欲饮水，表示津液损伤程度较轻或输布障碍，可见于痰饮内停、阴虚、湿热、瘀血或热入营血的患者。

（三）口味

口味是指病人口中的异常气味及味觉。口味异常，多是脾胃功能失常或其他脏腑病变的反映。

（1）口苦　指口中自觉有苦味，多由于肝胆火旺、胆气上逆所致。

（2）口甜　自觉口中有甜味，多由于脾胃湿热所致。口甜亦可因脾虚引起。

（3）口淡　指口中无味，味觉减退，多见于脾虚或寒证。

（4）口酸　自觉口中有酸味，多由于饮食积滞、肝胃不和或肝胃郁热所致。

（5）口咸　自觉口中有咸味，多由于肾虚所致。

五、问二便

大小便的排出是正常的生理现象，若排泄异常，则属病理表现。大肠主司大便的排泄，但与脾的运化、肝的疏泄、肺的肃降、肾阳温煦功能有密切关系。膀胱主司小便的排泄，但与脾的运化、肺的肃降、肾的气化、三焦的通调功能有密切关系。因此，询问大小便的情况，可以了解人体消化功能、水液代谢的情况，同时可以判断病变的虚实。

问二便应注意询问大小便的性状、颜色、气味、时间、量的多少、排便次数、排便感觉和伴随症状。

（一）问大便

健康人一般每天排便一次，排便通畅，成形不燥，内无脓血、黏液和未消化食物。大便的排泄异常不外便秘和泄泻两种。

1. 便秘

大便燥结，排出困难，便次减少，甚至多日不便者，称为便秘。多由于肠道津液不足，大肠传导迟滞所致。

（1）大便秘结，伴面赤身热、腹胀疼痛、口干等，多由于热结肠道所致。

（2）大便秘结，伴面色苍白、畏寒喜暖等，多由于阴寒内盛、传导失司所致。

（3）大便秘结，伴面色无华、头晕心悸、唇甲色淡等，为津血亏虚所致，多见于术后、产后或年老体弱之人。

（4）大便秘结，伴倦怠乏力、少气懒言、自汗等，多由于气虚而致大肠传导无力。

（5）大便秘结，伴五心烦热、颧红、盗汗、脉细数等，为阴液亏虚所致，多见于热病后期。

2. 泄泻

排便次数增加，大便稀薄，甚至便如水样者，称为泄泻。多由于脾失健运、小肠不能分别清浊、水湿直趋大肠所致。

一般新病暴泻者，多属于实证；久病缓泻者，多属于虚证。

（1）大便溏薄，或挟有不消化的食物，伴面色萎黄、纳少体倦、腹胀隐痛等，多由于脾气虚弱、运化失常所致。

（2）黎明之前，腹痛作泻，泻后则安，伴腰膝酸软、形寒肢冷等，为五更泄泻。多由于肾阳亏虚、不能温煦脾土所致。

（3）腹痛，泻下黄糜，肛门灼热，黏滞不爽，伴胸脘痞闷、苔黄腻等，多由于湿热下迫肠道所致。

（4）腹痛泄泻，大便中挟有黏液脓血，里急后重，为痢疾的特点。

（5）腹痛作泻，泻后痛减，大便臭如败卵，或挟有不消化的食物，伴脘腹胀满、嗳腐吞酸等，多由于饮食不节所致。

（6）大便时干时稀，每当情志不舒，则腹痛泄泻、泻后痛减者，称为痛泻。属于气滞泄泻，多由于肝郁脾虚所致。

（二）问小便

在一般情况下，健康成人白天排尿3～5次，夜间0～1次，每昼夜总尿量约1 000～1 800ml，尿次和尿量可受到饮水、气温、出汗、年龄等因素的影响。了解小便的情况，可判断体内津液的盈亏和有关脏腑的水液代谢功能状况。

（1）频数（shuò）　指排尿次数增加，时欲小便的症状。

① 小便频数，量多而色清，夜间尤甚，排尿无痛感，伴形寒肢冷、腰膝酸软者，多由于肾虚不固、膀胱失约所致。

② 尿频、尿急、尿痛，伴腰酸等症状者，多由于湿热下注、膀胱气化失司所致，常见于淋证。临床可结合小便色、质等情况进行分析，以区分热淋、血淋、膏淋、石淋之不同。

（2）癃闭　小便不畅，点滴而出为"癃"；小便不通，点滴不出为"闭"。癃闭的病机有虚实之分：因湿热下注或有瘀血、结石阻塞而成，属于实证；因肾阳不足、阳不化水或肾阴亏损、津液内虚而成的，属于虚证。

（3）失禁　指小便不能控制而自遗的症状，多由于肾气不固所致。

（4）遗尿　指睡眠中小便自行排出，俗称尿床。多由于肾气不足，膀胱失约所致，也可见于3岁以内的健康儿童。

六、问睡眠

睡眠情况与人体卫气的循行和阴阳的盛衰有密切关系。在正常情况下，卫气昼行于阳经，阳气盛则醒；夜行于阴经，阴气盛则眠。同时，睡眠还与气血的盈亏和心肾的功能密切相关。通过询问睡眠时间的长短、入睡的难易、是否多梦等情况，可以判断人体阴阳气血的盛衰和心肾功能的强弱。

睡眠失常主要有失眠和嗜睡两种。

(1) 失眠　指经常不易入睡，或睡而易醒，醒后不能再睡，甚至彻夜不眠的症状。失眠是阳不入阴，神不守舍的病理表现。其致病原因主要有两个方面：①由于心脾两虚，心神失养或肾阴亏损、心火亢盛、心肾不交、扰乱心神所致，属于虚证。②由于痰火食积等邪气扰乱心神所致，属于实证。

(2) 嗜睡　指睡意很浓，经常不自主地入睡的症状。嗜睡多由于阳虚气弱、痰湿困阻所致。如嗜睡伴头目昏沉、胸脘痞闷、肢体困重者，为痰湿困脾、清阳不升所致；如饭后嗜睡，伴食少纳呆、神疲体倦者，为中气不足、脾失健运所致；若见神疲欲寐，闭眼即睡，呼之即醒或朦胧迷糊、似睡非睡、似醒非醒者，为心肾阳虚、命门火衰所致。

七、问经带

妇女有特殊的生理病理特点，所以除上述问诊外，要注意询问月经、带下、妊娠、产育等方面的情况，尤其是月经和带下更为重要。

(一) 问月经

月经是指有规律的、周期性的子宫出血，一般每月一次，定时发生。健康女子，一般到14岁左右月经便开始来潮，称为初潮。到49岁左右，月经便停止，称为绝经。询问月经要注意月经的周期、行经的天数、经量、经质、经色及其兼证。

1. 经期

(1) 月经先期　指月经周期提前7天以上者，称为月经先期。月经先期多由于气虚不能摄血或血热迫血妄行所致。

(2) 月经后期　指月经周期推迟7天以上者，称为月经后期。月经后期多由于冲任血虚、血海不充或气滞、寒凝血瘀、冲任受阻所致。

(3) 月经不定期　指月经周期不定，或前或后者，称为月经不定期。月经不定期多由于肝郁气滞所致，也可由脾肾虚损引起。

2. 经量

(1) 月经过多　指月经周期基本正常，但经量较常量明显增多者，称为月经过多。月经过多由于脾虚气弱、冲任不固或瘀阻冲任、血不归经或热伤冲任、迫血妄行所致。

(2) 月经过少　指月经周期基本正常，但经量较常量明显减少者，称为月经过少。月经过少多由于精血亏虚、冲任不充或寒凝血瘀、冲任不畅所致。

3. 经色、经质

经色、经质指月经的颜色、质地及性状的变化。一般来说，经色淡红，质地稀薄者，多属气血亏虚；经色深经质稠，多属血热；经色紫暗，挟有血块者，多属寒凝血瘀。

(二) 问带下

带下指妇女阴道的一种乳白色、无臭的分泌物，有滋润阴道的作用。询问带下，要注意量的多少、色质和气味的变化。

(1) 白带　带下色白量多、质稀如涕、气味淡薄，多由于脾肾阳虚、寒湿下注所致。

(2) 黄带　带下色黄量多、质黏臭秽，多由于湿热下注所致。

(3) 赤白带　白带中混有血液，赤白杂见，多属肝经郁热或湿热下注所致。

第二节 望　　诊

望诊是医生运用视觉对病人的神色形态、局部表现、舌象及排出物等进行有目的的观察，以了解健康或疾病情况的方法。中医学经过长期实践证明：人体外部和五脏六腑有着密切的关系，特别是精神、面部、舌部和脏腑的关系更为密切。当人体脏腑气血、经络等发生病理变化时，必然会反映于体表的相应部位。因此通过对人体外部的观察，可以了解内在的病变。中药销售人员在问病荐药时也会用到望诊，本节根据岗位工作的实际需要，简要介绍望诊的基础知识。

一、望神

这里所说的"神"是指广义的神，即人体生命活动的综合表现，包括精神意识、思维活动、面色眼神、呼吸语言、形体动态及对外界的反映等方面。神产生于先天之精，依赖后天水谷精气的充养，而精气的产生，又与脏腑的功能密切相关。脏腑功能正常，精气充足，则能养神；脏腑功能失常，精气不足，神失所养。因此，神的正常与否，是脏腑气血盛衰的外在表现。通过观察病人神的变化可以判断人体正气的强弱、脏腑气血的盛衰、疾病的轻重，还能预测疾病的预后。

神的盛衰，可以从面、目、语言、气息、意识等方面表现出来，特别在两目表露得最为明显。

（1）得神　又称"有神"，表现为神志清楚、反应灵敏、表情自然、体态自如、面色荣润含蓄、目光明亮、语言清晰、呼吸均匀等。得神可见于健康人，说明人体正气充足、脏腑功能正常。若见于患者，则说明正气未伤、精气未衰、病情较轻、预后良好。

（2）少神　又称"神气不足"。表现为精神不振、两目乏神、面色少华、肌肉松软、倦怠乏力、少气懒言、动作迟缓。提示正气不足，气血津液轻度损伤，机体功能较弱。多见于轻病或恢复期的病人，亦可见于体质虚弱者。

（3）失神　又称"无神"，表现为精神萎靡、反应迟钝、表情淡漠、体态异常、面色晦暗暴露、目光晦暗、瞳仁呆滞、呼吸微弱、甚或神志昏迷、循衣摸床、撮空理线等。失神说明人体正气已伤、脏腑功能衰败、病情较重、预后一般不良。

（4）神乱　指精神错乱或神志异常的表现，多见于癫、狂、痫等疾病。

① 癫　癫是精神病的一种类型，临床表现为：精神抑郁、表情淡漠、神识痴呆、喃喃自语、哭笑无常、悲观失望等症状，多由于痰迷心窍所致，俗称"文痴"。

② 狂　狂也是精神病的一种类型，临床表现为：狂躁妄动、胡言乱语、少寐多梦、怒骂叫号、毁物殴人、不避亲疏、力大倍常等，多由于痰火扰心所致，俗称"武痴"。

③ 痫　痫是一种发作性神志异常的疾病，临床表现为：突然昏倒、口吐涎沫、两目上视、牙关紧闭、四肢抽搐、口中或发出类似猪羊叫声等症状，醒后如常，时有复作，多由于痰迷心窍、肝风内动所致，现多称"癫痫"。

此外，还有"假神"，是垂危病人暂时好转的假象，多是临终前的预兆。

二、望色

望色是通过观察病人皮肤的色泽（气色）来诊察疾病。"色"指颜色，属血，属阴，不同的颜色可以反映出不同脏腑的病变和不同的邪气；"泽"（又称"气"）指光泽，属气，属阳，光泽明暗反映体内脏腑精气的盛衰。在判断病情轻重和预后时，中医更重视体表的光泽（气），认为"有气不患无色，有色不可无气"。由于面部的皮肤薄嫩、血脉丰富、望诊方便，所以望色主要是望面部的色泽。

1. 常色

常色是指健康人的面色，表明气血津液充足、脏腑功能正常。中国人的正常面色为微黄红润而有光泽。由于体质的不同，所处的地理环境不一，以及季节、气候、职业的不同，面色可以有略黑或稍白的差异，但只要明润光泽，都属于正常面色的范围。

2. 病色

病色是指在疾病状态下面部色泽的异常变化。古人根据长期临床实践经验，将疾病表现出来的颜色归纳为青、赤、黄、白、黑五种，分别代表不同的病证，称为"五色主病"。

(1) 青色　主寒证，痛证，瘀血，惊风。青色为寒凝气滞、经脉瘀阻的气色。同时由于气血瘀滞、经脉不利，"不通则痛"，所以临床上多伴有疼痛。

① 面色苍白带青，胸腹疼痛，或有四肢拘急，畏寒喜暖，多由于阴寒内盛所致。

② 面色青灰，口唇青紫，心胸憋闷疼痛，舌淡而青或有瘀斑者，多由于心阳不振、心血瘀阻所致。

③ 小儿高热，并在眉间、鼻柱、口唇四周等部位出现青色，多为惊风之先兆。

(2) 赤色　主热证。赤为血色，热盛则血流加速、血脉充盈而见赤色。

① 满面通红，发热，口渴尿少，舌红苔黄者，多属于外感发热或脏腑阳盛的实热证。

② 两颧潮红，微热，伴形体消瘦、五心烦热、舌红少苔、脉细数者，多属于阴虚阳亢的虚热证。

③ 久病、重病的人面色苍白，颧部却时而嫩红如妆，精神萎靡，呼吸短促，舌淡苔白者，属于戴阳证，是病情危重的征兆。

(3) 黄色　主虚证、主湿证。黄为脾虚湿蕴之征象。

① 面色淡黄、枯槁不泽，称为"萎黄"，神疲少气、食少腹胀、舌淡无华者，多由于脾胃虚弱、气血不足所致。

② 面黄而虚浮，称为"黄胖"，神疲倦怠、水肿者，多由于脾虚不运、水湿内停、泛滥肌肤所致。

③ 面、目、尿俱黄，称为"黄疸"。其中黄色鲜明如橘子色者为阳黄，为湿热蕴结肝胆所致；黄色晦暗如烟熏者为阴黄，为寒湿蕴结肝胆所致。

(4) 白色　主虚证、主寒证、失血证。白色为气血不荣之候。

① 面色苍白无华、头晕、唇甲色淡者，多由于血虚或失血、血脉空虚所致。

② 面色淡白、精神不振、少气懒言者，多由于气虚而血运无力，血脉不充所致。

③ 面色淡白而虚浮，称为㿠（huǎng）白，四肢不温、畏寒喜暖者，多由于阳虚阴盛、气血运行无力所致。

(5) 黑色　主肾虚证、水饮证、瘀血证。黑色为阴寒水盛之病色。

① 面色黑而干瘦、五心烦热、盗汗、唇舌干燥等，多由于肾阴不足、虚火内扰所致。

② 面色黑而暗淡、畏寒喜暖等，多由于肾阳亏虚、血失温煦所致。

③ 眼眶四周发黑、颜面四肢浮肿、小便短少等，多由于肾虚水泛、气血受困所致。

④ 面色黧黑、肌肤甲错、舌质紫暗或有瘀斑、瘀点等，多由于瘀血所致。

三、望形态

(一) 望形体

望形体是通过望病人形体的强弱胖瘦等情况来诊察疾病。一般规律是"有余为实,不足为虚"。

1. 形体强弱

(1) 体强　表现为胸廓宽厚、骨骼强健、肌肉丰满、皮肤润泽、精力充沛、食欲旺盛,说明脏腑功能正常、气血旺盛、抗病能力强。形体强壮者不易患病,即使生病也容易治愈,预后较好。

(2) 体弱　表现为胸廓狭窄、骨骼细小、肌肉瘦削、皮肤枯槁、精神不振、食欲下降,说明脏腑功能异常、气血不足、抗病能力弱。形体虚弱者易患病,而且难治,预后较差。

2. 形体胖瘦

(1) 体胖　表现为形体肥胖、肌肉松软、神疲乏力、食少气短等,多由于阳气不足、多痰多湿所致。体胖的人易患痰饮、胸痹、中风等病,即古人所谓"肥人多湿"、"肥人多痰"。

(2) 体瘦　表现为形体消瘦、肌肉瘦削、皮肤干枯、性格多急躁等,多由于阴血不足、虚火内生所致。体瘦的人易患肺痨或虚热病证,即古人所谓"瘦人多火"。若久病卧床不起,骨瘦如柴者,表示精气衰竭、预后不佳,属病危之象。

此外,形体畸形,如鸡胸、龟背、兔唇等,是小儿先天不足的表现。

(二) 望姿态

望姿态是通过望病人的动静姿态和体位变化来诊断疾病。正常人活动自如、动作灵活、步态平稳;不同疾病可以表现出不同的姿态和体位,观察病人的异常动作有助于诊断。一般规律是"动为阳,静为阴"。

(1) 患者喜动多言,卧时转侧自如,仰面伸足,面常向外,常揭去衣被,不欲近火者,属于阳证、实证、热证。

(2) 患者喜静少言,卧时转侧不能自如,蜷缩一团,面常向内,喜加衣被,欲近火者,属于阴证、寒证、虚证。

(3) 病人端坐呼吸,不得平卧,张口抬肩者,多为哮喘。

(4) 四肢抽搐,颈项强直,角弓反张者,多见于热极生风、小儿惊风。

(5) 猝然昏倒,不省人事,半身不遂,口眼歪斜者,属中风病。

(6) 突然神昏,四肢抽搐,口吐涎沫,醒后如常者,属癫痫病。

(7) 手足软弱无力,行动不便者,为痿证。

(8) 四肢活动困难,关节肿胀疼痛,强直或畸形者,为痹证。

四、望舌

望舌,又称舌诊,是通过观察舌象的各种变化来诊察疾病。望舌是望诊的重要组成部分,也是中医诊法的特色之一。望舌具有判断正气盛衰、分辨病位深浅、确定病变脏腑、区分病邪性质、推断病势进退等临床意义。

(一) 舌诊的原理

舌为心之苗。舌的脉络丰富,与心主血脉的功能有关;舌体的运动、声音,又与心主神志的功能有关。因此,舌象首先反映心的功能状态。而心为五脏六腑之大主,心的功能状态反映了全身脏腑的功能状态。

舌为脾之外候。舌的味觉可影响食欲，与脾主运化和胃主受纳的功能有关。而脾胃为后天之本，是气血生化之源。因此，舌象不仅反映脾胃的功能状态，而且也代表了全身气血津液的盛衰。

舌与经络脏腑关系密切。舌通过经络直接或间接地与许多脏腑联系。如手少阴心经"系舌本"；足少阴肾经"挟舌本"；足太阴脾经"连舌本，散舌下"等，所以脏腑的精气通过经络上营于舌，一旦出现病变可从舌象上反映出来。

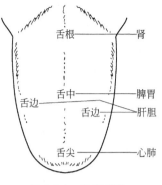

图 1-6-1　舌诊脏腑部位分属图

古人经过长期的临床实践，总结出舌的一定部位与一定的脏腑有联系，并反映着相应的脏腑病变，从而把舌体划分为舌尖、舌中、舌根、舌边四个部分，分属于心肺、脾胃、肾、肝胆等有关脏腑（图1-6-1）。

（二）舌诊的内容与正常舌象

望舌主要观察舌质和舌苔两个方面，舌质和舌苔的综合变化，称为舌象。

舌质（舌体）是指舌的肌肉脉络组织，为脏腑气血盛衰的外在表现。望舌质包括舌质的色泽、形态和动态的变化，以判断脏腑的虚实、气血的盈亏。

舌苔是指舌面上附着的一层苔状物，由胃气上蒸所生。观察舌苔包括舌苔的颜色和性状的变化，可以判断胃气的存亡、津液的盛衰和病邪的性质。

正常舌象为舌体柔软，活动自如，颜色淡红，舌面上铺有一层薄薄的、颗粒均匀、干湿适中的白苔，可概括为"淡红舌，薄白苔"。

（三）病理舌质

1. 舌色

舌色，即舌体的颜色，一般分淡白、红绛、青紫几种。

（1）淡白舌　舌色浅淡，红色偏少，白色偏多。

临床意义：主虚证、寒证。①舌色淡白，舌体瘦薄者，属于气血两虚；②舌色淡白，舌体胖嫩，边有齿痕者，属于阳气不足。

（2）红绛舌　舌色较正常的舌质红。舌色鲜红者，为红舌；舌色深红者，为绛舌。一般绛舌为红舌进一步发展而成。

临床意义：主热证。红、绛舌皆主热证，舌色愈红说明热势愈甚。①舌色鲜红，为邪热炽盛，热在气分。②舌色深红，为热入营血。③舌质红绛，少苔或无苔，为阴虚火旺。

（3）青紫舌　全舌呈均匀青色或紫色，或在舌的局部出现紫色的瘀斑、瘀点者，为青紫舌。青紫舌可表现为绛紫、青紫（或淡紫）。

临床意义：主热证、寒证、瘀血证。舌面干而少津。①绛紫舌多由红绛舌发展而成，为热毒炽盛所致。②青紫舌多由淡白舌发展而成，舌面滑润不干，为阴寒内盛所致。③舌质紫暗，局部或有瘀斑，为瘀血之征。

2. 舌形

舌形即舌体的形状，包括老嫩、胖瘦、芒刺、裂纹等。

（1）老舌、嫩舌　舌质纹理粗糙，形色坚敛苍老者为老舌；舌质纹理细腻，形色浮胖娇嫩者为嫩舌。

临床意义：老舌多见于实证、热证；嫩舌多见于虚证、寒证。

（2）胖舌、瘦舌　舌体大于正常，伸舌满口者为胖舌，多伴有齿痕；舌体比正常瘦小而薄者为瘦舌。

临床意义：胖舌多由于脾肾阳虚、津液不化、水饮痰湿阻滞或心脾热盛所致；瘦薄舌多由于气血不足或阴虚火旺所致。

（3）裂纹舌　舌面上出现不规则的裂纹、裂沟，裂沟中无舌苔覆盖者为裂纹舌。

临床意义：裂纹舌多由于精血亏虚所致。①舌色淡白而裂纹者，为气血不足、舌体失养。②舌色红绛而裂纹者，为邪热炽盛或阴虚火旺，损伤阴液，舌体失于濡养。③有些正常人也可见裂纹舌，无其他症状者，不作病论。

（4）芒刺舌　舌乳头增生、肥大，高起如刺，摸之棘手者为芒刺舌，多见于舌尖。

临床意义：芒刺舌多由于邪热炽盛所致。

3. 舌态

即舌的动态，包括颤动、吐弄、强硬、歪斜、痿软等。

（1）颤动舌　舌体震颤抖动，不能自主者为颤动舌。

临床意义：颤动舌为肝风内动的表现。①舌质红绛而颤动者，为热极生风。②舌质淡白而颤动者，为血虚生风。③舌红少苔而颤动者，为阴虚动风。

（2）吐弄舌　舌伸出口外，不即回缩者为吐舌；舌微露口外，立即收回或舐口唇四周，摆动不停者为弄舌。

临床意义：吐弄舌多由于心脾有热所致。吐舌可见于疫毒攻心或正气已绝；弄舌多为动风先兆或小儿智力发育不全。

（3）强硬舌　舌体失去应有的柔和、伸缩不便或转动不灵、语言不清者为强硬舌。

临床意义：强硬舌多为热入心包或为中风先兆。

（4）歪斜舌　伸舌时舌体偏向一侧者为歪斜舌。

临床意义：歪斜舌多为中风或中风先兆的表现。

（5）痿软舌　舌体软弱、伸缩无力、转动不便者为痿软舌。

临床意义：痿软舌多由于气血虚极或阴液亏损、筋脉失养所致。

（四）病理舌苔

1. 苔色

即舌苔的颜色变化，一般分白、黄、黑几种。

（1）白苔　白苔有薄、厚之分。舌面上分布一层薄薄的白苔，透过舌苔可以见到舌体的颜色者为薄白苔；舌边尖较薄，舌中根较厚，透过舌苔不能见到舌体颜色者为厚白苔。

临床意义：一般主表证、寒证。薄白苔也可见于正常人。①舌苔薄白，兼恶寒发热、脉浮者，为外感表证。②苔厚白滑而腻者，为痰湿、食积内阻。③苔厚白而干者，为热伤津液。④苔白厚如积粉，为秽浊湿邪与热毒相结而成。

（2）黄苔　舌苔呈现黄色。根据黄色的深浅不同，分为浅黄、深黄、老黄、焦黄。黄苔多与红绛舌同时出现。

临床意义：主里证、热证。苔色愈黄，表示邪热愈甚。①薄黄苔见于风热表证或风寒入里化热。②苔厚黄而滑腻，多见于湿热蕴结或痰饮食滞。③苔厚而焦黄，多见于邪热伤津、燥结腑实。

（3）灰黑苔　灰黑苔包括灰苔和黑苔。灰为黑之淡，黑为灰之浓，两者只是颜色深浅不同。灰黑苔多由黄苔或白苔发展而成，多在病情危重时出现。

临床意义：热盛、寒盛。苔质润燥是判断黑苔寒热属性的重要指征。①苔灰黑而滑腻者，为阳虚寒盛或痰饮内停。②灰黑而干燥、芒刺裂纹者为热极津枯。

2. 苔质

舌苔的质地，包括厚薄、润燥、腐腻、剥落等。

（1）薄苔、厚苔　舌苔的厚薄以能否见底为标准。透过舌苔能隐隐看到舌质者，为薄苔，又称见底苔；不能透过舌苔看到舌质者，为厚苔。

临床意义：辨别病邪的盛衰、观察病势的进退。薄苔多见于表证，病情较轻。厚苔多由于胃肠积滞或痰湿内阻所致，病位在里，病情较重。

舌苔由薄变厚，表示邪由表入里，病情由轻转重，病势进展；舌苔由厚变薄，表示正气胜邪，病情由重转轻，病势退却。

（2）润苔、燥苔　舌苔润泽有津，干湿适中者为润苔；舌苔干燥少津或无津者为燥苔。

临床意义：判断津液的盈亏、邪气的进退。润苔表示体内津液未伤。燥苔表示体内津液已伤。

舌苔由润变燥，表示津液渐伤；反之由燥变润，表示热退津复。

（3）腐苔、腻苔　苔质颗粒较粗大，质松而厚，如豆腐渣铺于舌面，揩之可去者为腐苔；苔质颗粒较细腻而致密，状如油垢紧粘于舌面，揩之不去者为腐苔。

临床意义：多见于痰浊、食积。

（4）剥落苔　剥落苔有花剥、全剥之分。舌苔部分剥落，剥落处光滑无苔者为花剥苔；舌苔全部剥落，舌面光滑无苔者为全剥，又称镜面舌。

临床意义：花剥表示胃的气阴两伤；全剥表示胃阴枯竭、胃气大伤。

（五）舌质和舌苔的综合分析

一般情况下，舌质和舌苔反映出来的病理意义是一致的，说明病变比较单纯。如热证者舌质红，苔黄而干。但有些疾病舌质和舌苔所反映出来的病理意义不一致，说明病因病机比较复杂。如舌质红，苔白，舌质主要反映正气，舌苔主要反映病邪，患者素体热盛，又感寒邪可表现为舌红苔白。因此，应从整个舌质和舌苔的变化，结合全身症状，加以综合分析，才能为辨证提供可靠的依据。

第三节　闻　诊

闻诊是医生运用听觉和嗅觉来辨识病人的异常声音和异常气味，从而获得临床资料的一种诊断方法。

由于各种声音和气味都是在脏腑的生理和病理变化中产生的，所以通过听声音和嗅气味的异常变化，有助于诊断疾病的寒热虚实，为临床的辨证提供依据。

一、听声音

声音包括发声、语言、呼吸、呕吐、呃逆、嗳气、太息、喷嚏等。

（一）正常声音

正常的声音的共同特点是发音自然、音调和畅、言语清楚、言与意符、应答自如。但由于人的性别、年龄、体质等形体禀赋的不同，正常人的发音亦各不相同，男性多声低而浊，女性多声高而清，儿童则声音尖利清脆，老人则声音浑厚低沉。

（二）病变声音

病变声音是指疾病反映于语言、声音上的异常变化。除正常声音和人体差异之外的声音，都属于病变声音。一般规律是"高亢为实，低微为虚"。

1. 发声

（1）失音　说话发不出声音者，称失音。新病多属实证，所谓"金实不鸣"，常因外感引起肺气不宣所致；久病多属虚证，所谓"金破不鸣"，多由于内伤、肺阴亏损所致。妊娠后期出现失音者，称为"子喑（yìn）"，多由于胞胎阻碍脉气，肾之精气不能上荣所致，分娩后可自愈。

（2）语声　沉默寡言、语声低微无力者，多属虚证、寒证；烦躁多言、语声响亮有力者，多属实证、热证。

（3）鼾声　鼾声表示息道不畅、肺气不宣，多由于睡眠姿势不当或慢性鼻病所致，老年、肥胖者较常见。若鼾声不绝，昏睡不醒或神志昏迷者，多为中风之危证。

2. 语言

（1）谵（zhān）语　神志不清、语无伦次、声高有力者，称之谵语，多属热扰心神之实证，多见于温病热入心包或阳明腑实证。

（2）郑声　神志不清、语言重复、断断续续、声音低微者，称之郑声，多属心气大伤之虚证，多见于疾病的后期或危重病人。

（3）独语　自言自语、喃喃不休、见人即止、首尾不续者，称之独语，多属心气亏虚、神失所养，常见于癫证。

（4）错语　言语错乱、言后自知说错者，称之错语，多属心气亏虚、神失所养，常见于老年人或重病患者。

（5）狂语　精神错乱、语言粗鲁、语无伦次、丧失理智者，称之狂语，多属痰火扰心，常见于狂病。

3. 呼吸

（1）喘　呼吸急促、张口抬肩、不能平卧，喉间无痰鸣声为喘。有虚实之分。

（2）哮　呼吸急促似喘、呼吸困难、喉间有痰鸣声、时发时止、缠绵难愈为哮。有寒热之分。哮必兼喘，而喘不必兼哮。

（3）少气　又称"气微"，表现为呼吸微弱、语言无力、数而连续，多属诸虚不足。

（4）短气　表现为呼吸急促而短，不足以息，数而不能接续，似喘而不抬肩，喉中无痰鸣声。短气有虚实之分，当以声音有力无力及其他症状区别。

4. 咳嗽

咳嗽是肺失清肃、气不宣降所致，且咳多与痰并见。咳嗽是肺的病理变化表现出来的主要症状之一，其他脏腑病变影响肺气宣降功能时也可发生咳嗽。对于咳嗽，应注意分辨咳嗽的声音和痰的色、量、质的变化，并结合兼症，判断疾病的寒热虚实性质。

（1）咳声重浊、痰白清稀、鼻塞不通、无汗、口不渴等，属于风寒咳嗽。

（2）咳声不扬、痰黄黏稠、咽喉疼痛、汗出、口渴等，属于风热咳嗽。

（3）干咳无痰或少量黏痰、咽喉干燥、尿少便干等，属于燥痰咳嗽。

（4）小儿阵发性痉咳，咳后有特殊的吸气性吼声，即鸡鸣样回声，为顿咳，又称百日咳。

5. 呕吐、呃逆、嗳气

呕吐、呃逆、嗳气三者皆为胃失和降、胃气上逆的表现，临床上可根据声音的变化，并结合其他症状、体征来判断寒热虚实。

（1）呕吐　指饮食物、痰饮等胃内容物上涌，从口中吐出的表现。若只有呕吐的动作和声音，却吐不出实物，称为干呕。

（2）呃逆　指胃气上逆，从咽喉发出的一种不自主的冲击声，声短而频，呃呃作声的表现。

（3）嗳气　又称噫（ài）气，指气从胃中向上出于咽喉而发出的声音，但其声长而缓。平时饱餐后，或喝汽水后，偶见嗳气，不属于病态。

6. 太息

又称叹息，指患者自觉胸闷不畅，一声长吁或短叹后，则胸中略感舒适的表现，多属肝气郁结、疏泄失职所致。

7. 喷嚏

喷嚏是由肺中之气上冲于鼻所致，多见于外感风寒表证。正常人偶发喷嚏，不属于病态。久病阳虚的人，忽有喷嚏者，多为阳气回复，病有好转之佳兆。

二、嗅气味

嗅气味主要指医生嗅到的异常气味，包括病人身体的气味、病室气味及排泄物、分泌物的气味，一般规律是"强烈者为热，微弱者为寒"。至于病人自己嗅到的异常气味，多用问诊了解。

（一）病体气味

（1）口气　指从口中发出的异常气味。正常人在说话时，一般口中无异常气味。若出现口臭，多属于消化不良或口腔不洁、口腔糜烂、龋齿等；口中有酸臭之气，多由于食积胃肠所致。

（2）汗气　指汗液发出的气味。汗有腥膻味，多属风湿热久蕴于皮肤；腋下随汗散发出阵阵臊臭气味，多由于湿热内蕴所致，可见于狐臭病。

（3）痰涕之气　痰涕清稀，无异常气味，多属寒证；痰涕黄稠味腥，多属热证；咳吐浊痰脓血，腥臭异常，属于肺痈。

（4）呕吐物之气　呕吐物酸腐臭秽，多属胃热；呕吐物清稀无味，多属胃寒；呕吐物酸腐，挟有不消化食物，多属食积。

（5）排泄物之气　包括痰涎、大小便、妇人经带等的异常气味。一般恶臭者多属热证；略带腥味者多属寒证。

（二）病室气味

病室气味多是由病人身体及其排泄物的气味散于室内而成，多属病重的表现。病室有血腥味者，多属失血；有尿臊味者，多属水肿重证；有烂苹果味，多属消渴病的重证；有尸臭味者，多属脏腑衰败、病情危重。

第四节　切　诊

切诊是医生用手在病人体表的一定部位进行触、摸、按、压，以了解病情的一种诊断方法。中药高级工的岗位工作虽不常应用切诊，但切诊为中医基础知识的重要组成部分，应该对其有所了解，为今后进一步深造中医学打下基础。切诊的内容包括脉诊和按诊。

一、脉诊

脉诊又称"切脉",是医生用手指触按患者寸口脉(手腕内侧桡动脉)来了解病情的诊法。根据脉象的各种变化,可以判断疾病的部位和性质,推断疾病的进退和预后。

(一)脉诊的基本原理

脉为血之府,与心相连,心气推动血液在脉管中运行。血液的运行除心的主导作用外,还需要其他脏腑的协调配合;如肺朝百脉,即循行于全身的血液,均汇聚于肺,且肺主气,肺气促进血液布散全身;脾统血,固摄血液在脉管中运行;肝藏血,能贮藏血液并调节血量;肾藏精,精可化血。由此可见,五脏均与血脉密切相关。心又是五脏六腑之大主,所以脏腑和阴阳气血的盛衰情况均可反映于脉象。当脏腑气血发生病变时,必然会影响到脉,出现脉象的变化,因此切脉有助于临床诊断疾病。

(二)诊脉的部位和方法

1. 部位

寸口脉分寸、关、尺三部。通常以腕后高骨(桡骨茎突)为标记,其内侧的部位为"关",关前(腕侧)为"寸",关后(肘侧)为"尺"(图1-6-2)。两手各有寸、关、尺三部,共六部脉。按两手寸关尺可分别候(了解)各脏腑的功能状态:左手寸脉候心,关脉候肝,尺脉候肾(阴);右手寸脉候肺,关脉候脾,尺脉候肾(阳)。

此外,少数人脉不见于寸口,而从尺部斜向手背者,称为斜飞脉;若脉出现在寸口的背部者,称为反关脉,均为桡动脉解剖位置的差异,若无其他症状,不属病脉。

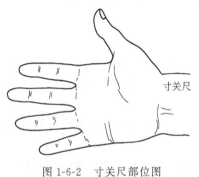

图1-6-2 寸关尺部位图

2. 方法

(1)时间 古人认为平旦诊脉最宜,但不必拘泥。现代要求在内外环境安静的条件下即可诊脉。即每次切脉的时间,不应少于1min,即古人所谓"五十动",必要时可延长至3~5min。

(2)体位 诊脉的一般体位是端坐(或仰卧)、平臂、直腕、仰掌,使手臂与心脏保持同一水平,血脉畅通。

(3)布指 即三指定位。医生一般用左手按病人右手脉,用右手按病人左手脉。首先用中指先定病人的关脉,然后再用食指按其寸部、无名指按其尺部。布指疏密应根据病人的高矮作适当的调节。小儿寸口位置短,可用一指(拇指)定关法,而不细分三部。

(4)指法 三指略成弓形,指头平齐,以"指目"(即指尖和指腹交界棱起之处)按触脉体。三指同时切脉,称为"总按";单用一指按某一部脉,称为"单按"。

(5)指力 轻按在皮肤上为"举",又称浮取;重按在筋骨间为"按",又称沉取;指力不轻不重按在肌肉上为"寻",又称中取。切脉时一般顺序是先举,再寻,然后按。

(6)调息切脉 一呼一吸称为一息。诊脉时,医生的呼吸要自然均匀,计算病人脉搏在医生一呼一吸的时间内搏动的至数(搏动一次为"一至")。另外,调息还有利于医生思想集中和专一,可以仔细辨别脉象。在诊脉时最好不要参入问诊,避免病人因情绪波动引起脉象变异。

(三)正常脉象

健康人的脉象称为正常脉象,又称"平脉"或"常脉"。

1. 平脉的形象

三部有脉，一息四至，不浮不沉，不大不小，从容和缓，柔和有力，节律一致，尺脉沉取应指有力，并随生理活动和气候环境的不同有相应的正常变化。

2. 平脉的特点

平脉有胃、神、根三个特点。

（1）有胃　指脉象从容和缓，节律一致，是为有胃气。人以胃气（即脾胃之气）为本，诊察胃气之盛衰，可判断疾病之进退吉凶。

（2）有神　指脉象柔和有力，节律整齐。诊察脉象神之有无，可判断心气的盛衰和神的得失。

（3）有根　指尺脉沉取应指有力。尺脉候肾，诊察脉象根之有无，可判断肾之精气的盛衰。

3. 平脉的生理变异

正常脉象，可因气候变化、地理环境、年龄、性别、体格、情志刺激等因素影响而有差异。如随四季气候变化而脉有春弦、夏洪、秋浮、冬沉的变化；南方人脉多细软或略数，北方人脉多沉实；年龄越小，脉搏越快；胖人多沉，瘦人多浮；运动员脉多缓而有力等。此外，有的人两手六部脉都特别沉细，但无病候，称为"六阴脉"；还有的人两手六脉都特别实大，但无病候，称为"六阳脉"。六阴脉、六阳脉都属于平脉的生理变异，不是病脉。所以不能单凭切脉诊断疾病，必须四诊合参。

（四）病理脉象

疾病反映于脉象上的变化，称为病理脉象。

（1）浮脉　轻取即得，重按稍减而不空，"如水漂木"。

临床意义：浮脉主表证，亦可见于内伤久病。①外邪侵袭肌表，正气抵抗外邪，则脉气动于外，应指而浮。②久病阴血衰少或阳气亏乏，不能内守而致虚阳外浮者，其脉虽浮，但举按皆不足，有别于表证的浮脉，是病情较为严重的表现。

（2）沉脉　轻取不应，重按始得，"如石投水，必及其底"。

临床意义：沉脉主里证。①邪郁于里，气血内困，则脉沉而有力。②脏腑虚弱，阳虚气弱，脉气鼓动无力，则脉沉而无力。

（3）迟脉　脉来迟缓，一息不足四至（相当于每分钟脉搏在60次以下）。

临床意义：迟脉主寒证。①实寒证因寒胜凝滞，气血运行缓慢，故脉迟而有力；②若阳气亏虚，无力运行气血，则脉迟无力。

（4）数（shuò）脉　一息脉来五至以上（相当于每分钟脉搏在90次以上）。

临床意义：数脉主热证。①邪热亢盛，血行加速，则见数脉，且数而有力。②久病阴虚，虚热内生，则数而无力。

（5）虚脉　三部脉举之无力，按之空虚。

临床意义：虚脉主虚证。气虚血少，气虚则血运无力，血少则脉道不充，故见虚脉。

（6）实脉　三部脉举按皆有力。

临床意义：实脉主实证。邪气亢盛而正气不虚、正邪相搏、气血壅盛、脉道坚满，故见实脉。

下面以浮、沉、迟、数、虚、实六种脉象为纲，将临床上28种病理脉象的分类列于表1-6-1。

表 1-6-1　28 种病理脉象的分类简表

分　类	脉　名	脉　　象	主　　病
浮脉类	浮脉	轻取即得,重按稍减而不空	表证,也主久病之虚阳外越
	芤(kóu)脉	浮大中空,如按葱管	失血,伤阴
	洪脉	脉体粗大而有力,来盛去衰,如波涛汹涌	热盛
	濡脉	浮细而软	虚证,湿证
	散脉	浮大无根,至数不齐	元气离散,脏气衰竭
	革脉	浮弦中空,如按鼓皮	亡血,失精,半产,崩漏
沉脉类	沉脉	轻取不应,重按始得	里证
	伏脉	重按推筋着骨始得	邪闭,厥证,痛极
	牢脉	沉取始得,实大弦长,坚着不移	阴寒内盛诸证
	弱脉	极软而沉细	阳气虚衰或气血俱衰
迟脉类	迟脉	脉来迟缓,一息不足四至	寒证
	缓脉	一息四至,怠缓无力	湿病、脾虚气血不足
	涩脉	往来不畅,应指艰涩,如轻刀刮竹	精伤、血少、气滞、血瘀
	结脉	脉来缓慢,时而一止,止无定数	阴盛气结。结而有力为实证;结而无力为虚证
数脉类	数脉	一息脉来五至以上	热证,亦可见于虚证
	促脉	脉来数,时而一止,止无定数	阳盛实热,瘀滞、痰食停积,也主虚证
	疾脉	脉来急疾,一息七八至	阳极阴竭,元气将脱
	动脉	脉短如豆,滑数有力	痛、惊
虚脉类	虚脉	三部脉举之无力,按之空虚	虚证
	微脉	极细极软,按之欲绝,若有若无	阳气衰微,气血大虚
	细脉	脉细如线,应指明显	诸虚劳损,又主湿病
	代脉	迟而一止,止有定数,良久方来	脏气衰微、跌打损伤、痛证、惊恐
	短脉	首尾俱短,不及本位	有力为气郁,无力为气损
实脉类	实脉	三部脉举按皆有力	实证
	滑脉	往来流利,应指圆滑,如盘走珠	痰饮、食积、实热
	紧脉	绷急弹手,状如牵绳转索	主寒、痛、宿食
	长脉	首尾端直,超过本位	主阳气有余,实热之证
	弦脉	端直以长,如按琴弦	主肝胆病、痰饮、痛证

（7）相兼脉与主病　相兼脉是指两种或两种以上的脉象同时出现,又称复合脉。由于人体正气强弱有不同,发病的原因是多种的,病理变化又是多变的,病变性质和部位是错综复杂的,所以反映到脉象上往往是相兼出现的。相兼脉的主病,往往等于各脉主病的总和。如浮数为表热证;滑数为痰热;沉细为阴虚或血虚;沉细数为阴虚内热等,余可类推。

（8）脉症的顺逆　在一般情况下,脉与症是一致的。如表证见浮脉,里证见沉脉。但也有脉与症不是相应的。如表证见沉脉,实证见虚脉。脉与症相符者为顺,属正常的发病规律,病易治,预后较好;脉与症不相符者为逆,属异常的发病现象,病多难治,预后多不良。

二、按诊

按诊,是医生对病人的肌肤、手足、脘腹及腧（俞,shù）穴等部位施行触、摸、按、压,以测知病变的一种诊断方法。按诊是切诊的组成部分,也是四诊中不可忽视的一种诊断方法。按诊是在望、闻、问基础上,根据被测部位的冷热、软硬、疼痛、肿块或其他异常变化,更进一步探明病变的部位、性质和发展趋势,充实诊断与辨证所必须的资料。

(一)按肌肤

按肌肤是为了探明全身肌表的寒热、润燥以及肿胀等情况。

邪盛多身热,阳虚多身寒。皮肤滋润的多津液未伤;皮肤干燥的多津液已伤;肌肤甲错(皮肤粗糙干燥起屑)的多见于瘀血。皮肤肿胀,按之凹陷,不能即起者,为水肿;按之凹陷,举手即起者,为气肿。

(二)按手足

按手足主要探明寒热,以辨别阴阳盛衰及病邪所属。

手足俱冷,为阳虚阴盛;手足俱热,为阳盛热炽。手足背部较热,为外感发热;手足心较热,为内伤发热(多为阴虚)。

(三)按脘腹

按脘腹是通过对脘腹的触摸按压,了解局部的冷热、软硬、胀满、肿块、压痛等情况,以辨别脏腑的虚实、病邪的性质及其积聚的程度。

心下(即胃脘部)满,按之柔软而不痛的,为痞证,属虚证;心下按之硬而痛的,为结胸,属实证。腹部肿胀如鼓者为臌(gǔ)证,当辨水臌或气臌。腹部胀大,按之不能即起,小便不利者为水臌;按之举手即起,小便不利者为气臌。腹部肿块,按之坚硬,推之不移,痛有定处者为癥(zhēng)积,病属瘀血;腹部肿块,按之无形,聚散不定,痛无定处者为瘕(jiǎ)聚,病属气滞。

(四)按腧穴

按腧(shù)穴是通过对腧穴的按压,了解腧穴的变化与反应,以诊断内脏的疾病。

腧穴即经络之气汇聚的穴位。当脏腑出现病变时,在体表相应腧穴部位出现较明显的压痛点或敏感反应,或摸到有结节状、条索状的反应物。如肺病可在肺腧穴摸到结节或中府穴有压痛;肝病在肝腧和期门穴有压痛;胃病在胃腧和足三里穴有压痛等。因此,通过按压腧穴有助于诊断疾病或协助鉴别诊断。

(陈 洁)

第七章 辨 证

辨证，就是在中医理论指导下，将四诊所搜集的病情资料进行综合、分析、判断疾病的证候。也就是通过辨证认识到疾病的本质——证候。

不同类的疾病认识其本质的方法不同，所以辨证又分八纲辨证、气血津液辨证、脏腑辨证、六经辨证、卫气营血辨证等，其中八纲辨证是各种辨证的总纲，它可以对各种辨证方法进行概括，可以说它是辨证的核心部分；气血津液辨证补充了脏腑辨证，使脏腑辨证更加完善；脏腑辨证主要运用于内伤杂病，是各种辨证方法的基础；六经辨证、卫气营血辨证是外感病的辨证方法，六经辨证主要用于外感病中的"伤寒病"，卫气营血辨证主要用于外感病中的"温病"。

以上各种辨证方法各具特色、相互补充、运用得当，中医认为再复杂的疾病也能通过辨证认识其本质。

第一节 八纲辨证

八纲，即表里、寒热、虚实、阴阳八个辨证纲领的总称。不管疾病的症状多么错综复杂，都可以用八纲概括。如果把疾病按部位分，不是表证便是里证；把疾病按性质分，不是寒证就是热证；把疾病按正邪力量的盛衰分，不是虚证就是实证；把疾病按类别分，不属阴证便属阳证。

一、表里辨证

表里辨证是辨别疾病病位深浅和病情轻重的两个纲领。

表里是相对的概念。就皮毛肌腠与脏腑相对而言，皮毛肌腠为表，脏腑为里；就脏与腑相对而言，腑为表，脏为里；就经络与脏腑相对而言，经络为表，脏腑为里；就经络中的阳经与阴经相对而言，手足三阳经为表，手足三阴经为里。

从病位看，邪气侵袭身体的皮毛、肌腠、经络所表现的证候为表证，邪气深入脏腑、气血、骨髓所表现的证候为里证。一般而言，病在表，邪气轻、病位浅、多为疾病的初期阶段，预后较好；病在里，邪气重、病位深、病程较长。

（一）表证

表证是六淫、疠气等邪气从口鼻、皮毛侵入人体，正气起之抗邪，正邪交争于体表，出现轻浅证候的高度概括。表证多见于外感病的初期阶段，表证有起病急、病程短的特点。

临床表现：恶寒，发热，舌苔薄白，脉浮。

证候分析：外邪侵袭皮毛肌腠，卫气被阻遏，不能达于肌表，肌表失于温煦故见恶寒；卫气不能正常宣发，郁而发热；表邪未入里，舌象可无明显变化；外邪袭表，正气抗邪于外，脉气也相应鼓动于外，故见浮脉。

由于邪气的性质有寒热的不同，故表证又分为表寒证与表热证（见表1-7-1）。

表1-7-1 表寒证与表热证的鉴别要点

证候	临床表现	舌象	脉象
表寒证	恶寒重,发热轻	苔薄白而润	浮紧或浮缓
表热证	恶寒轻,发热重	苔薄白欠润或薄黄	浮数

1. 表寒证

临床表现：恶寒重，发热轻，头痛，身痛，一般无口渴咽痛，苔薄白而润。可兼见骨节酸痛、鼻塞流清涕、咽喉作痒、咳嗽痰稀等症状。若无汗，脉浮紧者为表寒实证；若有汗，脉浮缓者为表寒虚证。

2. 表热证

临床表现：恶寒轻，发热重，头痛，口渴，咽痛，舌红，苔薄白而干，脉浮数。可兼见鼻塞流黄涕、咳嗽痰黄等。

（二）里证

里证是外邪深入或七情、饮食、劳倦等因素使脏腑功能失常，疾病深入脏腑、骨髓所出现的一类证候的高度概括。里证多见于外感病的中、后期或内伤病。里证的范围很广，凡非表证、非半表半里证的一切证候均属里证。不同的里证有不同的临床表现，很难用几个症状来表示，但其基本特点是：初起无恶寒发热等表证，以脏腑症状为主要表现，其起病有急有缓，一般病情较重，病程较长。

（三）半表半里证

半表半里证是病位处于表里之间，既不在表不也不在里，是正邪相搏于表里之间的一类证候的概括。

临床表现：寒热往来（一阵发冷，一阵发热，寒与热交替出现），胸胁苦满，沉默不欲言语，不欲饮食，心烦喜呕，口苦咽干，脉弦等。

证候分析：正气与邪气交争于半表半里之间，正气不能战胜邪气则见恶寒，正气战胜邪气则见发热；正气与邪气交争相持不下，故见寒热往来；半表半里证在六经辨证中属少阳证，足少阳属胆经，胆经循行于两胁，邪扰经络则经气不畅，则见胸胁苦满；胆病影响肝之疏泄，则病人沉默不欲言语；胆热犯胃故不欲饮食；热郁则心烦；胃失和降、胃气上逆则喜呕；胆热熏蒸胆汁上溢故口苦；热伤津则咽干。

（四）表证与里证的鉴别

辨别表证与里证主要根据病人的恶寒与发热、舌象、脉象等。外感病中，恶寒与发热同时出现属表证；只发热不恶寒或只恶寒不发热属里证；恶寒与发热交替出现的为半表半里证。舌质无变化或变化少、苔薄的多为表证、半表半里证；舌质有变化、苔厚多为里证；脉浮多为表证，脉沉多为里证，脉弦为半表半里证。

（五）表证与里证的关系

1. 表里同病

表里同病，即表证与里证同时见于一个病人。如内有停食又外感风寒，见脘腹胀满疼痛、呕吐酸腐、腹泻臭秽的内伤食滞证，同时又见发热恶寒、头痛咳嗽、鼻塞流涕的外感表证。

2. 表里出入

（1）表邪入里　病在表时未治愈，邪气进一步入于里，即表证转化为里证。如外感病初起见发热恶寒、头痛咳嗽、鼻塞流涕等表证，若正不胜邪或治疗不当邪传于里，病人见高热恶热，口渴喜冷饮，舌红苔黄，脉洪数等即为表邪入里。多因失治误治或邪气过盛、正不敌邪所致。

（2）里邪出表　指先有里证后见表证，里证随之消失。如麻疹疹毒内陷时，由于治疗及时得当，使疹毒外透，热退喘平。

一般情况下，表邪入里是病势加重，里邪出表是病势减轻。因此能够正确地判断表里出入对推断疾病的发展转归具有重要意义。

二、寒热辨证

寒热辨证是辨别疾病性质的两个纲领。

致病因素使人体阴阳失调，阴阳失调使人体发生疾病，而寒证热证即是阴阳偏盛偏衰的具体证候表现。阴盛或阳虚表现为寒证；阳盛或阴虚则表现为热证，即所谓"阴盛则寒"、"阳虚则寒"、"阳盛则热"、"阴虚则热"。因此，寒热辨证目的就是为辨别阴阳盛衰，为使用寒凉药与温热药提供可靠依据。正如《素问·阴阳应象大论》所说"寒者热之"、"热者寒之"，所以寒热辨证对认识疾病的性质，确定治疗原则具指导意义。

寒证具有一组寒象的症状和体征；热证具有一组热象的症状和体征。寒证热证的确定，一般应综合病人口渴的有无、寒热的喜恶、面色的红与白、四肢温与凉、二便的情况、舌质舌苔及脉象等加以辨别。

（一）寒证

寒证是阴盛或阳虚所产生的一类证候的总称，多因外感寒邪、过食生冷或久病阳气受损所致。

临床表现：畏寒喜暖、面色白、四肢凉、口不渴、喜热饮、小便清长、大便稀薄、痰涕清稀、舌质淡苔白润、脉迟等。

证候分析：寒邪侵袭人体，伤及阳气或体内阳气不足，不能温煦形体，故见畏寒肢冷而喜暖、喜热饮；阳虚血运乏力，故面白脉迟；津液未伤，故口不渴；阳虚不能温化水液，故排泄物、分泌物清稀而澄澈清冷。

（二）热证

热证是阳气亢奋或阴液不足所产生的一类病证的高度概括。

热证多因外感火热之邪，或外感寒湿等邪郁而化热，或过服辛辣温热之品，或过服温热药，或素体阳热之气偏亢，或七情过激久而化火等因素引起。一般病势急而体质壮实者多为实热证；久病阴液耗损，阴不制阳者，多为虚热证。

临床表现：发热恶热、烦躁不安、面赤、目红、口渴喜冷饮、痰涕黄稠、衄血吐血、小便短赤、大便干结、舌红苔黄、脉数等。

证候分析：阳热之邪侵袭人体使阳气偏盛，阳胜则热，故见发热恶热喜冷；阳盛则阴病，热盛则伤津，故口渴喜冷饮；火性上炎，则见面红；火扰心神，则烦躁；火邪煎熬津液，则痰涕黄稠；火易迫血妄行故导致各种出血；阳热亢盛、脉道扩张、血行加速则舌红脉数。

（三）寒证与热证的关系

寒证与热证是机体阴阳盛衰的反映，寒证与热证有着本质的区别，是疾病性质截然相反的两个证候（见表1-7-2）。但是寒证与热证又是相互联系的，它们既可以同时在同一病人身上出现，表现为寒热错杂的证候；又可以在条件具备的情况下相互转化，即寒证可以转化为热证，热证也可以转化为寒证。在寒证与热证的发展过程中，尤其是疾病的危重阶段，还会出现与寒证热证本质相反的假象。

表 1-7-2 寒证与热证的鉴别要点

证候	临床表现	舌象	脉象
里寒证	畏寒喜暖、口不渴、喜热饮、面白肢凉、尿清便溏	舌淡苔白	迟
里热证	发热恶热、口渴、喜冷饮、面红肢热、尿黄便秘	舌红苔黄	数

1. 寒热交错

寒热交错即同一病人同时出现寒证与热证，又称寒热错杂。

（1）上热下寒 病人在同一时间内上部表现为热证，下部表现为寒证。如上部见口舌生疮、灼热疼痛的热证，下部见腹痛，腹泻，得温减轻、遇凉加重的寒证。

（2）上寒下热 病人在同一时间内上部表现为寒证，下部表现为热证。如病人脘腹疼痛，得寒痛甚、遇热痛减，呕吐清涎，同时又见尿急，尿频，排尿灼热感的膀胱湿热证。

（3）表热里寒 病人原有里寒证又感风热之邪，或表热误用寒下损伤脾阳，病人表现既有发热恶寒，头痛咽痛等表热证，又有腹痛喜温，大便稀溏，小便清长等里寒证。

（4）表寒里热 病人本有内热又感风寒之邪，或寒邪入里化热而表证尚存。病人表现为恶寒、发热、无汗、头身痛、口渴烦躁脉浮等表寒里热证。

2. 寒热转化

寒证和热证虽然性质相反，但在一定条件下二者又可以相互转化，出现寒证转热或热证转寒的现象。

（1）寒证转热 一起病为寒证，后转为热证，寒证随之消失的病证。如外感风寒出现恶寒、无汗、不渴、鼻流清涕、咳嗽痰稀白、苔薄白而润。几天后，寒证郁而化热，见不恶寒、口渴、咽痛、咳痰黄稠、舌红苔黄等热证。

寒证转热的原因一般是：失治、误治或素体阳气偏亢，感寒邪入内化热。

（2）热证转寒 一起病为热证，后转为寒证，热证随之消失的病证。如疠气所致的疾病，由于热毒极盛而见高热持续不退，大汗不止。在阴液大量耗损的情况下，阴不生阳，而见体温骤降、四肢厥冷、面色苍白、脉微欲绝等一派寒证。

寒证与热证的转化，也反映正气与邪气盛衰情况。一般来说，由寒转热是机体正气未衰，邪气从阳而化，提示人体正气能够战胜邪气，预后多好；由热证转寒，多为邪盛正虚，正气不能战胜邪气，预后多不好。

（3）寒热真假 当疾病严重到寒极、热极的危重阶段，会出现阴阳格拒的现象，形成"寒极似热"的真寒假热证，或"热极似寒"的真热假寒证，这时疾病的现象与本质相反，必须仔细审察（见表1-7-3）。

表 1-7-3 寒热真假鉴别表

证候	临床表现	舌象	脉象
真寒假热	身热，反欲盖衣被，面色浮红，时隐时现，口渴，欲热饮，饮水不多或但欲漱水不欲咽，虽烦躁但精神萎靡，形体倦怠	苔虽黑，但舌淡苔底白润	脉虽大按之无力
真热假寒	身寒肢冷反不欲衣被，胸腹灼热，虽下利但气味臭秽或挟燥屎，虽神志昏沉但有时烦躁，手足躁动，形强有力	舌红绛，苔黑干枯	脉虽沉，但数而有力

三、虚实辨证

虚实辨证，是辨别疾病正邪盛衰的两个纲领。

虚与实，是人体正气与病邪交争过程中，双方力量消长变化关系的反映。《内经》中记载"邪气盛则实，精气夺则虚"，即指邪气亢盛的疾病多出现实证；正气虚弱情况下得病多为虚证。一般新病、体质素健及青壮年患者，多为实证；久病、体质衰弱、老年患者，多为虚证。辨别虚实是临床上采用补法或泻法的主要依据。虚证实证的鉴别要点见表1-7-4。

表1-7-4 虚证实证的鉴别要点

证候	临床表现	舌象	脉象
虚证	精神萎靡，肢体乏力，声低气微，疼痛喜按	胖嫩少苔或无苔	无力
实证	精神烦乱，肢体躁动，声高气粗，疼痛拒按	苍老苔厚	有力

（一）实证

实证是疾病过程中，邪气盛而正气不虚，正邪交争剧烈而出现的证候。

临床表现：精神烦乱，肢体躁动，声高气粗，胸腹胀满不减，疼痛拒按，大便秘结，小便短涩甚则排尿时疼痛。舌质苍老，舌苔厚，脉有力等。

证候分析：实邪扰心或上蒙心窍，则见精神烦乱，肢体躁动；肺气盛则言语有力、声高气粗、胸腹胀满；实邪阻于胃肠，腑气不通，则脘腹疼痛拒按、大便秘结；水湿内停，膀胱气化不利，则见小便短涩、疼痛；实邪内积，多见舌质苍老、舌苔厚；正气不虚正邪交争剧烈，故脉有力。

（二）虚证

虚证是疾病过程中，人体正气不足，邪气也不盛，邪正斗争比较和缓的证候。

虚证的病因，多为先天禀赋不足；或饮食失调，气血生化不足；或思虑、悲忧太过，耗伤精血；或房室不节，损伤肾精；或久病失治、误治损伤正气；或吐泻太过、过汗、失血等。

临床表现：由于虚证的种类较多，各种虚证及各脏腑虚证的表现均不一样，所以很难用一组症状全面概括。其表现详见有关气血津液辨证及脏腑辨证中的具体虚证。

四、阴阳辨证

阴阳辨证是八纲辨证的总纲，是辨别疾病类别的纲领。

由于阴阳分别代表事物或现象相互对立的两个方面，所以疾病的性质、病位、病势、临床的各种现象、体征、证候一般都可以归属于阴证或阳证，所以说阴阳是总纲，是病证归类的基本纲领。

（一）阴证

是对疾病过程中表现为晦暗、沉静、衰退、抑制、向内的、向下的，属于里证、寒证、虚证的一类证候。阴证多具有症状比较隐晦、病情变化较慢或病邪性质为阴邪致病的特点。

临床表现：阴证在不同的疾病表现有别，但一般均可见面色苍白或暗淡，精神萎靡，畏寒肢冷，蜷卧，倦怠乏力，语声低怯，纳少，小便清长，大便稀溏，舌淡胖嫩，脉沉迟、微弱等。

证候分析：阴盛则阳病，阳气虚气血不能荣于上，故面色苍白或暗淡，精神萎靡；阳气不能温煦，阴盛则寒，故畏寒肢冷，口淡不渴；气虚则倦怠乏力，语声低怯；里寒故见小便清长，大便稀溏；舌淡胖嫩，脉沉迟、微弱等为虚寒的舌脉。

（二）阳证

阳证是对疾病过程中表现为兴奋、躁动、亢进、明亮、向外的、向上的，属于表证、热证、实证的一类证候。阳证多具症状容易发现、病情变化较快或病邪性质为阳邪致病的特点。

临床表现：不同的疾病，表现出的阳证症状不尽相同，各有侧重。其特征性表现主要有面红目赤，恶寒发热，肌肤灼热，烦躁不安，语声高亢，呼吸气粗，喘促痰鸣，口干渴饮，小便短赤涩痛，大便秘结奇臭，舌红绛，苔黄、灰、黑或生芒刺，脉浮数、洪大、滑实。

证候分析：外邪侵袭肌表则恶寒发热并见；热邪亢盛则见面红、肌肤灼热、烦躁不安；热盛伤津，见口干渴饮、小便短赤涩痛、大便秘结；邪亢盛而正不虚则语声高亢、呼吸气粗，喘促痰鸣；实热炽盛见舌红绛、苔黄黑生芒刺及脉浮数、洪大、滑实等。

（三）阴虚证

阴虚证是指体内精血、津液等阴精亏少，对人体脏腑组织器官滋润、濡养作用减退，并出现阴不制阳征象的一类证候。

阴虚证多因热病伤阴，或杂病日久、阴液耗伤，或五志过极、房事不节，或过服温燥之品，使阴液暗耗而成。阴虚证有病程长、病势缓的特点。

阴虚证可见于多个脏腑，常见有肝阴虚证、心阴虚证、脾阴虚证、胃阴虚证、肺阴虚证、肾阴虚证等，以阴虚症状与各脏腑证候并见为诊断依据。

临床表现：形体消瘦，口燥咽干，潮热盗汗，五心烦热，颧红，小便短黄，大便干结，舌红少津少苔，脉细数。

证候分析：阴精亏损，滋润、濡养作用减弱，故形体消瘦；阴虚则阳亢，虚热内生，则五心烦热、潮热；虚热逼阴液于外，则为盗汗；虚火上扰，则两颧发红；阴液亏虚，不能滋润于上，则口咽干燥；不能滋润于肠，则大便干结；虚热内扰，灼伤津液，则小便短黄；阴虚火旺，则舌红少津少苔，脉细数。

阴虚证常与气虚证、血虚证、阳虚证、阳亢证、津亏证同时存在，形成气阴两虚证、气血两虚证、阴阳两虚证、阴虚阳亢证、阴津亏虚证、阴亏燥热证等。

（四）阳虚证

阳虚证是指体内阳气亏损，对人体脏腑组织器官的温煦、推动、气化作用减弱所形成的一类证候。

阳虚证多因久居寒凉之地，或久病体弱，阳气渐耗，或高龄之人命门火衰，阳气匮乏，或过服寒凉之品损伤机体阳气，或气虚日久损及阳气而成。阳虚证有病程长、病势缓的特点。

阳虚证可见于多个脏腑，常见有心阳虚证、脾阳虚证、肾阳虚证等，以阳虚症状与各脏腑证候并见为诊断依据。

临床表现：畏寒肢冷，蜷卧嗜睡，口淡不渴，神倦乏力，少气懒言，自汗，小便清长或尿少浮肿，面色㿠白，舌淡胖，苔白滑，脉沉迟无力。

证候分析：阳气亏损，失于温煦，虚寒内生，故畏寒肢冷、蜷卧；阳虚多伴气虚，故见神倦乏力、少气懒言、自汗之证；阳气蒸腾、气化作用减弱，水湿内盛，故见口淡不渴、小便清长或尿少浮肿；阳气亏损，气血运行迟缓，不能荣于上，故面色㿠白；阳虚则见舌淡胖、苔白滑、脉沉迟无力等证。

阳虚证易与气虚证同时存在，为阳气亏虚证；若阳气虚损累及阴液的生化不足，可形成以阳虚为主的阴阳两虚证；若阴虚发展到严重阶段时也可累及阳气生化不足，可形成以阴虚为主的阴阳两虚证。

（五）亡阴证与亡阳证

亡阴证与亡阳证都是疾病危重阶段出现的证候。也可以说是最严重的阴虚证和阳虚证。

（1）亡阴证　是指体内阴液大量耗损或丢失，而出现的全身衰竭的危重证候。多因高热耗伤阴液，或大汗、大吐、大泻不止，或严重烧伤使阴液暴脱而成，也可以是久病阴液亏耗基础上的进一步发展。

（2）亡阳证　是指机体阳气极度衰微而出现的全身衰竭的危重证候。多因阴寒极盛，暴伤阳气，或因大汗、大失血等阴血消亡而阳随阴脱，或因严重外伤，瘀痰阻塞心窍使阳气暴脱，亦见于久病导致阳气由虚而衰的危证。

亡阴证与亡阳证鉴别要点见表1-7-5。

表1-7-5　亡阴证与亡阳证鉴别要点

证候	临床表现	舌象	脉象
亡阴证	身热肢温,恶热,汗咸而黏如珠如油,口渴欲饮,皮肤皱瘪,小便极少,面红	唇舌干燥	脉细数疾
亡阳证	手足厥冷,肌肤不温,冷汗淋漓,汗液清稀,表情淡漠,呼吸微弱,面色苍白	舌淡而润	脉微欲绝

亡阴、亡阳虽然是两种截然相反的证候，但是由于阴阳是互根的，阴竭则阳气无所依附而随之亡失，阳亡则阴液无以化生随之而告竭。

第二节　气血津液辨证

气血津液辨证就是运用气血津液的理论，分析、判断疾病中有无气血津液亏损或运行障碍的证候存在的辨证方法。

气血津液是人体生命活动的物质基础，气血津液的生成、运行依赖脏腑的功能活动，脏腑的功能活动，也离不开气血津液，所以气血津液辨证必须与脏腑辨证紧密结合。

一、气病辨证

（一）气虚类证候

气虚类证包括气虚证、气陷证、气虚不固证、气脱证。

1. 气虚证

气虚证是指元（真）气不足，气的推动、温煦、固摄、防御、气化等功能减退，或脏腑组织的机能活动减退所表现的虚弱证候。

本证多由久病、重病或劳累过度，使元气耗损；或先天不足、后天饮食失调，元气生成匮乏；或年老体弱，脏腑机能衰退而致元气自衰等导致。

临床表现：少气懒言，声音低微，呼吸气短，神疲乏力，或有头晕目眩，自汗，活动后诸症加重，舌质淡嫩，脉虚等。

证候分析：元气有激发、推动各脏腑功能活动的功能，元气不足，脏腑机能衰退，故见少气懒言、声低气短、神疲乏力；气虚不能上荣，则头晕目眩；卫气虚弱，不能固护肌表，故为自汗；劳则气耗，所以病人活动劳累后诸症加重；营气虚不能上承于舌，故舌质淡嫩；气虚血行无力，故脉象虚弱。

因为元气亏虚，往往会导致整个脏腑组织机能活动的减退，故临床上有心气虚证、肺气虚证、胃气虚证、脾气虚证、肝胆气虚证、肾气虚证等的不同，各脏腑气虚证还可相兼出现。

而气虚又可导致多种病理变化。由于气能生血，故气虚可导致营亏、血虚；气虚功能低下又可导致阳虚；气之生化机能减退，可致水湿潴留，而生湿、生痰及水液泛滥；气之推运无力，可使气血运行不畅，而致气滞、血瘀。此外，气虚卫外功能失常，还可导致易感外邪；气虚运化功能不足，又易致食积等证。

2. 气陷证

气陷证是指气虚无力升举，清阳之气不升而反下陷，内脏位置不能恒定而下垂所表现的虚弱证候。气陷一般是指中焦脾虚气陷，故临床往往称中气下陷证或脾虚气陷证。本证多由气虚进一步发展而来。

临床表现：头晕眼花，耳鸣，神疲乏力，气短懒言，自觉腹部下坠感，或内脏位置下垂，或有脱肛、阴挺等为常见证候，舌淡苔白、脉弱。

证候分析：中气不足，脾不升清，不能充养于上，则头晕眼花、精神疲惫；气虚不能充养肌肉则乏力；脾虚则宗气不足，故见气短懒言；气虚无力升举，故自觉腹部下坠感，或内脏位置下垂，或有脱肛、阴挺等病证。舌淡苔白、脉弱，为气虚之征象。

3. 气虚不固证

气虚不固证是指气虚而失其固摄功能所表现的一类虚弱证候的概括。气虚肌腠不密，卫外无力，则常有自汗、易感外邪，名曰"卫表不固"，属肺气虚证的范畴。

气虚不能控摄血液沿脉道运行，可导致各种出血，称"气不摄血"，即脾不统血证。

气虚而下元固摄失职，可致二便失禁、遗精、滑胎等，称为"肾气不固"，系肾气亏虚所致。其辨证是有气虚证的一般临床表现，并有各种"不固"的证候特征。具体临床表现详见有关脏腑辨证。

4. 气脱证

气脱证是指元气亏虚已极，气息奄奄欲脱的危重证候。本证多由气虚或气不固的进一步发展，或由大失血等所致。

临床表现：呼吸微弱而不规则，昏迷或昏仆，汗出不止，面色苍白，口开目合，手撒身软，二便失禁，舌质淡白，苔白润，脉微欲绝等。

证候分析：元气有温煦和推动各脏腑功能活动的功能，元气亏虚已极，则各脏腑功能也极度虚弱，肺气虚极，则呼吸微弱而不规则；心气虚极则见意识不清或突然昏倒；心阳虚极，则汗出不止；气虚极不能推动血液上达，则面色苍白、舌质淡白；肝脾虚极，见口开目合，手撒身软；肾气虚极，则二便失禁；既无热，津液也未伤，则苔白润；心气虚极不能鼓动脉搏则脉微欲绝。

气脱与亡阳常同时出现，肢厥身凉为亡阳的主要特征，气息微弱欲绝为气脱的主要特征，除此之外，其余证候基本相同，故临床又常称"气脱证"为"阳气虚脱证"。

此外，气虚可与血虚、阳虚、阴虚、津亏等同时出现，而为气血两虚、气阴亏虚、阳气亏虚、津气亏虚等证。

(二) 气滞类证候

气滞类证候包括气滞以及气逆、气闭。

1. 气滞证

气滞证是指人体某一部分，或某一脏腑经络的气机阻滞、运行不畅所表现的证候。又称气郁证或气结证。

许多疾病过程中都或多或少地存在着气机不畅的病理改变，但临床并不都将其诊断为气滞，因而气滞证是指以气机阻滞为主的病变。

本证原因很多，通常情志内郁、饮食失调、感受外邪、外伤闪挫及痰饮、瘀血、宿食、蛔虫、砂石等病理产物均可引起气机阻滞。阳气虚弱、阴寒凝滞亦可使脏腑经络之气机不畅，而成气滞。

气滞多与肝、胃、肠的功能失常密切相关，如肝气郁滞证、胃肠气滞证、肝胃气滞证等。气滞多见于疾病的早期阶段，故有"初病在气"的说法。

临床表现：胸胁脘腹等处的胀闷、疼痛，症状时轻时重，部位不固定，按之一般无形，疼痛性质可为窜痛、胀痛、攻痛等，痛胀常随嗳气、肠鸣、矢气后而减轻，或随情绪的忧思恼怒与喜悦而加重或减轻，脉象多弦，舌象变化不明显。

证候分析：气机阻滞，不通则痛，故气滞以胀闷疼痛为主要临床表现。由于气阻无形，故疼痛表现为胀痛、窜痛、攻痛的性质；由于嗳气、肠鸣、矢气可使气机暂时得通畅或排出，故胀、痛等症可暂得缓解；情志不畅可使气滞发生或加重，所以症状的轻重，每每因情绪波动而加重或减轻；气机不利、脉气不和故脉弦。

2. 气逆证

气逆证是指气机升降失常，气上升太过，气上冲逆所表现的病理变化。气逆基本上是在气滞基础上的一种表现形式。

本证多因外邪、痰饮等犯肺，导致肺失肃降而为肺气上逆；因寒、热、水饮、食积、瘀血等原因，可致胃失和降而气机上逆，为胃气上逆；因情志不遂，郁怒惊恐等，使肝气失调，升发太过而无制，从而导致肝气上逆的证候。

临床表现：咳嗽、喘息；呃逆、嗳气、恶心、呕吐等；头痛、眩晕、气从少腹上冲胸咽等。

证候分析：肺气上逆，则见咳嗽、喘息等症；胃气上逆，则见呃逆、嗳气、恶心、呕吐等症；肝气上逆，则见头痛、眩晕、气从少腹上冲胸咽等。

3. 气闭证

气闭证是指气不能正常出入，而致使气机闭塞的证候。

本证多因大怒、暴惊、忧思过极或因瘀血、砂石、蛔虫、痰浊等阻塞脉络、管腔等处引起。

临床表现：神昏或晕厥，肢厥（肢体冰冷），或见绞痛，大小便闭，呼吸气粗、声高、脉沉实有力等症。

证候分析：大怒、暴惊、忧思过极致神气郁闭，则神昏或晕厥、肢厥等；瘀血、砂石、蛔虫、痰浊等阻塞脉络、管腔，而表现为阻塞部位的绞痛或见大小便闭；气闭属于气病中的实证，故见呼吸气粗、声高、脉沉实有力等。

二、血病辨证

（一）血虚类证候

血虚类证候包括血虚和血脱。

1. 血虚证

血虚证是指血液亏少，不能濡养脏腑、经络、组织而表现的虚弱证候。

本证多因失血过多，新血一时未得补充；脾胃运化功能失常，或进食营养不足，或肠道寄生虫等，以致营养缺乏，生血乏源；或思虑劳神太过，致阴血暗耗；瘀血阻塞脉络，致新血生化障碍，或致使某些局部供血缺乏；或因久病、大病，伤精耗气，化血之源枯竭。

临床表现：面色淡白或萎黄，口唇、眼睑、爪甲色淡白，头晕眼花，心悸多梦，手足麻木，妇女经血量少色淡、愆期甚或经闭，舌质淡，脉细无力等。

证候分析：血液亏少，不能濡养头目，上荣舌、面，故见头晕眼花，唇、舌色淡，面色淡白或萎黄；血不养心神，故见心悸、多梦；血少不能濡养经脉、肌肤，则手足麻木、指甲色淡；血海空虚，冲任不足，则妇女月经量少、色淡、愆（qiān）期，甚或经闭；血虚而脉无以充盈，故脉细无力。

2. 血脱证

血脱证是血液大量耗失，以至血脉空虚所表现的证候，又称脱血。

本证可由呕血、便血、崩漏、外伤失血等，致血液突然大量耗失，或因长期失血、血虚而进一步发展而成。

临床表现：面色苍白，眩晕，心悸，舌淡，脉微欲绝等危重证候。

证候分析：血液大量耗失，血脉空虚，血不上荣，故见面色苍白、眩晕、舌淡；血不养心，则见心悸；血脉空虚，则见脉微欲绝等。

（二）血瘀证

凡离开经脉的血液，未能及时排出或消散，而停留于某一处；或血液运行受阻，积于经脉或脏腑器官之内，呈凝滞状态，失去生理功能者，均属瘀血。

血瘀证是由瘀血内阻而产生的证候。

本证多因外伤、跌仆及其他原因造成的体内出血，离经之血未及时排出或消散，蓄积而为瘀血；或是气滞而使血行不畅，或是气虚而无力行血，以致血脉瘀滞，形成瘀血；或血寒使血脉凝滞，或血热使血液受煎熬，而血液黏滞，以及湿热、痰火阻遏，脉络不通，导致血液运行不畅而形成瘀血。

临床表现：疼痛如针刺刀割，痛处固定，夜间加重；体表肿块，见青紫包块，瘀血在腹内者，可有较坚硬而推之不移的肿块（癥积）；出血色紫暗或有血块，或大便黑如柏油，或面色黧黑，或唇甲青紫，或皮下紫斑，或肌肤甲错，或腹部青筋显露，或皮肤出现丝状红缕（皮肤表面出现红色脉络）；女子可见经闭、漏崩；舌紫暗或紫斑、紫点，或舌下脉络曲张，或舌边青紫条状线，脉细涩，或结、代。

证候分析：瘀血内阻，气血受阻，不通则痛，故痛如针刺刀割，固定不移、拒按。夜间血行较缓慢，使瘀阻加重，故夜间疼痛加重。血积不散而凝结，则可形成肿块，故见皮肤肿块色青紫，体内肿块触之不移。瘀阻脉络，血不循经，血溢脉外，停聚不行，故色黑紫暗，或凝为血块。瘀阻脉络，血行障碍，全身得不到气血的温煦濡养，日久出现面色黧黑，口唇、舌体、指甲青紫色暗等。瘀久不消，血液亏少，营血不能濡润滋养肌肤，则皮肤干涩粗糙，状如鳞甲。瘀血内阻，冲任不通，则为经闭；瘀血内阻，血行不畅，日久皮肤见丝状红缕、腹壁见青筋暴露；瘀阻脉络，血行受阻，则脉细涩或结代。

（三）血热证

血热证是指外因或内因所致脏腑火热炽盛，热迫血分所表现的证候，即血分的实热证。本证多由外感温热病邪，温热邪毒内传，深入血分，或过食温热辛燥之品或五气化火、五志化火入血分等引起。

临床表现：咳血，吐血，衄血，尿血，月经量多，崩漏等；疮疖疔痈及内脏的痈肿等，舌质红绛，脉滑数或弦数。

证候分析：热在血分，迫血妄行，则见咳血、吐血、衄血、尿血、月经量多、崩漏等出血；热在血分，伤阴耗液，使血液黏稠，运行迟滞，热腐血败，故见疮疖疔痈等。

（四）血寒证

血寒证是指寒邪侵袭血脉，凝滞气机，血液运行不畅所表现的证候，即血分的实寒证。本证由于外感寒邪深入血脉或过食生冷寒凉等所致。

临床表现：手足冷痛、肤色紫暗发凉，或少腹拘急疼痛，得温症状减轻，遇寒加重；或月经愆期、经色紫暗、夹有血块；舌质淡白或淡紫，苔白，脉沉迟弦涩。

证候分析：寒伤阳气、主凝滞、主痛，故寒邪侵袭人体则见手足冷痛、肤色紫暗发凉；寒性收引、寒滞肝脉故表现少腹拘急疼痛；寒凝胞宫，气血淤滞、则见月经愆期、经色紫暗、夹有血块等症。

三、气血同病辨证

气与血同是维持人体生命活动的物质基础，由于生理上存在相互依存、相互滋生的关系，所以病理上相互影响，相互为病。

（一）气血两虚证

气血两虚证是指气和血均亏损不足，无以营养全身所出现的虚弱证候。本证多由于久病气虚不能生血，或血虚日久不能化气等原因所致。

临床表现：少气懒言，倦怠乏力，动则自汗，头晕目眩，心悸怔忡，失眠健忘，面色淡白或萎黄，皮肤干燥，肢体麻木，舌淡，脉细弱。

证候分析：气虚不能充养全身，则少气懒言、倦怠乏力；气虚不能固摄津液，则自汗；血虚不能充养脑，则头晕目眩，血虚不能养心，则心悸怔忡、失眠健忘、脉细弱；血虚不能上荣于面，则面色淡白或萎黄；血虚不能充养肌肤，则皮肤干燥、肢体麻木、气血两虚故舌淡。

（二）气虚血瘀证

血瘀证是指由于气虚无力推动血液运行，而导致血瘀的证候。本证多因久病耗气，或年老体弱脏腑功能减退等原因所致。

临床表现：少气懒言，倦怠乏力，面色暗滞，胸胁刺痛，拒按，舌淡暗或有紫斑，脉涩无力。

证候分析：气虚无力推动血液以滋养全身，故见少气懒言、倦怠乏力；气虚血运迟缓，瘀血阻滞，故面色暗滞；瘀多见于肺心肝，故刺痛以胸胁为主；气虚则舌淡、脉无力；血瘀则脉涩。

（三）气虚失血证

气虚失血证是指气虚不能统摄血液而导致的出血证。本证多由于脾气虚弱不能固摄血液或长期慢性出血而至气虚，转致气虚不能摄血。

临床表现：吐血、便血、崩漏、皮下瘀斑，并见气短、倦怠乏力、面色淡白或萎黄、舌淡、脉细弱。

证候分析：气能统摄血液，气虚则血不归经而外溢，则见吐血、便血、崩漏、皮下瘀斑等出血证；气血不足则气短、倦怠乏力、面色淡白或萎黄、舌淡脉细弱。

（四）气随血脱证

气随血脱证是指因大出血而引起的气随之暴脱的证候。本证多由于外伤、女子崩漏、分娩，或慢性内脏疾患突然脉道破裂出血所致。

临床表现：大出血而致突然面色苍白、大汗淋漓、四肢厥冷、气息微弱，甚则昏厥、舌淡、脉微欲绝，或浮大而数。

证候分析：血能载气，大出血则气随之外脱；气脱则阳亡，阳气不能上达则面色苍白；不能温煦四肢，则手足逆冷；气虚不能固摄，则大汗淋漓；血脱气散，神无所附，则昏厥；气血不足，舌失所养，故舌淡；脉道失充，则脉微欲绝；阳气浮越，故见脉浮大而数。

（五）气滞血瘀证

气滞血瘀证是先有气滞后有血瘀的证候。本证多由情志不畅或外邪侵袭致肝气郁结，日久及血所致。

临床表现：胸胁胀满，走窜作痛，胁下痞块，刺痛拒按，女子可见乳房胀痛、闭经、痛经、血色紫暗瘀块，舌紫暗瘀癍，脉弦涩。

证候分析：肝经行于两胁，肝气郁结，则胸胁胀满，走窜作痛，乳房胀痛；气滞日久导致血瘀，则刺痛；瘀血内停，日久成胁下痞块；按压使瘀阻加重，故拒按；瘀阻胞宫，则闭经、痛经、血色紫暗瘀块；气滞瘀血内停，则舌紫暗瘀癍，脉弦涩。

四、津液辨证

津液辨证就是分析、判断有无津液亏虚或水液停聚的证候存在。

津液是体内正常水液的总称，具有滋润脏腑、滑利关节、濡养肌肤、平衡阴阳等功能。津液是血液的重要组成部分，故津液与血关系密切。津液的生成、输布与排泄，主要与肺、脾、肾等脏腑的气化作用密切相关。津液的病变，可以由邪气直接侵袭而导致，亦可由肺、脾、肾等脏腑功能失常而致。

津液亏虚的证候，是由于津液的生成不足或丧失过多而致，外燥为病与津液亏虚的病理密切相关；水液停聚的病变，多由脏腑的功能失常导致津液的输布、排泄障碍而成。

（一）痰证

"痰"是由水液代谢障碍，导致水液内停而凝聚所形成的病理性产物，其质稠黏。痰停阻于脏器组织之间，或见于某些局部，或流窜全身而表现的证候，是谓痰证。痰可分为有形之痰和无形之痰，有形之痰，是指视之可见、闻之有声、触之有形的痰病，如咳嗽吐痰、喉中痰鸣及瘰疬、瘿瘤等；无形之痰，是指只见其征象，不见其形质的痰病，如眩晕、癫狂等。因此，中医学对"痰"的认识，主要是以临床征象为依据来进行分析的。痰浊为病，病证复杂，故有"百病多因痰作祟"、"怪病多痰"等说法。

痰证多由于外感六淫邪气、饮食不当、情志刺激、过劳体虚、过逸少动等影响肺、脾、肾的功能，以致水液停聚，被寒凝、火煎，凝结浓缩而成痰。如肺失宣降，不能敷布津液，水液凝滞或被火热煎熬为痰；或脾失健运，水湿停聚，凝而不散，变化为痰；或肾阳不足，脾阳失煦，脾失运化，聚湿为痰；或肾阴亏虚，虚火煎熬津液，炼液成痰等。

临床表现：咳嗽咯痰，痰质黏稠，胸脘痞闷，恶心纳呆，呕吐痰涎，头沉而眩晕，形体多肥胖，或神昏而喉中痰鸣，或神志错乱而为癫、狂、痴、痫，或某些局部见圆滑柔韧的瘰疬（luǒ lì）、瘿瘤、乳癖（pǐ）、痰核等，舌苔腻，脉滑。

证候分析：痰停聚于肺，肺失肃降，肺气上逆，则咳嗽、胸闷、咯痰等；痰浊中阻，胃失和降，则脘痞、纳呆、泛恶、呕吐痰涎等；痰无处不到，它可随气而流窜全身，如痰上蒙清窍，则头重眩晕；痰泛于肌肤，见形体肥胖；痰浊蒙蔽心窍，则见神昏而喉中痰鸣，或发为癫、狂、痴、痫等；痰稠质黏，流动性小而难以消散，故易停于某些局部，而见瘰疬、瘿瘤、乳癖、痰核等；痰浊内阻，则苔腻、脉滑。

根据痰的性状及所兼见的不同证候，痰证有寒痰、热痰、湿痰、燥痰以及风痰、瘀痰、脓痰等，并各有不同的表现特点。

临床上常见的痰证有痰蒙心窍证、痰热闭窍证、痰火扰心证、痰阻心脉证、痰阻胸阳证、痰浊阻肺证、痰热壅肺证、燥痰结肺证、痰热腑实证、痰浊犯头证、痰阻胞宫（或精室）证、痰湿内阻证、痰阻经络证、痰湿凝结肌肤证、风痰闭窍证、风痰阻络证、痰气郁结证等，其证候除有痰的表现外，必兼痰所停阻部位的症状。

（二）饮证

饮是指体内水液停聚而生成的病理性产物，质较痰清稀。由饮邪停聚于胃、肠、心、肺、胸胁等处所致的证候，即为饮证。

本证可由于外邪侵袭，影响脏腑对水液的气化，导致水液停聚而成；或因中阳素虚，复因饮食不慎、外邪内袭，以致水液代谢障碍，停聚为饮。

临床表现：饮停部位的不同，可见不同的症状。一般可为脘腹痞胀，水声漉漉，泛吐稀涎或清水；或见咳嗽气喘，吐痰多稀白，胸闷心悸，不得平卧，甚或喉中哮鸣有声；或胸胁饱满，咳唾引痛；或小便量少，身重，肢体浮肿；并可见眩晕、舌淡苔白滑或舌暗红、脉弦等症。

证候分析：饮邪停于胃肠，影响气机的畅通，故见脘腹痞胀满闷、或水声漉漉、或肠鸣有声等症；饮溢而排出体外，则为咳吐稀痰、呕吐清水涎沫；饮邪停于胸胁，则胸胁饱满、咳唾引痛；饮邪上溢，凌心迫肺，则见咳嗽气喘，吐痰多稀白，胸闷心悸，不得平卧，甚或喉中哮鸣；水饮泛溢肌肤，则肢体浮肿、小便量少、身体沉重感；饮邪上泛于头，则眩晕；水饮内停，则见苔白滑、脉弦；水饮凌心，心行血不畅，故舌暗红。根据饮停部位的不同，主要可分为寒饮停肺证、饮停心包证、饮停胸胁证、饮留胃肠证等。

第三节 脏腑辨证

脏腑辨证是在掌握脏腑生理功能、病理变化的基础上，对四诊搜集的各种病情资料进行综合分析，从而判断疾病所在脏腑部位、病因、病性等的辨证方法。

人体是以五脏为中心的有机整体，人体的一切部位、一切生理功能都与五脏六腑密切相关。所以，无论何种病邪伤及人体的任何部位、任何功能，都必然影响某个（或某些）相应的脏腑。因此，中医诊疗任何疾病都必须进行脏腑辨证，查明病变的脏腑，从恢复脏腑功能着眼论治。可见脏腑辨证是中医辨证体系中的重要组成部分。

脏腑辨证的内容十分丰富，它包含了八纲辨证、气血津液辨证中提及的各种证候，并将这些证候与各脏腑病变联系起来，为医生提供了更加具体化、个性化的论治目标。外感病的辨证方法如六经辨证、卫气营血辨证等，也无不贯穿着脏腑辨证的内容，可以说脏腑辨证是中医辨证的基本方法，也是本章的学习重点。

一、心与小肠病辨证

心的病变主要表现为主血脉功能失常，主精神意识、思维功能的失常，以及心胸、舌等相关部位的异常。心病常见症状有：心悸，怔忡，心烦，心痛，失眠，多梦，健忘，神昏谵语，神识错乱，脉结代或促等。此外舌痛、舌疮等症，亦常归属于心。

小肠的病变主要表现为"受盛化物"和"分别清浊"功能的异常。如受盛化物功能失调，可见腹痛、腹胀、腹泻便溏等症；泌别清浊功能失调，则清浊不分，可出现小便短少，并伴泄泻等症。心火下移小肠则见小便短赤、尿道灼痛，甚则尿血。若小肠有火，循经上熏于心，还可出现心烦、面红、舌赤糜烂等症。

（一）心血虚证

心血虚证是指由于心血不足，不能濡养心脏所致的证候。本证多由失血过多，或脾虚不能正常化生血液而致血源亏乏，或劳心耗血过度，久病失养等所致。

临床表现：心悸，失眠，多梦，健忘，头晕，面色淡白或萎黄，唇、舌淡白，脉细弱。

证候分析：心血亏损，不能濡养于心，心动失常，故见心悸；心主神明，血不养心则神志不安，故见失眠、多梦、健忘之症；血虚不能上荣于头、面，故见面色无华，唇、舌淡白；血少不能充盈脉道，则脉细无力。

心血虚证以心悸、失眠及血虚症状为辨证要点。

治法及方药举例：养心血，安心神，用四物汤加减。

（二）心气虚证

心气虚证是指心气不足，鼓动无力，不能正常推动血液运行所表现的证候。本证多因素体虚弱、久病失养或高龄脏气亏损等因素所致。

临床表现：心悸，胸闷，气短，自汗，倦怠无力，精神疲惫，活动或劳累后症状加重，面色淡白，舌淡，脉虚。

证候分析：心气虚，鼓动无力，故见心悸；心气亏损则宗气不足，而致胸闷气短；机能活动减弱，则倦怠无力；劳则气耗，故活动或劳累后上述症状加重；气虚血运无力，气血不能上荣于面舌，则面色淡白，舌淡；气虚不能固摄，则见自汗；不能鼓动血液充盈于脉，则见脉虚。

心气虚证以心悸及气虚症状为辨证要点。

治法及方药举例：补益心气，用养心汤。

（三）心阴虚证

是指心的阴液亏损，虚热内生所表现的证候。本证多因思虑太过，暗耗心阴，或热病后期，阴液耗伤，或肝肾阴液亏损累及心阴不足所致。

临床表现：心烦、心悸，失眠，多梦，五心烦热、潮热盗汗、两颧发红，舌红少津，脉细数等。

证候分析：心之阴液亏损，心失濡养，心动不安，故见心悸；虚火扰心，心神不守，故见心烦、失眠、多梦；阴虚阳亢，虚热内生，故见五心烦热、潮热；寐时阳气入阴，虚热逼阴于外则见盗汗；虚火上扰，两颧发红；阴虚内热则舌红少津，脉细数。

心阴虚证以心悸心烦，失眠，多梦，及阴症状为辨证要点。

治法与方药举例：滋养心阴，安神定志，用天王补心丹加减。

（四）心阳虚证

心阳虚证是指心的阳气虚衰，鼓动无力，虚寒内生所表现的证候。本证多由心气虚发展而来。

临床表现：心悸怔忡，心前区憋闷或痛，畏寒肢冷，面色㿠白；或面唇青紫，自汗，舌淡胖或紫暗，苔白滑，脉微细或结代。

证候分析：心阳虚衰，不能正常鼓动血液运行，轻则心悸，重则怔忡；心阳虚衰，胸阳不振，心脉瘀阻则见心前区憋闷或痛；阳气虚衰，不能充养于外，则见畏寒肢冷；不能正常推动血液、水液运行，故面色㿠白、舌淡胖、苔白滑；阳弱气虚，肌表不固，则自汗；心阳虚衰，血液不能充盈于脉管和推动血液运行，故见脉微细或结代。

心阳虚证以心悸怔忡，胸闷痛及阳虚症状为辨证要点。

治法与方药举例：温通心阳，用保元汤。

（五）心阳暴脱证

心阳暴脱证是指心阳虚衰至极或突然亡失所表现的危重证候。本证多由心阳虚证进一步发展而来，或有因痰瘀阻塞心窍或寒邪暴伤心阳所致者。

临床表现：原有心阳虚的基础上，突见冷汗淋漓，四肢厥冷，呼吸微弱，面色苍白；或心痛剧烈，口唇青紫，神志模糊；或昏迷不醒，舌质淡紫，脉微欲绝。

证候分析：阳气衰亡，不能卫外而维系阴液，则冷汗淋漓；不能温煦肢体则四肢厥冷；心阳衰，宗气泻，不能助肺以司呼吸，故呼吸微弱；阳气亡，不能推动血液上荣，则面色苍白；若血液瘀阻心脉，则见心痛剧烈，并伴口唇青紫；若阳衰，心神失养，神散于外，则见神志模糊或昏迷不省人事；阳气外脱，则脉微欲绝。

心阳暴脱证以心阳虚证和亡阳证的临床表现为辨证要点。

治法与方药举例：回阳固脱，用参附汤。

（六）心火亢盛证

心火亢盛证是由于心中实火炽盛而表现的实热证候。本证多因情志郁结，气郁化火，或火热之邪内侵，或过食辛热及烟酒热燥之品，或过食温补之品，久而火自内生所致。

临床表现：心烦失眠，面赤口渴，身热，便秘尿黄，舌尖红绛，苔黄，脉数。或见口舌糜烂疼痛，或见尿黄量少，尿灼热涩痛，或见衄血、吐血，甚或狂躁谵语等。

证候分析：心火炽盛于内，热扰心神，故心烦、夜不成寐；阳盛则热，故身热；火热之邪炎上，则面赤口渴、舌尖红绛、甚则口舌糜烂、舌苔黄；火热之邪下移，伤津灼络，则见尿黄量少、尿灼热涩痛；心火迫血妄行则见衄血、吐血；火热闭扰心神则狂躁谵语；实热之证则脉数。

心火亢盛证以神志症状及火热炽盛症状为辨证要点。

治法与方药举例：清心泻火，用导赤散或三黄泻心汤加减。

（七）心脉痹阻证

心脉痹阻证是指由于瘀血、气郁、痰浊、阴寒等凝滞心脉，导致心脏气血运行不畅，甚则痹阻不通，而出现以心悸怔忡、胸闷心痛、痛引肩背及臂内侧、时作时止为主要表现的一类证候。本证多因正气先虚，心气不足或心阳亏损，有形之邪阻滞心脉所致。

临床表现：心悸怔忡，心胸憋闷作痛，痛引肩背及臂内侧，时作时止。或见痛如针刺，舌紫暗，或有紫点、紫斑，脉细涩或结代；或为心胸闷痛，体胖多痰，身重困倦，舌苔白腻，脉沉滑，或沉涩；或遇寒痛剧，得温痛缓，形寒肢冷，舌淡苔白，脉沉迟或沉紧。或疼痛而胀，胁胀闷，喜太息，常因情志不畅而发作，舌淡红，脉弦。

证候分析：心阳不振，心失温养，则心悸怔忡；阳气虚，血行无力，继因瘀、痰、寒、气使心脉痹阻，故心胸憋闷疼痛；手少阴心经直行上肺，沿上臂内侧后缘而行，至小指末端，故痛引肩背内臂。

若属瘀阻心脉则见痛如针刺，伴见舌紫暗，或有紫点，脉细涩或结代；若属痰阻心脉，病人体胖痰多，身重困倦，苔白腻，脉沉滑，心胸闷痛；若属寒凝心脉，则痛势剧烈，得温痛减，伴畏寒肢冷，舌淡苔白；若属气滞心脉，以胀痛为特点，并伴胁胀，善太息，脉弦，发作与精神因素有关。

本证以心悸怔忡、心胸闷痛及不同邪气的疼痛特点为辨证要点。

治法与方药举例：气血阻心，宜活血化瘀，用血府逐瘀汤（胶囊）、速效救心丸、复方丹参片、丹参滴丸等；寒痰阻心，宜通阳散结，祛痰宽胸，用瓜蒌薤白半夏汤。

（八）痰蒙心窍证

痰蒙心窍证是指痰浊蒙蔽心神，表现以神志异常为主证的证候。又称痰迷心包证、痰迷心窍证、痰迷心神证。本证多因外感湿浊之邪，郁遏中焦，气机被阻，或情志抑郁，气郁生痰；或痰浊内伏心经，一旦肝风内盛，挟伏痰上蒙心包所致。

临床表现：意识模糊，语言不清，甚则昏不知人。或精神抑郁，表情淡漠，神志痴呆，喃喃自语，举止失常；或突然昏仆，不省人事，口吐涎沫，喉中痰鸣，手足抽搐，两目上视，口中如作猪羊叫声，并见面色晦滞，胸闷呕恶，舌苔白腻，脉滑。

证候分析：痰蒙心窍在临床上多指外感湿浊证、癫证、痫证三组证候。

外感湿浊之邪，酿痰上蒙心窍，神明失司，故见意识模糊，语言不清，甚则昏不知人；痰随气升则喉中痰鸣；痰浊内阻，清阳不升，浊气上泛，则面色晦滞；胃失和降，胃气上逆，故胸闷呕恶；气郁痰凝，痰气博结，蒙蔽心神，不能自主，故表情淡漠，神志痴呆，喃喃自语，举止失常，发为癫证。若痰浊挟肝风闭阻心窍，则突然昏仆，不省人事，口吐涎沫，喉中痰鸣。肝主筋，肝风内动，筋膜紧缩，故见手足抽搐；肝开窍于目，目系紧急，则两目上视；肝气逆上，痰涌于喉，痰被气激，故口中如作猪羊叫声。

本证以神志症状及痰浊内盛症状为辨证要点。

治法与方药举例：涤痰开窍，用涤痰汤。

（九）痰火扰神证

痰火扰神证是指由痰浊火热之邪侵扰心神而表现的以神志异常为主的证候。本证多因精神刺激，气机逆乱，气郁化火，火盛扰心，炼液为痰，痰火上扰清窍；或外感热病，邪热亢盛，灼液为痰，上扰心神所致。

临床表现：烦躁失眠，痰多胸闷，甚则哭笑无常，胡言乱语，狂躁妄动，打人毁物，力逾常人；或发热烦躁，面红目赤，口渴，气粗，痰多色黄，便秘尿赤，舌红苔黄腻，脉滑数。

证候分析：痰火扰神证有内伤致狂和外感热病，痰火亢盛，扰乱心神之别，前者又有轻证、重证之异。

内伤所致多因悲愤恼怒而致气郁化火，灼液为痰，气机逆乱，心火挟痰，上扰心神所致痰火扰心，心不能主神志，轻证见失眠心烦；重证见神志狂乱，胡言乱语，哭笑无常；火属阳，阳主动，故狂躁妄动，打人毁物，力逾常人。

若属外感热病所致，因里热炽盛，故见高热；热扰心神，故见烦躁；火势上炎则面红目赤；邪热灼津则口渴喜饮；热盛则机能亢进，故见气粗；热灼津为痰，故吐痰色黄；火热下移，则便秘尿赤；痰火内盛，见舌红苔黄腻，脉滑数。

本证以神志异常及痰火内盛症状为辨证要点。

治法与方药举例：属内伤者，宜泻火逐痰，用礞石滚痰丸；属外感热病者，宜清热开窍、豁痰解毒，用安宫牛黄丸或局方至宝丸。

（十）心火下移小肠证

心火下移小肠证是指心火移热于小肠所表现的以小便赤、涩、痛、灼热及尿血为主症的实热证候。本证多因感受火热之邪、情志郁久化火及过食辛燥温热之品，致心火旺盛，热邪移于小肠所致。

临床表现：心烦口渴，口舌生疮，小便赤涩，尿道灼热疼痛，尿血，舌红苔黄，脉数有力。

证候分析：心中有火，火扰心神故见心烦；火盛伤津，则口渴；热盛则肿，见口舌生疮；心与小肠构成表里关系，心火下移于小肠，故见小便赤、涩、痛、灼及尿血之症；心火上炎则见舌红、苔黄；实热之证则脉数有力。

心火下移小肠证以小便赤、涩、痛、灼热及尿血和心火亢盛症状为辨证要点。

治法与方药举例：清心火利小便，用导赤散。

二、肺与大肠病辨证

肺的病变主要表现为呼吸功能失常，水液代谢输布失常，卫外机能失职，以及胸、鼻、皮毛等部位的异常。肺病常见症状有：咳嗽、气喘、胸痛、咯痰、咯血、喉痛、声音异常、鼻塞、流涕或水肿等。

大肠的病变主要表现为大便异常。大肠病常见症状有：泄泻、痢疾、便秘等。

（一）肺气虚证

肺气虚证是指肺功能减弱，其主气、卫外功能失职所表现的虚弱证候。本证多由久病咳喘，耗伤肺气，或脾虚水谷精气化生不足，或先天禀赋不足所致。

临床表现：咳喘无力，少气不足以息，动则益甚，咳痰清稀，声低气怯，面色淡白，或有自汗，畏风，易于感冒，神疲体倦。舌淡苔白，脉虚弱。

证候分析：肺气亏虚，宣降失常，气逆于上，且宗气生成不足，呼吸功能减弱，故咳喘无力，少气不足以息；动则耗气，故症状加重；肺气虚，不能通调水道，水津不布，聚而为痰，随气上逆，故咳痰清稀；肺气虚，宗气不足，走息道行呼吸的功能减退，则少气不足以息，声低气怯；日久血亦虚则面色淡白；肺气虚则腠理不密，卫表不固，故有自汗、畏风、易于感冒；气虚则舌淡苔白，脉虚弱。

肺气虚证以咳喘无力，咳痰清稀及气虚症状为辨证要点。

治法与方药：补益肺气，用补肺汤加减。

（二）肺阴虚证

肺阴虚证是指由于肺的阴液亏损，宣降失司，失于清肃，虚热内生所表现的证候。本证多因燥热损伤肺阴，久咳耗阴，或汗出伤阴，或痨虫蚀肺，阴液被耗所致。

临床表现：干咳无痰或痰少而黏，不易咯出，口咽干燥，形体消瘦，午后潮热，五心烦热，颧红，盗汗，或痰中带血，声音嘶哑，舌红少津，脉细数。

证候分析：肺为娇脏，喜清润、司清肃，肺中阴液亏损，虚热内生，灼伤津液，肺失肃降，肺气上逆而为干咳；若津被热灼，炼液成痰，则痰少而黏；肺阴亏虚，不能滋润于口腔咽喉，则口干咽燥，不能濡养肌肉，则形体消瘦；阴虚不能制阳，则虚热内炽，而致午后潮热，五心烦热；虚热扰于营阴，则为盗汗；虚热上炎则颧红；热伤血络则痰中带血；阴亏咽喉失润则声音嘶哑；阴虚内热，故舌红少津，脉细数。

肺阴虚证以干咳或痰少而黏及阴虚内热证为辨证要点。

治法与方药举例：滋养肺阴，用百合固金汤（丸）。

（三）风寒袭肺证

风寒袭肺证是指风寒之邪侵袭肺表，肺卫失宣，卫气被遏所表现的证候。

临床表现：咳嗽，痰液稀薄色白，微有恶寒发热，鼻塞，流清涕，或见身痛无汗，舌苔薄白，脉浮紧。

证候分析：肺外合皮毛，又为娇脏，外感风寒，风寒袭表犯肺，肺气被束，失于宣降，则为咳嗽；津液不布，凝而为痰，寒为阴邪，故痰液稀薄色白；卫气被遏，肌表失于温煦则微恶寒；卫阳被遏则发热；鼻为肺窍，肺气失宣，则鼻塞流清涕；寒性凝滞主痛，经气不畅，故身痛；寒性收引，寒邪郁闭腠理，则无汗；风寒在表，则见舌苔白，脉浮紧。

风寒袭肺证以咳嗽、痰液清稀和风寒表证并见为辨证要点。

治法与方药举例：宣肺散寒，化痰止咳，用杏苏散、通宣理肺丸。

（四）风热犯肺证

风热犯肺证是指风热之邪侵犯肺系，肺卫受病所表现的证候。

临床表现：咳嗽，痰黄质稠，鼻塞，流黄浊涕，发热，微恶风寒，口微渴，或咽痛，舌尖红，苔薄黄，脉浮数。

证候分析：风热犯肺，肺失清肃，肺气上逆，故咳嗽；热灼津液为痰，故痰黄质稠；肺气失宣，鼻窍不利，津液被热邪所熏，故鼻塞，流黄浊涕；肺主气属卫，卫气抗邪则发热；卫气被遏则恶风寒；热伤津液则口微渴；风热上扰，咽喉不利，则咽痛；风热犯肺，故舌尖红；热邪初起则苔薄黄；风热犯肺则脉浮数。

风热犯肺证以咳嗽和风热表证并见为辨证要点。

治法及方药举例：清宣肺热，止咳化痰，用桑菊饮、桑菊感冒片。

（五）燥邪伤肺证

燥邪伤肺证是指燥邪侵袭肺卫，肺系津液耗伤所表现的证候。本证多因秋季感受燥邪所致，初秋感燥偏热，多为温燥；深秋感燥偏寒，多为凉燥。

临床表现：干咳无痰，或痰少而黏，难以咯出，甚则咳时胸痛、痰中带血，并伴口、唇、鼻、咽干燥。或见鼻衄、咯血，便干尿少；或发热，微恶风寒，无汗或少汗，苔薄而干燥，脉浮数或浮紧。

证候分析：燥邪犯肺，最易损伤肺津，肺津受损，清肃失职，故干咳无痰，或痰少而黏难以咯出；甚则咳伤肺络，则胸痛、痰中带血；燥胜则干，燥邪损伤阴津，故见口、唇、鼻、咽干燥，甚或便干尿少，苔薄而干燥；燥袭肺卫，卫气失和，则发热微恶风寒；若燥而兼寒，寒邪凝滞，腠理闭塞，则无汗脉浮紧；若燥而兼热，风热袭表，则腠理开泄而少汗，脉浮数。

燥邪伤肺证以肺系症状及干燥少津为辨证要点。

治法及方药举例：温燥宜清肺润燥，用桑杏汤；凉燥宜温肺润燥，用杏苏散。

（六）肺热炽盛证

肺热炽盛证是指热邪内盛，壅积于肺，肺失清肃所出现的里实热证，又称热邪壅肺证，简称肺热证或肺火证。本证多因风寒之邪入里化热或风热之邪入里，蕴结于肺所致。

临床表现：身热较甚，口渴，咳嗽，痰黄，气喘息粗，甚则鼻翼煽动，烦躁，口鼻气灼，或咽喉红肿疼痛，小便短赤，舌红苔黄，脉洪数。

证候分析：热邪壅肺，里热蒸腾，充斥肌肤，故发热较甚；热伤阴津，故口渴；热壅于肺，肺气上逆，而见咳嗽、气喘息粗；肺气郁闭，气道不利，则鼻翼煽动；热邪炼液为痰而痰黄；热扰心神则烦躁；邪热充斥气道，故口鼻气灼；肺热上熏咽喉，气血壅滞，故咽喉红肿疼痛；热邪伤津，则见小便短赤；里热炽盛，故舌红苔黄、脉洪数。

肺热炽盛证以病势急，咳嗽，气喘息粗、鼻翼煽动及火热证共见为辨证要点。

治法及方药举例：清热化痰平喘，用麻杏石甘汤。

（七）痰热壅肺证

痰热壅肺证指痰热交结，壅滞于肺，肺失宣降所表现的肺经实热证候。本证多因外邪犯肺，郁而化热，或肺有宿痰，郁而化热，痰热互结而成。

临床表现：咳嗽，痰黄质稠，量多，胸闷，气喘息粗，甚则鼻翼煽动，喉中痰鸣，或胸痛，咳吐脓血腥臭痰，发热，口渴，烦躁，便秘，尿短赤，舌红苔黄腻，脉滑数。

证候分析：痰热壅肺，则痰黄质稠，量多；肺失清肃，肺气上逆，发为咳喘；痰热壅盛，气道不畅，故胸闷，气喘息粗，甚则鼻翼煽动；痰热交结，随气上下，故喉中痰鸣；肺热炽盛，血肉腐败，则胸痛，咳吐脓血腥臭痰；里热炽盛，蒸腾于外，故见身热；热伤阴津，故口渴、便秘、尿短赤；热扰心神则烦躁；痰热壅盛，见舌红苔黄腻、脉滑数。

痰热壅肺证以发热，咳喘、痰黄质稠，量多为辨证要点。

治法及方药举例：化痰清热平喘，用麻杏石甘汤加味，或与橘红丸合用。

（八）痰湿阻肺证

痰湿阻肺证是指痰湿阻滞于肺系，肺失宣降所表现的证候。本证多见于脾气虚弱，不能运化水湿，聚湿成痰，上渍于肺，或久咳伤肺，水津不布，聚湿成痰，痰湿阻肺所致。

临床表现：咳嗽，痰多，色白，质黏易咯（kǎ），胸闷，甚则痰鸣气喘，舌淡苔白腻，脉滑。

证候分析：因痰湿阻滞肺气，肺气不降而上逆，则咳嗽；湿为阴邪，其性黏滞，湿邪充斥于肺，故痰多、色白、质黏，且易于咯出；痰湿阻滞气道，肺气不利，故见胸闷，甚则气喘痰鸣；痰湿内盛，气血运行迟缓，血难上荣，则舌淡；痰湿内盛，则苔白腻、脉滑。

痰湿阻肺证以咳嗽，痰多、色白、质黏，易咯出为辨证要点。

治法及方药举例：燥湿化痰，用二陈汤（丸）、苏子降气汤。

（九）寒痰壅肺证

寒痰壅肺证是指寒邪、痰浊合并，停聚于肺所表现的证候。本证多因寒邪内客于肺，或素有痰浊，又感寒邪，或脾阳不足，水湿不运，聚湿成痰，上干于肺所致。

临床表现：咳嗽痰白质稀，量多，易咯，形寒肢冷；或胸闷气喘，喉间哮鸣，形寒肢冷，舌淡苔白腻或白滑，脉濡缓或滑。

证候分析：寒邪与痰浊合并，壅阻于肺，肺失宣降，气机上逆，故见咳嗽气喘；寒为阴邪，故痰白质稀，且量多易咯；阳气被寒邪所郁，不能温煦肌肤，故见形寒肢冷；寒性凝滞，气血运行迟缓，血难上荣，故见舌淡；寒饮痰浊内阻，苔白腻或白滑，脉濡缓或滑。

寒痰壅肺证以咳喘，痰多、色白、质黏易咯出为辨证要点。

治法及方药举例：温肺化痰，用苓甘五味姜辛汤、小青龙汤加减。

（十）大肠湿热证

大肠湿热证是指湿热之邪侵袭肠道，大肠传导失职，而致下痢或泄泻为主的证候。本证多因夏秋之季，暑湿热毒之邪侵犯肠道，或饮食不节，或饮食不洁，进食腐败之物，致使湿热秽浊之邪蕴结肠道而成。

临床表现：腹痛，腹胀，里急后重，下痢脓血，或暴泻如水，大便色黄而臭秽，肛门灼热、小便短赤、身热口渴，舌红苔黄腻，脉滑数。

证候分析：湿热之邪侵袭肠道，壅塞气机，故腹痛，腹胀；湿阻肠道，气滞不畅，大便难以畅通，故见里急后重；热腐为脓，脉络受伤，故见下痢脓血；湿热侵袭大肠，大肠燥化失职，湿热之邪迫津下注，则见暴泻如水，色黄而臭秽；热炽肠道，则肛门灼热；水液从大便而泄，则小便短少而赤；湿热蒸腾达于外，故见身热；热盛伤津则口渴；湿热内蕴，故见舌红苔黄腻、脉滑数。

大肠湿热证以腹痛，下痢或腹泻及湿热之象为辨证要点。

治法及方药举例：清利湿热，调和气机，用白头翁汤、葛根芩连汤、香连化滞丸。

（十一）大肠津亏证

大肠津亏证是指由于大肠阴津亏损，肠失濡润，而致传导失常所表现的证候，本证多由素体阴津亏损，或年老肠道阴津不足，或嗜食辛辣燥热之品，或热病后阴津耗伤未复，或妇女产后出血过多，而致大肠阴津亏虚所致。

临床表现：大便干燥，艰涩难下，常数日一行，腹胀作痛，或可于左少腹触及包块，口干或口臭，或见头晕，舌红少津，苔黄燥，脉细涩。

证候分析：大肠津亏，肠失濡润，致粪便干燥秘结如羊粪，难以排出，常三五日，甚至十余日一行；阴津亏损，不能滋润口腔，故口干；大肠腑气失通，浊气不下而上逆，故致口臭；浊气上逆，清阳被扰，故头晕；燥热内生则舌红少津苔黄燥；阴津亏损，脉道失充，则脉细涩。

大肠津亏证以大便干燥，排便困难为辨证要点。

治法及方药举例：润肠通便，用麻子仁丸、麻仁滋脾丸。

三、脾与胃病辨证

脾的病变主要表现为运化、升清、统血功能的失常。脾病的常见症状有：食少，腹胀，便溏，倦怠困重，浮肿，内脏下垂，慢性出血等。

胃的病变主要表现为受纳腐熟、降浊功能的失常。胃病的常见症状有：纳少，脘胀或痛，恶心，呕吐，呃逆，嗳气等。

（一）脾气虚证

脾气虚证是指脾气虚弱，运化失职所表现的虚弱证候，又称脾失健运证。本证多因饮食不节，损伤脾土；或禀赋不足，素体虚弱；或劳倦过度，忧思日久，损伤脾气；或大病初愈，调养不当所致。

临床表现：纳呆，腹胀，食入即饱或食后脘腹胀满加重，口淡乏味，甚者全不思食，大便溏薄，肢体倦怠，少气懒言，形体消瘦，面色萎黄，或见浮肿，舌质淡或淡胖有齿痕，舌苔薄白，脉缓弱。

证候分析：脾气虚弱，气行无力，故腹胀；脾病胃气亦弱，腐熟功能失职，故纳呆，口淡乏味，甚者全不思食；脾气本虚，食后脾气益困，化谷更难，故见食入即饱或食后脘腹胀满更甚；脾运化水液功能减弱，水湿不运，下注肠中，故大便稀溏；脾为后天之本，气血生化之源，脾气虚弱，化源不足，不能充养肌肉、肢体，故见肢体倦怠，少气懒言，形体消瘦，面色萎黄；脾气虚弱，则舌质淡或舌胖有齿痕，舌苔薄白，脉缓弱。

脾气虚证以纳呆，腹胀，便溏及气虚证为辨证要点。

治法及方药举例：健脾益气，用香砂六君子汤（丸）、参苓白术散（丸、片）。

（二）脾虚气陷证

脾虚气陷证是指脾气亏虚，升举无力而反下陷的证候，又称中气下陷证。本证多为脾气虚证的进一步发展；或久泻久痢，或劳倦过度，或妇女孕产过多，产后失于调护，致脾气严重损伤而下陷。

临床表现：脐腹以下重坠且胀，食后加重；或便意频数，肛门坠胀，久泻不止，甚或脱肛或子宫脱垂；常伴倦怠无力，头晕目眩，气短，自汗，面白消瘦，久泻，久痢等；舌淡苔白，脉缓弱。

证候分析：脾主升清，使内脏位置恒定。脾气亏损，升举无力，致内脏失举而下垂，胃下垂则自感脐腹以下重坠且胀，食后加重；因中气下陷，故便意频频，甚者肛门外脱；脾虚气陷，不能固摄血液；则成崩漏；不能举托则成子宫脱垂；脾气虚则气短、倦怠无力；清阳不升，头目失养，则头晕目眩；气虚不能固摄汗液，则自汗；气血生化乏源，则面白消瘦，舌淡苔白，脉缓弱。

脾虚气陷证以脘腹重坠、内脏下垂及脾气虚症状为辨证要点。

治法及方药举例：补气升陷，用补中益气汤（丸）。

（三）脾阳虚证

脾阳虚证是指脾的阳气亏损，失于温运，阴寒内生所表现的里虚寒证。本证多由脾气虚证进一步发展而成；或因过食生冷，外寒直中，或过用寒凉药，损伤脾阳，或肾阳亏损，命门火衰，火不生土所致。

临床表现：脘腹隐痛，喜温喜按，食少腹胀，形寒肢冷，大便稀薄，甚则完谷不化，面白少华，口淡不渴，或见肢体浮肿，或见白带清稀量多，舌体淡胖或有齿痕，苔白滑，脉沉迟弱。

证候分析：脾阳虚衰，不能温煦中焦，寒自内生，寒性凝滞、收引，故脘腹隐痛，喜温喜按；阳虚则寒，不能温煦肌表，故形寒肢冷；脾阳虚运化无权，则食少腹胀、大便稀薄、甚则完谷不化；水湿不化，则口淡不渴；水湿泛溢肌肤，见肢体浮肿；水湿下注，带脉不固，则白带量多、清稀；阳虚气血不能上充于舌，则舌体色淡，脾阳虚弱，水湿不化，故舌胖或有齿痕、舌苔白滑；阳气不足，则脉沉迟弱。

脾阳虚证以食少、腹胀、腹痛、便溏及虚寒症状为辨证要点。

治法及方药举例：温中健脾，用理中汤（丸）。

（四）脾不统血证

脾不统血证是指脾气虚弱，统摄血液的功能失常，以慢性出血为主要表现的证候。本证多因久病气虚或劳倦内伤损伤脾气所致。

临床表现：以便血、尿血、肌衄、齿衄，或妇女月经过多、崩漏等慢性出血为主要症状，伴面色萎黄，食少便溏，气短懒言，神疲乏力，舌淡苔白，脉细无力等脾气虚症状。

证候分析：脾气虚衰，不能统摄血液，致血溢脉外，出现便血、尿血、崩漏等出血症；脾气虚弱，运化失健，则食少便溏；经常出血，导致血虚，则面色萎黄；气不足则神疲乏力，气短懒言；气虚则舌淡苔白，脉细无力。

脾不统血证以各种慢性出血及气血两虚症状为辨证要点。

治法及方药举例：健脾摄血，用归脾汤（丸）。

（五）湿热蕴脾证

湿热蕴脾证是指湿热内蕴中焦，脾失健运，胃失纳降而形成的证候。本证多因感受湿热之邪或饮食不调，或本有脾气虚，又过食膏粱厚味、辛热之品，酿成湿热，内蕴于脾。

临床表现：脘腹痞闷胀满，纳呆呕恶，口中黏腻，肢体困重，便溏不爽，小便短赤，渴不多饮；或身热不扬，汗出热不退；或见面目或肌肤发黄，黄色鲜明；或皮肤发痒，舌红苔黄腻，脉濡数或滑数。

证候分析：湿热蕴结中焦，纳化失常，则脘腹痞闷胀满，纳呆呕恶；脾主肌肉四肢，脾被湿困，故肢体困重；湿为阴邪，易阻气机，湿热交阻，则大便溏泄不爽；湿遏热伏，热处湿中，故身热不扬；湿阻津液不能上承，故渴不多饮；湿阻津液不能气化为尿，则小便量少短赤；湿热熏蒸肝胆，疏泄失职，胆汁不循常道而外溢肌肤，见面目或肌肤发黄；湿热行于皮肤则发痒；热内蕴，故舌红苔黄，脉数；湿内蕴，则苔腻，脉濡。

湿热蕴脾证以腹胀，纳呆，身热，身重，便溏不爽，苔黄腻为辨证要点。

治法及方药举例：清利湿热，用茵陈蒿汤。

（六）寒湿困脾证

寒湿困脾证是指寒湿内盛，脾阳被困，脾不健运所表现的证候。本证多因淋雨涉水，居处潮湿，寒湿内侵；或过食生冷、贪凉嗜冷，寒湿之邪困阻中阳；或寒湿素盛，又过食肥甘，中阳被阻，寒湿内生所致。

临床表现：脘腹胀闷，腹痛便溏，纳呆，口腻，泛恶欲吐，头身困重，口淡不渴，或肢体浮肿，小便短少，或身目发黄，黄色晦暗，或妇女白带量多，舌淡胖，苔白滑或白腻，脉濡缓或沉细。

证候分析：寒湿内侵，中阳被困，脾胃升降失常，纳运失司，故见脘腹胀闷、腹痛便溏、纳呆、泛恶欲吐；湿为阴邪，其性重浊，故肢体沉重；湿困清阳，故头重如裹；寒湿均属阴邪，不耗津液，故口淡不渴；脾阳被困，水湿不运，泛溢肌表，故肢体浮肿，小便短少；寒湿困阻中阳，肝胆疏泄失职，胆汁外溢，则见面目肌肤发黄，其色晦暗；若寒湿下注，损伤带脉，带脉失约，可见妇女白带量多；寒使血脉收引，血不上达，故舌淡；湿邪内盛，则舌胖，苔腻；寒证故苔白；湿邪内阻，则脉濡缓。

寒湿困脾证以腹胀、纳呆、身重、便溏、苔白腻等为辨证要点。

治法及方药举例：温中化湿，用厚朴温中汤、理中汤加减。

（七）胃阴虚证

胃阴虚证是指胃的阴液不足，胃失滋润、和降而表现的证候。本证多因温病后期，阴伤未复，或胃热日久，阴液耗伤，或嗜食辛燥之品，或用温热之药太过，灼伤阴液，或情志不遂，气郁化火伤阴，或吐泻太过，阴液耗伤等所致。

临床表现：胃脘隐痛，时感灼热，饥而不欲食，或胃脘嘈杂不适，或脘痞不舒，干呕呃逆，口燥咽干，大便干结，小便短少，舌红少津，脉细数。

证候分析：胃阴不足，虚热内生，热郁于胃，胃气不和，则胃脘隐痛，灼热，嘈杂不适；胃失滋润，则饥不欲食；胃失和降，则脘痞不舒；胃气上逆，则干呕呃逆；胃阴亏损，不能上承，则口燥咽干；不能下润，则大便干结，小便短少；虚热证，则舌红少津，脉细数。

胃阴虚证以胃脘灼痛、嘈杂、饥不欲食及虚热证为辨证要点。

治法及方药举例：滋养胃阴，用益胃汤。

（八）胃寒证

胃寒证是指寒邪凝滞于胃腑所表现的实寒证候。本证多由过食生冷，或脘腹感受寒邪，凝滞于胃所致。

临床表现：胃脘冷痛，痛势暴急，遇寒加剧，得温则减；口淡不渴，恶心呕吐，吐后痛缓，或口泛清涎，胃脘水声漉漉，舌苔白滑，脉迟或沉紧。

证候分析：寒性收引凝滞，主痛，寒邪犯胃，故胃脘冷痛，证属实寒，故痛势暴急；寒为阴邪，得温则散，遇寒更凝，故得温则减、逢寒加重；寒不伤津，故口淡不渴；寒凝气机，胃气不降而上逆，故恶心呕吐；吐后气机稍畅，故痛减；寒凝则水饮难化，随胃气上逆，故口泛清涎；饮停于胃，故可闻胃脘部水声漉漉；实寒证，则舌苔白、脉迟或沉紧；水湿难化，故苔滑。

胃寒证是以胃脘疼痛和实寒证并见为辨证要点。

治法及方药举例：温胃散寒，用良附丸。

（九）胃热证

胃热证是指胃中火热炽盛，实热证候。本证多因过食辛辣、燥热、酒醴、肥甘之品，或五志化火，或热邪犯胃，使胃热过盛而致。

临床表现：胃脘灼痛、拒按，或消谷善饥，渴喜冷饮，口臭便秘，齿龈肿痛溃烂，小便短黄，舌红苔黄，脉滑数。

证候分析：胃热炽盛、气血壅滞，故见胃脘疼痛拒按、有灼热感；胃腐熟水谷功能亢进，则消谷善饥；胃热熏蒸则口臭；热伤津液，则便秘，渴喜冷饮；胃火循经上于齿龈，气血壅滞，见牙龈肿胀疼痛，甚则溃烂；津伤则小便短黄；火热炽盛，则舌红苔黄，脉滑数。

胃热证以胃脘灼痛、消谷善饥等和实热证并见为辨证要点。

治法及方药举例：清胃泻火，用清胃散、清胃黄连丸。

（十）食滞胃脘证

食滞胃脘证是指饮食停滞于胃脘，不能腐熟，胃失和降所表现的证候。本证多由饮食不节，暴饮暴食，过食油腻，食积不化；或胃气素弱，饮食稍有不慎即停滞成积。

临床表现：胃脘部胀满疼痛，拒按，嗳气厌食，或呕吐酸腐食物，吐后胀痛得减，或腹痛肠鸣，排便不爽，泻下粪便臭秽如败卵，或大便秘结，舌苔厚腻，脉滑。

证候分析：胃气以降为顺，饮食停滞胃脘，气机不畅，则胃脘部胀满疼痛拒按；胃气上逆，则嗳气；食积于胃，胃拒受纳，故厌食；胃中腐败谷物夹腐浊之气随胃气上逆，则呕吐酸腐食物；吐后食滞减轻，气机稍畅，故胀痛得减；食浊挟湿下趋积于肠腑，气机失畅，则腹痛肠鸣，排便不爽，泻下粪便臭秽如败卵，若食积挟热，则大便秘结；饮食停滞，邪实正盛，则见舌苔厚腻、脉滑。

食滞胃脘证以胃脘胀满疼痛，呕吐酸腐食物为辨证要点。

治法及方药举例：消食导滞，用保和丸。

四、肝与胆病辨证

肝的病变主要表现为疏泄失常导致的气机紊乱、情志异常及运化功能异常，以及头目、乳房、胁肋、少腹、外阴等肝经循行部位的异常。肝病常见症状有：精神抑郁，急躁易怒，眩晕头痛，胸胁少腹胀痛或走窜作痛，肢体震颤，手足抽搐，或目疾，睾丸疼痛，月经不调等。

胆的病变主要表现为胆汁排泄失常及情志异常。胆病常见症状有：黄疸、口苦、胆怯、惊悸、消化异常等。

（一）肝血虚证

肝血虚证是指肝血不足，组织器官失于濡养所表现的证候。本证多因脾虚化源不足，或失血过多，或久病重病、失治误治伤及肝血所致。

临床表现：头晕眼花，视物模糊，或夜盲，面白无华，或肢体麻木，爪甲不荣，筋脉拘急，手足震颤，或见妇女月经量少色淡，甚则闭经，舌淡白，脉细。

证候分析：肝经脉上行头额巅顶，开窍于目，在体为筋，其华在爪；肝血亏虚，不能充养于上，故头晕眼花，视物模糊，或夜盲；肝血虚筋失所养，则见手足麻木，筋脉拘急，爪甲不荣，手足震颤；肝血不足，血海空虚，故见月经量少色淡，甚则闭经；肝血虚，则面白无华，舌淡白，脉细。

肝血虚证以眩晕，肢麻，面舌爪甲淡白与血虚证并见为辨证要点。

治法及方药举例：补养肝血，用四物汤。

（二）肝阴虚证

肝阴虚证是指阴液亏损，肝失濡润，或阴不制阳，虚热内炽所形成的证候。本证多由情志不遂，气郁化火，灼伤阴液，或温热病后期，耗伤肝阴，或肾阴亏损，水不涵木所致。

临床表现：头晕眼花，两目干涩，面部烘热，或两颧潮红，胁肋隐隐灼痛，或手足蠕动，口燥咽干，五心烦热，潮热盗汗，舌红少津，脉弦细数。

证候分析：肝阴亏损，不能滋润头目，故见头晕眼花，两目干涩；虚火上炎，故见面部阵阵烘热，或两颧潮红；肝之经脉布两胁，肝络失养，又被虚火所灼，故胁肋隐隐灼痛；肝之阴液不足，筋脉失养，则手足蠕动；阴不制阳，虚热内蒸，则口燥咽干，五心烦热，午后潮热；虚火内灼，营阴外泄，则为盗汗；舌红少津，乃阴虚火旺之征；弦主肝病，细主阴亏，数主内热，脉弦细数，乃肝阴不足、虚火炽盛之脉象。

肝阴虚证以头晕、目涩、胁痛等和虚热证为辨证要点。

治法及方药举例：滋补肝阴，用一贯煎、知柏地黄丸。

（三）肝气郁结证

肝气郁结证是指肝的疏泄功能失职，气机郁滞所表现的证候，又称肝郁气滞证。本证多由突然出现的精神刺激，或情志不遂，以及其他病变影响，致肝气失于疏泄所致。

临床表现：情志抑郁，胸闷善太息，胁肋或少腹胀满，走窜作痛，或见咽部异物感（梅核气），或见瘿瘤，或见胁下有块（癥积）。妇女可见乳房胀痛，痛经，月经不调，甚则闭经，舌苔薄白，脉弦或涩。病情轻重常与情志变化有关。

证候分析：肝疏泄失职，气机郁滞，经气不畅，故胸闷善太息，并见胁肋或少腹胀满走窜作痛；若肝气郁结，气不行津，聚津为痰，搏结于咽喉，则自感咽喉异物感，吐之不出，咽之不下，如梅核阻塞，故又称"梅核气"；痰气搏结于颈部，则为瘿瘤；若气滞日久，血行受阻，肝络淤塞，则为癥积；肝气郁结，经气不利，故妇女可见乳房等肝经所过部位胀痛。冲任之脉隶属于肝，肝郁气滞，血行不畅，损伤冲任，故见痛经、月经不调，甚则闭经；肝气郁结，则舌苔薄白、脉弦。

肝气郁结证以情志抑郁，胸胁或少腹胀痛等为辨证要点。

治法及方药举例：疏肝解郁，用柴胡疏肝散、加味逍遥丸。

（四）肝火上炎证

肝火上炎证是指肝经实热，气火上逆，炽盛于上的证候。本证多由情志不遂，肝郁化火，气火上逆，或火热之邪内侵，或其他脏腑火热之邪传之于肝所致。

临床表现：眩晕，头痛且胀，痛势如劈，急躁易怒，面红目赤，口苦口干，耳鸣如潮，甚至突发耳聋，不眠或噩梦纷纭，或胁肋灼痛，或衄血、吐血，小便短黄，大便秘结，舌红苔黄，脉弦而数。

证候分析：肝经上行头额巅顶，火热循经上炎，气血涌盛于脉络，故头晕头痛，痛势如劈；肝失条达，则急躁易怒；胆经循行耳中，肝热移于胆，胆热上冲，见耳鸣如潮，甚则突发耳聋；胆汁随热上溢，则口苦口干；肝藏魂，热扰神魂，则见不眠或噩梦纷纭；肝火内炽，气血壅滞肝络，则胁肋灼痛；火热灼津，则便秘尿黄；火迫血行，则吐血、衄血；火热炽盛，则舌红苔黄，脉弦数。

肝火上炎证以头痛，烦躁易怒，舌红苔黄，脉弦数为辨证要点。

治法及方药举例：清肝泻火，用龙胆泻肝汤（丸）。

（五）肝阳上亢证

肝阳上亢证是指肝肾阴液亏损，阴不制阳，肝阳偏亢，上扰头目所表现的上实下虚证候。本证多由恼怒焦虑，气郁化火，暗耗肝肾阴液，或年高肾阴亏损，水不涵木，肝木失润，致肝阳偏亢所致。

临床表现：眩晕耳鸣，头目胀痛，面红目赤，急躁易怒，失眠多梦，头重脚轻，腰膝酸软，舌红少津，脉弦有力或弦细数。

证候分析：肝肾之阴不足，则肝阳偏亢，升发太过，血随气逆，上扰头目，则眩晕耳鸣，头目胀痛，面红目赤；肝性失柔，则急躁易怒；阴虚心失所养，则失眠多梦；阴亏于下，阳亢于上，上盛下虚，故头重脚轻；腰为肾之府，膝为筋之府，肝主筋，肾主骨，肝肾阴亏筋骨失养，则见腰膝酸软；肝阳亢盛，则舌红少津；以肝阳亢盛为主，则脉弦数有力；肝肾阴虚，则脉细。

肝阳上亢证以眩晕，耳鸣，头目胀痛，头重脚轻，腰膝酸软等为辨证要点。

治法及方药举例：滋阴潜阳，用镇肝息风汤。

（六）肝风内动证

肝风内动证是泛指患者出现眩晕欲仆、震颤抽搐等具有"动摇"特点的一类证候。常分为肝阳化风、热极生风、血虚生风和阴虚风动四证。

1. 肝阳化风证

肝阳化风证是指肝阳上亢而导致肝风内动的证候。

临床表现：眩晕欲仆，步履不正，肢体麻木或震颤，头摇头痛，项强，语言謇（jiǎn）涩，步履不正，或突然昏倒，不省人事，口舌歪斜，半身不遂，舌强（jiàng）不语，喉中痰鸣，舌红，苔白或腻，脉弦细有力。

证候分析：肝肾阴亏，肝阳亢极化风，风阳上扰，则眩晕欲仆，头摇头痛；肝主筋，风动筋挛，则肢体震颤，项强；肝肾阴亏，筋脉失养，则手足麻木；阴亏于下，风动于上，上盛下虚，则步履不正，走路发飘；肝经络舌本，风阳窜扰脉络，则语言謇涩，声音含糊不清；阳亢灼液为痰，肝风夹痰蒙蔽清窍，则突然昏倒，不省人事，喉中痰鸣；风痰窜扰经络，经气不利，弛缓不用，受健侧牵拉，则口舌歪斜，半身不遂，形成偏瘫；痰阻舌根，则舌强不语；肝肾阴虚故舌红；痰浊内阻，则苔腻；阴亏则脉细；风阳扰动，故脉弦而有力。

肝阳化风证以眩晕，肢体麻木震颤，头目胀痛，甚则突然昏倒，口舌歪斜，半身不遂等为辨证要点。

治法及方药举例：平肝息风，用天麻钩藤饮、镇肝息风汤。

2. 热极生风证

热极生风证是指热邪亢盛，灼伤阴液，引动肝风所表现的证候。

临床表现：高热神昏，躁扰如狂，手足抽搐，颈项强直，两目上视，甚则角弓反张，牙关紧闭，舌红或绛，苔黄燥，脉弦数。

证候分析：热邪亢盛，充斥肌肤，故高热；热邪传心包，心神愦乱，则神昏而躁扰如狂；热灼肝阴，筋脉失养，故见手足抽搐、颈项强直、角弓反张、牙关紧闭、两目上视等筋脉拘急动风之症；肝经热盛，故舌质红或绛、苔黄而燥、脉弦数。

热极生风证以高热、神昏、抽搐为辨证要点。

治法及方药举例：清热息风，用天麻钩藤饮、紫雪丹。

3. 血虚生风证

血虚生风证是指由于血液亏虚，筋脉失养所表现的动风证候。

临床表现：眩晕，震颤，肌肉眴（shùn）动，手足麻木，爪甲不荣，面白无华，视物模糊，舌淡白，脉细。

证候分析：肝藏血，有调节血量之功，肝血虚，血不上达，故眩晕、视物模糊、面白无华；血虚不能濡养肢体筋脉，则肌肉眴动，手足麻木，震颤，爪甲不荣；血虚则舌淡白，脉细。

血虚生风证以眩晕，肢麻，震颤与血虚证并见为辨证要点。

治法及方药举例：养血息风，用补肝汤。

4. 阴虚风动证

阴虚风动证是指肝阴亏虚，筋脉失养所表现的动风证候。

临床表现：手足震颤或蠕动，或肢体抽搐，眩晕，面部烘热，形体消瘦，五心烦热，潮热盗汗，舌红少津，脉弦细数。

证候分析：肝阴虚损，筋脉失养，筋膜挛急，故见手足震颤或蠕动，或肢体抽搐；阴虚阳亢，虚阳上扰，则眩晕，面部烘热；阴液亏损，不能滋养形体，则形体消瘦；阴虚不能制阳，则五心烦热，潮热盗汗；肝阴亏虚，虚热内炽，则舌红少津，脉弦细数。

阴虚风动证以眩晕、手足震颤或蠕动，并见虚热症状为辨证要点。

治法及方药举例：滋阴息风，用大定风珠。

（七）肝胆湿热证

肝胆湿热证是指湿热蕴结于肝胆，肝胆疏泄功能失常所表现的证候。本证多由感受湿热之邪，或嗜食肥甘厚味，或嗜酒，湿热内生，或脾胃纳运失常，湿浊内生，郁而化热，湿热蕴结于肝胆所致。

临床表现：胁肋部胀满疼痛灼热，以右胁为重，口苦，恶心欲呕，厌食腹胀，大便不调，小便短赤，或寒热往来，或身目发黄，或睾丸胀痛，或阴部湿疹，或女子带下黄臭、外阴瘙痒等。舌红苔黄腻，脉弦数。

证候分析：湿热蕴结肝胆，肝胆疏泄失职，则气机不畅，故见胁肋部胀满疼痛灼热；肝胆居于右胁，故胀疼以右胁为重；肝胆横逆乘袭脾土，运化失常，则厌食腹胀；胃气上逆则恶心欲呕；胆汁上逆则口苦；湿热内蕴，热偏重则大便干结，湿偏重则大便稀溏；湿热下注膀胱，则小便短赤；若邪居少阳胆经，枢机不利，正邪相争，则寒热往来；胆汁不循常道，外溢肌肤，则身目发黄；湿热之邪循经下注则为湿疹；郁蒸睾丸，络脉壅滞，则见睾丸胀痛；女子则为带下黄臭，外阴瘙痒等。

肝胆湿热证以胁肋部胀痛，厌食，小便短赤，舌红苔黄腻为辨证要点。

治法及方药举例：清利肝胆湿热，用龙胆泻肝汤（丸）。

（八）寒滞肝脉证

寒滞肝脉证是指寒邪内侵，客于肝经，以肝经循行部位冷痛为主要症状的证候，又称肝经实寒证。本证多因外感寒邪，寒凝肝脉而致病。

临床表现：少腹冷痛，牵引睾丸坠胀作痛，甚则外阴收缩，得温痛减，遇寒加重，畏寒肢冷，呕吐清涎，或巅顶冷痛，舌淡苔白润，脉沉紧或弦紧。

证候分析：肝经绕阴器，经少腹，上达巅顶，寒凝肝脉，阳气被遏，气血运行不畅，故少腹冷痛，牵引睾丸坠胀作痛，甚则外阴收缩，或见巅顶冷痛；寒则气血凝滞，热则气血畅，故得温痛减，遇寒加剧；寒为阴邪，阻遏阳气，故畏寒肢冷；肝胃之气相通，肝寒犯胃，胃气失和，上逆而吐清涎；寒滞肝脉，则舌淡苔白滑、脉沉紧或弦紧。

寒滞肝脉证以少腹、前阴、巅顶冷痛与实寒证并见为辨证要点。

治法及方药举例：暖肝散寒，用暖肝煎、茴香橘核丸。

（九）胆郁痰扰证

胆郁痰扰证是指由于胆失疏泄，郁而化热，灼津为痰，痰热内扰所表现的证候。本证多由情志不遂，气郁化火生痰所致。

临床表现：胆怯易惊，烦躁不宁，夜寐不安，多梦眩晕，胸闷胁胀，善太息，口苦呕恶，舌苔黄腻，脉弦滑数。

证候分析：胆失疏泄，郁而化热生痰，痰浊内蕴，胆气不宁，失于决断，则胆怯易惊；痰热内扰心神，则烦躁不宁、夜寐不安、多梦易惊；胆经络头目，痰热循经上犯，则眩晕；胆失疏泄，气机不利，则胸闷胁胀、善太息；热蒸胆气上溢则口苦；胆热犯胃，胃气上逆，则呕恶；胆热痰盛，则舌苔黄腻、脉弦滑、弦数。

胆郁痰扰证以胆怯易惊，口苦呕恶，舌苔黄腻，脉弦滑数为辨证要点。

治法及方药举例：除痰理气，和胆降胃，用温胆汤。

五、肾与膀胱病辨证

肾的病变多属虚证，主要表现为生长发育、生殖、水液代谢及呼吸功能的异常，以及腰、脑、髓、骨、耳、目、发、齿、二便的异常。肾病常见症状有：腰膝酸软疼痛，耳鸣耳聋，牙齿动摇，发白早脱，阳痿遗精，精少不育，女子月经异常、不孕，呼吸表浅，水肿，大小便异常等。

膀胱的病变多属实热证，主要表现为小便的异常。膀胱病常见症状有：尿频，尿急，尿痛，尿赤、尿浊、尿闭，遗尿，小便失禁等。

（一）肾阴虚证

肾阴虚证是指肾阴亏损，失于滋养，阴不制阳，虚火内扰所表现的虚热证候。本证多由禀赋不足，肾阴亏损；虚劳久病伤肾，或房事不节，年老体弱，阴精内损，或温热之邪灼伤肾阴等所致。

临床表现：腰膝酸软疼痛，眩晕耳鸣，失眠健忘，齿摇发脱，男子阳强易举、遗精、早泄，女子经少或经闭，或见崩漏，五心烦热，潮热盗汗，口燥咽干，形体消瘦，或骨蒸发热，午后颧红，小便短黄，舌红少津，少苔或无苔，脉细数。

证候分析：腰为肾之府，膝为筋之府，肾主骨生髓，肝藏血主筋。肾阴亏虚则肝血不足，髓减骨软，血不养筋，则腰膝酸软疼痛；髓海及耳目失养，则眩晕、耳鸣、失眠健忘；肾阴不足，齿发失于濡养，则齿摇发脱；阴不制阳，虚火亢盛，相火妄动，扰动精室，则男子阳强易举、遗精、早泄；肾阴不足，精血亏少，致经血来源不足，故女子见经少或经闭；若虚火迫血妄行，则见崩漏；肾阴亏虚，虚火内扰，故五心烦热、潮热盗汗、口燥咽干、午后颧红，或骨蒸发热、溲黄便干；肾阴亏损失于滋润，见形体消瘦；肾阴亏损，虚火亢盛，故舌红少津，少苔或无苔，脉细数。

肾阴虚证以腰膝软疼痛，遗精、经少、眩晕耳鸣等及虚热症状为辨证要点。

治法及方剂举例：滋补肾阴，用六味地黄丸或左归饮。

（二）肾阳虚证

肾阳虚证是指肾的阳气亏虚，对机体的温煦及气化功能减弱所表现的虚寒证候。本证多因素体阳虚，或年高肾阳亏虚，或久病伤阳，或它脏疾病累及肾脏所致。

临床表现：面色㿠白或黧（lí）黑，腰膝酸冷而痛，形寒肢冷，尤以下肢为甚，神疲乏力，男子阳痿、早泄、滑精、精冷，女子性欲低下、宫寒不孕，或久泄不止、完谷不化、五更泄泻，或小便频数清长、夜尿频多，舌淡苔白，脉沉细无力，两尺尤甚。

证候分析：阳虚气血运行无力，面部失荣，见面色㿠白；阳虚阴寒内盛，本脏色外露，呈现面色黧黑；肾主骨，腰为肾之府，肾阳虚衰，失于温养腰府筋骨，故腰膝酸冷而痛；肾阳虚衰，温煦失职，见形寒肢冷，肾位于下焦，故寒冷以下肢为甚；阳虚不能养神，则神疲乏力；肾藏精主生殖，肾阳亏损，命门火衰，生殖机能减退，故男子阳痿、早泄、精冷，女子性欲低下、宫寒不孕；肾司二便，肾阳虚，则脾阳亦虚，运化水谷、水湿之力不足，故见久泄及完谷不化，或五更泄泻；肾阳虚则气化功能失常，气不化水，而发生小便频数清长，夜尿频多。肾阳虚衰，故舌淡苔白，脉沉细无力，两尺尤甚。

肾阳虚证以腰膝酸冷，性欲低下，夜尿频多等及虚寒症状为辨证要点。

治法及方剂举例：温补肾阳，用肾气丸或右归饮。

（三）肾精不足证

肾精不足证是指由于肾精亏损，骨及髓海不足，以生长发育迟缓，生殖机能低下，早衰为主要表现的一类证候。本证多由禀赋不足，先天发育不良，或后天调养不周，或房室、劳累过度所致。

临床表现：小儿生长发育迟缓，身材矮小，智力低下和动作迟钝，囟门迟闭，骨骼痿软，男子精少不育，女子经闭不孕，性机能低下，成人早衰，发脱齿摇，健忘神恍，耳鸣耳聋，两足痿软无力，神情呆钝，舌淡，脉细。

证候分析：肾藏精，主生长发育，精可化生气血，肾精不足，气血衰少，故小儿生长发育迟缓，身材矮小；肾主骨生髓，髓通于脑，精不足则髓海空虚，故智力低下，骨骼痿软，动作迟钝；由于精亏髓少，骨骼失养，故见两足痿软无力，小儿囟门迟闭；肾主生殖，肾精不足，则性机能减退，男子精少不育，女子经闭不孕。肾其华在发，精气不充则易脱发；齿为骨之余，齿失精之充养，则齿摇早脱，呈早衰之象；脑为髓海，耳为肾窍，精少髓减，脑海空虚，则健忘神恍，耳鸣耳聋，神情呆钝；精血同源，精亏则血不足，不能上荣于舌，则舌淡；不能充于脉，故脉细。

肾精不足证以小儿生长发育迟缓，成人生殖机能低下及早衰为辨证要点。

治法及方剂举例：滋补肾精，用大补元煎。

（四）肾气不固证

肾气不固证是指肾气亏虚，封藏固摄功能失常而表现的证候。本证多因年高肾气衰弱，或妇人生育过多，肾气耗损，或年幼肾气不充，或先天不足所致。

临床表现：腰膝酸软，面白神疲，耳鸣失聪，小便频数而清，尤以夜间为甚，或尿后余沥不尽，或遗尿，或小便失禁，男子滑精、早泄，女子带下清稀量多，或月经淋漓不尽，或妊娠下血不止，色淡或胎动易滑，舌淡苔白，脉弱。

证候分析：肾气亏虚，失于充养，则腰膝酸软，面白神疲，耳鸣失聪；肾与膀胱相表里，肾气虚则膀胱失约，故小便频数而清，甚则小便失禁；夜间阳气衰而阴气盛，故夜尿频多；肾的气化功能减弱，固摄尿液乏力，故见尿后余沥不尽；若肾气不足，脑髓失充，元神不能自主，则小便自遗；肾气不足，难以固摄精液，故致滑精早泄、女子带下清稀量多；肾气虚，冲任之脉失约，则月经淋漓不尽，或妊娠下血不止，色淡，或胎动易滑；肾气虚，则舌淡苔白，脉弱。

肾气不固证以腰膝酸软，小便、精液、经带、胎气不固及气虚症状为辨证要点。

治法及方剂举例：固摄肾气，用金锁固精丸。

（五）肾不纳气证

肾不纳气证是指肾气虚衰，纳气无权，气不归元表现的证候。本证多因久病咳喘，肺虚及肾，或劳伤肾气所致。

临床表现：久病咳喘，呼多吸少，气不得续，动则喘息益甚，腰膝酸软，自汗神疲，舌淡苔白，脉沉弱；喘息甚者，可见冷汗淋漓，面青肢冷，咳时小便自出，脉浮大无根；或见气短息促，咽干口燥，颧红心烦，舌红少津，脉细数。

证候分析：肺为气之主，肾为气之根，肺司呼吸，肾主纳气。肾气亏损则摄纳无权，气不归元，故呼多吸少，气不得续，动则喘息更甚；肾气亏损，则腰膝酸软；气虚则自汗神疲；气虚故见舌淡苔白，脉沉弱；肾气亏损严重，致肾阳衰极欲脱，则喘息更严重，阳虚不能固摄汗液，则冷汗淋漓；不能温煦头身，则面青肢冷；肾气衰微不能固摄尿液，则小便随咳而出；虚阳外浮，故脉浮大无根；肾气不足，日久伤阴，或素体阴虚，可见气阴两虚之证；肾虚不纳气，则气短息促；阴虚内热，见咽干口燥，颧红心烦，舌红少津，脉细数。

肾不纳气证以久病咳喘，呼多吸少，气不得续，动则喘息更甚及气虚症状为辨证要点。

治法及方剂举例：补肾纳气，用人参胡桃汤、参蛤散。

（六）肾虚水泛证

肾虚水泛证是指由于肾阳虚衰，气化失权，气不化水，水液泛滥所表现的证候。本证多因久病失调，伤及肾阳或素体虚弱，致肾阳虚衰，水湿泛溢所致。

临床表现：腰膝冷痛，形寒肢冷，身体浮肿，腰以下尤甚，按之没指，腹部胀满，或见心悸气促，或见咳嗽气喘，痰涎稀白，不得平卧，舌淡胖有齿痕，苔白滑，脉沉迟无力。

证候分析：腰为肾府，肾主骨，肾阳虚温煦失职，故腰膝失煦酸冷而痛，形寒肢冷；肾主水，司开合，肾阳虚衰，气化功能减弱，水湿内停，泛溢肌表，故身体浮肿；肾居下焦，湿性趋下，故腰以下水肿为甚，按之没指；水湿停留，气机被阻，故腹部胀满；水气凌心，而见心悸气促；水寒射肺，则肺失宣肃，见咳嗽气喘，痰涎稀白，不得平卧；阳虚水泛，则舌淡齿痕，苔白滑；阳气虚，则脉沉迟无力。

肾虚水泛证以浮肿，腰以下尤甚，尿少，畏寒肢冷等为辨证要点。

治法及方剂举例：温阳利水，用真武汤。

（七）膀胱湿热证

膀胱湿热证是指由于湿热蕴结膀胱，膀胱气化不利，开合失常所表现的证候。本证多因湿热之邪侵入机体，蕴结膀胱，或饮食不节，滋生湿热，下注膀胱所致。

临床表现：尿急，尿频，尿痛，尿涩量少，尿道灼热，小腹胀痛，小便黄赤混浊或尿血，或尿有砂石，或伴有发热、腰部胀痛，或少腹拘急，或心烦，舌红苔黄，脉滑数。

证候分析：湿热蕴结膀胱，气化不利，下迫尿道，则尿急尿频，尿道灼热而痛；热邪伤络，迫血妄行，则为尿血；热灼津液，则小便黄赤浑浊，尿涩而少；湿热之邪煎熬津液成石，则尿中可见有砂石；如湿热郁蒸则发热；湿热及肾，则为腰痛；热扰于上而为心烦；湿热滞留于下，则为少腹拘急；湿热内蕴，则舌红苔黄，脉滑数。

膀胱湿热证以尿急，尿频，尿痛，尿道灼热并伴见湿热证为辨证要点。

治法及方剂举例：清热利湿，用八正散。

六、脏腑兼病辨证

脏腑兼病是指两个或两个以上脏腑的病证同时并见。

人体的各脏腑之间，是有机联系的整体，脏与脏、腑与腑、脏与腑的关系至为密切，某一脏或某一腑有病，势必要累及到与其构成表里、生克、乘侮等关系的脏与腑，而形成脏腑兼病。有表里关系的脏腑兼病，已在五脏六腑辨证中述及。现将脏与脏、脏与腑的常见兼病辨证简析如下。

（一）心肺气虚证

心肺气虚证是指心肺两脏同时出现气虚的证候。本证多由久病咳喘，耗伤肺气，波及于心，或心气虚损不能助肺宣肃敷布，致肺气亦虚，或年老体虚、劳倦太过等因素所致。

临床表现：胸闷，心悸怔忡，咳喘，气短，动则尤甚，吐痰清稀，自汗乏力，头晕神疲，声低气怯，面色淡白，易于感冒，甚则唇舌淡紫，舌淡苔白，脉沉弱或结代。

证候分析：肺主气，肺气虚呼吸机能减弱，浊气难以排出，则胸部满闷；心主血，赖宗气的推动作用协调两脏功能，肺气虚，宗气生成不足，心气亦虚；若心气先虚，则宗气被耗，亦致肺气不足，心气虚，鼓动无力，则心悸怔忡；肺气虚，肃降无权，气机上逆，则咳喘；气虚则气短乏力；动则气耗，故喘息加重；肺气虚，不能宣肃津液，水液停聚而成清稀之痰；气虚则血行无力，不能上荣头面、唇舌，则面舌淡白、头晕神疲、甚则唇舌淡紫；肺气虚，则卫气不固而自汗，易感冒；宗气不足，呼吸言语功能减弱，则声低气怯；心肺气虚，则舌淡苔白，脉沉弱或结代。

心肺气虚证以咳喘、心悸及并见气虚证为辨证要点。

治法及方剂举例：补益心肺，用保元汤。

（二）心脾气血亏虚证

心脾气血亏虚证是指心血不足、脾气虚弱所表现的心失所养、脾失健运、脾虚不能摄血的证候。本证多因久病失调，或思虑过度，或慢性失血、气血亏损，或饮食不节，损伤脾气所致。

临床表现：心悸怔忡，失眠多梦，眩晕健忘，面色萎黄，倦怠乏力，腹胀便溏，或见皮下出血，女子月经量少色淡，淋漓不尽，舌淡嫩，脉细弱。

证候分析：心血不足，心失所养，则心悸怔忡；血液耗伤，神魂无主，则失眠、多梦、健忘；血不上荣，则面色萎黄，眩晕；脾气虚弱，运化失职，则食少腹胀便溏、倦怠乏力；

脾虚不能摄血，则肌衄、女子月经量少色淡；心脾气血亏损，则舌淡嫩、脉细弱。

心脾气血亏虚证以心悸、失眠、食少腹胀、慢性出血及并见气血两虚证为辨证要点。

治法及方剂举例：补益心脾，用归脾汤（丸）。

（三）心肝血虚证

心肝血虚证是指由于心肝两脏血虚，神志及心肝所主的体表组织器官失养的证候。本证多因久病耗伤血液，或思虑过度暗耗心血，或内伤劳倦，或长期失血，或脾虚化源不足所致。

临床表现：心悸怔忡，失眠健忘，多梦，夜寐不安，头目晕眩，两目干涩，视物模糊，或肢体麻木，震颤拘挛，妇女月经量少色淡，甚则闭经，面色无华，爪甲色淡，舌淡苔白，脉细。

证候分析：心血不足，心失所养，则心悸怔忡；血液耗伤，神魂无主，则失眠健忘，多梦；肝血亏虚，魂不安藏，故夜寐不安；血不上荣，则头目晕眩，面色无华；目失所养，则两目干涩，视物模糊；筋脉、爪甲失于濡养，则肢体麻木，爪甲色淡，震颤拘挛；肝为女子之先天，肝血不足，冲任失养，则月经量少色淡，甚则闭经。血虚则见舌淡苔白，脉细。

心肝血虚证以心悸失眠，目涩，眩晕，肢麻并见血虚证为辨证要点。

治法及方剂举例：同心血虚证和肝血虚证。

（四）心肾阳虚证

心肾阳虚证是指心肾阳气虚衰，阴寒内盛，温运无力，致血行瘀阻、水湿内停所表现的证候。本证多因心阳虚衰，久病及肾，或肾阳亏损，不能温化水湿，致水气上泛凌心所致。

临床表现：心悸怔忡，形寒肢冷，小便不利，肢体浮肿，下肢为甚，神倦乏力，或唇甲青紫，舌质淡暗青紫，苔白滑，脉沉微细。

证候分析：心属火，能下降温暖肾阳，推动血行；肾阳为全身阳气之根本，能气化水液；心肾之阳共济协调，能温煦脏腑，推动气血、津液运行；心肾阳虚，心失温养，血行无力，则心悸怔忡，精神不振，阳虚则寒，血行淤滞，故唇甲青紫；阳气虚衰，不能温养肢体，则形寒肢冷，身倦乏力；肾阳虚衰，气化水液之力不足，小便不利，肢体浮肿；水湿之性趋下，故水肿以下肢为甚；心肾阳虚，水湿内停则舌质淡暗青紫，苔白滑，脉沉微细。

心肾阳虚证以心悸怔忡，肢体浮肿兼见虚寒证为辨证要点。

治法及方剂举例：温阳利水，用真武汤。

（五）心肾不交证

心肾不交证是指心肾水火不相济而表现的阴虚阳亢证候。本证多因久病虚劳，或房事不节，耗伤肾精，致肾阴亏损于下，不能上济心阴，心火独亢于上，或思虑劳神过度，情志忧郁久而化火，心火亢炽，伤及肾阴所致。

临床表现：心烦失眠，惊悸多梦，健忘，头晕耳鸣，腰酸膝软，遗精，或伴五心烦热，潮热盗汗，口燥咽干，舌红少苔或无苔，脉细数。

证候分析：肾阴虚，水不制火，水火不济，心阳偏亢，上扰心神，则心烦失眠，惊悸多梦；肾精不足，髓海失养，则健忘，头晕耳鸣；腰为肾之府，肾阴不足腰失其养，则腰酸；膝为筋之府，肝主筋，肾水不滋肝木，则膝软；虚火扰动精室，则遗精；阴虚火旺，则见五心烦热，潮热盗汗，口燥咽干，舌红少苔或无苔，脉细数。

心肾不交证以失眠，惊悸，多梦，遗精，腰酸膝软兼见阴虚证为辨证要点。

治法及方剂举例：交通心肾，用天王补心丸、六味地黄丸、黄连阿胶汤。

（六）脾肺气虚证

脾肺气虚证是指肺脾两脏气虚所形成的脾失健运、肺失宣降的虚弱证候。本证多因久病咳喘，耗伤肺气，渐及脾脏，或饮食不节，损伤脾胃，脾虚及肺所致。

临床表现：咳嗽日久，气短而喘，声低懒言，少气乏力，吐痰清稀，或面浮肢肿，面白无华，舌淡苔白滑，脉细弱。

证候分析：脾为气血生化之源，肺主一身之气，脾气亏损，运化无力，则食欲不振，腹胀便溏；肺气亏损，宣降失职，气机上逆，故咳嗽日久不愈，且气短而喘；气虚则机能活动减退，故声低神疲，少气乏力；水湿泛溢，则面浮肢肿；聚湿生痰，则吐痰清稀；肌肤失养，则面色无华；肺脾气虚则舌淡苔白，脉细弱。

肺脾气虚证以食少，便溏，咳喘，气短及气虚证为辨证要点。

治法及方剂举例：补脾益肺，用参苓白术散（丸）。

（七）肺肾气虚证

肺肾气虚证是指肺肾两脏气虚所形成的呼吸、纳气功能减退的证候。本证多因咳喘日久，耗伤肺气，久病及肾，或劳伤过度，年老肾亏，肾气不足，肺气日虚或先天禀赋不足所致。

临床表现：喘息气促，呼多吸少，动则喘甚，语声低弱，自汗乏力，腰膝酸软，舌淡脉弱。喘息日久，甚则喘息急剧，冷汗淋漓，肢冷面青，脉大无根。

证候分析：肺气不足，则宣降失职，肾气亏损，则纳气无权。肺肾气虚，气不归元，则喘息气促，呼多吸少；动则耗气，故喘息加剧；肾气虚，骨骼与筋失养，则腰膝酸软；肺气虚，则语声低弱；气不固表，则自汗；全身机能减退，则乏力；气虚则舌淡脉弱。喘息日久不愈，肾阳虚衰欲脱，而见喘息加剧，冷汗淋漓，肢冷面青；虚阳外越，则脉大无根。

肺肾气虚证以久病咳喘，呼多吸少，动则喘甚，兼见肺肾气虚证为辨证要点。

治法及方剂举例：同肾不纳气证。

（八）肺肾阴虚证

肺肾阴虚证是指肺肾两脏阴液亏虚，虚火内扰所表现的证候。本病多因燥热，耗伤肺阴，久病及肾，或久病咳喘，肺阴被损，累及肾阴；或房劳过度，肾阴耗损，不能上滋肺金所致。

临床表现：咳嗽痰少，或痰中带血，口燥咽干，声音嘶哑，腰膝酸软，或见骨蒸潮热，盗汗，两颧潮红，形体消瘦，男子遗精，女子月经量少或崩漏，舌红少苔，脉细数。

证候分析：肺肾两脏阴液互生的关系，又称"金水相生"。肺肾亏损，肺金失润，清肃失司，则咳嗽痰少；阴虚火旺，灼伤肺络，络伤血溢，故痰中带血；虚火熏灼咽喉，故声音嘶哑；阴液亏损，津不上承，则口燥咽干；肾阴不足，骨骼与筋失养，则腰膝酸软；水亏火旺，虚热内蒸，故热自骨髓向外蒸腾，且午后热势更甚；内扰营阴，则为盗汗；虚火上扰，则两颧潮红；阴精不足，则形体消瘦；火扰精室，精关不固，则为遗精；阴血不充则月经量少；虚火迫血妄行，则见崩漏；舌红少苔，脉细数，乃阴虚火旺之征。

肺肾阴虚证以咳嗽痰少，腰膝酸软，兼见虚热证为辨证要点。

治法及方剂举例：滋补肺肾，用麦味地黄丸。

（九）肝火灼肺证

肝火灼肺证是指肝经气火上逆犯肺，而使肺失清肃所表现的证候，又称肝火犯肺证或木火刑金证。本证多因情志郁结，恼怒伤肝，气郁化火，或邪热郁结肝经、上犯于肺所致。

临床表现：胸胁灼痛，急躁易怒，头胀头晕，面红目赤，心烦口苦，咳嗽阵作，痰黄稠黏，甚则咳血，便秘尿黄，舌红苔薄黄，脉弦数。

证候分析：肺属金主肃降，肝属木主升发，升降相因，则气机调畅，肝火炽盛，热壅气郁，则胸胁灼痛，急躁易怒；火邪上扰清窍，则头胀头晕，面红目赤；气火扰心，热蒸胆气上逆，故见心烦口苦；肝经气火循经犯肺，肺失清肃，气机上逆，则咳嗽阵作；火灼津液，炼液成痰，则痰黄稠黏；火邪灼伤肺络，络伤血溢，则为咳血，且血色鲜红；肝火内炽，津液被灼，故见大便秘结，小便黄赤；肝火为患，故舌红苔薄黄，脉弦数。

肝火灼肺证以咳嗽或咳血，胸胁灼痛，急躁易怒，兼见实热证为辨证要点。

治法及方剂举例：清肝泻肺，用黛蛤散合泻白散。

（十）肝郁脾虚证

肝郁脾虚证是指肝失疏泄，脾失健运所表现的证候，又称肝脾不调证、肝脾不和证。本证多因情志不遂，肝气郁结，肝失条达而横乘脾土，或饮食、劳倦、思虑伤脾，脾失健运，土壅木郁，使肝失疏泄所致。

临床表现：胸胁胀满窜痛，善太息，精神抑郁，或急躁易怒，纳呆腹胀，便溏不爽，肠鸣矢气，或腹痛欲泻，泻后痛减，或大便溏结不调，舌苔白，脉弦或缓弱。

证候分析：肝经行于胸胁，肝气郁，疏泄失职，故胸胁胀满窜痛；太息则气郁得达，胀痛得舒，故喜太息；气结不畅，则精神抑郁；肝失条达，故急躁易怒；肝旺乘脾，脾失健运，则纳呆腹胀；气滞湿阻，则便溏不爽，肠鸣矢气；腹中气机失畅，故腹痛欲泻；泻后气机稍畅，故疼痛减轻。肝郁脾虚，则舌苔白，脉弦。

肝脾不调证以胸胁胀满，肠鸣腹痛，纳呆，便溏等为辨证要点。

治法及方剂举例：疏肝健脾，用四逆散、痛泻药方。

（十一）肝胃不和证

肝胃不和证是指由于肝气郁滞，疏泄失职，横逆犯胃，胃失和降所表现的证候。本证多因情志不舒引起。

临床表现：胃脘两胁胀满，走窜疼痛，嗳气，呃逆，吞酸嘈杂，情志抑郁，或烦躁易怒，善太息，纳食减少，食入难化，舌苔薄白或薄黄，脉弦。

证候分析：肝主疏泄，胃主受纳，肝气条达，胃气才能和降；肝气郁结，疏泄失常，横逆犯胃，胃失和降，则胃脘胀满疼痛；肝的经脉循于胁肋，肝郁气滞，经气不畅，以致两胁胃气上逆，则嗳气、呃逆；肝胃气火内郁，则吞酸嘈杂；气机失畅，则情志抑郁；肝失条达，则烦躁易怒；太息则气郁暂时得舒，故喜太息；胃失受纳，则纳食减少；脾失健运，食入难以消化；肝胃不和，见舌苔薄白或薄黄，脉弦。

肝胃不和证以胸胁胃脘胀痛，或走窜作痛、嗳气、呃逆为辨证要点。

治法及方剂举例：疏肝和胃，用柴平汤。

（十二）肝肾阴虚证

肝肾阴虚证是指由于肝肾两脏阴液亏损，阴不制阳，虚热内生所表现的证候。本证多因久病失养，阴液亏虚，或因七情内伤，化火伤阴，或因房事不节，耗损肾阴，或温热病久，耗伤肝肾阴液所致。

临床表现：头晕目眩，耳鸣，失眠多梦，健忘，腰膝酸软，胁痛，视物不清或雀盲，口燥咽干，五心烦热，颧红盗汗，男子遗精，女子月经量少，舌红少苔，脉细而数。

证候分析：肝肾阴亏，肝阳上亢，则头晕目眩耳鸣；虚火内扰，心神不安，则失眠多梦健忘；腰膝失养则酸软无力；肝经脉布两胁，肝络失养，则胁痛；肝之阴血不能上滋于目，则视物不清或雀盲；阴亏不能上润，则口燥咽干；虚热蒸腾，故五心烦热；虚火上炎，则颧红；火迫营阴，则盗汗；虚热扰及精室，则遗精；肝肾阴虚，冲任空虚，则月经量少；阴虚内热则舌红少苔，脉细数。

肝肾阴虚证以腰膝酸软，耳鸣，遗精，胁痛，眩晕等及虚热证为辨证要点。

治法及方剂举例：滋补肝肾，用杞菊地黄丸、一贯煎。

(十三) 脾肾阳虚证

脾肾阳虚证是指脾肾两脏阳气亏虚，以泄泻或水肿为主症的虚寒证候。本证或因久泻久痢，脾阳虚衰，不能充养肾阳；或因劳倦内伤，水邪久踞，肾阳虚损不能温养脾阳所致。

临床表现：面色㿠白，形寒肢冷，腰膝冷痛，消瘦神疲，久泻久痢不止，或五更泄泻，完谷不化，粪质清稀，或面浮肢肿，小便量少，甚则腹胀如鼓，舌淡胖，苔白滑，脉沉迟无力。

证候分析：脾肾阳气虚衰，温煦失职，虚寒内生，则面色㿠白，形寒肢冷；肾阳虚腰膝失于温养则冷痛；阳虚日久，气血衰微，故消瘦神疲；脾肾阳虚，运化水谷及司二便功能失常，则久泻久痢；黎明之前，阴气盛极，阳气未复，故五更泄泻；脾肾阳虚，不能温化水谷，故完谷不化、粪质清稀；肾阳虚弱，膀胱气化失职，则小便量少；水湿泛滥肌肤，则面浮身肿；土不制水，反受其克，则腹胀如鼓。脾肾阳虚，则舌质淡胖、舌苔白滑、脉沉迟无力。

脾肾阳虚证以泻痢或水肿，腰膝冷痛，兼见虚寒证为辨证要点。

治法及方剂举例：温补脾肾，水肿用真武汤或实脾饮；腹泻用附子理中汤或四神丸。

第四节 六经辨证简介

六经辨证是汉代著名医学家张仲景创造的外感病辨证方法，为中医临床辨证之首创，为后世种种辨证方法的形成奠定了基础。张仲景将外感伤寒病发展过程中所表现的错综复杂的证候，归纳为三阳病（太阳病、阳明病、少阳病）、三阴病（太阴病、少阴病、厥阴病）两大类。三阳病表现为实证、热证；三阴病表现为虚证、寒证

一、太阳病

太阳病是外感病的初起阶段，属于表寒证。分为太阳中风证和太阳伤寒证两种类型。

(一) 太阳中风证

本证是感受风寒之邪（以风邪为主）引起的表寒虚证，以发热恶风，汗出，脉浮缓为辨证要点。对证方剂：桂枝汤（桂枝，芍药，甘草，生姜，大枣）。

(二) 太阳伤寒证

本证是感受风寒之邪（以寒邪为主）引起的表寒实证，以恶寒发热，头身疼痛，无汗而喘，脉浮紧为辨证要点。对证方剂：麻黄汤（麻黄，桂枝，杏仁，甘草）。

二、阳明病

阳明病是太阳病、少阳病失治或误治，寒邪入里化热所表现的里实热证，是邪正斗争的极期阶段。阳明病分为阳明经证和阳明腑证两种类型。

(一) 阳明经证

阳明经证是指邪热亢盛，弥漫全身，而肠中尚无燥屎内结所表现的里实热证，以大热，大汗，大渴，脉洪大为辨证要点。对证方剂：白虎汤（石膏，知母，粳米，甘草）。

(二) 阳明腑证

阳明腑证是指邪热入里，与肠中糟粕互结，燥屎内结所表现的里实热证，以日晡（下午3~5点）潮热，腹胀痛拒按，大便秘结，舌苔黄燥，脉沉实等为辨证要点。对证方剂：大承气汤（大黄，芒硝，枳实，厚朴）。

三、少阳病

少阳病是邪犯少阳胆腑，经气不畅所表现的半表半里证，多由太阳病发展而来，以寒热往来，胸胁苦满，口苦，咽干，目眩，脉弦为辨证要点。对证方剂：小柴胡汤（柴胡，黄芩，人参，半夏，甘草，生姜，大枣）。

四、太阴病

太阴病是脾阳虚衰，寒湿内生所表现的里虚寒证，多由三阳病治疗失当，损伤脾阳所致。太阴病为三阴病之轻浅阶段，病位主要在脾，以腹满时痛，自利，食不下，口不渴，脉沉缓而弱等虚寒之象为辨证要点。对证方剂：理中汤，或附子理中丸。

五、少阴病

少阴病是三阴病发展后期，出现全身性阴阳衰惫的里虚寒证，多由其他疾病误治、失治形成。少阴病病位主要在心肾，以脉微细、但欲寐为主要脉症。由于致病因素和患者体质有别，少阴病又分为寒化、热化两类证候。

(一) 少阴寒化证

少阴寒化证是指心肾阳气虚衰，病邪入内从阴化寒所表现的全身性虚寒证，以畏寒蜷卧，但欲寐，四肢厥冷，下利清谷，脉微细为辨证要点。对证方剂：四逆汤（附子，干姜，甘草）。

(二) 少阴热化证

少阴热化证是病邪入内从阳化热，表现为阴虚而阳亢的全身性虚热证，以心烦不得眠，口燥咽干，舌红或绛，脉细数为辨证要点。对证方剂：黄连阿胶汤（黄连，阿胶，鸡子黄，芍药，黄芩）

六、厥阴病

厥阴病是三阴病最后阶段所表现出的寒热错杂证。本证多因三阳经病证失治、误治或少阴病不愈发展而成，此时正气大衰，疾病发展趋于极点，或寒极生热，或热极生寒，证候多变，危象丛生。治法与方剂随证变化，规律性不强。其中一种蛔厥证，以消渴，气上撞心，心中疼热，饥而不欲食，食则吐蛔为辨证要点，对证方剂：乌梅丸（乌梅，细辛，桂枝，人参，附子，蜀椒，干姜，黄连，黄柏，当归）。

第五节 卫气营血辨证简介

卫气营血辨证是清代名医叶天士创立的温病辨证方法（温病是一类以发热为主要症状的外感病的总称）。叶天士将温病由浅入深的传变过程分为四个阶段，分别称为卫分证、气分证、营分证、血分证，用来说明疾病病位的浅深、病情的轻重和传变的规律，并用以指导临床治疗。

一、卫分证

卫分证是指温热病初起阶段出现的表热证,以发热、微恶风寒,口微渴,咽肿痛,舌边尖红,脉浮数为辨证要点。对证方剂:银翘散(银花,连翘,竹叶,荆芥,牛蒡子,豆豉,薄荷,桔梗,芦根,甘草)。

二、气分证

气分证是指温热病邪内传脏腑,正盛邪实,剧烈交争,邪热亢盛所表现的里实热证,以发热不恶寒反恶热,舌红苔黄,脉数有力为辨证要点。根据邪热侵犯的部位不同又分若干类型。

（一）里热炽盛

辨证要点:壮热,口渴喜冷饮,汗出,心烦,舌红苔黄,脉数有力。对证方剂:白虎汤。

（二）邪热壅肺

辨证要点:身热燥渴,汗出,咳喘,胸痛,咯痰黄稠,苔黄,脉数。对证方剂:麻杏石甘汤(麻黄,杏仁,石膏,甘草)。

（三）热扰胸膈

辨证要点:心烦懊𢙐,身热,坐卧不安,舌苔黄,脉数。对证方剂:栀子豉汤(栀子,豆豉)。

（四）热结肠道

辨证要点:日晡潮热,腹胀痛拒按,大便秘结或下利稀水,苔黄燥,甚则焦黑起刺,脉沉实。对证方剂:大承气汤、小承气汤(大黄,枳实,厚朴)。

三、营分证

营分证是指温热病邪在气分证的基础上进一步深入,灼伤心阴,扰乱心神所表现的较为深重的里实热证,分为热伤营阴和热入心包两种类型。

（一）热伤营阴

辨证要点:身热夜甚,心烦不寐,舌红绛无苔,脉细数。对证方剂:清营汤(水牛角,生地黄,玄参,竹叶,麦冬,丹参,黄连,银花,连翘)

（二）热入心包

辨证要点:发热,神昏谵语;或昏聩不语,舌謇,四肢厥冷;舌赤或绛,脉数。对证方剂:清宫汤(元参,莲子心,竹叶心,连翘心,犀角,麦冬)、安宫牛黄丸、局方至宝丹、紫雪散。

四、血分证

血分证是指温热病邪深入阴血,导致动血、动风、耗阴的一类最为深重的里实热证。以身热夜甚,躁扰昏狂,斑疹(皮下出血)紫黑,孔窍出血,舌质深绛,脉细数为辨证要点。对证方剂:犀角地黄汤(水牛角,生地黄,芍药,牡丹皮)

(丁建新)

第八章 防治原则

防治原则,包括预防原则和治疗原则。中医学在长期的发展过程中,对疾病的预防和治疗积累了丰富的经验,形成了一整套比较完整的防治的理论和方法,至今仍然有效地指导着中医的医学实践。

第一节 预防原则

预防,就是采取一定的措施,防止疾病的发生与发展。中医学历来重视疾病的预防。《素问·四气调神大论》说:"圣人不治已病治未病,不治已乱治未乱。……夫病已成而后药之,乱已成而后治之,譬犹渴而穿井,斗而铸锥,不亦晚乎?"所谓"治未病",包括未病先防和既病防变两个方面的内容。

一、未病先防

未病先防,就是在疾病发生之前,做好各种预防工作,防止疾病的发生。

中医学认为疾病的发生,关系到正气与邪气两个方面的因素。因此治未病必须从两方面从手:一是增强人体的正气,二是防止邪气的侵害。

(一)增强人体的正气

正气的强弱与机体的抗病能力密切相关。《素问·刺法论》说:"正气存内,邪不可干。"所以,通过加强身体锻炼、调节精神情志、注意饮食起居、人工免疫等各种方法可增强体质,提高正气,从而增强机体的抵抗力,达到预防疾病发生的目的。

1. 加强身体锻炼

生命在于运动,经常锻炼身体,可以使气机调畅,血脉流通,体质增强,提高抵抗力,这是减少和防止疾病发生的重要措施。我国东汉时期的医学家华佗根据"流水不腐,户枢不蠹"的道理,模仿虎、鹿、猿、熊、鸟五种动物的动作、姿势进行锻炼,创造了"五禽戏"。此外,太极拳、八段锦、易筋经、气功等传统的、具有民族特色的健身运动方法,均有良好的健身防病作用。现代的广播操、健美操、舞蹈等各种体育锻炼,不仅对预防疾病起了很好的作用,同时对某些慢性病也有一定的治疗作用。

2. 调节精神情志

人的精神情志活动与机体的脏腑气血等功能活动密切相关。经常保持心情舒畅、精神愉快,可以使气机调畅,气血和平,正气旺盛,减少疾病的发生。正如《素问·上古天真论》所说:"恬淡虚无,真气从之,精神内守,病安从来?""恬",是安静;"淡",是愉快;"虚",是虚怀若谷;"无"是没有贪欲妄想。

3. 注意饮食起居

(1)饮食有节 饮食应以定时适量为宜,过饥过饱均可损伤胃肠功能而引起疾病,尤其不可过食肥甘厚味。各种饮食含有不同的营养,要进行合理搭配,不应有所偏嗜。若饮食失宜,或饮食过寒过热,或饮食五味有所偏嗜,均可导致阴阳失调或某些营养缺乏而发生疾病。此外,要注意饮食卫生,防止"病从口入",引起胃肠道疾病或寄生虫病。

（2）起居有常　在起居方面要有一定的规律性，应根据四时气候的变化，来安排合适的作息时间，以达到预防疾病、增进健康和长寿的目的。

（3）劳逸结合　过度劳累则耗伤气血，过度安逸则气血阻滞，劳逸失度都会损伤人体，引起疾病的发生。

4. 人工免疫

用药物预防疾病的发生，也是治未病的一项重要措施。我国在16世纪就发明了用人痘接种法来预防天花，开创了世界免疫学的先例，为后世免疫学的发展做出了极大的贡献。通过人工免疫方法，也能增强体质，提高抵抗力，达到预防某些疾病的作用。

（二）防止邪气的侵害

邪气是发病的重要条件，所以未病先防除了要增强体质，提高正气的抗邪能力外，还要防止各种邪气的侵害。如使用药物杀灭病邪，包括药物内服法、浴敷涂擦法、燃烧烟熏法、药囊佩带法等。近代用中药板蓝根、大青叶预防流感、腮腺炎；用茵陈、栀子预防肝炎，都收到了良好的效果。同时要讲究卫生，保证居处清洁，空气流通；防止食物和水源的污染；避免六淫疫疠等邪气的侵袭，及时隔离传染病人；在日常生活和劳动中注意防范各种外伤和虫兽伤等。

二、既病防变

既病防变是指如果疾病已经发生，则应争取早期诊断、早期治疗，以防止疾病进一步发展和传变，达到早日治愈疾病的目的。

1. 早期诊断，早期治疗

一般在疾病的初期，病情较轻，正气未伤，所以比较容易治疗。倘若不及时治疗，病邪就会由表入里，病情由轻变重，正气损伤愈重，病情愈加复杂，治疗也就愈困难。《素问·阴阳应象大论》说："善治者治皮毛，其次治肌肤，其次治筋脉，其次治六腑，其次治五脏。治五脏者，半死半生也。"因此，既病之后，要争取早期诊断，早期治疗，防止疾病的发展与传变，将疾病消灭于早期阶段。

2. 控制疾病的传变

人体是一个有机的整体，在生理上相互联系，病理上必然相互影响、相互传变。不同的疾病有不同的传变途径与规律，如外感病的卫气营血传变、六经传变，五脏之间五行生克关系的传变等。因此，在疾病防治工作中，只有掌握了疾病的传变途径与规律，及时而适当地作出各种防治措施，才能制止疾病的传变。如《金匮要略》中所说："见肝之病，知肝传脾，当先实脾。"临床上治疗肝病时，常配合健脾和胃之法，使脾气旺盛而不受邪，以防肝病传脾。又如温热病中胃阴耗伤的病人，若病情进一步发展，则易损伤肾阴。根据叶天士提出的"务在先安未受邪之地"的治疗原则，在甘寒养胃阴的方药中，加入咸寒滋肾阴的药物，可预防肾阴耗伤。

第二节　治疗原则

治疗原则，简称治则，是治疗疾病所必须遵循的基本原则。中医治则的理论十分丰富，从不同角度指导着中医的临床治疗。但治疗疾病的根本原则是"治病求本"。本，是指疾病的根本、本质，犹如树之根、水之源。治病求本，就是在治疗疾病时，必须寻找出疾病的根本原因，并针对根本原因进行治疗。如头痛，可由外感、肝阳上亢、瘀血、痰湿等原因引起，治疗时要结合其临床表现，进行辨证求因，找出其根本原因，分别采用解表、平肝潜阳、活血祛瘀、燥湿化痰等方法治疗。治病求本，是任何疾病治疗时都必须遵循的原则，而且对其他治则都具有指导作用，其他治则都从属于这一根本原则。

治病求本的具体内容，主要有扶正祛邪、标本先后、正治与反治、病治异同、调整阴阳、三因制宜（因人、因时、因地制宜）等几个方面。

一、扶正祛邪

扶正与祛邪是指导临床治疗的两个基本原则。疾病的过程，从邪正关系而言，就是正气与邪气相互斗争的过程。疾病的发展与转归，取决于正邪双方力量的对比。正盛邪退则病情好转，邪盛正衰则病情发展，甚至逐渐恶化。治病的关键在于改变正邪双方力量的对比，通过扶助正气与祛除邪气的方法，使疾病痊愈。

扶正与祛邪是两种不同的治疗法则，但在临床应用上却是辨证地联系在一起。扶正是为了祛邪，通过提高人体的抗病能力，驱邪外出而恢复健康，即所谓"正足邪自祛"。祛邪是为了扶正，消除了致病因素的损害就能保护正气、恢复健康，即所谓"邪去正自安"。扶正与祛邪的具体应用，主要有扶正、祛邪、扶正与祛邪兼用三种情况。

（一）扶正

扶正，即用扶助正气的药物，或用针灸、推拿、按摩等方法，配合饮食调养、功能锻炼等综合措施，扶助正气，增强体质，提高机体的抗病能力，以达到战胜疾病、恢复健康的目的。扶正治则主要用于治疗虚证，"虚者补之"就是扶正治则的具体运用。临床上常用的益气法、养血法、滋阴法、助阳法等都是在扶正治则指导下，根据具体病情制定的治疗方法。

（二）祛邪

祛邪，即用祛除邪气的药物，或用针灸、推拿、手术等方法，以祛除邪气，达到邪去正复，恢复健康的目的。祛邪治则主要用于治疗实证，"实者泻之"就是祛邪治则的具体运用。临床常用的汗法、下法、泻火法、祛湿法、化瘀法等都是在祛邪治则指导下，根据邪气的不同制定的治疗方法。

（三）扶正与祛邪兼用

扶正与祛邪兼用，适用于正虚邪实的虚实夹杂证。

(1) 扶正兼祛邪　即扶正为主，兼以祛邪。临床用于正虚为主，邪盛为次的病证。如气虚外感，应以补气为主，兼以解表。

(2) 祛邪兼扶正　即祛邪为主，兼以扶正。临床用于邪盛为主，正虚为次的病证。如温热病邪热炽盛，损伤阴液，治以清热为主，兼以养阴。

(3) 先补后攻　即先扶正后祛邪。临床用于正虚邪实，以正气虚为主要矛盾，正气虚衰而不耐攻伐的病证。此时先祛邪则更伤正气，必须先扶助正气，使正气逐渐恢复，能承受攻伐时再用祛邪的方法治疗。如正虚邪实的虫积证，不宜即行驱虫，应先用健脾和胃以扶正，待正气适当恢复时，再给予驱虫治疗。

(4) 先攻后补　即先祛邪后扶正。临床用于正虚邪实，以邪气盛为主要矛盾，正气虽虚，尚可攻伐的病证。此时先扶正反会助邪，必须先驱邪，然后再扶助正气。如瘀血引起的崩漏，瘀血不去，出血不止，应先进行活血化瘀，然后用补血方法治疗。

（四）扶正与祛邪的注意事项

(1) 扶正不留邪　治疗虚证，应当扶正，但必须要用得恰当。扶正虽有"正足邪自去"的作用，若扶正药物用得时间太早、太久或用量太多，也会引起"固邪"、"留邪"的弊端。

(2) 祛邪不伤正　治疗实证，应当祛邪，但必须用得准确。祛邪虽有"邪去正自安"的作用，若祛邪药物用得时间太久或用量太多，也会损伤人体的正气。

二、标本先后

标本是一个相对的概念，概括了疾病过程中矛盾的主次关系。标，是事物的次要矛盾；本，是事物的主要矛盾。就邪正关系而言，邪气为标，正气为本；就疾病发生而言，症状为标，病因为本；就疾病部位而言，外病为标，内病为本；就发病先后而言，后病为标，先病为本等。在疾病的发展过程中，有时非主要矛盾上升为主要矛盾或者旧的矛盾未解决，新的矛盾又出现了。因此，临床上治标与治本，就是要抓住疾病的关键所在，分清标本主次，以确定治疗的先后次序与具体相应的方法。在疾病的发展与变化的过程中，特别是病情比较复杂的疾病，更要抓住标本这一治疗原则，才能收到治疗效果。

标本先后的具体应用，主要有缓则治本、急则治标、标本同治三个方面。

（一）缓则治本

缓则治本，是指在病情缓和、病程较长的情况下，要从根本上进行治疗。大多数情况下，要分析疾病的症状，找出致病因素，针对病因给予治疗，才能彻底治愈疾病。如脾虚泄泻，脾虚为本，泄泻为标，此时治疗就不能见泻止泻，而必须治其本，采用健脾益气的方法，增强脾主运化的功能，待脾气健运之后，泄泻也就消除了。

（二）急则治标

急则治标，是指在某些情况下，标病甚急，成为疾病的主要矛盾，如不及时解决标病，就有可能危及生命，或影响本病的治疗，此时必须先治其标，等病情缓解后，再从根本上治疗。如大出血病人，无论何种原因引起的出血，均应先采取应急措施，先止血治其标，待血止病情缓解后，再根据出血的病因病机进行治疗。急则治标，只是一时权宜之计，最终目的仍是为了更好地治本。

（三）标本同治

标本同治，是指在标本俱急或标本俱不急的情况下，采取标本兼顾的方法。如气虚又外感，气虚为本，外感为标。若单纯解表则更伤正气，单纯益气则表邪不解，因此必须标本兼治，用益气解表的方法才能收效。又如阴虚便秘，单纯滋阴则便秘不解，单纯通便则更伤阴液，所以必须滋阴通便兼施，才能达到邪去正安的目的。

标本兼治，并非不分主次，平等对待，而是根据临床证候的具体情况，对标本有所侧重。如肺痨证，肺阴虚为本，潮热、盗汗、咳嗽等症状为标，治疗应以治本为主，兼以治标，即"本而标之"；若肺痨大量咯血，治疗应以治标为主，兼以治本，即"标而本之"。

三、正治与反治

在一般情况下，疾病的本质和表现出来的现象是一致的，但由于病理变化的复杂性，有时疾病的本质与现象却不一致（假象）。正治与反治，是指所用药物性质的寒热、补泻与疾病本质和现象之间的从逆关系而言。

（一）正治

正治是逆其证候性质而治的一种治疗方法，又称"逆治"。正治法是临床上常用的一种治疗方法，适用于疾病的症状与本质相一致的病变。正治法有寒者热之、热者寒之、虚者补之、实者泻之四种。

（1）寒者热之　寒者热之，是指寒性病变出现寒象，用温热药治疗。如表寒证用辛温解表法，里寒证用辛热温里法。

(2) 热者寒之　热者寒之，是指热性病变出现热象，用寒凉药治疗。如表热证用辛凉解表法，里热证用苦寒清里法。

(3) 虚者补之　虚者补之，是指虚性病变出现虚象，用补益药治疗。如血虚用养血法，阴虚用滋阴法。

(4) 实者泻之　实者泻之，是指实性病变出现实象，用祛邪药治疗。如瘀血用活血祛瘀法，食积用消食法等。

(二) 反治

反治是顺从疾病的征象（假象）而治的一种治疗方法，又称"从治"。反治法适用于疾病的症状与本质相反的病变。究其实质，仍是在治病求本法则的指导下，针对疾病的本质而进行治疗。反治法有热因热用、寒因寒用、通因通用、塞因塞用四种。

(1) 热因热用　热因热用，是指用热性药物治疗具有假热症状的病证。适用于"真寒假热"证，即阴寒内盛，格阳于外，虚阳外越，形成内真寒而外假热的证候，常见有四肢厥冷、下利清谷、脉微欲绝等真寒症状及面红口渴、身热等假热症状。治疗时，顺其假象应用"热因热用"之法。热因热用从表面上看是用热药治疗热的症状，但从病机来讲，仍属于热药治寒证。

(2) 寒因寒用　寒因寒用，是指寒性药物治疗具有假寒症状的病证。适用于"真热假寒"证，即阳热内郁，不能外达，格阴于外，形成内真热而外假寒的证候，常见有壮热、口渴、便干尿少、舌红苔黄等实热症状及四肢厥冷、脉沉等假寒症状。治疗时，顺其假象应用"寒因寒用"之法。寒因寒用从表面上看是用寒药治疗寒的症状，但从病机来看，仍属于寒药治热证。

(3) 通因通用　通因通用，是指用通利的药物治疗有通泻症状的实证。适用于真实假虚证。如食积引起的腹泻，用消导泻下法治疗；瘀血引起的崩漏，用活血祛瘀法治疗；膀胱湿热引起的小便频数，用清热利尿法治疗等。

(4) 塞因塞用　塞因塞用，是指用补益的药物治疗闭塞不通症状的虚证。适用于真虚假实证。如脾虚失运引起的腹胀痞满，用补脾益气法治疗；气血亏虚引起的经闭，用补气养血法治疗；肾虚引起的尿闭，用温补肾阳法治疗等。

四、病治异同

病治异同，包括同病异治和异病同治两个方面。

(一) 同病异治

同病异治，是指同一疾病，由于发病的时间、地区及患者机体的反应性不同，或处于疾病发展不同的阶段，所表现的证候不同，因此治疗方法也不一样。例如咳嗽、有寒有热、有虚有实、外感与内伤皆可引起咳嗽，所以咳嗽的治疗方法必然不同。又如麻疹在病变发展的不同阶段，所表现的证候不一样，因此治疗方法也不一样。初期麻疹未透，治宜解表透疹；中期肺热明显，治宜清热；后期余热不尽，阴液不足，治宜清热养阴。

(二) 异病同治

异病同治，是指不同的疾病，在发展过程中出现了相同性质的证候，就可采用相同的治疗方法。如胃下垂、子宫下垂、脱肛等不同疾病，都是由于气虚下陷所致，具有中气不足的证候表现，因此都可用补中益气的方药治疗。

总之，中医治病主要的不是着眼于"病"的异同，而是着眼于"证"的区别。相同的证，用基本相同的治法；不同的证，用基本不同的治法。即所谓"证同治亦同，证异治亦异"，关健在于辨证。表面上看似乎矛盾，其实质仍在于治病求本。

五、调整阴阳

中医认为，一切疾病的本质都是阴阳失调，由于阴阳的偏盛偏衰，而产生虚实寒热的不同病理变化。调整阴阳，就是针对阴阳的偏盛偏衰的变化，采取损其有余、补其不足的原则，使阴阳恢复到相对平衡的状态，从而达到治愈疾病的目的。

（一）损其有余

损其有余，是针对阴阳偏盛病理变化所制定的治疗原则。阴阳偏盛，即阴偏盛或阳偏盛。阴盛则寒，阳盛则热，临床表现均为实证，应根据"实则泻之"的原则损其有余。对"阳盛则热"的实热证，根据"热者寒之"的原则，用寒凉的药物来清泻阳热。对"阴盛则寒"的实寒证，根据"寒者热之"的原则，用温热的药物来温散阴寒。

由于阴阳是互根的，"阴胜则阳病，阳胜则阴病。"（《素问·阴阳应象大论》）因此在阴阳偏盛的病变中，应注意有无另一方偏衰的情况存在。若有相对一方偏衰时，则当兼顾其不足，配以滋阴或助阳之品。

（二）补其不足

补其不足，是针对阴阳偏衰病理变化所制定的治疗原则。阴阳偏衰，即阴偏衰或阳偏衰。阴虚则热，阳虚则寒，临床表现均为虚证，应根据"虚则补之"的原则补其不足。对阴虚则热的虚热证，应"阳病治阴"，用滋阴的药物来制约阳亢火盛，即所谓"壮水之主，以制阳光"。对阳虚则寒的虚寒证，应"阴病治阳"，用补阳的药物来消除阴盛，即所谓"益火之源，以消阴翳"。

由于阴阳是互根的，所以阴阳偏衰的进一步发展，可以产生"阴阳互损"的病理变化，即阴虚可累及于阳，阳虚可累及于阴，从而出现阴阳两虚的病证，治疗上应该阴阳双补。

此外，在治疗阴阳偏衰的病证时，还应注意阳中求阴，阴中求阳。阳中求阴，即治疗阴虚证时，在滋阴方药中佐以补阳药，使阴得阳升而泉源不绝。如治疗肾阴虚时，常于滋养肾阴方药中适当加入鹿角胶、锁阳等温阳之品。阴中求阳，即在治疗阳虚证时，温阳方药中佐以滋阴药，使阳得阴助而生化无穷。如治疗肾阳虚时，常于温补肾阳方药中适当加入熟地黄、山茱萸等滋阴之品。

六、因人、因时、因地制宜

中医学认为，疾病的发生、发展与转归，受多种因素的影响，如个体体质的差异、气候的变化、地理环境的不同，均对疾病有一定的影响。同一疾病，因发病的季节、地区不同及病人的年龄、性别、体质的差异，病情的变化也不相同。因此治疗疾病时，必须因人、因时、因地制宜，根据具体情况，制定适当的治疗方法，称之为"三因制宜"。

（一）因人制宜

因人制宜，是指根据病人的年龄、性别、体质等不同特点，来考虑治疗用药的原则。

1. 年龄

人的年龄不同，生理功能和病理变化不同，治疗用药也应有所不同。如小儿生机旺盛，为稚阴稚阳之体，气血未充，脏腑娇嫩，一旦患病，易寒易热，易虚易实，病情变化迅速。因此，治疗小儿疾病要及时，药性宜平和，药量必须根据年龄加以区别，少用补药，忌用峻剂。青壮年体质强壮，气血旺盛，患病多为实证，治疗时剂量可稍偏重，以祛邪泻实为主。

而老年人生理机能衰退，气血亏虚，患病多虚证或虚实夹杂证，治疗时药量要酌情减少，以补虚为主。邪实需攻者，也应注意扶正与祛邪兼施，以免损伤正气。

2. 性别

男女性别不同，各有其生理、病理特点，治疗时应有所区别。特别是妇女，有经、带、胎、产的生理特点，素多血亏，治疗用药时须加以考虑。如月经期，要慎用活血祛瘀之品；妊娠期禁用或慎用泻下、破血、滑利、走窜或有毒之品；产后应注意有无恶露不尽或气血亏虚等情况。

3. 体质

由于先天禀赋和后天调养的不同，每个人的体质不仅有强弱之分，而且还有偏寒偏热以及患有某种慢性病等不同情况，治疗上就有所区别。如体质强壮者，患病多实证，能耐受攻伐，用药剂量可偏重；体质虚弱者，患病多虚证或虚实夹杂，不能耐受攻伐，用药剂量宜轻，以补为主；阳盛或阴虚之体，用药宜寒凉，慎用温热；阴盛或阳虚之体，用药宜温热，慎用寒凉。

（二）因时制宜

因时制宜，是指根据不同季节气候的特点，来考虑治疗用药的原则。

一年四季，有寒热温凉的变迁，对人体的生理、病理均有不同的影响，所以治疗疾病时要考虑当时的气候条件。如春夏气候温热，人体的腠理疏松开泄，此时外感风寒，用辛温解表药，剂量要酌减。若用量太大，发汗太过，则耗伤气阴，甚至导致亡阴亡阳之变。而秋冬气候寒凉，阴盛阳衰，人体腠理致密，除非大热之证，要慎用寒凉之剂，以防苦寒伤阳。所以，季节不同，气候特点不同，用药的剂量和寒热药的选用要恰当。

（三）因地制宜

因地制宜，是指根据不同地理环境的特点，来考虑治疗用药的原则。

不同地理环境，由于气候条件和生活习惯不同，对人的生理功能和病理变化都有影响，所以治疗用药时亦应有所区别。如我国西北地区，地势高而寒冷，其病多寒，治宜辛温；东南地区，地势低而温热，其病多湿热，治宜苦寒。即使出现相同的疾病，治疗时也要考虑不同地区的特点。如外感风寒表证，西北地区气候寒冷，人体腠理多致密，温性药麻黄、桂枝的量可稍重；东南地区气候温热，人体腠理多疏松，麻黄、桂枝的量可稍轻。此外，山区与平原、城市与农村，人们的生活习惯、体质状况、生活条件均不同，治疗用药时应考虑到这些因素。

总之，因人、因时、因地制宜的治疗原则，充分体现了中医学整体观念和辨证论治在实际应用时的原则性和灵活性，说明了治病必须全面地看问题，具体情况具体分析。

（陈　洁）

第二篇　中药学基础知识

中药一词有广义、狭义之分，广义的"中药"是指在中医理论指导下应用的天然药物及其制品，包括中药材、中药饮片和中成药；狭义的"中药"是指中药材和中药饮片。本篇所提到的"中药"都是指狭义的中药。中药学是研究中药的药性理论及各种药物的来源、产地、炮制、性能、功效及应用的一门学科。

目前，我国有文字记载的中药有 12 800 余种，本篇从中药高级工岗位的需要出发，选载全国各地都比较常用的 380 种中药，重点介绍性能、应用方面的基本知识。至于中药的来源、产地、采集、炮制等知识，将在中药专业的其他课程（中药商品、中药鉴定、中药炮制）中详述，本书不作系统介绍或从略。

第一章　中药的性能

中药的性能，简称"药性"，是中医解释中药作用的传统理论，包括四气五味、升降浮沉、归经及有毒无毒等内容。

药性理论是我国历代医学家在长期用药实践中，以阴阳五行、脏腑经络、气血津液等中医理论为依据，根据药物的各种性质及所表现出来的治疗作用总结出来的用药规律。它是中医学理论体系中的一个重要组成部分，至今仍有效地指导着中医用药实践。

第一节　四气五味

一、四气

四气，是指寒、热、温、凉四种不同的药性，又叫"四性"。按阴阳分类：寒凉属阴，温热属阳。每种中药都有一个"性"，药性的寒热温凉，是根据药物作用于人体所产生的反应总结出来的，是与所治疾病的寒热性质相对而言的。中医按阴阳失调的类型把疾病分为寒证、热证两大类，能治寒证的药就是热性或温性；能治热证的药就是寒性或凉性。寒性、凉性都是属阴的药性，基本性质相同，只有程度上的区别：寒性药能治疗较重的热证，凉性药一般只能治较轻的热证。热性与温性的关系也是这样：热性药主治较重的寒证，温性药主治较轻的寒证。有少数药物的药性为"大寒"或"大热"，说明它能治最严重的热证或寒证。

四性之外还有一类"平性药"，特点是：寒热性质不很明显，药性平和，作用比较缓和，平性药主要用于寒、热症状不明显的病证，有些平性药略微偏寒或略微偏温，称为"微寒"或"微温"。常用药中平性药不少，因此也有"五性"的说法。

中医用药的基本规律是"寒者热之，热者寒之"，就是说，寒证应该用温热药治疗，热证应该用寒凉药治疗，才能使失调的阴阳恢复平衡。寒证不宜用寒凉药，因为寒证是阴盛阳衰，寒凉药属阴，会增长病人阴气使阴阳更加不平衡。同样道理，阳盛阴衰的热证也不宜使用属阳的温热药。对寒热夹杂的病证可以寒热药同用，但一般也有所侧重。平性药寒证、热证都能用，但对病证的寒热性质影响较小。

四气都可随炮制而改变，如温性的天南星可治寒痰，用寒性的胆汁炮制后，成为凉性的胆南星，不治寒痰而治热痰；再如寒性的生地黄，经过蒸制后就转变为温性的熟地黄，作用也由凉血变为补血。

二、五味

五味理论最早见于《内经》、《本经》，原义是指药物有辛、甘、酸、苦、咸五种不同的味道，后人增加淡味和涩味，但习惯仍称"五味"。古人在用药实践中发现，许多同味药物往往有相类似的治疗作用，如黄连、黄芩、黄柏、大黄都是苦味，都有清热泻火的功效；再如人参、甘草、黄芪、当归都有甘味，又都有补益作用；于是就用"苦"来代表"泻火"；用"甘"来代表"补益"。后来形成这样的习惯：凡能泻火的药物都叫苦味药，凡能补益的药物都叫甘味药，而不论它是否有苦味或甘味。这样，"五味"就成了药物功效的代名词，不能完全反映药物实际味道了。所以五味的产生，虽源于口尝，但更主要的则是通过长期的临床实践观察，从不同味道药物作用于人体所产生的不同反应和获得不同的治疗效果总结归纳出来的。即五味不仅是药物味道的反映，更重要的是对药物作用的高度概括，而后者构成了五味理论的主要内容。

各种药味所代表的功效分述如下。

辛："能散、能行"，有发散表邪、行气行血（推动气血运行）的作用。

甘："能补、能和、能缓"，有补益（补充气血津液）、和中（调理中焦脾胃功能）、调和药性（协调各种药物作用，避免相互拮抗）和缓急止痛（解除筋肉拘挛疼痛）的作用。

酸："能收、能涩"，有收敛、固涩（收敛人体正气，制止气血精津不正常外泄）的作用。

涩：与酸味的作用相似，也表示收敛固涩作用。

苦："能泄、能燥"，有清泄火热、泄降气逆、通泄大便和燥湿（祛除湿邪）的作用。

咸："能软、能下"，有软坚散结（使坚实的肿瘤、结核等病理产物变软、消散）、泻下（通大便）或治疗下焦肾病的作用。

淡："能渗、能利"，有渗湿利小便的作用。

五味的阴阳属性：辛、甘、淡属阳，酸、涩、苦、咸属阴。

三、四气与五味的关系

药物的性和味分别从不同的角度说明药物的作用，每种中药都具有性和味，有的一味一性，有的一性数味。性味都相同的药物，功效大体相同；性味都不同的药物，功效基本不同，性同味异或性异味同的药物，功效也有同有异。性、味相比，性显得更为重要，因为药物的"性"代表着药物的治疗方向。而药物的"味"只有在"性"对证的前提下才能发挥作用。例如用寒性的止咳药治疗寒性咳嗽，尽管也是苦味降泄，但不能收到止咳效果；反之亦然。因此，在学习中要重点掌握各种药物的寒热温凉之性，起码应记住一种药物是寒凉性还是温热性。

第二节 升降浮沉

升、降、浮、沉是指药物的四种作用趋向。升是上升，降是下降，浮是向外，沉是向内。

升降浮沉也是从用药实践中总结出来的药性理论,主要是表示药物对人体气机的影响,是与疾病中气机逆乱的趋向相对而言的。中医认为,人体气机有升降出入四种基本运动形式,一旦升降出入反常便导致疾病的发生。例如中焦脾气以上升为顺,若中气下陷会导致胃下垂、脱肛等病变,服用中药黄芪能提升下垂的脏腑,使之恢复正常位置,故认为黄芪有使气上"升"的性质;例二,正常人体在体温升高时便会出汗,向外散发阳气以降温,而风寒感冒表实证患者因邪郁气机,常见发高烧而无汗,服用中药麻黄可使汗出热退,故认为麻黄有使气向外"浮"的性质;例三,中药半夏能治疗胃气上逆引起的呕吐,故认为半夏有使气向下"降"的性质;例四,中药麻黄根能制止津气外泄引起的自汗盗汗,故认为麻黄根有使气向内"沉"的性质。实践中发现,能使气"升"的药物往往也能使气"浮",能使气"沉"的药物往往也能使气"降",所以,中医常按作用趋向将药物分为升浮药与沉降药两类。升浮药属阳,沉降药属阴。

此外,中医有时还用升降浮沉表示药物所治疾病的大致部位,认为,能治上焦病证的药物具有升浮之性,能治下焦病证的药物具有沉降之性。

大部分药物升降浮沉的作用是明显的,但有少部分药物升降浮沉的作用趋势不明显或存在双向性,如麻黄既能发汗(向外),又能平喘(向下)、利尿(向下);川芎既能上行巅顶止头痛,又能下行血海通月经。

利用药物升降浮沉理论指导临床用药,必须参照病位与病势灵活运用。具体而言,一是逆其病势而治,即病势上逆者,宜降不宜升,病势下陷者,宜升不宜降。二是顺应病位而治,即病位在上在表者宜升浮不宜沉降,病位在下在里者宜沉降不宜升浮;总之,根据药物升降浮沉的性能,作用于相应的病位,因势利导,祛邪外出,从而调整脏腑气机的紊乱,达到治愈疾病的目的。

药物的升降浮沉与四气五味、炮制、配伍有密切关系。一般来说,性温热、味辛甘的药物,大多为升浮药;性寒凉、味苦酸咸的药物,大多为沉降药。在炮制理论中,有酒制升浮,姜制发散,醋制收敛,盐制下行等说法。在方剂配伍中,少量升浮药配大量沉降药则随其下降;少量沉降药与大队升浮药同用可随之上升。有些药物甚至可决定方剂中药物的作用趋向,如桔梗能载药上行,牛膝能引药下降等。此外一些古代医书认为,升降浮沉与药物的质地轻重亦有关系:花、叶、草等质轻的药物大多升浮,而种子、果实、矿物、介壳等质重的药物大多沉降。这种理论有一定的局限性,如"诸花皆升,旋芄独降","诸子皆降,蔓苍独升"等就是例外。综上所述,药物的升降浮沉是受多种因素的影响,升降浮沉在一定的条件下可相互转化,正如李时珍所说:"升降在物,亦在人也"。

第三节 归 经

归经是指药物对机体某部分的选择性作用。这里的"归"是归属的意思,"经"是指人的脏腑经络,"选择性作用"就是说,服用某药后主要对某经(脏腑或经络)或某几经发生明显的作用,而对其他经则作用较小,甚至不起作用。归经指明了药物治病的适用范围,说明了药效所在,药物的归经不同,治疗定位也就不同。

归经是以脏腑经络理论为基础,以所治具体病症为依据的。中医把人体的各个部位、各种生理功能,都分别归属心、肺、脾、肝、肾、心包、胆、胃、大肠、小肠、膀胱、三焦十二脏腑和十二经络，药物能治疗哪一脏腑经络的病变，就说它归哪一经。如杏仁能治肺气上逆之胸闷喘咳，归肺经；朱砂能治心神不安之心悸失眠，归心经；天麻能治肝风内动之痉挛抽搐，归肝经等。有的药可归数经，表示所治的病较多，如当归能治疗血虚萎黄（心、脾经病）、眩晕（肝经病）、心悸（心经病）、月经不调（肝经病）等病症，所以当归就归心、肝、脾三经。

归经相同而性味不同或性味相同而归经不同的药物，其治疗作用也有所异同。如黄芩、干姜都归肺经，但黄芩甘寒，治肺热咳嗽；干姜辛热，治肺寒喘咳。又如黄芩、黄连性味苦寒，都归胃、大肠经，但黄芩又归肺经，治肺热咳嗽等证；黄连又归心经，治热病心烦等证。可见必须把性味、归经结合起来，才能比较全面地反映中药的治疗作用。

有些药物被称为"引经药"，俗称"药引子"，中医认为它们特别擅长治疗某经病变，并能引导其他药（不论是否归这一经）在这一经发挥作用，如桔梗可引药入肺经，柴胡可引药入肝经等。将中药用某些辅料炮制能起到"引经"作用，如醋制引药入肝、盐制引药入肾等。可见中药的归经也是可以人为加以改变的。

第四节　有毒与无毒

毒性是指药物对人体的损害性。古代本草常在每种药物的性味之下标明"有毒"或"无毒"；现代中药书一般只标明有毒的药，分为"有小毒"、"有毒"、"有大毒"三类。毒性药的用量不宜过大，超过国家药品标准规定的用量就有可能中毒。

中药的有毒无毒、毒性大小都是相对的。所谓"无毒"，仅是指在常规用法、用量情况下对人无害。其实任何药物使用不当、炮制不当、保管不当都会产生毒性，俗话说"是药三分毒"是有道理的。有毒的药物经过炮制或恰当配伍可消除毒性，增加用量。某些药物的有毒成分同时又是有效成分，具有"以毒攻毒"的特殊疗效，炮制时还必须保留一部分毒性成分。此外，有毒无毒、毒性大小还与服药者的体质、病情、药物的煎煮、饮食调养等因素有关。

古人说的"毒性"也包括副作用在内。副作用是指在常用剂量时出现的与治疗需要无关的不适反应，一般比较轻微，对人体危害不大，停药后能自行消失。产生副作用的主要原因是，一味中药往往有多种作用，治疗时利用其中一种作用或一部分作用，其他作用便成为副作用了。如干姜有温中止呕作用，最宜用治胃寒呕吐，若用干姜治胃热呕吐，那么它的"温中"作用就是副作用。可以说，一切中药用得不当都有副作用，但由于中医常用配伍或炮制等方法来改变药性，消除副作用，所以人们一般认为中药副作用小。

（袁　霞）

第二章 中药的应用

中药的应用，主要包括药物的配伍、禁忌、用量和用法等内容。掌握这些知识，是确保用药安全有效所必需的。

第一节 配　伍

配伍是根据病情需要和药物的性能，将两种以上的药物配合应用的方法。在病情较为复杂，单味药难以达到治疗要求时，便需要同时使用两种以上的药物。药物经过配伍后，药与药之间就会发生某些相互作用，从而产生不同的效果，如有的能增进或减低原有疗效，有的能抑制或消除毒性或烈性，有的则能产生毒性或副作用。因此，在药物配伍时，就必须有所选择，这就提出了配伍关系问题。前人把单味药的应用和药与药之间的配伍关系总结为七个方面，称为药物"七情"。现分述如下。

（1）单行　就是指用单味药治病。有些病情比较单纯的病证，选用一种针对性较强的药物即可达到治疗目的，如清金散单用一味黄芩，治疗轻度的肺热出血病证；独参汤单用一味人参，治疗气虚欲脱证；现代单用鹤草芽驱除绦虫；以及许多行之有效的"单方"等。它符合简便廉验的要求，便于使用和推广。

（2）相须　就是指两种以上性能功效相类似的药物，配合后能相互协同，明显增强原有疗效。如麻黄与桂枝配伍能明显地增强其散寒解表功效；大黄配芒硝能明显增强其清热、泻下、通便的功效等。

（3）相使　就是指在性能功效方面有某种共性的药物配合应用，能相互促进，共同提高疗效；或者性能、功效虽不相同，但可相互补充而提高疗效，其中以一种药物为主，另一种药物为辅。如补气利水的黄芪与利水健脾的茯苓配伍，茯苓能增强黄芪的补气利水功效；退虚热的青蒿与滋阴潜阳的鳖甲配伍，鳖甲能明显地增加青蒿清退虚热的功效等。

（4）相畏　就是指一种药物的毒性反应或副作用，能被另一种药物减轻或消除。如生半夏和生南星的毒性能被生姜减轻或消除，就说生半夏和生南星畏生姜；熟地黄滋腻碍脾、影响消化的副作用能被砂仁减轻，就说熟地黄畏砂仁等。

（5）相杀　就是指一种药物能减轻或消除另一种药物的毒性或副作用。如生姜能减轻或消除生半夏和生南星的毒性或副作用，所以说生姜杀半夏、南星的毒。由此可见，相畏、相杀是同一配伍关系的两种不同的提法。对前者而言称"畏"，对后者而言称"杀"。正如李时珍所说"相畏者，受彼之制也"；"相杀者，制彼之毒也"。

（6）相恶　就是指两种药物配合后，相互牵制，使原有功效降低或消失。如人参恶莱菔子，因莱菔子能降低人参的补气作用；干姜恶黄芩，因黄芩能降低干姜温中回阳之功效，而干姜也能降低黄芩的清热作用。

（7）相反　就是指两种药物合用后，能产生毒性反应或副作用。如"十八反"、"十九畏"中的若干药物（见下文"用药禁忌"）。

综上所述，除单行外，其他六个方面的配伍关系可概括为三类情况：①相须、相使的配伍，能产生协同作用，可增强疗效，临床用药时要充分利用；②相畏、相杀的配伍，能减轻、消除毒性或副作用，在应用毒剧药时应选择应用；③相恶、相反的配伍，前者由于相互牵制、拮抗而削弱或抵消原有功效，后者能产生毒性反应或强烈的副作用，两者属于配伍禁忌，原则上要避免应用。

第二节 用药禁忌

用药禁忌，是指医生在给病人开药时应避免的事项。主要包括三个方面。

一、配伍禁忌

配伍禁忌是指某些药物一经配伍使用，就会降低或失去药效，甚至产生毒性和强烈的副作用。属于禁止使用的范畴。这就是上述"配伍"一节中所提到的"相恶"和"相反"。关于配伍禁忌历代说法不很一致，到金元时期概括为"十八反"、"十九畏"，并编成歌诀，一直沿用至今。

（一）十八反歌

　　　　　　本草明言十八反，半蒌贝及攻乌，
　　　　　　藻戟遂芫俱战草，诸参辛芍叛藜芦。

意思是：半夏、瓜蒌、贝母、白蔹、白及都与乌头相反；海藻、大戟、甘遂、芫花都与甘草相反；诸参（人参、丹参、沙参、玄参）、细辛、芍药都与藜芦相反。

由于"瓜蒌"包括瓜蒌皮、瓜蒌子、瓜蒌根（天花粉），"贝母"包括川贝、浙贝，"乌头"包括川乌、草乌、附子（统称"乌头类"），"诸参"还包括苦参、党参、西洋参，"芍药"包括白芍、赤芍，所以十八反实际涉及到的药物远不止18种。

（二）十九畏歌

　　　　　　硫黄原是火中精，朴硝一见便相争；
　　　　　　水银莫与砒霜见，狼毒最怕密陀僧；
　　　　　　巴豆性烈最为上，偏与牵牛不顺情，
　　　　　　丁香莫与郁金见，牙硝难合荆三棱；
　　　　　　川乌草乌不顺犀，人参最怕五灵脂；
　　　　　　官桂善能调冷气，若逢石脂便相欺。

意思是：硫黄畏朴硝；水银畏砒霜；狼毒畏密陀僧；巴豆畏牵牛子；丁香畏郁金；牙硝畏三棱；川乌、草乌畏犀角；人参畏五灵脂；官桂畏石脂。

十九畏的"畏"是"相反"的意思，与七情相畏的"畏"含义不同。十九畏也存在一名多物的情况，如狼毒、郁金、石脂的来源都不止一种原物质，所以实际涉及的药物也超过了19种。

十八反、十九畏并不是绝对的禁忌，古今都有不少含反、畏药的有效方剂。现代药理试验初步表明，贝母、半夏分别与乌头配伍，未见明显的增强毒性，而细辛配伍藜芦则可使实验动物中毒死亡。甘草、甘遂两药合用时，毒性大小主要取决于甘草的用量比例；甘草剂量与甘遂剂量相等或大于甘遂，毒性就较大。目前这方面的科研工作做得不多，医药工作中暂时还是按照传统经验，将十八反、十九畏作为配伍禁忌对待。调剂时发现有反、畏药的处方，应拒绝调配。

二、妊娠用药禁忌

某些药物具有损害胎儿以致流产的副作用，应该作为孕妇禁忌的药物。一般分为禁用和慎用两类。

(一) 禁用药

大多是毒性较强或药性猛烈的药物。如水银、斑蝥、马钱子、川乌、草乌、生附子、雄黄、轻粉、巴豆、牵牛子、大戟、甘遂、芫花、商陆、麝香、蟾酥、三棱、莪术、水蛭、虻虫、穿山甲、藜芦、瓜蒂等。凡属禁用药物，绝对不能使用。

(二) 慎用药

包括行气、活血、通经、祛瘀、通利、重镇、辛热类或有毒的药物。如枳实、枳壳、桃仁、红花、牛膝、川芎、王不留行、大黄、芒硝、番泻叶、芦荟、薏苡仁、冬葵子、礞石、代赭石、磁石、附子、干姜、肉桂、半夏、天南星等。凡属慎用药，可根据孕妇具体情况慎重选用，无特殊需要，应尽量避免应用。非用不可时要注意用量从小到大逐渐增加，一旦见效即可停药，避免长期使用，以防发生事故。

中药调剂员遇到妊娠禁忌药较多的处方，应向顾客询问病人是否孕妇，如果是孕妇用药可拒绝调配或请原处方医生签字说明后再行调剂。

三、服药时的饮食禁忌

服药的同时或治疗期间的饮食禁忌，俗称"忌口"。大体有以下两种情况：一是指在服药的同时，要求不能进食某种食物。如古代文献记载有常山忌葱；地黄、何首乌忌葱、蒜、萝卜；薄荷忌鳖肉；茯苓忌醋；土茯苓、使君子忌茶；鳖甲忌苋菜；蜂蜜忌生葱等。二是指从病证来讲，治疗期间要求忌食生冷、油腻、辛辣、不易消化及刺激性食物，以避免对病情产生不利影响。如水肿忌盐；黄疸、腹泻、消化不良忌食油腻；麻疹忌食油腻酸涩之物；疮痈肿毒、痔瘘、皮肤瘙痒忌食鱼、虾、牛、羊等腥膻及辛辣刺激之品；热证忌食辛辣油腻等食物；寒证忌食生冷瓜果等食物。

第三节　中药的用量

一、用量的概念

用量也叫"剂量"，一般以克（g）为单位。本篇记载的各药"用量"是指"常用量"，即干燥药材在复方（两味以上的处方）汤剂中的成人一日水煎服量。大多数药的常用量为10g左右，一般质地较轻的药用量较小（多为3～10g）；质地坚硬的药用量较大（多为15～30g）。中药调剂员在审方时要注意用量是否符合药典规定。

二、确定用量的依据

中药用量的大小，对疗效有直接影响，用量过小达不到治疗目的，用量过大不但达不到预期疗效，甚至损伤正气造成不良后果。因此，掌握药物的用量是十分重要的。每种药物的用量，要根据药物的性质、配伍、剂型和人的年龄、体质、病情及季节气候、地域等多方面情况，予以全面考虑而确定。

1. 根据药物性能确定剂量

凡有毒、峻烈的药物，剂量宜小，应严格控制在安全范围内。一般药物，质轻、味浓较易溶解的花、叶类剂量宜小；质重、难于溶解的矿物、贝壳、鲜品、果实等，剂量宜重。

2. 根据配伍、剂型确定剂量

一般单味药应用时，剂量较复方为重。复方中主药用量宜重。同样的药物入汤剂，比入丸、散剂剂量宜大。作酒剂、浸膏剂剂量可稍大。

3. 根据病情、体质、年龄确定剂量

急病、重病者剂量宜大；慢性病、轻病者剂量宜小。年老、体弱、小儿、妇女产后剂量宜小；成人及平素体质壮实者剂量宜重。不同年龄的病人，药物用量尚无严格规律可循。一般是16岁以上可用成人量；10～15岁可用成人量的2/3；5～9岁可用成人量的1/2；1～5岁可用成人量的1/3；一岁以内的婴儿用成人量的1/5～1/4。

4. 季节变化与剂量的关系

中医的整体观念中体现了人与自然界是一个有机的整体，这种天人相应的观点要求在应用药物时，其剂量应随着季节变化而变化。如夏季气候炎热，用辛温发散药时用量宜轻，而用苦寒降火药用量宜重；冬季气候寒冷，用温里药时用量宜重等。

三、中药的计量单位

中药用量的传统计量单位主要是质量单位：如斤、两、钱、分、厘、毫等。明清以来，普遍采用16进位制，即1斤＝16两＝16钱＝160分＝1 600厘＝16 000毫。从1979年1月1日起，一律采用公制，即1公斤＝1 000g。为了处方和配药，特别是古方的配用需要进行换算时的方便，按规定以如下近似值进行换算：

$$1 斤(16 进位制)=500g$$
$$1 两(16 进位制)=30g$$
$$1 钱=3g$$
$$1 分=0.3g$$
$$1 厘=0.03g$$

第四节　中药的煎服法

（一）汤剂煎煮法

历代医家对汤剂的煎法都很重视。清代名医徐灵胎在《医学源流论》中说："煎药之法，最宜深讲，药之效与不效，全在乎此。"

1. 选择煎煮器具

煎药最好用砂锅等陶器，也可用玻璃（烧杯等）及搪瓷器皿。这些器具化学性质稳定，不与药物中所含的各种成分发生化学反应。煎药不宜用铁、铜、锡、铝等金属器具，以免煎煮中溶出的金属离子与药物成分生成不溶或有害的化合物，改变或降低原有药效。搪瓷器皿如有外皮破损露出金属内胎者，亦不可用来煎药。

2. 脚注处理常规

"脚注"是医生对某些药物的特殊煎煮要求，一般在处方药名右下角用小字注明，故称"脚注"。常见的脚注处理方法简介如下。

（1）先煎　将某一种或几种药材先放锅内煎煮一段时间，再加入其他药同煎，这种方法称"先煎"或"先入"。需先煎的药材主要是一些质地坚硬的矿物药（如代赭石、磁石）、贝壳类药（如牡蛎、石决明）、动物甲、角类药（如龟甲、羚羊角丝）和某些有效成分不易煎出的植物药（如西青果、石斛）。另有一些有毒的药材也需先煎除去毒性，如生半夏、生南星、生附子等。先煎的时间根据药材形体大小而定。一般来说质地坚硬的药材已捣成粗粉者可先煎20～30min；豆粒大块状者可先煎30～40min；有毒的生药要先煎1～2h；耐煎的植物药一般先煎 30min 左右。先煎时加水量视煎煮时间、火候大小和其他药物多少而定。

（2）后下　在煎煮前将某种药材留出，待其他药快煎好时，再将留出的药放入药锅，稍加煎煮，这种方法称为"后下"或"后入"。后下的药材多含挥发性成分，气味芳香，如薄荷、藿香、木香、细辛等。长时间煎煮会使挥发性成分随水蒸气散去，降低疗效。一般应在汤剂煎好前 5min 左右入煎。还有些药材中的有效成分不稳定，久煎容易破坏，降低乃至丧失疗效，也应后下，如大黄、青蒿、钩藤、杏仁、番泻叶等。一般应在汤剂煎好前 10min 左右入煎。番泻叶也可用开水泡服。

（3）包煎　对粉末状药物、细小植物种子、有毛茸的药物、易使药液浑浊的药物，如蒲黄、滑石、车前子、旋覆花、灶心土、五灵脂、赤石脂、乳香、没药等，宜用纱布或白棉布包好，再放入锅内煎煮。以避免煎后药液浑浊，并可减少对咽喉和消化道的不良刺激。

（4）烊化　将某种药材用开水浸泡或稍加热使其完全溶化为液体状态，称为"烊化"。用此法处理的药材都是易溶于水的物质，如芒硝、元明粉、阿胶、鹿角胶、鸡血藤膏等。烊化后的药液与其他药煎好的汤剂一起服下。

（5）另煎　也叫"另炖"，是将处方中某种药材取出，单独加水煎煮或隔水炖，然后与其他药煎好的汤剂一起服下。需另煎的大多是用量较小的贵重药材，如人参、西洋参、三七、鹿茸等。另煎是为了避免药物的损失，确保治疗效果。

（6）研粉冲服　将某些难溶于水的药材，如水牛角、羚羊角、朱砂、琥珀、牛黄等，研成细粉，用其他药煎好的汤剂送服。人参、三七、牛黄、麝香、鹿茸等贵重药最好也用此法处理。

（7）兑入　本身系液体状态的药材，一般不用煎煮，待其他药煎好倒出后，兑入混匀即可服用。如生姜汁、竹沥、蜂蜜、饴糖等。

3. 加水

煎煮用水必须洁净，一般可用清洁的泉水、河水及自来水，井水则须选择水质较好者。加水量要适中，水少煮不透，药物成分不能完全溶出；水多则汤剂量大，不便服用。传统经验：将药放锅内摊平，加水超过药物表面 1~2cm（药材加水后多数浮起，应在加水前确定高度），第二煎时加水可超过药渣表面约 0.5~1cm。另法：称出全方药材总量，按每克药加水 10ml 计算总加水量，将总加水量的 70% 加入第一煎中，余下的 30% 留作第二煎用。以上是一般加水量，在此基础上根据药材质地、煎煮时间、火候大小等适当增减。如在煎煮过程中发现水少了，可酌情添加温水。

4. 浸泡

药材加水后最好浸泡一段时间再煎煮。因大多数药材成分长时间煎煮会发生结构破坏或挥发，浸泡使药材充分吸水，部分成分溶出，就可以缩短煎煮受热时间，保存更多的有效成分。浸泡应用冷水或 40℃ 以下的温水，不要用开水，以免造成药材中蛋白质凝固或淀粉糊化，使其他某些成分不宜煎出。浸泡时间约 30min~2h。第二煎不用浸泡。

5. 煎煮次数

一般每剂（付）药煎煮 2~3 次。第一煎煎好倒出，立即加水作第二煎，将两次（或三次）的煎出液合并，再分次服用。不要煎一次服一次，因药材中各种成分的溶解有快有慢之分，再加上浓度差的变化等因素，两次煎出液中的成分种类、数量都不相同，数煎合并的煎出液才能体现整个处方的作用。

6. 掌握火候

火候又叫火力,有"文火"(弱火、小火)、"武火"(强火、大火)之分。一般未沸之前用武火,沸腾后改用文火,保持微沸状态,减慢水分蒸发,有利于药物成分的溶出,不要一直用武火,以防药材焦糊或药液溢出。

7. 煎煮时间

应根据药物和疾病性质及用药情况而定。一般第一煎沸后续煎 20～25min(到药材内部完全被水浸透),第二煎沸后煎 15～20min。解表药煎煮时间可稍短,补益药可稍延长。经过浸泡者煎煮时间较短,未浸泡者较长。

8. 过滤压榨

汤药煎后,要立即滤取药汁,不宜久置锅中,以免胶体过多的药液遇冷产生胶凝,增加过滤难度,还有些成分遇冷析出,造成损失。锅中剩余的药渣须置洁净纱布中绞取或压榨,挤出其中液体,与倒出的药液混合使用。

(二)服药法

汤剂都宜于温服,发散风寒药最好是热服;呕吐患者或药物中毒患者宜冷服;用从治法时,也有热药冷服或凉药热服的。

服药时间也必须依病情和药性而定。一般来说,滋补药宜在饭前服;驱虫药和泻下药大多在空腹时服;健胃药和对胃肠刺激性较大的药宜在饭后服;其他药一般也宜在饭后服;而安眠药应在睡前服。无论饭前或饭后服药,都应略有间隔,如饭前或饭后 1～2h 左右,以免影响疗效。

一剂汤药,一天通常服 3 次,病缓可服两次;而病重病急者可隔 4h 左右服药一次,昼夜不停,使药力持续。应用发汗、泻下类药时,若药力较强,要注意患者个体差异,一般以出汗或泻下为度,剩下的药不必再服,以免汗下太多,损伤正气。

以上煎服法均属常规,特殊情况应按医嘱处理。

(袁 霞)

第三章 解 表 药

概念 凡以发散表邪，解除表证为主要功效的药物称解表药，又叫发表药。

功能与主治 解表药多为辛味，归肺经或膀胱经。内服后能使人发汗，使在表的外邪由汗出而解。主要用治恶寒、发热、苔薄、脉浮之外感表证（感冒）。

使用注意 ①使用发汗作用较强的解表药时，不宜用量过大，以免发汗过多，伤津耗气；②对于多汗、热病伤津、久患疮疡、失血及阴虚发热等，一般不用，以免劫伤阴血；③解表药入汤剂不宜久煎，以免有效成分挥发而降低疗效。

分类 解表药一般分为发散风寒药（辛温解表药）及发散风热药（辛凉解表药）两类。

第一节 发散风寒药

本类药性味多属辛温，以发散风寒为主要作用。均可用于风寒感冒表实证，症见恶寒较重、发热、无汗、头疼身痛、口不渴、苔薄白、脉浮紧等。部分药物还可用治风寒表虚证、痹证及喘咳、水肿、麻疹、疮疡初起兼有风寒表证者。

麻 黄

【来源】 本品为麻黄科植物草麻黄、中麻黄或木贼麻黄的干燥草质茎。

【处方别名】 生麻黄、炙麻黄（即蜜炙麻黄）。

【性味与归经】 辛、微苦，温。归肺、膀胱经。

【功能与主治】

1. **发汗解表** 用于风寒感冒表实证。麻黄发汗之力最强，在解表方中常为君药。但不宜用于风寒感冒表虚有汗者。

2. **宣肺平喘** 用于风寒束肺之喘咳实证。兼见表证者用生麻黄，无表证者用蜜炙麻黄。

3. **利水消肿** 用于水肿而兼有表证者。在利水方中多非主药。

【用法与用量】 煎服，2～10g。

【使用注意】 表虚自汗、阴虚盗汗、肺肾虚喘及脾虚浮肿均当忌用。高血压患者慎用。

桂 枝

【来源】 本品为樟科植物肉桂的干燥嫩枝。

【处方别名】 嫩桂枝、桂枝尖。

【性味与归经】 辛、甘，温。归心、肺、膀胱经。

【功能与主治】

1. **发汗解肌** ①用于风寒感冒表实证。常与麻黄同用。②用于风寒感冒表虚证（发热、恶风、汗出不畅、脉浮缓）。常与白芍同用。

2. **温通经脉** 用于寒凝血滞诸痛证。如胸痹心痛、脘腹冷痛、妇女月经不调、经闭痛经、产后腹痛，风寒湿痹、肩臂疼痛等证，均可与他药配伍同用。

3. **助阳化气** ①用于阳虚所致痰饮、水肿等证。可扶助脾肾阳气，促进气化，解除水湿停滞诸证。②**用于阳虚心悸**。能助心阳，散阴寒，通血脉，止悸动。常为方中君药。

【用法与用量】 煎服，3～10g。

【使用注意】 温热病、阴虚火旺等证忌用。孕妇及月经过多者慎用。

香　薷

【来源】 本品为唇形科植物海州香薷的干燥地上部分。

【性味与归经】 辛，微温。归肺、脾、胃经。

【功能与主治】

1. **发汗解表，化湿和中**　用于风寒表实兼湿阻中焦证。症见恶寒发热，头痛身重，无汗，脘满纳差，苔腻，或恶心呕吐、腹泻等。此证多见于暑天贪凉饮冷之人，故前人称"香薷乃夏月解表之药"。

2. **利水消肿**　用于水肿而兼有表证者。

【用法与用量】 煎服，3～10g。用于发表，用量宜小，不宜久煎；用于利水，量宜稍大，且须浓煎。

紫　苏　叶

【来源】 本品为唇形科一年生植物紫苏的干燥叶。

【处方别名】 苏叶、紫苏（有些地区处方开"紫苏"付紫苏梗）。

【性味与归经】 辛，温。归肺、脾经。

【功能与主治】

1. **解表散寒**　用于风寒感冒。紫苏叶能行气宽中，且略兼化痰止咳之功，故风寒表证兼有气滞，胸脘满闷，恶心呕吐，或咳喘痰多者，较为适宜。轻证可以单用。

2. **行气宽中**　用于脾胃气滞，胸闷呕吐。本品兼有理气安胎之功，可用于妊娠呕吐。

【用法与用量】 煎服，5～10g，不宜久煎。

【验方】 解鱼蟹毒：因进食鱼蟹中毒而致腹痛吐泻者，单用紫苏叶煎汤内服。

生　姜

【来源】 本品为姜科植物姜的新鲜根茎。

【性味与归经】 辛，温。归肺、脾、胃经。

【功能与主治】

1. **解表散寒**　用于风寒感冒。发汗解表作用较弱，多作为解表方中辅药。轻证可以单用。

2. **温中止呕**　用于胃寒呕吐。单用有效。随证配伍可治疗多种呕吐，有"呕家圣药"之称。某些止呕药用生姜汁制过，能增强止呕作用，如姜半夏、姜竹茹等。

3. **温肺止咳**　用于肺寒咳嗽。不论有无外感风寒，或痰多痰少，皆可选用。

此外，生姜对生半夏、生南星等药物之毒，以及鱼蟹等食物中毒，均有一定的解毒作用。

【用法与用量】 煎服，3～10g，或捣汁服。

【验方】 ①预防晕车：鲜姜片外贴内关穴。②治水火烫伤：生姜榨汁外用，无论水疱已破、未破均有效。

荆　芥

【来源】 本品为唇形科植物荆芥的干燥地上部分或花穗。

【处方别名】 芥穗。
【性味与归经】 辛，微温。归肺、肝经。
【功能与主治】
1. **祛风解表** 用于**外感表证**。本品药性和缓，为发散风寒药中最为平和之品。对于外感表证，无论风寒、风热或寒热不明显者，均可配伍其他解表药同用。
2. **透疹** 用于**麻疹不透、风疹瘙痒**。常与薄荷、蝉蜕、防风等药配伍。
3. **消疮** 用于疮疡肿毒初起兼有表证者。常与防风、银花、连翘等药同用。
4. **止血** 荆芥炒炭可用于**吐血、衄血、便血、崩漏**等多种出血证。
【用法与用量】 煎服，3～10g。不宜久煎。发表透疹消疮宜生用；止血宜炒炭用。荆芥穗更长于祛风。

防　　风

【来源】 本品为伞形科植物防风的干燥根。
【性味与归经】 辛、甘，微温。归膀胱、肝、脾经。
【功能与主治】
1. **祛风解表** ①用于**外感表证**。本品性微温而不燥，甘缓而不峻，"为风药中之润剂"，故风寒、风热表证均可应用。②用于**风疹瘙痒**等多种皮肤病。
2. **胜湿止痛** 用于**风湿痹痛**。寒痹、热痹均可应用。
3. **止痉** 用于**破伤风证**。常与天南星、天麻、白附子等药同用。
【用法与用量】 煎服，5～10g。

羌　　活

【来源】 本品为伞形科植物羌活或宽叶羌活的干燥根茎及根。
【性味与归经】 辛、苦，温。归膀胱、肾经。
【功能与主治】
1. **解表散寒** 用于**风寒感冒**。羌活发汗作用较强，治外感风寒夹湿，恶寒发热、肌表无汗、头痛项强、肢体酸痛较重者，常作为君药使用。
2. **祛风胜湿，止痛** 用于**风寒湿痹**。羌活有较强的祛风胜湿止痛作用，对上半身风寒湿痹、肩背肢节疼痛者疗效更好。前人经验认为，本品还善治太阳经头痛（后头痛）。
【用法与用量】 煎服，3～10g。
【使用注意】 本品剂量不宜过大，以免过汗伤阳或引起呕吐。

细　　辛

【来源】 本品为马兜铃科植物细辛、汉城细辛或华细辛的干燥全草。
【性味与归经】 辛，温；有小毒。归肺、肾、心经。
【功能与主治】
1. **解表散寒** 用于**风寒感冒**。本品发汗之力不如麻黄、桂枝，但散寒力胜，宜于外感风寒，鼻塞不通，头身疼痛较甚者。若阳虚外感，恶寒发热，寒重热轻者，则与麻黄、附子同用。
2. **祛风止痛** 用于**头痛，牙痛，风湿痹痛**。细辛止痛之功颇强，表里虚实各种寒性疼痛，均可与其他药物配伍同用。

3. **温肺化饮** 用于肺寒咳喘。对寒饮停肺、咳嗽气喘、痰多清稀之症,无论有无风寒表证,均可用本品配伍其他温肺化痰药治疗。

4. **宣肺通窍** 用于鼻渊。本品为治鼻渊鼻塞、流涕、头痛之良药,宜与辛夷、白芷、苍耳子等药同用。

【用法与用量】 煎服,1~3g;散剂每次服0.5~1g。外用适量。本品有小毒,用量不宜过大。前人有"细辛不过钱"之说,超过3g的内服处方,最好请处方医生确认无误后再行调剂。

【使用注意】 阴虚阳亢头痛,肺燥伤阴干咳者忌用。不宜与藜芦同用。

【验方】 ①治风冷牙痛:单用细辛10g,煎汤含漱,漱后吐出,勿咽下。②治疗复发性口腔溃疡:用细辛10g,加水1 000ml,煎煮5~10min,取液60ml,分3次口含、漱口,每次10~15min,漱后吐出,不可吞咽入胃。溃疡面愈合后即可停药,最多用药2周。

白 芷

【来源】 本品为伞形科植物白芷或杭白芷的干燥根。

【性味与归经】 辛,温。归肺、胃、大肠经。

【功能与主治】

1. **解表散寒** 用于风寒感冒。本品发汗之力较弱,在辛温解表方中一般作为辅助药使用,主要治头痛、鼻塞等兼症。

2. **祛风止痛** 用于头痛,牙痛,风湿痹痛。本品善治阳明头痛、眉棱骨痛、头风痛和牙痛。可单用或与防风、细辛、川芎等同用。

3. **通鼻窍** 用于鼻渊。本品又为治疗鼻渊头痛的要药,常与苍耳子、辛夷等同用。

4. **燥湿止带** 用于妇女寒湿带下。常与茯苓、白术、苍术等同用。

5. **消肿排脓** 用于疮疡肿痛。未溃者能消散,已溃者能排脓。常与银花、连翘、天花粉等配伍。若乳痈肿痛可与瓜蒌、蒲公英、贝母等同用。

【用法与用量】 煎服,3~10g。

【使用注意】 本品辛香温燥,血虚有热或阴虚阳亢者忌用。

苍 耳 子

【来源】 本品为菊科植物苍耳的干燥成熟带总苞的果实。

【性味与归经】 辛、苦,温;有小毒。归肺经。

【功能与主治】

1. **散风寒,通鼻窍** ①用于风寒感冒。本品发汗解表之力甚弱,而善通鼻窍,配在解表方中主要是治感冒鼻塞。②用于鼻渊。本品通鼻塞、止前额及鼻内胀痛疗效较好,治鼻渊头痛、不闻香臭、时流浊涕者,常用为主药。

2. **祛风湿,止痛** 用于风湿痹证。关节疼痛、四肢拘挛,可单用或与羌活、威灵仙、秦艽等同用。

【用法与用量】 煎服,3~10g。过量服用易致中毒。

【使用注意】 血虚头痛不宜服用。

辛 夷

【来源】 本品为木兰科植物望春花、玉兰或武当玉兰的干燥花蕾。

【性味与归经】 辛,温。归肺、胃经。

【功能与主治】

散风寒,通鼻窍 ①**用于风寒感冒**。本品发汗之力不强,但善通鼻窍,可解除外感风寒引起的鼻塞、流涕之症。②**用于鼻渊**。本品又为治疗鼻渊头痛,鼻塞流涕之要药。偏于风寒与细辛、白芷、苍耳子等同用;偏于风热与薄荷、连翘、黄芩等同用。

现代常应用本品治疗慢性鼻炎、过敏性鼻炎、肥厚性鼻炎等鼻腔疾病,除用煎剂内服外,还可制成油剂、乳剂和散剂局部滴用或吹敷,均有较好疗效。

【用法与用量】 煎服,3～10g。本品有毛,易刺激咽喉,入汤剂宜用纱布包煎。

【使用注意】 鼻病因于阴虚火旺者忌服。

第二节 发散风热药

本类药物性味多辛苦而偏寒凉,以发散风热为主要功效,发汗解表作用较发散风寒药缓和。适用于外感风热或温病初起邪在卫分,症见发热、微恶风寒、咽干口渴、头痛目赤、舌苔薄黄、脉浮数等。部分药物因兼有清头目、利咽喉,宣肺止咳和透疹等作用,故风热目赤多泪、咽喉肿痛、风热咳嗽、麻疹不透及风疹瘙痒等证也多应用,并与清热解毒药配伍。

薄 荷

【来源】 本品为唇形科草本植物薄荷的干燥地上部分。

【性味与归经】 辛,凉。归肺、肝经。

【功能与主治】

1. **疏散风热,清头目,利咽** 用于风热感冒及温病初起。本品是辛凉解表药中宣散表邪作用最强者,有一定发汗作用,常用于治疗风热表证见发热恶寒、头痛无汗、目赤痒痛、咽喉疼痛等症。

2. **透疹** 用于麻疹不透或风疹瘙痒。鲜品可单用外擦患处。

3. **疏肝解郁** 用于肝郁气滞,胸胁胀痛等症。本品疏肝之力不强,仅在方中起辅助作用。

【用法与用量】 煎服,3～6g;宜后下。薄荷叶长于发汗解表,薄荷梗偏于行气和中。

【使用注意】 本品芳香辛散,发汗耗气,故表虚自汗者不宜用。

蝉 蜕

【来源】 本品为蝉科昆虫黑蚱羽化时脱落的皮壳。

【处方别名】 蝉衣、虫退、虫蜕。

【性味与归经】 甘,寒。归肺、肝经。

【功能与主治】

1. **疏散风热,利咽开音** 用于外感风热及温病初起。兼有音哑、咽痛者,效果更好。

2. **透疹** 用于麻疹不透或皮肤瘙痒。

3. **明目退翳** 用于风热目赤,眼生翳障。常与菊花、白蒺藜、决明子等同用。

4. **熄风止痉** 用于急慢惊风、面瘫、破伤风证。常与全蝎、钩藤、蜈蚣、僵蚕等同用。

【用法与用量】 煎服，3～10g；治破伤风可用15～30g。

【使用注意】 孕妇慎服。

【验方】 治小儿夜啼不安：单用蝉蜕研末冲服。

牛 蒡 子

【来源】 本品为菊科植物牛蒡的干燥成熟果实。

【处方别名】 大力子、牛子。

【性味与归经】 辛、苦，寒。归肺、胃经。

【功能与主治】

1. **疏散风热，祛痰利咽** 用于风热感冒，咳嗽咯痰不利等证。本品发散之力不及薄荷等药，但长于祛痰利咽，风热感冒而见咽喉红肿疼痛，或咽痒咳痰不利者，十分常用。

2. **解毒** 用于热毒疮肿及痄腮。本品即能升浮又能清降，兼能滑肠通便，最宜于头面红肿疼痛兼有热结大便不通者。常配板蓝根、连翘等同用。

3. **透疹** 用于麻疹不透或风疹瘙痒、荨麻疹等证。

【用法与用量】 煎服，6～12g。

【使用注意】 脾虚便溏者慎用。

【验方】 ①治习惯性便秘：生牛蒡子（捣碎）15g，开水500ml，冲泡20min后代茶饮，1日3次。②治扁平疣：炒牛蒡子200g，研末去皮，每日3次，内服，每次3～5g。

桑 叶

【来源】 本品为桑科植物桑经霜后的干燥叶。

【处方别名】 霜桑叶、冬霜叶。

【性味与归经】 甘、苦，寒。归肺、肝经。

【功能与主治】

1. **疏散风热，清肺润燥** ①用于风热感冒或温病初起。本品疏散风热作用较为缓和，清肺润燥止咳作用较好，适用于风热表证见发热、头痛、咽痒、咳嗽等症。②**用于肺热咳嗽、燥热咳嗽**。症见咳嗽痰少，色黄黏稠或干咳无痰，咽痒，口鼻干燥者，常用本品为主药。

2. **平抑肝阳** 用于肝阳眩晕证。肝阳上亢所致头目眩晕、烦躁易怒等症，常与菊花、钩藤、石决明、白芍等同用。

3. **清肝明目** 用于目赤昏花。风热上攻、肝火上炎所致的目赤涩痛、多泪等症，及肝肾精血不足所致的眼目昏花、视物不清等症，均常用本品配伍他药内服。同时可用本品煎水外用洗眼。

【用法与用量】 煎服，3～9g。煎水外用洗眼。润肺止咳多蜜炙用。

【验方】 治褐色斑：霜桑叶500g隔水蒸煮消毒，去杂质，干燥后备用，每日15g，沸水浸泡代茶饮，连服1个月为1疗程。

菊 花

【来源】 本品为菊科植物菊的干燥头状花序。

【处方别名】 甘菊花、杭菊花、滁菊花、黄菊花、白菊花、毫菊、贡菊。

【性味与归经】 辛、甘、苦，微寒。归肺、肝经。
【功能与主治】

1. **疏散风热** 用于外感风热或温病初起。本品与桑叶作用相似，常相须配伍，用于风热表证见发热头痛、咳嗽、目赤肿痛等症。

2. **平肝熄风** 用于肝阳眩晕，肝风实证。治肝阳上亢、肝火上炎所致头晕目眩、头痛等症，及肝经热盛、热极动风者，常与其他平肝息风药配伍同用。

3. **清肝明目** 用于目赤昏花。风热上攻、肝火上炎所致的目赤涩痛、多泪等症，及肝肾精血不足所致的眼目昏花、视物不清等症，均常用本品配伍他药内服。

4. **清热解毒** 用于热毒疮痈。本品解毒消痈之功稍弱，常与其他清热解毒药同用。

【用法与用量】 煎服，6～15g。疏散风热多用黄菊花，平肝、清肝明目多用白菊花。

葛 根

【来源】 本品为豆科植物野葛或甘葛藤的干燥根。
【处方别名】 干葛。
【性味与归经】 甘、辛，凉。归脾、胃经。
【功能与主治】

1. **解肌退热** 用于表证发热、头痛无汗、项背发紧等症。无论外感风寒与风热，均可选用本品。尤以治项背强痛为其擅长。

2. **透疹** 用于麻疹初起，透发不畅。

3. **生津** 用于热病口渴及阴虚消渴证。

4. **升阳止泻** 用于脾虚泄泻或湿热泻痢。

此外，现代还用于治疗高血压、冠心病、心绞痛等，对改善头痛、眩晕、项强、肢体麻木等症状有一定的效果，临床可单用或与其他降压药配伍应用。

【用法与用量】 煎服，10～15g。解表透疹宜生用，止泻宜煨用。

柴 胡

【来源】 本品为伞形科植物柴胡或狭叶柴胡的干燥根。
【性味与归经】 苦、辛，微寒。归肝、胆经。
【功能与主治】

1. **解表退热** 用于表证发热，少阳证。对于外感发热，无论风寒、风热表证，皆可使用。柴胡长于解半表半里之邪，为治疗少阳证之要药。对伤寒邪在少阳，见寒热往来、胸胁苦满、口苦、咽干、目眩等症，本品用之最宜，常与半夏、黄芩等同用。现代用柴胡制成的单味或复方注射液，有较好的解表退热作用。

2. **疏肝解郁** 用于肝郁气滞证。柴胡疏肝解郁作用较强，治肝气郁滞引起的眩晕、胸胁胀痛、月经不调、痛经等证，常作为主药使用。

3. **升阳举陷** 用于气虚下陷，脏器脱垂。常用于中气不足，气虚下陷所致的脘腹重坠作胀，食少倦怠，久泻脱肛、子宫下垂、胃下垂、肾下垂等症。但须与黄芪、人参、升麻等同用。

【用法与用量】 煎服，3～10g。解表退热宜生用，用量宜大；疏肝解郁宜醋炒用；升阳可生用或酒炙，用量宜小。

【使用注意】 本品性能升发，故阴虚火旺、肝阳上亢及气机上逆者忌用。

升 麻

【来源】 本品为毛茛科植物大三叶升麻、兴安升麻或升麻的干燥根茎。

【性味与归经】 辛、微甘，微寒。归肺、脾、胃、大肠经。

【功能与主治】

1. **解表透疹** 用于麻疹初起及疹发不畅。
2. **清热解毒** 用于齿痛口疮，咽喉肿痛，瘟毒发斑。升麻所治上述病证多为胃火亢盛所致，常配伍其他清热药同用。
3. **升阳举陷** 用于气虚下陷，脏器脱垂，崩漏下血。常用于中气不足，气虚下陷所致的脘腹重坠作胀，食少倦怠，久泻脱肛、子宫下垂、胃下垂、肾下垂及妇女月经量多或崩漏等症。但须与黄芪、人参、柴胡等升阳药同用。

【用法与用量】 煎服，3～10g。解表透疹、清热解毒宜生用；升阳举陷宜蜜炙用。

【使用注意】 阴虚火旺、麻疹已透、肝阳上亢、气逆不降者忌用。

其他解表药见表2-3-1。

表 2-3-1 其他解表药

类别	药名	性味	功能	主治	用法与用量
发散风寒药	藁本	辛,温	祛风散寒,除湿止痛	①风寒感冒,巅顶疼痛;②风寒湿痹	煎服,3～10g 热证头痛忌服
	西河柳(柽柳)	辛,平	发表透疹,祛风除湿	①麻疹不透,风疹瘙痒;②风湿痹痛	煎服,3～10g 过量易致心烦、呕吐
	鹅不食草	辛,温	发散风寒,通鼻窍,止咳,解毒	①风寒感冒,鼻塞流涕头痛;②鼻渊、鼻炎;③寒痰咳喘;④疮痈肿毒	煎服,6～10g 外用适量
发散风热药	蔓荆子	辛,苦,微寒	疏散风热,清利头目	①风热感冒,头昏头痛;②目赤肿痛,耳鸣耳聋	煎服,5～10g
	木贼	甘,苦,平	疏散风热,明目退翳	①风热目赤,迎风流泪,目生翳障;②出血证	煎服,3～10g
	淡豆豉	苦,辛,凉	解表除烦,宣发郁热	①外感表证;②热病烦闷	煎服,6～12g
	浮萍	辛,寒	发汗解表,透疹止痒,利尿消肿	①风热感冒;②麻疹不透;③风疹瘙痒;④水肿尿少	煎服,3～10g 外用适量,煎汤浸洗

（袁 霞）

第四章 清 热 药

概念 凡以清泄里热为主要功效的药物称为清热药。

功能与主治 本类药物药性寒凉，具有清热、泻火、解毒、凉血、退虚热等功效。主要用于里热证。如温热病、湿热泻痢、温毒发斑、痈肿疮毒及阴虚发热等证。

使用注意 ①清热药，其性多寒凉，易损伤阳气，故脾胃虚寒、食少便溏者慎用。②清热燥湿药易伤津耗液，阴虚或热证伤阴者慎用。③使用清热药要中病即止，勿使过剂，以免损伤正气。

分类 根据药物性能和应用特点，本类药物分为清热泻火药、清热燥湿药、清热解毒药、清热凉血药和清退虚热药5类。

第一节 清热泻火药

热与火均为六淫之一，热为火之渐，火为热之极。本类药物性味多为苦寒或甘寒，清热力较强，主要用以治疗火热较盛的病证。适用于温热病邪入气分而见高热烦渴、汗出、烦躁、甚或神昏谵语、发狂、小便短赤、舌红苔黄或燥、脉洪数等证。以及肺热、胃热、心火、肝火等多种实热证。

对于虚人使用本类药物时，则宜选配补虚药，以扶正祛邪。

石 膏

【来源】 本品为硫酸盐类矿物石膏。主含含水硫酸钙（$CaSO_4 \cdot 2H_2O$）。

【处方别名】 生石膏、煅石膏。

【性味与归经】 辛、甘，大寒。归肺、胃经。

【功能与主治】

1. **生用清热泻火，除烦止渴** ①用于温热病气分实热证。本品为清肺胃气分实热的要药，治疗温热病气分实热、高热、烦渴、汗出、脉洪大者，常用作君药。②用于**肺热喘咳证**。③用于胃火牙痛、头痛及实热消渴。

2. **煅用敛疮生肌** 用于溃疡不敛、湿疹瘙痒、水火烫伤、外伤出血等。可单用或配伍黄柏、煅龙骨、青黛研成细粉外用。

【用法与用量】 生石膏打碎煎服，15～60g，清高热时可用至120g以上；煅石膏外用研末撒敷患处，一般不内服。

【使用注意】 本品性大寒，非实热者忌用。

知 母

【来源】 本品为百合科植物知母的干燥根茎。

【性味与归经】 苦、甘，寒。归肺、胃、肾经。

【功能与主治】

1. **清热泻火** 用于热病烦渴。治温热病气分实热证之高热、口渴、脉洪大等症。常与石膏相须为用。

  2. **清肺润燥生津** ①用于肺热咳嗽，痰黄、口渴及虚劳咳嗽等症。②用于内热消渴证。③用于肠燥便秘证。

  3. **滋阴降火** 用于骨蒸潮热。本品善清三焦虚热，主治阴虚火旺所致的骨蒸潮热、盗汗、心烦等症。

  【用法与用量】 煎服，6～12g。泻火宜生用，滋阴降火宜盐水炒用。

  【使用注意】 本品性寒润，能滑肠，故脾虚便溏者不宜用。

栀　　子

  【来源】 本品为茜草科植物栀子的干燥成熟果实。

  【处方别名】 山栀、黑山栀、焦山栀、栀皮（果皮）、栀仁（种子）。

  【性味与归经】 苦，寒。归心、肺、三焦经。

  【功能与主治】

  1. **泻火除烦** 用于热病心烦。本品能泻三焦实火，为治热病心烦、躁扰不宁之要药，也可用于肝胆火热上攻之目赤肿痛。

  2. **清热利湿** ①用于湿热黄疸。②用于热淋、血淋。本品清利小便，除下焦湿热，是治疗肝胆湿热所致的黄疸，及膀胱湿热所致淋证的常用药物。

  3. **凉血** 用于血热出血。本品炒黑有清热凉血之功，常用治血热妄行之吐血、衄血、尿血等症。

  4. **解毒** 用于火毒疮疡。本品用治火毒疮疡见红肿热痛者，有消肿止痛之效，常配伍其他清热解毒药同用。

  【用法与用量】 煎服，5～10g。泻火除烦，清利湿热宜生用；凉血止血宜炒焦或炒炭用。

  【使用注意】 本品苦寒伤胃，脾虚食少便溏者及无湿热证者忌用。

  【验方】 ①治闭合性软组织损伤（扭伤、挫伤等）：将栀子研为细末，用鸡蛋清、面粉、白酒适量，共调成糊状，贴敷伤处，疗效很好。②治疖肿：生栀子粉用水或醋调成糊状，涂敷患处。③治羊踯躅中毒：栀子40～60g，煎汤顿服。

淡　竹　叶

  【来源】 本品为禾本科植物淡竹叶的干燥茎叶。

  【处方别名】 竹叶。

  【性味与归经】 甘、淡，寒。归心、胃、小肠经。

  【功能与主治】

  1. **清热除烦** 用于热病烦渴。轻证可单用大量煎汤代茶饮，重证须配伍其他清热泻火药同用。

  2. **利尿** 用于口疮尿赤、热淋涩痛。本品能引上中焦之火下行从小便而出，用治心、胃火盛之口舌生疮，及心火移热于小肠之热淋涩痛，可为辅助之品。

  【用法与用量】 煎服，6～10g。

芦　　根

  【来源】 本品为禾本科植物芦苇的干燥根茎。

【处方别名】 苇根。

【性味与归经】 甘，寒。归肺、胃经。

【功能与主治】

1. 清热生津　用于**热病烦渴**。本品长于生津，肺胃实热见口渴舌燥之证，最为常用。鲜用效果更好。

2. 止咳　用于**肺热咳嗽，肺痈吐脓**。本品善清肺止咳，无论表热、里热的咳嗽，均可使用。

3. 止呕　用于**胃热呕逆**。可单用本品，煎浓汁频饮；亦可配姜汁、竹茹等同用。

4. 利尿　用于**热淋涩痛**。多配伍其他清热利尿药同用。

【用法与用量】 煎服，干品 15～30g。鲜品加倍或更多，可捣汁服。

【使用注意】 脾胃虚寒者忌服。

【验方】 治肺脓疡：干芦根 300g，文火煎 2 次，取汁分 3 次服完。

【参考】 处方中的"苇茎"（芦苇的地上茎）若缺货，可用芦根（芦苇的地下茎）代替。二者功效基本相同，但应征得原处方医生同意。

天　花　粉

【来源】 本品为葫芦科植物栝楼的干燥根。

【处方别名】 花粉、栝楼根、瓜蒌根。

【性味与归经】 甘、微苦，微寒。归肺、胃经。

【功能与主治】

1. 清热生津　①用于**热病烦渴**。②用于**内热消渴**。本品长于生津止渴，各种实热证见口渴之症，每多用之。③用于**肺热燥咳**。本品清肺热，润肺燥，适用于干咳少痰、痰中带血等燥热伤肺之证。

2. 消肿排脓　用于**痈肿疮疡**。未成脓者可使消散，脓已成者可溃疮排脓，内服、外用均可。

【用法与用量】 煎服，10～15g。外用研末，水或醋调敷。

【使用注意】 脾胃虚寒，大便滑泻者忌用。不宜与川乌、草乌、附子同用。

夏　枯　草

【来源】 本品为唇形科植物夏枯草的干燥带花的果穗。

【处方别名】 夏枯头。

【性味与归经】 辛、苦，寒。归肝、胆经。

【功能与主治】

1. 清肝明目　用于**肝火目疾**。肝火上炎，目赤肿痛、目珠疼痛，羞明流泪、头痛眩晕等，可单用，或与其他清肝明目药同用。

2. 散结消肿　①用于**瘰疬、瘿瘤**。可单用煎服，或熬膏内服并外涂患部。②用于**乳痈肿痛**。多与蒲公英配伍。

现代常用于治疗高血压、甲状腺肿大、乳腺增生、淋巴结核等病。此外还可用于肺结核、淋巴肉瘤及纵隔肿瘤等。

【用法与用量】 煎服，10～15g。或熬膏内服。

【使用注意】 脾胃虚弱者慎用。

【验方】 治手脱皮症：夏枯草100g，水煎2次，泡洗双手。

第二节 清热燥湿药

清热燥湿药的性味多属苦寒，苦能燥湿，寒能清热，故具有清热燥湿的功效。常用于湿热内蕴或湿邪化热之证。由于湿热所在部位的不同，临床症状各有所异。如湿热蕴结脾胃可见泄泻、痢疾、痔瘘等；湿热蕴蒸肝胆可见胁肋胀痛、黄疸、口苦、尿赤等；湿热下注可见小便淋沥涩痛、带下色黄等。其他如关节肿痛、湿疹、痈肿，耳痛流脓等症，亦多与湿热有关，均属本类药的应用范围。

本类药苦寒多能伐胃、伤阴，故用量一般不宜过大。对脾胃虚寒和津液亏耗者应慎用，必要时，可配伍健胃或养阴药物。

本类药多兼有泻火、解毒作用，亦为临床常用的泻火解毒药。

黄 芩

【来源】 本品为唇形科植物黄芩的干燥根。

【处方别名】 片芩、枯芩、子芩、条芩、酒芩。

【性味与归经】 苦，寒。归肺、胆、脾、胃、大肠、小肠经。

【功能与主治】

1. **清热燥湿** 用于多种湿热病证。本品善清肺胃胆及大肠湿热，尤长于清中上焦湿热。治湿热黄疸、湿热痢疾、湿热淋证及湿温、暑湿所致胸闷、痞满、呕恶等，均可用为主药。

2. **泻火解毒** ①用于肺热咳嗽。本品善清上焦肺热，治肺热壅遏所致咳嗽痰稠，可以单用。②用于痈肿疮毒。单用或配伍其他清热解毒药同用。

3. **止血** 用于血热出血。血热妄行所致吐血、衄血、便血、崩漏等症，可单用黄芩炭，或配伍其他凉血止血药。

4. **安胎** 用于胎热不安。即孕妇有热所致胎动不安，常与白术、当归等同用。

【用法与用量】 煎服，5～10g。清热宜生用，安胎炒用，清上焦热宜酒制；止血多炒炭用。

【使用注意】 本品苦寒，脾胃虚寒、少食、便溏及孕妇胎寒者忌用。

黄 连

【来源】 本品为毛茛科植物黄连、三角叶黄连或云连的干燥根茎。

【处方别名】 川连、味连、萸黄连（即吴茱萸制黄连）。

【性味与归经】 苦，寒。归心、脾、胃、胆、大肠经。

【功能与主治】

1. **清热燥湿** ①用于湿热泻痢。②用于湿热痞满，呕吐吞酸。本品清热燥湿之力大于黄芩，尤长于清中焦湿热，为湿热泻痢要药。治湿热痢疾，单用有效；治呕吐吞酸，常与吴茱萸配伍。

2. **泻火解毒** ①用于高热神昏，心烦不寐。②用于胃热消渴。本品善清心、胃之火，尤以泻心经实火见长。治上述病证，多与其他清实热药物配伍。③用于血热吐衄。常与清热凉血药配伍。④用于痈肿疮毒，目赤牙痛。单用或配伍其他清热解毒药同用。

【用法与用量】 煎服，2～10g。外用适量。一般生用。呕吐者宜姜汁炒用。
【使用注意】 胃寒呕吐，脾胃虚寒者忌用。
【验方】 ①治眼睛红肿：黄连煎汁滴眼。②治耳道流脓：黄连浸汁涂患处。

黄　　柏

【来源】 本品为芸香科植物黄皮树或黄檗的干燥树皮。
【性味与归经】 苦，寒。归肾、膀胱、大肠经。
【功能与主治】

1. 清热燥湿　①用于湿热泻痢。②用于湿热带下。③用于湿热淋证。④用于湿热黄疸。⑤用于湿热下注的足膝肿痛。本品长于清下焦湿热，常配其他清热燥湿药同用。

2. 泻火解毒　①用于疮疡肿毒。可研细末调猪胆汁外敷；亦可内服。②用于皮肤湿疹瘙痒。可配其他清实热药物同用。

3. 退虚热　用于阴虚火旺。本品即能清实热又善清虚热，常配伍知母等滋阴清热药，治疗肾阴虚证的骨蒸劳热、盗汗、遗精等。

【用法与用量】 煎服，5～10g。清下焦火用盐水炒用，其余生用。外用适量。
【使用注意】 脾胃虚寒者忌用。

龙　胆　草

【来源】 本品为龙胆科植物条叶龙胆、龙胆、三花龙胆或坚龙胆的干燥根。
【处方别名】 龙胆、龙胆根、胆草、胆草根。
【性味与归经】 苦，寒。归肝、胆经。
【功能与主治】

1. 清热燥湿　①用于湿热黄疸。②用于湿热带下、阴肿阴痒、阴部湿疹等。本品长于清肝胆及下焦湿热。常与其他清热燥湿药同用。

2. 泻肝胆火　①用于肝火头痛、目赤肿痛、耳聋耳肿、口苦、胁痛等。②用于肝热动风之惊风抽搐。本品清肝胆火力大，是治疗肝胆实热诸证的主药。

【用法与用量】 煎服，3～6g。
【使用注意】 脾胃虚寒者忌用，阴虚津伤者慎用。

苦　　参

【来源】 本品为豆科植物苦参的干燥根。
【性味与归经】 苦，寒。归心、肝、胃、大肠、膀胱经。
【功能与主治】

1. 清热燥湿　①用于湿热泻痢、湿热便血、痔漏出血。治泻痢可单用，治出血多配伍凉血药同用。②用于湿热黄疸。③用于湿热带下。

2. 杀虫止痒　用于湿热带下、阴肿阴痒、皮肤瘙痒、疥癣、麻风等。可单用煎汤，熏洗患处或内服。

3. 利尿　用于湿热小便不利，灼热涩痛之症。可单用或配伍其他清热利尿药同用。

【用法与用量】 煎服，3～10g。外用适量。
【使用注意】 脾胃虚寒、肝肾虚寒者忌用。不宜与藜芦同用。

第三节　清热解毒药

本类药物寒性较强，具有清热解毒的功效，主要用于各种热毒病证，如热毒疮痈、丹毒、斑疹、咽喉肿痛、痄腮（流行性腮腺炎）、热毒下痢等。部分清热解毒药还可用于毒蛇咬伤、癌症、水火烫伤以及其他的急性热病等。应用清热解毒药，应根据热毒证候的不同表现，有针对性地选择适当药物，并根据病情需要作适当配伍。如热毒在血分，应配清热凉血药；夹湿者，配伍清热燥湿药；疮疡、喉痹，配合外用药；对于虚者，可适当配伍补益药以固护正气。总之要随证配伍，以提高疗效。

金银花

【来源】　本品为忍冬科植物忍冬的干燥花蕾。

【处方别名】　银花、双花、二花、忍冬花。

【性味与归经】　甘，寒。归肺、心、胃、大肠经。

【功能与主治】

1. **清热解毒**　①**用于热毒疮痈**。本品为治一切内痈、外痈之要药，痈疮初起，红肿热痛者，可单用本品煎服，并用药渣外敷患处。热毒引起的疔疮肿痛、咽喉肿痛、目赤肿痛、肠痈腹痛、肺痈咳吐脓血等症，均可以本品为主药组方治疗。②**用于热毒血痢**。单用浓煎频服即可奏效。

2. **疏散风热**　**用于外感风热，温病初起**。本品能使肺、心、胃热邪外透，温病热毒不论在卫气营血哪一阶段，均可用本品治之。常配辛凉解表药以治风热表证、温病卫分证；此外，配清热凉血药治温病热入营分证，有透热转气之功。

【用法与用量】　煎服，10～15g。一般生用；治热毒血痢宜炒炭用；若清热解暑，清头目，可制成露剂。

【验方】　①治麦粒肿：金银花、黄芩水煎服，一般1～2日即愈。②治肿瘤放疗、化疗后口干：口服金银花露有效。

连翘

【来源】　本品为木犀科植物连翘的果实。

【处方别名】　连壳、黄翘、青翘。

【性味与归经】　苦，微寒。归肺、心、小肠经。

【功能与主治】

1. **清热解毒，消肿散结**　①**用于热毒疮痈**。本品解毒疗疮之功较强，前人称之为"疮家圣药"。热毒所致各种体表疮痈，常以本品为主治之。②**用于瘰疬痰核**。痰火郁结的瘰疬痰核，常用本品配伍其他解毒、化痰药治之。

2. **疏散风热**　**用于风热感冒，温病初起**。本品清热透邪之功与金银花相似，常与金银花等药配伍用于温病各个阶段。

【用法与用量】　煎服，6～15g。

【使用注意】　脾胃虚寒及阴疽脓清者忌用。

【验方】　治视网膜动静脉血栓阻塞：用连翘煎水于饭前口服，每日3次，可明显提高视力，改善偏盲症状。

蒲 公 英

【来源】 本品为菊科植物蒲公英、碱地蒲公英及其多种同属植物的带根全草。

【处方别名】 公英、黄花地丁。

【性味与归经】 苦、甘，寒。归肝、胃经。

【功能与主治】

1. **清热解毒，消肿散结** 用于**热毒疮痈**。本品主治内外热毒疮痈，皆有良效。治乳痈肿痛，可单用浓煎内服，或鲜品捣汁内服，渣敷患处。治肝火目赤肿痛，可单用煎水熏洗，或浓煎内服。治痈肿疔毒、咽喉肿痛、肺痈咳吐脓痰、肠痈热毒壅盛等，均可单用或以本品为主组方。

2. **利湿通淋** 用于**黄疸、热淋**。本品对湿热引起的淋证、黄疸等有较好的疗效。

【用法与用量】 煎服，10～15g。

【使用注意】 用量过大可致缓泻。

紫 花 地 丁

【来源】 本品为堇菜科植物紫花地丁的全草。

【处方别名】 地丁、地丁草。

【性味与归经】 苦、辛，寒。归心、肝经。

【功能与主治】

清热解毒 用于**疔疮痈肿、乳痈、肠痈和毒蛇咬伤**等。作用与蒲公英相近。

【用法与用量】 煎服，10～30g。外用适量。

【使用注意】 体质虚寒者忌服。

大 青 叶

【来源】 本品为十字花科植物菘蓝的干燥叶。

【性味与归经】 苦，寒。归心、胃经。

【功能与主治】

清热解毒，凉血消斑 ①用于**热入营血，温毒发斑**。配伍辛凉透表药亦可用于外感风热或温病初起。②**用于热毒痈肿**。治实火上攻所致的痄腮丹毒、喉痹口疮、咽喉肿痛等，单用或与其他清热解毒药同用。

【用法与用量】 煎服，10～15g。外用适量。

【使用注意】 脾胃虚寒证忌用。

板 蓝 根

【来源】 本品为十字花科植物菘蓝的干燥根。

【性味与归经】 苦，寒。归心、胃经。

【功能与主治】

清热解毒，凉血，利咽 ①用于**外感发热，温病初起，咽喉肿痛**。可单味使用。②用于**温毒发斑，痄腮，丹毒，痈肿疮毒**。本品有类似于大青叶的清热解毒之功，而更以解毒利咽散结见长。

【用法与用量】 煎服，10～15g。

【使用注意】 体虚而无实火热毒者忌服，脾胃虚寒者慎用。

青 黛

【来源】 本品为爵床科植物马蓝、蓼科植物蓼蓝或十字花科植物菘蓝的叶或茎叶，经加工制得的干燥粉末或团块。

【性味与归经】 咸，寒。归肝、肺经。

【功能与主治】

1. **清热解毒，凉血消斑** 用于**多种热毒证**。如温毒发斑，血热吐衄，咽喉肿痛，口舌生疮，痄腮及热毒疮痈等，可单用或与其他清热解毒药配伍，内服外用均有良效。

2. **清肝，定惊** ①用于**肝火犯肺证**。症见咳嗽胸痛，痰稠带血，常与海蛤粉同用。②用于小儿惊风，**发热痉挛**等实热肝风证。

【用法与用量】 内服 1.5～3g。本品难溶于水，一般作散剂冲服或入丸剂服用。外用适量。

【使用注意】 胃寒慎用。

白 头 翁

【来源】 本品为毛茛科植物白头翁的干燥根。

【性味与归经】 苦，寒。归胃、大肠经。

【功能与主治】

清热解毒，凉血止痢 ①用于**热毒血痢**。本品为治痢要药，治湿热痢疾或疫痢之发热、腹痛、里急后重、下痢脓血、赤多白少等症，单用有效。②**用于热毒疮痈**。常配伍其他清热解毒药同用。

【用法与用量】 煎服，10～15g。

【使用注意】 虚寒泻痢忌服。

射 干

【来源】 本品为鸢尾科植物射干的干燥根茎。

【处方别名】 乌扇。

【性味与归经】 苦，寒。归肺经。

【功能与主治】

1. **清热解毒，利咽** 用于**热毒咽喉肿痛**。兼有痰热者尤为适宜，可单用捣汁含咽，或与其他清热解毒药同用。

2. **祛痰** 用于**痰盛咳喘**。肺热咳喘，痰多而黄者，用之最宜。配伍温性化痰药，亦可用于寒痰咳喘，痰多清稀等症。

【用法与用量】 煎服，3～10g。

【使用注意】 脾虚便溏不宜用。孕妇忌用或慎用。

山 豆 根

【来源】 本品为豆科植物越南槐的干燥根及根茎。

【处方别名】 广豆根。

【性味与归经】 苦,寒;有毒。归肺、胃经。

【功能与主治】

清热解毒,利咽消肿 ①用于咽喉肿痛。本品为治疗热毒咽喉肿痛的要药,症状轻者单用煎服并含漱;重者常与玄参、射干、板蓝根等同用。②用于胃火上炎之牙龈肿痛、口舌生疮,可单用煎汤漱口。

现代还用于口腔炎、宫颈炎,可研末外用。也可用于湿热黄疸,肺热咳嗽,痈肿疮毒等。

【用法与用量】 煎服,3～6g。外用适量。

【使用注意】 本品有毒,故用量不宜过大。脾胃虚寒、少食、便溏者不宜用。

穿 心 莲

【来源】 本品为爵床科植物穿心莲的干燥地上部分。

【处方别名】 一见喜。

【性味与归经】 苦,寒。归心、肺、大肠、膀胱经。

【功能与主治】

1. **清热解毒** ①用于外感风热,温病初起。②用于肺热咳喘,肺痈吐脓,咽喉肿痛。③用于痈肿疮毒,蛇虫咬伤。本品清热解毒之功较强,凡温热之邪所引起的病证皆可应用。单用或随证配伍。

2. **清热燥湿** 用于湿热泻痢、热淋、湿疹瘙痒、湿热黄疸,湿热带下等。本品清热燥湿之功颇佳,凡湿热诸证均可单用或与其他清热燥湿药同用。治湿疹可以本品为末,甘油调涂患处。

现代药理和临床研究认为,穿心莲具有较强的抗感染作用,可广泛应用于呼吸道、消化道、泌尿系及皮肤化脓性等多种感染性疾病。

【用法与用量】 煎服,6～10g。煎剂味极苦难以下咽,且易致呕吐,故多作丸、散、片剂。外用适量。

【使用注意】 本品过量服用有副作用,不宜多服久服;脾胃虚寒者不宜用。

第四节 清热凉血药

本类药物性味多为苦寒或咸寒,多入心、肝经,具有清解营血热邪的功效。主要用于温热病热入营血,身热夜甚,心烦不寐,神昏谵语,发斑发疹,吐血衄血,舌质红绛等。亦可用于其他疾病的血热出血证,如肺痨咳血、血淋、崩漏或疮痈红肿等。

邪热入营血,易于伤阴耗液。本类药物中,有的兼有养阴增液的作用,故热病而有伤阴时,选用此类药物最为适宜。临床应用要注意适当配伍。

生 地 黄

【来源】 本品为玄参科植物地黄的干燥块根。

【处方别名】 生地、怀生地、干地黄。

【性味与归经】 甘、苦,寒。归心、肝、肾经。

【功能与主治】

1. **清热凉血** ①用于温热病热入营血，身热烦渴，斑疹隐隐等症。②用于血热妄行之出血证。本品是治血分实热诸证的要药，常配伍其他清热凉血药相须为用。

2. **养阴生津** 用于阴虚内热，津伤口渴，肠燥便秘。常与麦冬、玄参同用。

【用法与用量】 煎服，10～15g。鲜品用量加倍或以鲜品捣汁入药。

【使用注意】 本品性寒而腻，脾虚湿滞，腹满便溏者不宜使用。

玄 参

【来源】 本品为玄参科植物玄参的干燥根。

【处方别名】 元参、黑参。

【性味与归经】 甘、苦、咸，微寒。归肺、胃、肾经。

【功能与主治】

1. **清热凉血** 用于温热病热入营血，口渴烦热，斑疹隐隐等症。常配伍其他清热凉血药相须为用。

2. **养阴** 用于阴虚骨蒸，津伤口渴，肠燥便秘等证。

3. **解毒** 用于咽喉肿痛、痰核瘰疬等热毒证。

【用法与用量】 煎服，10～15g。

【使用注意】 脾胃虚寒，少食便溏者不宜用。反藜芦。

牡 丹 皮

【来源】 本品为毛茛科植物牡丹的干燥根皮。

【处方别名】 丹皮、凤丹皮、粉丹皮。

【性味与归经】 苦、辛，微寒。归心、肝、肾经。

【功能与主治】

1. **清热凉血** ①用于温热病热入营血发斑疹、吐血、衄血等。常与其他清热凉血药同用。②用于温热病后期，热伏阴分，夜热早凉及阴虚发热等。常与清虚热药及补阴药同用。

2. **活血祛瘀** ①用于血瘀经闭、痛经、跌打损伤等证。②**本品性寒能活血，最适用于热毒夹瘀所致疮痈及瘀热互结之肠痈初起等。**常与其他清热药、活血药配伍。

【用法与用量】 煎服，6～12g。清热凉血宜生用，活血祛瘀宜酒炙用，出血证可用丹皮炭。

【使用注意】 血虚有寒、月经过多及孕妇不宜用。

赤 芍

【来源】 本品为毛茛科植物赤芍或川赤芍的干燥根。

【处方别名】 赤芍药。

【性味与归经】 苦，微寒。归肝经。

【功能与主治】

1. **清热凉血** ①用于温热病热入营血发斑疹、吐血、衄血等。常与其他清热凉血药同用。②用于肝火目赤肿痛，常与他药配伍。

2. **散瘀止痛** ①用于血瘀经闭、痛经、跌打损伤。②用于痈肿疮毒。本品凉血、活血之功与丹皮相似，二者常相须配伍。

【用法与用量】 煎服，6～12g。

【使用注意】 月经过多、血虚无瘀、血寒经闭及孕妇等均忌用。反藜芦。

第五节 清退虚热药

本类药物药性寒凉，主入阴分，以清虚热、退骨蒸为主要作用。主要用于温热病后期阴液耗伤、余热未尽而致低热不退，或其他疾病因阴血不足所致的骨蒸潮热，午后发热、手足心热、虚烦不寐、盗汗、舌红少苔、脉细数等虚热证。每多与清热凉血药及补阴药同用。本类药物也可用于实热证。

青　蒿

【来源】 本品为菊科植物黄花蒿的地上部分。

【性味与归经】 苦、辛，寒。归肝、胆经。

【功能与主治】

1. 清透虚热，凉血退蒸　①用于温病后期，热伏阴分，夜热早凉，热退无汗等。②用于阴虚发热，骨蒸潮热，手足心热等。

2. 解暑　用于暑热证。外感暑热，发热，头痛，脉数等，常以本品为主组方。

3. 截疟　用于疟疾寒热。可单用大量鲜品加水捣汁服。

【用法与用量】 煎服，6～12g；治疟可用至30g。不宜久煎。

【使用注意】 脾虚泄泻，汗出多者忌用。

地　骨　皮

【来源】 本品为茄科植物枸杞或宁夏枸杞的干燥根皮。

【性味与归经】 甘，寒。归肺、肝、肾经。

【功能与主治】

1. 凉血退蒸　①用于阴虚发热。治阴虚血热、小儿疳积发热及骨蒸潮热、盗汗等。②用于血热出血。治血热妄行之吐血、衄血、尿血等，可单用或配伍其他凉血止血药同用。

2. 清泄肺热　用于肺热咳喘。常与桑白皮等清热化痰药同用。

【用法与用量】 煎服，10～15g。

【使用注意】 外感风寒发热及脾虚便溏者不宜用。

其他清热药见表2-4-1。

表2-4-1　其他清热药

类别	药名	性味	功能	主治	用法与用量
清热泻火药	密蒙花	甘，微寒	清肝明目退翳	肝热目赤肿痛,多眵多泪,羞明及目昏生翳	煎服,6～10g
	谷精草	辛、甘，平	疏散风热,明目退翳	①风热目赤肿痛，眼生翳膜；②风热头痛,齿痛	煎服,6～15g
	青葙子	苦，微寒	清泻肝火,明目退翳	①肝热目赤,眼生翳膜视物昏花；②肝火眩晕	煎服,3～15g。青光眼患者禁用

续表

类别	药名	性味	功能	主治	用法与用量
清热泻火药	决明子	甘、苦、咸,微寒	清肝明目,通便	①目赤肿痛,羞明多泪,目暗不明等证;②肝阳上亢之头痛、眩晕;③肠燥便秘	煎服,10～15g。用于润肠通便不宜久煎
	鸭跖草	甘、淡,寒	清热泻火,解毒,利水消肿	①风热感冒、高热烦渴;②咽喉肿痛、痈疮疔毒;③水肿尿少、热淋涩痛	煎服,15～30g,外用适量
清热燥湿药	白鲜皮	苦,寒	清热燥湿,解毒止痒	①湿热疮毒、湿疹、疥癣;②湿热黄疸、风热湿痹	煎服,5～10g。外用适量。脾胃虚寒者慎用
	秦皮	苦、涩,寒	清热燥湿,收涩止痢,止带,明目	①湿热泻痢、带下、阴痒;②肝热目赤肿痛、目生翳膜	煎服,6～12g。外用适量,煎洗患处。脾胃虚寒者忌用
清热解毒药	贯众	苦,微寒。有小毒	清热解毒,凉血止血,杀虫	①风温感冒、温毒发斑;②血热出血;③虫疾	煎服,3～10g。止血宜炒炭,其余生用
	野菊花	苦、辛,寒	清热解毒	①痈疽疔疖、咽喉肿痛;②目赤肿痛、头痛眩晕	煎服,10～15。外用适量
	重楼	苦,微寒。有小毒	清热解毒,消肿止痛,凉肝定惊	①痈肿疔疮、咽喉肿痛、毒蛇咬伤;②惊风抽搐;③跌打损伤	煎服,3～10g。外用适量
	拳参	苦、涩,微寒	清热解毒,凉血止血,镇肝息风	①痈肿瘰疬、毒蛇咬伤;②热病神昏、惊痫抽搐;③热泻热痢;④血热出血	煎服,5～10g。非实热及阴性疮疡忌服
	漏芦	苦,寒	清热解毒消痈,下乳,舒筋通脉	①乳痈肿痛、瘰疬疮毒;②热邪壅滞、乳汁不下;③湿痹拘挛	煎服,5～10g。气虚、阴疮及孕妇忌服
	土茯苓	甘、淡,平	清热解毒,除湿,利关节	①痈肿疮毒、杨梅毒疮、肢体拘挛;②淋浊带下、湿疹瘙痒;③热痹关节肿痛	煎服,15～60g。肝肾阴虚者慎服;服药时忌茶
	鱼腥草	辛,微寒	清热解毒,消痈排脓,利尿通淋	①肺痈吐脓、肺热咳嗽;②热毒疮痈;③热淋小便涩痛	煎服,15～25g。不宜久煎。虚寒证及阴性疮疡忌服
	大血藤	苦,平	清热解毒,活血,祛风止痛	①肠痈腹痛、热毒疮痈;②跌打损伤,经闭痛经;③风湿痹痛	煎服,10～15g。外用适量,孕妇慎服
	败酱草	辛、苦,微寒	清热解毒,消痈排脓,祛瘀止痛	①热毒痈肿、肠痈肺痈,为治肠痈要药;②血瘀之胸腹疼痛	煎服,10～15g。脾胃虚弱,食少腹泻者忌服
	木蝴蝶	苦、甘,凉	清肺利咽,疏肝和胃	①喉痹音哑、肺热咳嗽;②肝胃气痛	煎服,1.5～3g
	马勃	辛,平	清热解毒,利咽,止血	①咽喉肿痛、咳嗽失音;②吐血衄血,外伤出血	煎服,1.5～6g。宜包煎
	马齿苋	酸,寒	清热解毒,凉血止血,止痢	①热毒或湿热痢疾;②热毒疮痈;③崩漏、便血	煎服,9～15g。脾胃虚寒,肠滑易泻者忌服

续表

类别	药名	性味	功能	主治	用法与用量
清热解毒药	半枝莲	辛、苦,寒	清热解毒,活血化瘀,利湿	①热毒疮痈,毒蛇咬伤;②水肿,湿热黄疸;③跌打损伤	煎服,15～30g。现代可用于治肿瘤
	半边莲	辛,寒	清热解毒,利水消肿	①疮痈肿毒,蛇虫咬伤;②腹胀水肿,小便不利;③湿疮湿疹	煎服,10～15g。虚证水肿忌用,现代也试用治疗肿瘤
	白花蛇舌草	微苦、甘,寒	清热解毒,消痈散结,利湿通淋	①疮疖肿痛,肠痈肺痈,毒蛇咬伤;②热淋小便涩痛	煎服,15～60g。阴疽及脾胃虚寒者忌用。现代也用治疗癌症
	白蔹	苦、辛,微寒	清热解毒,消痈散结,敛疮生肌	①疮痈肿毒,瘰疬痰核;②水火烫伤,手足皲裂	煎服,3～10g。外用适量。脾胃虚寒不宜服。反乌头
	鸦胆子	苦,寒。有小毒	清热解毒,截疟,止痢,腐蚀赘疣	①热毒血痢,冷积久痢;②各型疟疾;③鸡眼、赘疣	内服0.5～2g,以龙眼肉包裹或装入胶囊。不宜入煎剂;不宜久服
	熊胆	苦,寒	清热解毒,息风止痉,清肝明目	①热极生风,惊痫抽搐;②热毒疮痈;③目赤翳障	内服0.25～0.5g,入丸、散。虚寒证禁用
	山慈菇	甘、微辛,凉。有小毒	清热解毒,消痈散结	①痈疽疔毒,瘰疬痰核;②癥瘕痞块	煎服,3～10g。外用适量。正虚体弱者慎用
	地锦草	辛,平	清热解毒,收敛止血,清热利湿	①热毒泻痢,痈肿,毒蛇咬伤;②血热出血;③湿热黄疸	煎服,9～12g。外用适量
	金果榄	苦,寒	清热解毒,利咽止痛	①咽喉肿痛;②痈肿疔毒,毒蛇咬伤;③脘腹热痛,泻痢腹痛	煎服,3～10g。外用适量。脾胃虚弱者慎用
	绿豆	甘,寒	清热解毒,消暑,利水	①痈肿疮毒,药食中毒;②暑热烦渴,水肿	煎服,15～30g。外用适量
	千里光	苦,寒	清热解毒,清肝明目	①痈肿疮毒;②热毒或湿热痢疾;③肝火目赤肿痛	煎服,9～15g。外用适量
	四季青	苦、涩,寒	清热解毒,凉血止血,敛疮	①水火烫伤,湿疹,疮疡;②肺热咳嗽,咽喉肿痛;③热淋,泻痢,外伤出血	煎服,15～30g。外用适量
	金荞麦	微辛、涩,凉	清热解毒,排脓,祛瘀	①肺痈,肺热咳嗽;②瘰疬疮疖,咽喉肿痛	煎服,15～30g。外用适量
清热凉血药	水牛角	苦,寒。归心、肝经	清热凉血,泻火解毒,安神定惊	①血热妄行之斑疹、吐衄;②温病高热,神昏谵语;③高热烦躁,惊厥抽搐	煎服,15～30g,先煎3h以上。或用水牛角浓缩粉冲服
	紫草	甘、咸,寒。归心、肝经	凉血活血,解毒透疹	①疮疡、湿疹、阴痒、水火烫伤;②麻疹、痘疹因血热毒盛而疹出不畅等	煎服,5～10g。外用可用植物油浸泡或熬膏
清虚热药	白薇	苦、咸,寒	清热凉血,利尿通淋,解毒疗疮	①阴虚发热,产后虚热;②热淋、血淋;③疮痈肿毒,咽喉肿痛及毒蛇咬伤	煎服,3～12g,或入丸、散。外用适量

续表

类别	药名	性味	功能	主治	用法与用量
清虚热药	胡黄连	苦,寒	退虚热,除疳热,清湿热	①骨蒸潮热,盗汗;②小儿疳热;③湿热泻痢,痔疮肿痛	煎服,3～10g。脾胃虚寒慎用
	银柴胡	甘,微寒	退虚热,除疳热	①阴虚发热,骨蒸盗汗;②小儿食滞或虫积所致的疳积发热	煎服,3～10g。外感风寒,血虚无热者忌用

(袁 霞)

第五章 泻下药

概念 凡能引起腹泻或润滑大肠，促进排便为主要功效的药物，称泻下药。

功能与主治 本类药为沉降之品，主归大肠经。具有泻下通便，清热泻火，逐水退肿等作用，主要用于大便秘结，胃肠积滞，实热内结及水肿停饮等里实证。部分药兼有解毒，活血祛瘀等作用，用于疮痈肿毒及瘀血证。

使用注意 ①年老体虚，脾胃虚弱者慎用攻下药、峻下逐水药。②妇女胎前产后及月经期忌用。③泻下药泻下作用强，应中病即止。④严格控制有毒药物的剂量。

分类 泻下药根据泻下作用强弱，分为攻下药、润下药、峻下逐水药。

第一节 攻下药

本类药大多苦寒沉降，主入胃、大肠经。具有较强的攻下通便，清热泻火作用。主要用于大便秘结，燥屎坚结的实热积滞；火热上炎的头痛、目赤、咽喉肿痛、牙龈肿痛；火热炽盛所致的吐血、衄血、咯血等上部出血；热病高热神昏，谵语发狂等。

大　黄

【来源】 本品为蓼科植物掌叶大黄、唐古特大黄或药用大黄的干燥根及根茎。

【处方别名】 川军、西军、酒军（即酒炒大黄）、熟军（即酒蒸大黄）。

【性味与归经】 苦，寒。归脾、胃、大肠、肝、心包经。

【功能与主治】

1. 泻下攻积　①用于积滞便秘。本品荡涤肠道，泻下通便之力较强，有"将军"之喻，为治疗积滞便秘的要药。因其性寒，最宜于热结便秘。若配伍温热性泻下药，亦可用于寒积便秘。②用于上焦实热证。本品性寒沉降，可引上焦之火下行，常配伍清热泻火药治疗火热上炎所致的目赤肿痛、咽喉肿痛、牙龈肿痛等症。③用于湿热痢疾、黄疸、淋证。本品善通腑气，能导湿热自大肠而出，在治疗湿热黄疸、湿热淋证、湿热积滞之痢疾的方剂中，常用以为辅。

2. 凉血解毒　①用于血热出血证。本品能凉血止血，善治热邪伤络，血不循经的呕血、咯血等。②用于热毒疮疖及烧烫伤。本品能清热泻火解毒，凉血消肿，内服外用治疗一切热毒疮疡。治疗烧烫伤，可单用大黄或配地榆研细粉，以麻油调敷伤处。

3. 逐瘀通经　用于瘀血诸证。本品既可下瘀血，又可清瘀热，为治疗瘀血证的常用药。常配伍活血药治疗产后瘀阻腹痛、恶露不尽，妇女瘀血经闭及跌打损伤瘀血肿痛。

【用法与用量】 煎服，3~15g。外用适量。生大黄泻下力强，用于泻下不宜久煎。酒大黄善清上焦血分热毒；熟大黄泻下力缓，活血化瘀力强；大黄炭善于止血。

【使用注意】 ①本品大苦大寒，易伐胃气，脾胃虚弱者慎用。②本品易伤正气，无瘀滞、瘀血者忌用。③妇女月经期、妊娠期、哺乳期均不宜使用。

芒　硝

【来源】 本品为硫酸盐类矿物芒硝经加工精制而成的结晶体。主含含水硫酸钠（$Na_2SO_4 \cdot$

$10H_2O$)。

【处方别名】 朴硝、赤硝。

【性味与归经】 咸、苦，寒。归胃、大肠经。

【功能与主治】

1. **泻下攻积，润燥软坚** 用于积滞便秘。本品性寒能清热，味咸润燥软坚，对实热积滞，大便燥结尤为适宜。常与大黄相须为用。

2. **清热消肿** 用于多种实热证。本品外用有清热消肿作用，单用或配伍其他清热药治疗火热上炎之目赤、咽痛、口疮、痈疮肿毒等症。本品入水即溶，外洗患处或用纱布浸芒硝水外敷患处。

【用法与用量】 6～12g，放入开水或药汁内溶化后服。外用适量。

【使用注意】 ①孕妇及哺乳期妇女忌用或慎用。②不宜与三棱同用。

【参考】 玄明粉（元明粉）即风化后的芒硝，功效与芒硝基本相同。

第二节 润 下 药

本类药物多为植物种子和种仁，富含油脂，味甘质润，多入脾、大肠经，能滑润大肠。适用于年老津枯、产后血虚、热病伤津及失血等所致的肠燥津枯便秘。

火 麻 仁

【来源】 本品为桑科植物大麻的干燥成熟果实。

【性味与归经】 甘，平。归脾、胃、大肠经。

【功能与主治】

润肠通便 用于肠燥便秘。本品既润肠通便又兼有滋养补虚作用，主要用于老人、产妇及体弱津血不足的肠燥便秘。单用有效。

【用法与用量】 煎服，10～15g。用时打碎。生品有小毒，临床多炒用。

【使用注意】 使用量大，可引起中毒反应。

郁 李 仁

【来源】 本品为蔷薇科植物欧李、郁李或长柄扁桃的干燥成熟种子。

【性味与归经】 辛、苦、甘，平。归脾、大肠、小肠经。

【功能与主治】

1. **润肠通便** 用于肠燥便秘。本品润肠通便作用较类似火麻仁，且可行大肠之气，用于食积气滞，腹胀便秘，津枯肠燥便秘。

2. **利水消肿** 用于水肿胀满，脚气浮肿。常与利水消肿药同用。

【用法与用量】 煎服，6～10g。用时打碎。

【使用注意】 孕妇慎用。

第三节 峻下逐水药

本类药大多苦寒有毒，药力峻猛，服药后引起剧烈腹泻，兼能利尿，使水饮从二便而出。用于全身水肿、大腹胀满，以及停饮等而正气未衰之证。

甘 遂

【来源】 本品为大戟科植物甘遂的干燥块根。

【性味与归经】 苦，寒；有毒。归肺、肾、大肠经。

【功能与主治】

1. 泻水逐饮　用于胸腹积水。本品为逐水峻药，具峻泻作用而使体内水分排出。凡水肿、大腹臌胀、胸胁停饮、风痰癫痫、宿食积滞、二便不利等正气未衰者均可用之。尤以大腹水肿为常用。

2. 消肿散结　用于疮痈肿毒。本品外用能消肿散结，以本品研末水调敷，用于湿热壅滞所致的肿毒，痈疽初起，红肿疼痛。

【用法与用量】 内服须醋制降低毒性，入丸、散，每次0.5～1g。外用生品适量。

【使用注意】 ①孕妇禁用。②不宜与甘草同用。

巴 豆

【来源】 本品为大戟科植物巴豆的干燥成熟种仁。

【处方别名】 巴豆霜。

【性味与归经】 辛，热；有大毒。归胃、大肠经。

【功能与主治】

1. 峻下冷积　用于寒积便秘。本品为峻下冷积的要药，适用于寒邪食积，阻结肠道，大便不通，腹满胀痛，病起急骤，气血未衰者。具峻泻作用而使体内水分排出。凡水肿、大腹臌胀、胸胁停饮、风痰癫痫、宿食积滞、二便不利等正气未衰者均可用之。尤以大腹水肿为常用。

2. 逐水退肿　用于腹水臌胀。本品逐水退肿作用强，能产生强烈的泻下作用而消腹水。

3. 祛痰利咽　用于喉痹痰阻。本品能刺激呼吸道黏膜，引起分泌增多或呕吐，促痰排出，治疗喉痹痰涎壅塞气道，呼吸困难。

4. 外用蚀疮　用于恶疮疥癣。本品外用有蚀腐肉、疗疮毒的作用，单用贴敷患处。

【用法与用量】 入丸、散，每次0.1～0.3g。多制成巴豆霜用，以降低毒性，缓和泻下作用。外用适量。

【使用注意】 ①孕妇禁用。②不宜与牵牛子同用。

牵 牛 子

【来源】 本品为旋花科植物裂叶牵牛或圆叶牵牛的干燥成熟种子。

【处方别名】 牵牛、二丑、黑白丑。

【性味与归经】 苦，寒；有毒。归肺、肾、大肠经。

【功能与主治】

1. 泻下逐水　用于水肿臌胀。本品能通利二便而排泄水湿，治疗水湿停滞之水肿臌胀，二便不利。作用较甘遂、大戟稍缓。

2. 消痰逐饮　用于痰饮喘咳。本品能泻肺气，逐痰饮。治疗痰壅气阻，咳嗽不利，胸高喘急。

3. 杀虫攻积 用于虫积腹痛。本品能杀灭蛔虫、绦虫、姜片虫等肠道寄生虫,并借其泻下作用促使虫体的排出。

【用法与用量】 煎服,3~6g。

【使用注意】 ①孕妇禁用。②不宜与巴豆同用。

其他泻下药见表2-5-1。

表2-5-1 其他泻下药

药名	性味	功能	主治	用法与用量
番泻叶	甘、苦,寒	泻下通便,利水	①用于热结便秘;②用于腹水肿胀	开水泡服,1.5~3g;煎服,2~6g,宜后下。妇女哺乳期、月经期及孕妇忌用;用量过大有恶心、呕吐、腹痛等副作用
芦荟	苦,寒	泻下通便,清肝,杀虫	①热结便秘;②烦躁惊痫;③小儿疳积	入丸、散,每次1~2g。外用适量,研末敷患处。脾胃虚弱,食少便溏及孕妇忌用
京大戟	苦,寒。有毒	泻水逐饮	①水肿胀满,胸腹积水;②痰饮积聚,气逆咳喘,二便不利	煎服,1.5~3g。孕妇禁用;不宜与甘草同用。临床内服多醋制用
红大戟	苦,寒。有小毒	泻水逐饮,攻毒消肿散结	①胸腹积水,二便不利;②痈肿疮毒,瘰疬痰核	煎服,1.5~3g。孕妇禁用;不宜与甘草同用
芫花	苦、辛,温	泻水逐饮,祛痰止咳,杀虫疗疮	①水肿胀满,胸腹积水;②咳嗽痰喘;③疥癣、秃疮、痈肿	煎服,1.5~3g。醋芫花研末吞服,每次0.6g,一日1次。孕妇禁用;不宜与甘草同用
千金子	辛,温。有毒	逐水消肿,破血消癥	①水肿胀满,二便不通;②癥瘕,经闭	1~2g,多入丸、散,去壳,去油用
商陆	苦,寒。有毒	逐水消肿,通利二便,解毒散结	①水肿胀满;②二便不通;③外治痈肿疮毒	煎服,3~10g。孕妇禁用
狼毒	苦、辛,平。有毒	逐水祛痰,破积杀虫	①水肿腹胀,二便不通;②咳嗽气喘;③痰、食、虫积,心腹疼痛,疥癣,淋巴结核	煎服,0.9~2.7g。孕妇禁用

(阎 萍)

第六章 祛风湿药

概念 凡以祛除风湿、解除痹痛为主要功效的药物，称为祛风湿药。

功能与主治 本类药物味多辛苦，性多温，能祛驱除侵入肌肉、经络、筋骨的风湿之邪，具有祛风、散寒、舒筋、通络、止痛等作用；部分药性凉，清热除湿通痹；少数药还能补肝肾、强筋骨。主要用于风寒湿痹证之肢体疼痛，关节不利、肿大，筋脉拘挛等症。部分药也用于风湿热痹及肝肾不足之腰膝酸软，下肢痿弱等症。

使用注意 ①祛风湿药辛温性燥，易伤阴耗血，阴血亏虚者慎用。②痹证多属慢性病，为方便服用或增强疗效，常制成丸散或酒剂。③有毒的药物应严格控制用量。④使用祛风湿药时，应根据痹证的类型、邪犯部位、病程新久等选择药物并作适当的配伍。

独 活

【来源】 本品为伞形科植物重齿毛当归的干燥根。

【处方别名】 大活。

【性味与归经】 辛、苦，微温。归肾、膀胱经。

【功能与主治】

1. **祛风湿止痛** 用于风寒湿痹。本品止痛作用较强，为治风寒湿痹之主药，凡风寒湿痹无论新久，均可应用。尤擅治人体下部风寒湿痹，腰膝腿足关节疼痛。

2. **解表** 用于风寒夹湿表证。本品善治外感风寒表证兼湿邪的恶寒、发热、头痛、身痛、肢节重痛酸痛等。

【用法与用量】 煎服，3~10g。

威 灵 仙

【来源】 本品为毛茛科植物威灵仙、棉团铁线莲或东北铁线莲的干燥根及根茎。

【处方别名】 灵仙。

【性味与归经】 辛、咸，温。归膀胱经。

【功能与主治】

1. **祛风湿，通络止痛** 用于风湿痹证。本品性猛善走，通络止痛作用较强，为治风湿痹痛要药。凡风湿痹痛，肢体麻木，经脉拘挛，屈伸不利，无论上下皆可应用，单用有效。

2. **消骨鲠** 用于骨鲠咽喉。本品味咸软坚，可单用消鱼骨或其他骨鲠咽，与糖、醋煎后慢慢咽下。

【用法与用量】 煎服，6~10g。治骨鲠可用30g。

【验方】 ①治跌打肿痛：威灵仙15g，水煎服，并用威灵仙浸酒擦患处。②治急性乳腺炎：威灵仙研末，以米醋调成糊状，贴敷患乳，一般1~3天可愈。

【使用注意】 有过敏反应报道，服用过量可引起中毒。

川 乌

【来源】 本品为毛茛科植物乌头的干燥母根。

【处方别名】 制川乌、川乌头。
【性味与归经】 辛、苦,热;有大毒。归心、肝、肾、脾经。
【功能与主治】

1. 祛风湿　用于风寒湿痹。本品止痛作用较强,为治风寒湿痹之佳品,尤宜于寒邪偏盛的风湿痹痛。

2. 温经止痛　①用于心腹冷痛,寒疝疼痛。本品辛散温通,散寒止痛之功显著,常用治阴寒内盛所致的心痛彻背,寒疝绕脐腹痛、手足厥冷等症。②用于跌打损伤,麻醉止痛。古方常以本品作为麻醉止痛药,内服或外用,治疗跌打损伤及骨折瘀肿的疼痛。

【用法与用量】 煎服,1.5~3g,入汤剂宜先煎、久煎。外用适量。
【使用注意】 ①内服用制川乌,虽经炮制毒性减小,但仍不可过量使用,以免中毒;生川乌只供外用,也应控制用量。②孕妇忌用。③不宜与贝母类(川贝母、浙贝母等)、瓜蒌类(瓜蒌皮、瓜蒌仁、天花粉)、白蔹、白及、半夏同用

蕲　蛇

【来源】 本品为蝰科动物五步蛇除去内脏的干燥体。
【处方别名】 白花蛇、大白花蛇。
【性味与归经】 甘、咸,温;有毒。归肝经。
【功能与主治】

1. 祛风,通络　①用于风湿顽痹,中风半身不遂。本品有较强的祛风通络作用,能内走脏腑,外达肌表而透骨搜风,以祛内外之风邪,为截风之要药,凡风湿痹证无不宜之。尤善治风湿顽痹,日久不愈及中风口眼歪斜、半身不遂者,每用为方中主药。②用于麻风,疥癣。本品能外走肌表而祛风止痒,兼以毒攻毒。为治风毒之邪壅于肌肤之麻风、疥癣常用药。

2. 止痉　用于小儿惊风,破伤风。本品入肝经,能祛外风,又能息内风,风去则惊搐自定,为治抽搐痉挛常用药。

【用法与用量】 煎服,3~10g。研末吞服,每次1~1.5g,1日2~3次。
【验方】 治坐骨神经痛:蕲蛇、全蝎、蜈蚣等份,研末,每天3g。

木　瓜

【来源】 本品为蔷薇科植物贴梗海棠的干燥近成熟果实。
【处方别名】 酸木瓜、宣木瓜。
【性味与归经】 酸,温。归肝、脾经。
【功能与主治】

1. 舒筋活络　①用于风湿痹证。本品味酸入肝,益筋和血,善舒筋活络,且能祛湿除痹,为治疗湿痹、筋脉拘挛要药。②用于脚气水肿。本品温通,祛湿舒筋,为治脚气水肿常用药。

2. 化湿和胃　用于吐泻转筋。本品入脾、肝经,能化脾湿,舒筋活络,缓挛急,治湿阻中焦之腹痛吐泻转筋。

【用法与用量】 煎服,6~10g。
【验方】 治疗脚癣:木瓜、甘草各30g,水煎洗脚,效佳。

防　己

【来源】 本品为防己科植物粉防己的干燥根。

【处方别名】 汉防己、粉防己。

【性味与归经】 苦、辛,寒。归膀胱、肺经。

【功能与主治】

1. 祛风湿,止痛　用于风湿痹证。本品辛散,苦寒降泄,既能祛风除湿止痛,又能清热,为治疗风湿痹证湿热偏盛、肢体酸重、关节红肿疼痛之要药。

2. 利水消肿　用于水肿,小便不利,脚气。本品苦寒降利,能清热利尿,善泄下焦膀胱湿热,长于治疗下肢水肿、小便不利。

【用法与用量】 煎服,4.5～10g。

秦　艽

【来源】 本品为龙胆科植物秦艽、麻花秦艽、粗茎秦艽或小秦艽的干燥根。

【处方别名】 大艽。

【性味与归经】 辛、苦,平。归胃、肝、胆经。

【功能与主治】

1. 祛风湿　用于风湿痹证。风湿痹痛,筋脉拘挛,骨节酸痛,无论寒热新久均可配伍应用。因其性偏寒,对热痹尤为适宜。

2. 通络止痛　用于中风不遂。本品能祛风邪,舒筋络,又善"活血荣筋",可用于中风半身不遂,口眼歪斜,四肢拘急,舌强不语等,单用大剂量水煎服即能奏效。

3. 退虚热　用于骨蒸潮热,疳积发热。本品能退虚热,除骨蒸,为治阴虚发热之要药,亦治小儿疳积发热。

4. 清湿热　用于湿热黄疸。本品能清肝胆湿热而退黄,治疗湿热黄疸,常与茵陈、栀子等同用。

【用法与用量】 煎服,3～10g。

桑　寄　生

【来源】 本品为桑寄生科植物桑寄生的干燥带叶茎枝。

【处方别名】 寄生。

【性味与归经】 苦、甘,平。归肝、肾经。

【功能与主治】

1. 祛风湿,补肝肾,强筋骨　用于肝肾不足、腰膝酸软疼痛之风湿痹证。本品苦燥甘补,祛风湿又长于补肝肾、强筋骨,对痹证日久、伤及肝肾、腰膝酸软、筋骨无力者尤宜。

2. 安胎　用于胎动不安、崩漏下血。本品能补肝肾,养血调冲任、安胎。

【用法与用量】 煎服,10～15g。

【验方】 治疗高血压:桑寄生60g,决明子50g,水煎服。

【参考】 《中华人民共和国药典》记载一种"槲寄生",来源为桑寄生科植物槲寄生的干燥带叶茎枝。其功效与桑寄生基本相同,处方开"寄生"也可付槲寄生。

五　加　皮

【来源】 本品为五加科植物细柱五加的干燥根皮。

【处方别名】 南五加皮、南五加。

【性味与归经】 辛、苦,温。归肝、肾经。

【功能与主治】

1. **祛风湿,补肝肾,强筋骨** ①用于风湿痹证。本品辛能散风,苦能燥湿,温能祛寒,兼有补益作用,对风寒湿痹之实证、虚证皆可应用。②用于肝肾不足,**筋骨痿软,小儿行迟**。本品能补肝肾、强筋骨,常与杜仲、牛膝、龟甲等同用。

2. **利水** 用于水肿、脚气。本品能温肾而除湿利水,治疗水肿、小便不利及风寒湿壅滞之脚气肿痛。

【用法与用量】 煎服,4.5～10g。

其他祛风湿药见表2-6-1。

表2-6-1 其他祛风湿药

药名	性味	功能	主治	用法与用量
狗脊	苦、甘,温	祛风湿,补肝肾,强腰膝	①风湿痹证;②肝肾虚损,腰膝酸软,下肢无力	煎服,6～12g
草乌	辛、苦,热。有毒	祛风除湿,温经止痛	①风寒湿痹,关节疼痛;②心腹冷痛,寒疝作痛;③麻醉止痛	生品大毒多外用;内服一般炮制后用。制草乌1.5～3g,宜先煎、久煎
千年健	苦、辛,温	祛风湿,强筋骨	风寒湿痹,腰膝冷痛,下肢拘挛麻木	煎服,4.5～10g
乌梢蛇	甘,平	祛风,通络,止痉	①风湿顽痹,中风半身不遂;②小儿惊风,破伤风;③麻风,疥癣,湿疹	煎服,10～12g;研末,每次2～3g
金钱白花蛇	甘、咸,温。有毒	祛风,通络,止痉	①风湿顽痹,麻木拘挛;②小儿惊风,破伤风;③麻风,疥癣	煎服,3～4.5g;研粉吞服1～1.5g
海桐皮	苦、辛,平	祛风湿,通络止痛,杀虫止痒	①风湿痹证;②疥癣,湿疹	煎服,5～15g
海风藤	辛、苦,微温	祛风湿,通络止痛	①风寒湿痹;②跌打损伤	煎服,6～12g
青风藤	苦、辛,平	祛风湿,通经络,利小便	①风湿痹证;②水肿,脚气	煎服,6～12g
伸筋草	微苦、辛,温	祛风湿,舒筋活络	①风寒湿痹,肢软麻木;②跌打损伤	煎服,3～12g;孕妇慎用
松节	苦、辛,温	祛风湿,通络止痛	①风寒湿痹;②跌打损伤	煎服,10～15g
络石藤	苦,微寒	祛风通络,凉血消肿	①风湿热痹;②喉痹,痈肿;③跌打损伤	煎服,6～12g
豨莶草	辛、苦,寒	祛风湿,利关节,解毒	①风寒痹痛,中风半身不遂;②风疹,湿疹,疮痈	煎服,10～12g
地枫皮	微辛、涩,温。有小毒	祛风除湿,行气止痛	风湿痹痛,腰肌劳损	煎服,6～10g
石南藤	辛、苦,平	祛风,通络,益肾	①风湿痹痛,风疹;②肾虚腰膝酸痛,痿软无力	煎服,4.5～10g

续表

药名	性味	功能	主治	用法与用量
忍冬藤	甘,寒	清热解毒,疏风通络	①温病发热,热毒血痢,痈肿疮毒;②风湿热痹,关节红肿热痛	煎服,9～30g
老鹳草	辛、苦,平	祛风湿,通经络,清热毒,止泻痢	①风湿痹证;②疮疡;③泄泻,痢疾	煎服,10～15g
徐长卿	辛,温	祛风化湿,止痛止痒	①风湿痹痛;②胃痛胀满,牙痛,腰痛,跌打损伤;③荨麻疹	煎服,3～12g;宜后下
常春藤	苦,凉	祛风利湿,平肝,解毒	①风湿痹痛;②肝炎,目赤,头晕;③疮痈肿毒疹	煎服,3～10g;外用适量
丁公藤	辛,温。有小毒	祛风湿,消肿止痛	①风湿痹痛,半身不遂;②跌打损伤	煎服,3～6g
接骨木	甘,苦,平	祛风利湿,活血止痛	①风湿痹痛,半身不遂;②水肿,风疹;③跌打肿痛,骨折	煎服,10～15g;外用适量
樟木	辛,温	祛风湿,行气血,利关节	①风湿痹痛,脚气,痛风;②心腹胀痛,跌打损伤	煎服,10～15g;外用适量
闹羊花	辛,温。大毒	祛风除湿,散瘀定痛	①风湿痹痛;②跌打损伤;③皮肤顽癣	煎服,0.6～1.5g

(阎 萍)

第七章 化 湿 药

概念 凡以化湿运脾为主要功效的药物，称为化湿药。本类药都有令人愉悦的芳香气味，香气越浓则功效越强，故又称芳香化湿药。

功能与主治 化湿药性味多为辛温，归脾、胃经，能促进脾胃运化，消除湿浊之邪，推动中焦气机，主要用治湿阻中焦证。此证病机为湿阻气滞，升降失常，症见脘腹痞满，食欲不振，恶心呕吐，大便溏薄，肢体困倦，舌苔白腻，病重者还可见脘腹胀痛、上吐下泻等症状。

本章有些药物功效为"燥湿"，表示化湿作用较强，可用治湿阻中焦之重证。

使用注意 ①化湿药入汤剂不宜久煎，以免香气挥发，降低疗效。②大部分化湿药辛温香燥，易耗气伤阴，故阴虚血燥及气虚者宜慎用。

广 藿 香

【来源】 本品为唇形科植物广藿香的干燥地上部分。

【性味与归经】 辛，微温。归脾、胃、肺经。

【功能与主治】

1. **化湿** 用于湿阻中焦证。本品性微温，多用于寒湿困脾，脘腹痞闷，少食作呕，神疲体倦等症，为芳香化湿之要药。

2. **止呕** 用于呕吐。本品善治湿浊中阻之呕吐，适当配伍，也可用治湿热呕吐、胃虚呕吐、妊娠呕吐等证。

3. **解暑** 用于暑湿或湿温初起。本品即可化湿，又能解暑，治暑月外感风寒，内伤生冷，见恶寒发热、头痛、脘闷、吐泻的暑湿证，常为方中君药。

【用法与用量】 煎服，3～10g。鲜品加倍。

【验方】 治恶心呕吐，舌苔白腻：干藿香叶10g洗净，开水冲泡，代茶饮。

砂 仁

【来源】 本品为姜科植物阳春砂、绿壳砂或海南砂的干燥成熟种子团。

【处方别名】 缩砂、砂米、砂壳（即砂仁的果皮）。

【性味与归经】 辛，温。归脾、胃、肾经。

【功能与主治】

1. **化湿行气** 用于湿阻中焦及脾胃气滞证。本品为醒脾调胃要药，凡湿阻或气滞引起的脘腹胀痛等脾胃不和诸证皆可用之，尤以寒湿气滞者最为适宜。

2. **温中止泻** 用于脾胃虚寒吐泻。症状较轻者可单用砂仁研末吞服。

3. **安胎** 用于气滞妊娠恶阻及胎动不安。妊娠恶阻是指孕妇呕吐反复发作，甚至不能进食，轻者可单用砂仁研末冲服。胎动不安是指孕妇出现阵发性腹痛或伴有阴道出血，兼有气滞症状者常在方中配伍砂仁，行气和中以安胎。

【用法与用量】 煎服，3～6g，入汤剂宜后下，调剂时捣碎另包。研末冲服每次1～3g。

豆 蔻

【来源】 本品为姜科植物白豆蔻或爪哇白豆蔻的干燥成熟果实。

【处方别名】 白豆蔻、紫豆蔻、蔻仁（种子团）、豆蔻衣（果皮）。

【性味与归经】 辛，温。归肺、脾、胃经。

【功能与主治】

1. **化湿行气** 用于**湿阻中焦及脾胃气滞**。豆蔻化湿行气之力与砂仁相近，治中焦湿阻气滞轻证，可单用研末吞服。也常与砂仁、广藿香等药配伍，相须为用。

2. **温中止呕** 用于**胃寒呕吐**。症状较轻者可单用研末吞服，小儿胃寒吐乳不食，可与砂仁、甘草等药研细末服之。

【用法与用量】 煎服，3～6g，入汤剂宜后下，调剂时捣碎另包。研末冲服每次1～3g。

苍 术

【来源】 本品为菊科植物茅苍术或北苍术的干燥根茎。

【处方别名】 茅术、梅术。

【性味与归经】 辛、苦，温。归脾、胃、肝经。

【功能与主治】

1. **燥湿健脾** 用于**湿阻中焦证**。湿阻中焦之重证，往往由脾气虚不能运化水湿引起。苍术除湿作用较强，兼能健脾补气，对湿阻中焦，脾失健运而致脘腹胀闷，呕恶食少，吐泻乏力，舌苔白腻等症，既能治标又能治本，单用即有良效。

2. **祛风散寒** ①用于**风湿痹证**。苍术既能除内湿，又能祛外湿，常用于治疗湿邪较重的痹证、湿疮、湿疹及湿浊带下等证。②用于**风寒挟湿表证**。本品有一定发汗作用，又长于胜湿。对风寒表证挟湿，头身重痛者最为适宜。

3. **明目** 用于**夜盲症及目涩昏花**。可单用本品30g水煎服或苍术30g与羊肝或猪肝60g蒸煮同食。

【用法与用量】 煎服，3～10g。

【验方】 ①治小儿厌食症：苍术煎汁，冲服生鸡内金末，有良效。②治胃下垂：单用苍术泡水饮服。

厚 朴

【来源】 本品为木兰科植物厚朴或凹叶厚朴的干燥干皮、根皮及枝皮。

【处方别名】 川朴、温朴、紫油朴、姜朴（即姜制厚朴）。

【性味与归经】 苦、辛，温。归脾、胃、肺、大肠经。

【功能与主治】

燥湿消痰，下气除满 ①用于**湿阻中焦，脘腹胀满**。本品除湿作用较强，更擅下气（降气）除满，为消除胀满之要药。②用于**食积气滞，腹胀便秘**。食积、便秘均属有形实邪阻于体内，引起的气滞腹胀症状较重，厚朴下气功著，既可除无形之湿满，又可除有形之实满。常配伍消食药、泻下药以增强疗效。③用于**痰饮喘咳及梅核气**。痰饮喘咳、梅核气均属痰气交阻之证，厚朴可降三焦之气，又能燥湿消痰，常配伍半夏、苏叶等化痰行气药共同治疗上述证候。

【用法与用量】 煎服,3~10g。

其他化湿药见表2-7-1。

表 2-7-1 其他化湿药

药名	性味	功能	主治	用法与用量
佩兰	辛,平	化湿,解暑	①湿阻中焦;②暑湿,湿温初起	煎服,3~10g;鲜品加倍
扁豆花	甘,微寒	化湿,解暑	暑湿发热吐泻	煎服,3~10g
草豆蔻	辛,温	燥湿行气,温中止呕	①寒湿中阻,气机不畅;②寒湿呕吐	煎服,3~6g;后下,用时捣碎

(阎 萍)

第八章 利水渗湿药

概念 凡以通利水道，渗泄水湿为主要功效的药物，称为利水渗湿药，简称利水药。

功能与主治 利水渗湿药多味甘淡，性平或微寒，归膀胱、小肠经，作用偏下行，有利水消肿，利尿通淋，利湿退黄等作用，主要用治小便不利、水肿、泄泻、痰饮、淋证、黄疸、湿疮、带下、湿温等水湿内停病证。部分药还可胜湿止泻、安神、通乳，用于肠胃湿胜泄泻、水气凌心的失眠、产后乳少。

使用注意 ①利水渗湿药易耗伤津液，阴亏津少，遗精遗尿者慎用。②滑利作用较强的药物，孕妇慎用。

茯 苓

【来源】 本品为多孔菌科真菌茯苓的干燥菌核。茯苓菌核的黑色外皮为茯苓皮。茯苓菌核中间带有松根者称茯神。

【处方别名】 云苓、白茯苓、赤茯苓、朱茯苓（即朱砂制茯苓）、朱茯神（即朱砂拌茯神）。

【性味与归经】 甘、淡，平。归心、脾、肾经。

【功能与主治】

1. **利水消肿** 用于水肿。本品甘淡，性平。利水而不伤正气，可治各种水肿，为利水消肿之要药。

2. **渗湿** 用于痰饮。本品善渗泄水湿，湿无所聚，痰无由生，可治痰饮引起的头目眩晕、心悸、咳嗽、呕吐等。

3. **健脾** 用于脾虚泄泻。本品健脾作用不强，常配其他补脾气药物同用。

4. **宁心安神** 用于心悸、失眠。多作方中辅药。

【用法与用量】 煎服，9～15g。茯苓偏于利水渗湿，健脾；朱茯神偏于宁心安神；茯苓皮专于利水消肿。

薏 苡 仁

【来源】 本品为禾本科植物薏苡的干燥成熟种仁。

【处方别名】 薏米、薏仁、苡米、苡仁。

【性味与归经】 甘、淡，凉。归脾、胃、肺经。

【功能与主治】

1. **利水消肿** 用于水肿、小便不利及脚气。本品甘淡，既利水又健脾，常用于脾虚湿胜的水肿、小便不利、脚气等。但本品作用和缓，须大量久服或配伍其他利水渗湿药同用。

2. **渗湿健脾** 用于脾虚泄泻。一般不单用，多炒黄后与其他健脾止泻药配伍。

3. **除痹** 用于风湿痹痛。本品能渗湿除痹、舒筋脉、缓挛急，常用于治疗风湿痹痛及筋脉拘挛。

4. **清热排脓** 用于肺痈、肠痈。本品能清肺肠之热，排脓消痈。治疗肺痈胸痛，咳吐脓痰，常与苇茎、冬瓜仁、桃仁等同用；治疗肠痈常与败酱草、牡丹皮等同用。

【用法与用量】 煎服，9～30g。清热利湿宜生用，健脾止泻宜炒用。

【验方】 本品为末煮粥，久食，治疗湿痹、筋脉拘挛及水肿。

猪 苓

【来源】 本品为多孔菌科真菌猪苓的干燥菌核。

【性味与归经】 甘、淡，平。归肾、膀胱经。

【功能与主治】

利水消肿，渗湿 ①**用于水肿、小便不利证**。本品甘淡渗泄，利水作用较强，用于水湿停滞的各种水肿，单味应用即可取效。为利水消肿之要药。②**用于水湿停滞兼湿热之淋病**。本品药性沉降，入肾、膀胱经，善通利水道，治热淋、小便不通、淋沥涩痛。③**用于肠胃湿盛泄泻**。本品利水渗湿，实大肠，止泄泻。

【用法与用量】 煎服，6～12g。

泽 泻

【来源】 本品为泽泻科植物泽泻的干燥块茎。

【性味与归经】 甘，寒。归肾、膀胱经。

【功能与主治】

利水消肿，渗湿，泄热 ①**用于水肿、小便不利、泄泻、痰饮等证**。本品甘淡渗泄，利水作用较强，为治各种水湿证之要药。②**用于淋证、遗精**。本品性寒入肾、膀胱经，即能清膀胱湿热，又能泄肾经之虚火，为治湿热淋证的主要药物。

【用法与用量】 煎服，5～10g。

车 前 子

【来源】 本品为车前科植物车前或平车前的干燥成熟种子。

【性味与归经】 甘，微寒。归肝、肾、肺、小肠经。

【功能与主治】

1. **利尿通淋** 用于**淋证、水肿**。本品清热利水作用较强，善治膀胱湿热，小便淋漓涩痛及水湿内停之水肿、小便不利，轻者单用即效。

2. **渗湿止泻** 用于**泄泻**。本品利水湿，分清浊而止泻，利小便以实大便。治疗小便不利的水泻及暑湿泄泻，可单用本品研末，米汤或温水送服，一般1次即可止泻。

3. **明目** 用于**目赤肿痛、目暗昏花、翳障**。本品能清肝热而明目，治疗目赤涩痛，多与菊花、决明子等同用；若肝肾阴亏，两目昏花，则与熟地黄、菟丝子等同用。

4. **祛痰** 用于**肺热咳嗽痰多**。本品能清肺化痰，多与清热化痰药同用。

【用法与用量】 煎服，9～15g。包煎。

滑 石

【来源】 本品为硅酸盐类矿物滑石的块状体，制成极细粉末供药用。主含含水硅酸镁 $[Mg_3\cdot(Si_4O_{10})\cdot(OH)_2]$。

【性味与归经】 甘、淡，寒。归膀胱、肺、胃经。

【处方别名】 滑石粉。

【功能与主治】

1. **利尿通淋** 用于**热淋、石淋、尿热涩痛**。本品性寒而滑,能清泻膀胱湿热而通利水道,常用治疗各种湿热淋证,尤多用于石淋(尿路结石)。

2. **清热解暑** 用于**暑湿、湿温**。本品甘淡而寒,能利水湿,解暑热,善治暑热烦渴、小便短赤、湿温初起及暑温夹湿等证。常与其他清热解暑药同用。

3. **收湿敛疮** 用于**湿疮、湿疹、痱子**。可单用撒布患处,有清热收湿敛疮作用,也是制作痱子粉的主药。

【用法与用量】 煎服,10～20g。包煎。外用适量。

木 通

【来源】 本品为木通科植物木通、三叶木通或白木通的干燥藤茎。

【性味与归经】 苦,寒;有毒。归心、小肠、膀胱经。

【功能与主治】

1. **利尿通淋,清心火** ①用于**热淋涩痛,水肿**。②用于**口舌生疮、心烦尿赤**。本品上清心经之火,下泄小肠之热,能引湿热之邪从小便排出。用治湿热壅盛的水肿、小便短赤、淋漓涩痛,以及心火上炎、口舌生疮或心火下移小肠而致心烦尿赤等症,常为主药。

2. **通经下乳** 用于**经闭乳少**。常与王不留行、穿山甲等通经下乳药同用。

【用法与用量】 煎服,3～6g。

【使用注意】 本品有毒,故用量不宜过大,也不宜久服,肾功能不全者及孕妇忌服,内无湿热者、儿童与年老体弱者慎用。

金 钱 草

【来源】 本品为报春花科植物过路黄的干燥全草。

【性味与归经】 甘、咸,微寒。归肝、胆、肾、膀胱经。

【功能与主治】

1. **利湿退黄** 用于**湿热黄疸**。本品既可清肝胆之火,又能除下焦湿热,治湿热黄疸效佳,常与茵陈、栀子等同用。

2. **利尿通淋** 用于**石淋、热淋**。本品善消结石,又清热利尿通淋,用于石淋、热淋、肝胆结石,是治疗泌尿系结石要药。常与海金沙、鸡内金等同用。

3. **解毒消肿** 用于**痈肿疔疮、毒蛇咬伤**。可用鲜品捣汁内服或捣烂外敷,或配蒲公英、野菊花等同用。

【用法与用量】 煎服,15～60g。鲜品加倍。

【验方】 治带状疱疹:新鲜金钱草捣烂,加清凉油调匀外敷,纱布覆盖。

茵 陈

【来源】 本品为菊科植物滨蒿或茵陈蒿的干燥地上部分。春季采收,苗高6～10cm者称绵茵陈,秋季采割的称茵陈蒿。

【性味与归经】 苦、辛,微寒。归脾、胃、肝、胆经。

【功能与主治】

1. **利湿退黄** 用于**黄疸**。本品苦泄下降,性寒清热,善清利脾胃肝胆湿热,使之从小便而出，为治黄疸要药。无论湿热阳黄还是寒湿阴黄，均可配伍应用。

2. **解毒疗疮** 用于湿疹瘙痒。本品能清湿热，内服或外敷，用于湿热内蕴的湿疮痒疹、流黄水。

【用法与用量】 煎服，6～15g。外用适量，煎汤熏洗。

【验方】 ①治皮肤风疹瘙痒：茵陈蒿适量，水煎浓汁，洗患处，洗时须避风吹。②治口腔溃疡：茵陈煎汤，内服或漱口。③治高血脂：茵陈煎汤，代茶饮。

其他利水渗湿药见表2-8-1。

表2-8-1 其他利水渗湿药

药名	性味	功能	主治	用法与用量
通草	甘、淡，微寒	利尿通淋，通气下乳	①淋证、水肿；②产后乳汁不下	煎服，6～12g；孕妇慎用
灯心草	甘、淡，微寒	利尿通淋，清心降火	①淋证；②心烦失眠、口舌生疮	煎服，1～3g；外用适量
萹蓄	苦，微寒	利尿通淋，杀虫止痒	①淋证；②虫证、湿疹、湿痒	煎服，10～15g
瞿麦	苦，寒	利尿通淋，破血通经	①淋证；②闭经、月经不调	煎服，10～15g；孕妇忌用
粉萆薢	苦，平	利湿去浊，祛风除痹	①膏淋、白浊；②风湿痹痛	煎服，10～15g
香加皮	辛、苦，温。有毒	利水消肿，祛风湿，强筋骨	①水肿、小便不利；②风湿痹痛	煎服，3～6g
枳椇子	甘、酸，平	利水消肿，解酒毒	①水肿证；②酒醉	煎服，10～15g

（阎　萍）

第九章 温 里 药

概念 凡以温散里寒为主要功效的药物，称为温里药。

功能与主治 本类药物味辛，性温热，主入脾、肾、心经，均有温里散寒之功，主治里寒证，尤以里寒实证为主。本类药因主要归经不同而有多种效用：①主入脾胃经者，能温中散寒止痛，治疗外寒内侵，直中脾胃或脾胃虚寒证，症见脘腹冷痛、呕吐泄泻、舌淡苔白等。②主入肺经者，能温肺化饮，用治肺寒痰饮证，症见痰鸣咳喘、痰白清晰、舌淡苔白滑等。③主入肾经者，能温肾助阳，用治肾阳不足证，症见阳痿宫冷、腰膝冷痛、夜尿频多、滑精遗精等。④主入心肾两经者，能温阳通脉、回阳救逆，用治心肾阳虚证及亡阳厥逆证，症见心悸怔忡、畏寒肢冷、小便不利、肢体浮肿及四肢厥逆、脉微欲绝等。⑤主入肝经者，能暖肝散寒止痛，用治寒侵肝经的少腹痛、寒疝腹痛或厥阴头痛等。

使用注意 ①温里药辛热燥烈，易耗阴动火，热证、阴虚证忌用。②真热假寒证禁用。③孕妇慎用。

附 子

【来源】 本品为毛茛科植物乌头的子根的加工品。

【处方别名】 附片、淡附片、炮附片、熟附块。

【性味与归经】 辛、甘，大热；有毒。归心、肾、脾经。

【功能与主治】

1. **回阳救逆** 用于亡阳证。本品上助心阳、中温脾阳、下补肾阳，为回阳救逆之要药，常与干姜配伍用于亡阳证四肢厥逆，脉微欲绝。若与人参同用，可治亡阳兼气脱证。

2. **补火助阳** 用于阳虚证。本品大热，能补一身之阳气，凡阳虚者均可应用。尤善治肾阳虚，常为方中主药。

3. **散寒止痛** 用于寒痹证。本品能温经通络，逐经络中风寒湿邪，凡风寒湿痹周身骨节疼痛者均可用之，尤善治寒痹疼痛剧烈之证。

【用法与用量】 煎服，3～15g。本品有毒，宜先煎0.5～1h，至口尝无麻辣感为度。

【使用注意】 ①本品大热，阴虚阳亢者忌用。②孕妇禁用。③不宜与半夏、瓜蒌类、白及、贝母类、白蔹同用。④内服须炮制，且不宜过量。

干 姜

【来源】 本品为姜科植物姜的干燥根茎。

【性味与归经】 辛，热。归脾、胃、肾、心、肺经。

【功能与主治】

1. **温中散寒** 用于腹痛、呕吐、泄泻。本品主入脾胃经，为温暖中焦之主药。治寒邪直中脏腑所致腹痛、胃寒呕吐或中寒水泻，均可单用本品研末，热水冲服；症状重者配伍其他温里药同用。

2. **回阳通脉** 用于亡阳证。本品回阳之功力弱，须与附子配伍同用。

3. **温肺化饮** 用于**寒饮喘咳**。本品辛热,入肺经,能温肺化饮,治疗寒饮伏肺的咳嗽气喘、形寒背冷、痰多清稀等;又能温脾燥湿,以绝生痰之源。常配伍细辛、五味子等药同用。

【用法与用量】 煎服,3~10g。

【验方】 预防晕船:干姜粉1g,口服,有良效。

肉　　桂

【来源】 本品为樟科植物肉桂的干燥树皮。

【处方别名】 官桂、桂皮、紫油桂、上玉桂、桂通。

【性味与归经】 辛、甘,大热。归肾、脾、心、肝经。

【功能与主治】

1. **补火助阳** 用于**阳痿,宫冷**。本品补阳作用温和持久,为治疗命门火衰的要药。肾阳不足症见气衰神疲、形寒肢冷、腰膝冷痛、阳痿宫冷、滑精遗尿、尿频便溏者,本品常用作主药。

2. **散寒止痛** 用于**腹痛,寒疝**。本品治寒邪内侵或脾胃虚寒的脘腹冷痛,可单用研末,酒煎服;治寒疝腹痛,多与吴茱萸等药同用。

3. **温经通脉** 用于**腰痛、胸痹、阴疽、经闭、痛经**。本品擅长行气血、通经脉、散寒止痛,实寒、虚寒所致诸痛证均可用之。主治寒邪内侵之寒痹腰痛,胸阳不振之胸痹心痛,阳虚寒凝、血滞痰阻的阴疽、流注及冲任虚寒、寒凝血滞的经闭、痛经等证。

4. **引火归原** 用于**虚阳上浮**。本品能使因下元虚衰所致上浮之虚阳回归故里(肾),名曰引火归原。用治元阳亏虚,虚阳上浮的面赤、虚喘、汗出、心悸、失眠、脉微弱者,常与山茱萸、五味子等药同用。

【用法与用量】 煎服,1~4.5g,捣碎后下。研末冲服,每次1~2g。

【使用注意】 孕妇慎用。不宜与赤石脂同用。

【验方】 ①治疗肾阳虚腰痛:肉桂粉5g,1次服用,日服2次,3周为1疗程。②治神经性皮炎:肉桂200g,研细末,用好米醋调成糊状,涂敷病损处,2h后糊干即除掉;若不愈,隔1周后再依法涂敷1次,一般1~3次可愈。

吴　茱　萸

【来源】 本品为芸香科植物吴茱萸、石虎、疏毛吴茱萸的干燥近成熟果实。

【处方别名】 吴萸、吴萸子、茱萸。

【性味与归经】 辛、苦,热;有小毒。归肝、脾、胃、肾经。

【功能与主治】

1. **散寒止痛** 用于**寒凝疼痛**。本品辛散苦泄,性热祛寒,主入肝经,既散肝经之寒邪,又疏肝气之郁滞,为治肝寒气滞诸痛之主药。常配伍其他温里药用治寒凝气滞之脘腹疼痛、寒湿脚气及肝寒气滞的疝痛、痛经等。

2. **降逆止呕** 用于**胃寒呕吐**。本品能散寒止痛、疏肝解郁、降逆止呕、制酸止痛,呕吐、吞酸,无论寒热皆可用,尤以胃寒呕吐,肝郁化火、肝胃不和之呕吐吞酸为宜。

3. **助阳止泻** 用于**虚寒泻泄**。本品为治脾肾阳虚,五更泻泄之常用药。

【用法与用量】 煎服,1.5~4.5g。内服多用制吴茱萸(甘草汁制),能缓和吴茱萸的毒性和燥性。外用多用生品。

【验方】 ①治疗腹泻:吴茱萸研细末,用水拌作饼,外敷神阙穴(肚脐),小儿每次

3g，成人每次6g。尤以脾肾阳虚五更泄效佳。②治牛皮癣：吴茱萸10g，研细末过100目筛，加凡士林90g，研匀外用。

其他温里药见表2-9-1。

表2-9-1 其他温里药

药 名	性味	功 能	主 治	用法与用量
丁香	辛,温	温中降逆,散寒止痛,温肾助阳	①胃寒呕吐、呃逆；②脘腹冷痛；③阳痿、宫冷	煎服,1~3g,用时捣碎
小茴香	辛,温	散寒止痛,理气和胃	①寒疝腹痛、睾丸偏坠胀痛、少腹冷痛、痛经；②中焦虚寒气滞	煎服,3~6g,外用适量
高良姜	辛,热	散寒止痛,温中止呕	①胃寒冷痛；②胃寒呕吐	煎服,3~6g;研末服每次3g
八角茴香	辛,温	温阳散寒,理气止痛	①寒疝腹痛、肾虚腰痛；②中焦虚寒气滞	煎服,3~6g
荜澄茄	辛,温	温中散寒,行气止痛	①胃寒腹痛、呕吐、呃逆；②寒疝腹痛	煎服,1.5~3g
山柰	辛,温	行气温中止痛,消食	①胸膈胀满、脘腹冷痛；②饮食不消	煎服,6~10g

（阎 萍）

第十章 理 气 药

概念 凡以疏理气机为主要功效的药物，称为理气药，也称行气药。其中行气作用较强者又称破气药。

功能与主治 本类药物性味多辛、苦，温而芳香，味辛能行，味苦能泄，芳香能走窜，性温能通行，故具有行气、降气的作用，主治各种气滞、气逆证。可用于：①脾胃气滞所致的脘腹胀痛、嗳气吞酸、恶心呕吐、腹泻或便秘等；②肝气郁滞所致胁肋胀痛、抑郁不乐、疝气疼痛、乳房胀痛、月经不调等；③肺气壅滞所致胸闷胸痛、咳嗽气喘等。

使用注意 本类药辛香温燥，易耗气伤阴，故气阴不足者慎用。

陈 皮

【来源】 本品为芸香科植物橘及其栽培变种的干燥成熟果皮。

【处方别名】 橘皮、陈广皮、广陈皮、新会皮。

【性味与归经】 苦、辛，温。归脾、肺经。

【功能与主治】

1. **理气健脾** 用于脾胃气滞气逆证。本品性温，既能行气，又能燥湿，最宜治疗寒湿阻中、脾胃气滞，见脘腹胀闷疼痛，食欲减退，恶心呕吐、便溏泄泻等症。

2. **燥湿化痰** 用于湿痰、寒痰咳嗽。本品为治痰之要药，善治湿痰、寒痰，且能宣肺止咳，常与半夏同用。配伍清热药亦可用于热痰咳嗽。

【用法与用量】 煎服，3~10g。

枳 实

【来源】 本品为芸香科植物酸橙及其栽培变种或甜橙的干燥幼果。

【性味与归经】 苦、辛、酸，温。归脾、胃经。

【功能与主治】

1. **破气消积** 用于食积内停，痞满胀痛，泻痢后重。本品行气力大，治疗脾胃运化失常，饮食积滞，胃脘痞满及湿热内阻，饮食积滞，下痢泻泄。若配伍大黄、芒硝等，还可用于热结肠燥便秘。

2. **化痰除痞** 用于痰阻气滞之胸痹、胸胁疼痛。痞，是较重的气滞症状，多兼夹痰、食、水等有形之邪，本品破气又能化痰，为消痞除满之要药。

【用法与用量】 煎服，3~10g，大剂量可用至30g。炒后性较平和。

【使用注意】 孕妇慎用。

木 香

【来源】 本品为菊科植物木香的干燥根。

【处方别名】 云木香、广木香、煨木香

【性味与归经】 辛、苦，温。归脾、胃、大肠、三焦、胆经。

【功能与主治】

行气止痛 用于多种气滞证。本品善行三焦之滞气，可用治上焦寒凝气滞之胸痹心痛、中焦脾胃气滞之脘腹胀痛，下焦大肠湿热气滞之泻痢里急后重，以及肝胆湿热气滞之胁肋胀痛、黄疸、疝气疼痛等。多随证配伍应用。

【用法与用量】 煎服，1.5～6g，宜捣碎后下。生用行气力强，煨用止泻力强。

沉　　香

【来源】 本品为瑞香科植物白木香含有树脂的木材。

【性味与归经】 辛、苦，微温。归脾、胃、肾经。

【功能与主治】

1. **行气止痛** 用于胸腹胀闷疼痛。本品能散胸腹阴寒，行气而止痛。治寒凝气滞之胸腹胀痛，也可用于脾胃虚寒之脘腹冷痛。

2. **温中止呕** 用于胃寒呕吐呃逆。本品能散胃寒，降胃气，治疗寒邪犯胃之呕吐清水及脾胃虚寒所致呕吐、呃逆等症。

3. **纳气平喘** 用于肾不纳气之虚喘证。常配伍肉桂、附子、补骨脂等补肾阳药同用。

【用法与用量】 煎服，1.5～5g，后下。研成细粉冲服或入丸、散更佳，每次0.5～1g。

薤　　白

【来源】 本品为百合科植物小根蒜或薤的干燥鳞茎。

【性味与归经】 辛、苦，温。归肺、胃、大肠经。

【功能与主治】

1. **通阳散结** 用于胸痹心痛。本品长于散上焦阴寒凝滞，通胸阳之闭结，为治寒痰阻滞、胸阳不振所致胸痹之要药，常与瓜蒌、半夏、枳实等配伍。

2. **行气导滞** 用于脘腹痞满胀痛，泻痢里急后重。本品能散胃肠之寒，行中下焦之气，可随证配伍，用治胃寒气滞痞满胀痛及胃肠气滞之泻痢里急后重。

【用法与用量】 煎服，5～10g。

香　　附

【来源】 本品为莎草科植物莎草的干燥根茎。

【处方别名】 香附子。

【性味与归经】 辛、微苦、微甘，平。归肝、脾、三焦经。

【功能与主治】

1. **疏肝行气解郁** 用于肝郁气滞证。本品为疏肝解郁，行气止痛之要药。治疗肝气郁结之胁肋胀痛；寒凝气滞、肝气犯胃之胃脘疼痛；寒疝腹痛；气、血、痰、火、湿、食六郁所致胸膈痞满、脘腹胀痛等症，常用为方中主药。

2. **调经止痛** 用于月经不调，痛经，乳房胀痛。本品为妇科调经的要药，单用或配伍用。

3. **理气调中** 用于脾胃气滞证。症见脘腹胀痛、消化不良等，常与其他行气调中药同用。

【用法与用量】 煎服，6～10g。醋炙止痛作用增强。

青　　皮

【来源】 本品为芸香科植物橘及其变种的干燥幼果或未成熟的果实的果皮。

【性味与归经】 苦、辛,温。归肝、胆、胃经。

【功能与主治】

1. **疏肝破气** 用于**肝郁气滞证**。本品破气散结力强,宜于治疗肝郁气滞之胁肋胀痛、疝气疼痛、乳房肿痛及气滞血瘀之癥瘕积聚、久疟痞块。因本品又入胃经而行气止痛,还可用于治疗脾胃气滞之脘腹疼痛等。

2. **消积化滞** 用于**食积腹痛**。本品行气力大,可消有形之食积,常与消食药或行气药同用。

【用法与用量】 煎服,3~10g。醋炙疏肝止痛作用增强。

川 楝 子

【来源】 本品为楝科植物川楝的干燥成熟果实。

【处方别名】 金铃子。

【性味与归经】 苦,寒;有小毒。归肝、小肠、膀胱经。

【功能与主治】

1. **疏肝行气止痛** 用于**肝郁化火诸痛证**。行气药多温,而本品独寒,行气之中兼散郁热,因归肝经,最宜用治肝郁化火之胸腹诸痛及肝胃气痛、疝气疼痛等证。

2. **杀虫** 用于**虫积,癣疮**。本品杀虫,一是指驱杀肠道寄生虫,治疗蛔虫等引起的虫积腹痛;二是杀虫疗癣,常用本品焙黄研末,以油调膏,外涂治头癣、秃疮。

【用法与用量】 煎服,3~10g。外用适量。炒用寒性减低。

【使用注意】 本品有毒,不宜过量或持续服用。又因性寒,脾胃虚寒者慎用。

其他理气药见表2-10-1。

表2-10-1 其他理气药

药 名	性 味	功 能	主 治	用法与用量
紫苏梗	辛,温	理气宽中,止痛,安胎	①胸腹气滞之痞闷作胀、胁肋胀痛;②胎动不安	煎服,5~10g
化橘红	辛、苦,温	理气宽中,燥湿化痰	①食积呕恶,胸闷;②湿痰或寒痰咳嗽	煎服,3~6g
枳壳	苦、辛、酸,温	理气宽中,行滞消胀	①胸胁气滞,胀满疼痛;②食积不化,痰饮内停	煎服,3~10g
川木香	辛、苦,温	行气止痛	脘腹胀痛,肠鸣腹泻,里急后重,两胁不舒,肝胆疼痛	煎服,3~10g
檀香	辛,温	行气温中,开胃止痛	①寒凝气滞,胸痛,腹痛,胃痛食少;②冠心病,心绞痛	煎服,2~5g
乌药	辛,温	行气止痛,温肾散寒	①寒凝气滞胸腹诸痛证;②肾阳不足,膀胱虚冷之尿频、遗尿	煎服,3~10g
玫瑰花	甘、微苦,温	行气解郁,活血止痛	①肝胃气痛;②月经不调,乳房胀痛;③跌打伤痛	煎服,1.5~6g
白梅花(绿萼梅)	微酸、涩,平	疏肝解郁,理气和中,化痰散结	①肝胃气滞之胁肋胀痛,脘腹痞满,嗳气纳呆;②痰气郁结之梅核气	煎服,3~5g

续表

药　名	性　味	功　能	主　治	用法与用量
玫瑰花	甘、微苦	疏肝理气,和胃	①胸中痞闷,脘腹胀痛;②呕吐,食少	煎服,1.5～3g
厚朴花	苦,微温	理气,化湿	脾胃湿阻气滞之胸脘痞闷胀痛,纳谷不香,苔腻	煎服,3～10g
香橼	辛、微苦、酸,温	疏肝解郁,理气和中,燥湿化痰	①肝郁胸胁胀痛;②脾胃气滞之脘腹疼痛;③久咳痰多,胸闷作痛	煎服,3～10g
九香虫	咸,温	理气止痛,温肾助阳	①肝气郁滞之胸胁脘腹胀痛;②肾阳不足之阳痿、腰膝冷痛、尿频	煎服,3～10g;入丸散剂服1.5～3g

(阎　萍)

第十一章 消 食 药

概念 凡以消食化积为主要功效的药物，称为消食药。

功能与主治 消食药多味甘性平，主归脾胃二经。具有消食化积及健脾开胃作用。主治饮食积滞所致的脘腹胀满，嗳气吞酸，恶心呕吐，不思饮食，大便失常及脾胃虚弱，消化不良等证。

使用注意 个别药辛散耗气，气虚无积滞者慎用。

山 楂

【来源】 本品为蔷薇科植物山里红或山楂的干燥成熟果实。

【处方别名】 山查。

【性味与归经】 酸、甘，微温。归脾、胃、肝经。

【功能与主治】

1. **消食化积** 用于饮食积滞。本品能治各种饮食积滞，尤为消化油腻肉食积滞之要药，单味煎服有效。焦山楂常与焦神曲、焦麦芽配伍，合称"焦三仙"。

2. **行气** 用于泻痢腹痛、疝气痛。本品入肝经，能行气散结止痛，炒用兼能止泻止痢。治泻痢腹痛，可单用焦山楂水煎服，或用山楂炭研末服；治疝气痛，常与橘核、荔枝核等药同用。

3. **散瘀** 用于瘀阻胸腹痛、痛经。本品性温入肝经血分，能通行气血，治疗瘀滞胸胁痛及产后瘀阻腹痛、恶露不尽或痛经、经闭，可单用或配伍使用。

现代单用本品制剂治疗冠心病、高血压病、高脂血症、细菌性痢疾等，均有较好疗效。

【用法与用量】 煎服，10～15g。大剂量可用至30g。行气散瘀用生山楂；消食化积用炒山楂、焦山楂；止泻痢，用焦山楂、山楂炭。

【验方】 治急慢性肾盂肾炎：每日用生山楂90g煎服（儿童减量），效果良好。

麦 芽

【来源】 本品为禾本科植物大麦的成熟果实经发芽干燥而成。

【处方别名】 大麦芽、炒麦芽、焦麦芽。

【性味与归经】 甘，平。归脾、胃、肝经。

【功能与主治】

1. **消食健胃** 用于饮食积滞。本品能促进淀粉性食物的消化，主治米面薯芋类食滞不化，也可用于小儿乳食停滞，脾虚食少，食后饱胀等。单用或配伍山楂、神曲同用。

2. **回乳消胀** 用于断乳、乳房胀痛。单用生麦芽或炒麦芽120g（或生、炒麦芽各60g），煎服。此外，本品又兼能疏肝解郁，用治肝气郁滞等证，常作为辅助之品。

【用法与用量】 煎服，10～15g，大剂量30～120g。一般消食用焦麦芽，疏肝用生麦芽。

神 曲

【来源】 本品为面粉和其他药物混合后经发酵而成的加工品。

【处方别名】 六神曲、六曲、炒神曲、焦神曲。
【性味与归经】 甘、辛，温。归脾、胃经。
【功能与主治】
消食和胃　用于饮食积滞。常配伍山楂、麦芽同用。
【用法与用量】 煎服，6～15g；消食宜炒焦用。

莱 菔 子

【来源】 本品为十字花科植物萝卜的干燥成熟种子。
【处方别名】 萝卜子、卜子。
【性味与归经】 辛、甘，平。归肺、脾、胃经。
【功能与主治】
1. 消食除胀　用于食积气滞。本品既能消食又善行气，最宜治疗食积气滞症见脘腹胀满疼痛，嗳气吞酸者。
2. 降气化痰　用于痰壅咳喘。尤宜治咳喘痰多胸闷兼食积者，单用有效。
【用法与用量】 煎服，6～10g。多炒用，用时捣碎。
【使用注意】 本品辛散耗气，故气虚及无食积、痰滞者慎用。不宜与人参同用。
【验方】 治疗老年性便秘：炒莱菔子30～40g，水煎服，每日2～3次。

鸡 内 金

【来源】 本品为雉科动物家鸡的干燥沙囊内壁。
【处方别名】 内金、鸡肫皮。
【性味与归经】 甘，平。归脾、胃、小肠、膀胱经。
【功能与主治】
1. 健胃消食　用于饮食积滞、小儿疳积。本品消食化积作用较强，并可健运脾胃，故广泛用于米面薯芋乳肉等各种食积证。病情较轻者，单味研末服即有效。
2. 涩精止遗　用于肾虚遗精遗尿。治遗精可单用本品炒焦研末，温酒送服。治遗尿可与菟丝子、桑螵蛸等收涩药同用。
3. 消结石　用于砂石淋证、胆结石。常与金钱草、海金沙等药同用。
【用法与用量】 煎服，3～10g；研末服，每次1.5～3g。研末服效果比煎剂好。
【验方】 治疗扁平疣：鸡内金100g，白米醋300ml，浸30h后，蘸取药液涂擦患处，每日3次。

（阎　萍）

第十二章 驱 虫 药

概念 凡以驱除或杀灭人体内寄生虫为主要功效的药物,称为驱虫药。

功能与主治 本类药物入脾、胃、大肠经,能杀灭或麻痹肠道寄生虫,促使其排出体外。主要用于蛔虫病、蛲虫病、绦虫病、钩虫病、姜片虫病等多种肠道寄生虫病,症见不思饮食或多食善饥,嗜食异物,绕脐腹痛,时发时止,胃中嘈杂,呕吐清水,肛门瘙痒等;日久见面色萎黄,肌肉消瘦,腹部膨大等;病情较轻的无明显证候,只在检查大便时才发现。亦可用于血吸虫、阴道滴虫等机体其他部位寄生虫。某些驱虫药兼有消积、行气、行水、润肠、止痒等作用,用于食积、小儿疳积、气滞、水肿、便秘、疥癣瘙痒等证。

使用注意 ①应根据寄生虫的种类及病人的情况选择适宜药物并作配伍。②驱虫药多伤正气,部分药还有毒,应控制剂量。③驱虫药一般应空腹服用,效佳。④发热或腹痛剧烈时不宜用驱虫药。⑤多与泻下药同用,利于虫体排除。

使 君 子

【来源】 本品为使君子科植物使君子的干燥成熟种仁。

【处方别名】 君子仁。

【性味与归经】 甘,温。归脾、胃经。

【功能与主治】

1. 杀虫 用于**蛔虫病、蛲虫病**。本品为驱蛔要药。既可驱杀蛔虫,又能滑利通肠,尤宜于小儿蛔虫、蛲虫病,单用本品炒香嚼服或研末冲服。

2. 消积 用于**小儿疳积**。本品既能驱虫又能健脾消疳,治疗小儿疳积之面色萎黄、形体消瘦、不思饮食或多食善饥、腹部胀大、腹痛有虫,常与槟榔、神曲、麦芽等同用。

【用法与用量】 煎服,10~12g,捣碎;取仁炒香嚼服,6~10g。小儿每岁每日1~1.5粒,一日总量不超过20粒。空腹服用,每日1次,连服3天。

【使用注意】 大剂量服用可致呃逆、眩晕、呕吐、腹泻等反应;若与热茶同服,亦能引起呃逆、腹泻,故服用时忌饮茶。

苦 楝 皮

【来源】 本品为楝科植物楝或川楝的干燥树皮及根皮。

【性味与归经】 苦,寒;有毒。归肝、脾、胃经。

【功能与主治】

1. 杀虫 用于**蛔、蛲虫病,虫积腹痛**。本品苦寒有毒,有较强的杀虫作用,可治疗蛔虫、蛲虫、钩虫等多种肠道寄生虫病。单用或配伍使用。

2. 疗癣 用于**疥癣、湿疮**。本品清热燥湿,杀虫止痒。单用研末,用醋或猪脂调涂患处,可治疥疮、头癣、湿疮、湿疹瘙痒等。

【用法与用量】 煎服,4.5~10g。外用适量。

【使用注意】 本品有毒,不宜过量或持续久服;肝炎、肾炎患者慎服。

槟　　榔

【来源】　本品为棕榈科植物槟榔的干燥成熟种子。

【处方别名】　大腹子、海南子、玉片。

【性味与归经】　苦、辛，温。归胃、大肠经。

【功能与主治】

1. **杀虫**　用于肠道寄生虫病。本品为广谱驱虫药，对绦虫、蛔虫、蛲虫、钩虫、姜片虫等肠道寄生虫都有驱杀作用，兼有泻下之功，既能驱杀虫体，又能促使虫体排出。用治绦虫病疗效最佳，可单用或与南瓜子同用。

2. **消积**　用于食积。常以焦槟榔配伍焦神曲、焦麦芽、焦山楂同用，合称"焦四仙"。

3. **行气**　用于气滞。本品善行胃肠之气，可随证配伍他药治疗胃肠气滞之腹胀便秘及湿热泻痢等证。

4. **利水**　用于水肿、脚气肿痛。常配利水药治疗水肿实证及寒湿脚气肿痛等证。

5. **截疟**　用于疟疾。一般不单用，多与常山、草果等配伍。

【用法与用量】　煎服，3～10g；驱绦虫、姜片虫30～60g，大量可用至120g。驱虫生用，消食导滞炒焦用。

【使用注意】　脾虚便秘或气虚下陷者忌用；孕妇慎用。

（阎　萍）

第十三章 止 血 药

概念 凡以制止体内外出血为主要功效的药物，称为止血药。

功能与主治 止血药均入血分，主归心、肝经，因药性有寒、温、散、敛之别，故分别具有凉血止血、温经止血、化瘀止血、收敛止血的作用，用于治疗咯血、咳血、衄血、吐血、便血、尿血、崩漏、紫癜及外伤出血等。

使用注意 ①必须根据出血的原因选择相应的止血药。②使用凉血止血药和收敛止血药时，应做到"止血不留瘀"。③止血药多炒炭用，以增强止血效果，但要注意炒炭存性。

小 蓟

【来源】 本品为菊科植物刺儿菜的干燥地上部分。

【性味与归经】 甘、苦，凉。归心、肝经。

【功能与主治】

1. **凉血止血** 用于血热出血证。本品性凉，善清血分之热而凉血止血，用于血热妄行所致的吐血、衄血、咯血、便血、崩漏等。又因本品兼能利尿通淋，尤善治尿血、血淋，可单味应用或配伍用。

2. **祛瘀消肿** 用于热毒痈肿。本品能清热解毒，散瘀消肿，治疗血热、火热郁结不散的热毒疮疡初起肿痛。可单用鲜品捣烂敷患处，也可与乳香、没药同用。

【用法与用量】 煎服，4.5～10g。外用鲜品适量，捣烂敷患处。

【验方】 治顽固性失眠：小蓟 6g 或鲜品 10g 置杯中，用开水 30～50ml 浸泡 10min，睡前服，疗程 2 个月。

地 榆

【来源】 本品为蔷薇科植物地榆或长叶地榆的干燥根。

【性味与归经】 苦、酸、涩，微寒。归肝、大肠经。

【功能与主治】

1. **凉血止血** 用于血热出血证。本品苦寒酸涩入血分，长于凉血止血，又能收敛止血，治疗多种血热出血证，尤宜于下焦之便血、痔血、崩漏下血、尿血等。

2. **解毒敛疮** 用于烫伤，湿疹，疮疡痈肿。本品苦寒能泻火解毒，微酸涩能敛疮，为治水火烫伤之要药。可单味研末麻油调敷，或配大黄粉，或配黄连、冰片研末调敷。治湿疹及皮肤溃烂，可以本品浓煎外洗，或用纱布浸药外敷。治疮疡痈肿，无论成脓与否均可应用。初起未成脓者，单味煎汁浸洗或外敷；已成脓者，鲜品捣烂局部外敷。

【用法与用量】 煎服，9～15g，外用适量。止血多炒炭用，解毒敛疮多生用。

【使用注意】 虚寒性便血、下痢、崩漏及出血有瘀者慎用；大面积烧伤不宜使用地榆制剂外涂，以防其所含鞣质被大量吸收引起中毒性肝炎。

白 茅 根

【来源】 本品为禾本科植物白茅的干燥根茎。

【性味与归经】 甘，寒。归肺、胃、膀胱经。
【功能与主治】

1. **凉血止血** 用于**血热出血证**。治疗各种血热出血证，单用或配伍其他凉血止血药。本品不仅善治上部火热之出血，还可治膀胱湿热蕴结而致的尿血、血淋等。

2. **清热利尿** 用于**水肿，热淋，黄疸**。本品能清热利尿而达利水消肿、利尿通淋、利湿退黄的作用。

3. **清肺胃热** 用于**胃热呕吐、肺热咳喘**。本品能清肺热而止咳，清胃热而止呕。

【用法与用量】 煎服，9～30g，鲜品30～60g。

棕 榈

【来源】 本品为棕榈科植物棕榈的干燥叶柄制炭而成。
【处方别名】 棕榈炭。
【性味与归经】 苦、涩，平。归肺、肝、大肠经。
【功能与主治】

1. **收敛止血** 用于**出血证**。本品药性平和，味苦而涩，为收敛止血的要药。广泛用于吐血、衄血、尿血、便血、崩漏等各种出血证，尤多用于妇女崩漏下血。但因其收敛之性较强，以治出血而无瘀滞者为宜。可单味应用或配伍其他止血药同用。

2. **止血止带** 用于**久泻久痢，妇人带下**。本品苦涩收敛而止泻止带。

【用法与用量】 煎服，3～10g，研末服每次1～1.5g，每日1～3次。
【使用注意】 出血而兼瘀滞者，不宜单独使用。

白 及

【来源】 本品为兰科植物白及的干燥块茎。
【处方别名】 白芨。
【性味与归经】 苦、甘、涩，微寒。归肺、肝、胃经。
【功能与主治】

1. **收敛止血** 用于**出血证**。本品质黏味涩，为收敛止血之要药，可治咳血、吐血、外伤出血等体内外诸出血证。因其主入肺、胃经，长于治疗肺结核咯血、胃溃疡出血。

2. **消肿生肌** 用于**痈肿疮疡，手足皲裂，水火烫伤**。疮痈者不论未溃已溃均可应用。手足皲裂、肛裂、水火烫伤等，亦可研末调服，以消肿生肌。

【用法与用量】 煎服，6～15g；研末吞服3～6g。外用适量。
【使用注意】 不宜与乌头类药材同用。

蒲 黄

【来源】 本品为香蒲科植物水烛香蒲、东方香蒲或同属植物的干燥花粉。
【性味与归经】 甘，平。归肝、心包经。
【功能与主治】

1. **止血** 用于**出血证**。本品既长于收敛止血，又能活血行瘀，为止血行瘀的良药，有止血不留瘀的特点，对出血证无论寒、热，有无瘀滞均可应用，但以属实夹瘀者尤宜。用治吐血、衄血、咯血、尿血、崩漏等，可单用冲服，也可配伍其他止血药同用。

2. **化瘀** 用于瘀血作痛。跌打损伤、痛经、产后疼痛、心腹疼痛等瘀血作痛者均可应用，尤为妇科常用。跌打损伤，单用蒲黄末，温酒送服；痛经、产后疼痛、心腹疼痛，常与五灵脂同用。

3. **利尿** 用于血淋尿血。本品既能止血又能利尿通淋，可治疗血淋涩痛等，常与生地黄、冬葵子同用。

【用法与用量】 5～10g，包煎。外用适量。止血多炒用，化瘀、利尿多生用。

【使用注意】 孕妇慎用。

茜 草

【来源】 本品为茜草科植物茜草的干燥根及根茎。

【处方别名】 红茜草、茜根。

【性味与归经】 苦，寒。归肝经。

【功能与主治】

1. **凉血化瘀止血** 用于出血证。本品味苦性寒，善走血分，既能凉血止血，又能活血行血，可用于血热妄行或血瘀脉络之出血证，对于血热夹瘀的各种出血证尤为适宜。

2. **通经** 用于血瘀经络闭阻之证。本品能通经络，行瘀滞，可治疗经闭、跌打损伤、风湿痹痛等，尤为妇科调经要药。

【用法与用量】 煎服，6～10g，大剂量可用30g。止血炒炭用，活血通经生用或酒炒用。

【验方】 治龋齿牙痛：茜草根1g，用牛乳10ml浸泡后滴患者两眼泪囊处，一般一次止痛，少数两次止痛，用后30min症状减轻，1～3h症状消失。

三 七

【来源】 本品为五加科植物三七的干燥根。

【处方别名】 田七、三七参、参三七。

【性味与归经】 甘、微苦，温。归肝、胃经。

【功能与主治】

1. **化瘀止血** 用于出血证。本品既善止血，又化瘀血，具有止血不留瘀，化瘀不伤正的特点。对人体内外各种出血，无论有无瘀滞，均可应用，尤以有瘀滞者为宜。单味内服外用均有良效。

2. **活血定痛** ①用于跌打损伤，瘀血肿痛。本品为伤科要药。凡跌打损伤或筋骨折伤、瘀血肿痛等，本品皆为首选药。单味研末吞服或外用，均有良效。②用于血瘀痹阻，胸痹绞痛。单用有效，现常用三七治疗冠心病、心绞痛等。③用于血瘀经闭，痛经，产后瘀阻腹痛。常需根据病情与他药配伍。

此外，本品具有补虚强壮的作用，民间用治气血不足、身体虚弱、面色苍白、四肢无力等虚损劳伤证，常与肉类炖服。

【用法与用量】 多研末吞服，每次1～3g；煎服，3～10g，亦入丸散。外用适量。

【使用注意】 孕妇慎用。

【验方】 治褥疮：用三七粉过110目筛，醋调成糊状备用，先清洁创面，再涂药膏，两天换药1次，一般经4～10次换药可治愈。

艾 叶

【来源】 本品为菊科植物艾的干燥叶。

【处方别名】 蕲艾、陈艾、艾绒、艾叶炭。

【性味与归经】 辛、苦,温;有小毒。归肝、脾、肾经。

【功能与主治】

1. **温经止血** 用于出血证。本品为温经止血之要药,适用于虚寒性出血病证,尤宜于下元虚冷、冲任不固所致的崩漏下血。可单用本品煎服或配伍其他止血药同用。

2. **散寒调经** 用于虚寒腹痛。①本品常配伍温里药治疗妇科下焦虚寒,月经不调,经行腹痛,宫寒不孕,带下清稀。②治疗脾胃虚寒的脘腹冷痛,可用单味艾叶煎服,或以之炒热熨敷脐腹,或配伍温中理气之品。

3. **安胎** 用于妊娠胎动不安。本品为妇科安胎之要药,单用或与其他安胎药配伍。

此外,将艾叶捣绒,制成艾条、艾炷等,用以熏灸体表穴位,能温煦气血,透达经络,为温灸的主要原料。

【用法与用量】 煎服,3~10g。外用适量,供灸治或熏洗用。温经止血宜炒炭用。

【使用注意】 不宜大量使用,有大量使用引起急性肠胃炎,中毒性黄疸和肝炎的报道。

【验方】 治皮肤瘙痒或手足麻木,遇冷加重者:艾叶100g,加水1 000ml,煎取汁,趁热熏洗、浸泡患处。

其他止血药见表2-13-1。

表2-13-1 其他止血药

药 名	性味	功 能	主 治	用法与用量
槐花(槐米)	苦,微寒	凉血止血,清肝泻火	①血热出血证;②肝火上炎所致目赤、头痛、眩晕等证	煎服,5~10g;止血多炒炭用
侧柏叶	苦、涩,寒	凉血止血,化痰止咳,生发乌发	①血热出血证;②肺热咳嗽;③脱发、须发早白	煎服,6~12g;外用适量;止血多炒炭用
苎麻根	甘,寒	凉血止血,安胎,清热解毒	①血热出血证;②胎热不安,胎漏下血证;③热毒痈肿	煎服,10~30g
仙鹤草	苦、涩,平	收敛止血,止痢,截疟,补虚	①全身各部出血之证;②腹泻,痢疾;③疟疾寒热;④劳累过度所致脱力劳伤	煎服,6~12g
藕节	甘、涩,平	收敛止血	各种出血证,尤宜于上部出血,具止血不留瘀的特点	煎服,10~15g
松花粉	甘,温	燥湿,收敛止血	①湿疹、湿疮、尿布性皮炎;②外伤出血	外用适量,撒敷患处
降香	辛,温	化瘀止血,理气止痛,和中止呕	①瘀滞性出血证;②血瘀气滞之胸胁心腹疼痛及跌损肿疼痛;③秽浊内阻脾胃之呕吐腹痛	煎服,3~6g,宜后下;研末吞服,每次1~2g
花蕊石	酸、涩,平	化瘀止血	吐血、咯血、外伤出血等兼有瘀滞的各种出血证	4.5~10g,包煎;研末服每次1~1.5g

(阎 萍)

第十四章　活血化瘀药

概念　凡以通利血脉、促进血行、消散瘀血为主要功效的药物，称为活血化瘀药，也称活血祛瘀药，简称活血药。其中活血作用较强者，又称破血药。

功能与主治　本类药味多为辛、苦，性多温，主入心、肝二经。味辛能散、能行，味苦能通降泄利，温能行血活血，通利血脉。故活血化瘀药具有活血、祛瘀、消肿、止痛、调经、通痹、疗伤、消痈等作用。

活血化瘀药的应用范围很广，适用于一切血行不畅、血分瘀滞之证，如妇科的月经不调，痛经，经闭，产后瘀阻腹痛；内科的胸痹，胁痛，癥瘕，内痈，风湿痹痛，肢体不随；伤科的跌打损伤，瘀肿疼痛，骨折；外科的疮疡肿痛等。

使用注意　本类药物行散力强，易耗血动血，不宜用于妇女月经过多以及其他出血证而无瘀血现象者；孕妇尤当忌用破血药。

川　芎

【来源】　本品为伞形科植物川芎的干燥块茎。

【性味与归经】　辛，温。归肝、胆、心包经。

【功能与主治】

1. **活血行气**　用于**血瘀气滞痛证**。本品既能活血化瘀，又能行气止痛，为"血中之气药"。治气滞血瘀之胸胁、腹部诸痛，胸痹心痛，胸闷憋气，跌打损伤，瘀肿疼痛等，常用作主药。

川芎能"下行血海"，为妇科要药，可用治多种气滞血瘀引起的妇产科疾病，如月经不调、经闭、痛经等。

2. **祛风止痛**　①用于**头痛**。本品辛温升散，能"上行头目"，祛风止痛，为治头痛要药。无论风寒、风热、风湿、血虚、血瘀头痛均可随证配伍用之。②用于**风湿痹痛**。常与祛风湿药配伍同用。

【用法与用量】　煎服，3～10g。

【使用注意】　阴虚火旺、多汗、热胜以及无瘀之出血证和孕妇均当慎用。

延　胡　索

【来源】　本品为罂粟科植物延胡索的干燥块茎。

【处方别名】　元胡、元胡索、玄胡索。

【性味与归经】　辛、苦，温。归心、肝、脾经。

【功能与主治】

活血行气止痛　用于**气血凝滞所致诸痛**。本品为活血行气止痛之良药，无论何种痛证，均可应用。治胸痹心痛、脘腹胀痛、经行腹痛、疝气痛、跌打损伤、瘀肿疼痛及风湿痹痛等，可单用研粉吞服或配伍他药同用。

【用法与用量】　煎服，5～10g；研粉吞服每次1～3g。用温开水送服。醋制止痛力强。

【使用注意】　孕妇慎用。

郁 金

【来源】 本品为姜科植物温郁金、姜黄、广西莪术或蓬莪术的干燥块根。

【性味与归经】 辛、苦，寒。归肝、胆、心经。

【功能与主治】

1. **活血止痛，行气解郁** 用于**气滞血瘀痛证**。本品既能活血又能行气，性寒能清热，治肝郁气滞之胸胁刺痛，心血瘀阻之胸痹心痛，气滞血瘀之痛经、乳房作胀及癥瘕痞块诸证，兼有郁热者，常以本品为主药。

2. **清心** 用于**热病神昏，癫痫痰闭**。郁金入心经，清心热，治疗痰浊蒙蔽心窍、热陷心包之神昏及癫痫痰闭之证，常用本品配伍寒性化痰开窍药同用。

3. **凉血** 用于**吐血，衄血，倒经，尿血，血淋**。郁金性寒清热，味苦能降泄，配伍凉血止血药，可治疗各种血热出血之证。

4. **利胆退黄** 用于**肝胆湿热黄疸、胆石症**。郁金性寒入肝胆经，能清利肝胆湿热，配茵陈蒿、栀子可治湿热黄疸；配伍金钱草可治胆石症。

【用法与用量】 煎服，5～12g；研末服，2～5g。

【使用注意】 不宜与丁香同用。

乳 香

【来源】 本品为橄榄科植物乳香树及其同属植物的干燥树脂。

【处方别名】 熏陆香、明乳香。

【性味与归经】 辛、苦，温。归心、肝、脾经。

【功能与主治】

1. **活血行气止痛** 用于**气滞血瘀痛证**。本品可用于一切气滞血瘀之痛证，如治胸痹心痛，痛经、经闭、产后瘀阻腹痛，风寒湿痹，肢体麻木疼痛等。

2. **消肿生肌** 用于**跌打损伤，疮疡痈肿**。本品是中医伤科、外科常用药物，以外用为主。

【用法与用量】 煎服，3～10g，宜炒去油用。外用适量，生用或炒用，研末外敷。

【使用注意】 本品味苦气浊，内服不宜过多用。胃弱者慎用，孕妇及无瘀滞者忌用。

没 药

【来源】 本品为橄榄科植物没药树或其他同属植物的干燥树脂。

【性味与归经】 辛、苦，平。归心、肝、脾经。

【功能与主治】

没药的功能与主治与乳香相似。常与乳香相须为用，治疗跌打损伤、瘀滞肿痛，痈疽肿痛，疮疡溃后久不收口以及一切瘀滞痛证。区别在于乳香偏于行气、伸筋，治疗痹证多用。没药偏于散血化瘀，治疗血瘀气滞较重之胃痛多用。

【用法与用量】 煎服，3～10g。外用适量。

【使用注意】 同乳香。

丹 参

【来源】 本品为唇形科植物丹参的干燥根。

【性味与归经】 苦，微寒。归心、心包、肝经。

【功能与主治】

1. **活血调经** 用于**月经不调，闭经痛经，产后瘀滞腹痛**。本品为妇科调经常用药，因其性偏寒凉，对血热瘀滞之证尤为相宜。症状较轻者，单用本品研末，酒调服有效。

2. **祛瘀止痛** 用于**血瘀心痛、脘腹疼痛、癥瘕积聚、跌打损伤、风湿痹证**。本品广泛应用于各种瘀血病证，常与行气、通经、祛风湿药配伍。

3. **凉血消痈** 用于**疮痈肿毒**。常与清热解毒药配伍同用。

4. **除烦安神** 用于**热病烦躁神昏，心悸失眠**。本品性微寒，入心经，治心神不安属热证者，无论实热、虚热，皆可随证配伍用之。

【用法与用量】 煎服，5～15g。活血化瘀宜酒炙用。

【使用注意】 不宜与藜芦同用。孕妇慎用。

红 花

【来源】 本品为菊科植物红花的干燥花。

【处方别名】 草红花、杜红花。

【性味与归经】 辛，温。归心、肝经。

【功能与主治】

活血通经，祛瘀止痛 用于**血瘀诸证**。红花为活血祛瘀、通经止痛之要药，凡血滞经闭，痛经，产后瘀滞腹痛，胸痹心痛，血瘀腹痛，跌打损伤，胁痛等各科血瘀证，均常用之，妇产科血瘀病证几乎每方必有。治血瘀痛经，可单用本品一味，与酒煎服。研末外敷或制成红花油、红花酊外搽可治疗跌打损伤，瘀血肿痛。

【用法与用量】 煎服，3～10g。外用适量。

【使用注意】 孕妇忌用。有出血倾向者慎用。

桃 仁

【来源】 本品为蔷薇科植物桃或山桃的干燥成熟种子。

【性味与归经】 苦、甘，平；有小毒。归心、肝、大肠经。

【功能与主治】

1. **活血祛瘀** ①用于**瘀血阻滞诸证**。本品祛瘀力强，又称破血药，为治疗各种瘀血阻滞病证的常用药，每与红花相须为用。②用于**肺痈，肠痈**。常与清热解毒药配伍同用。

2. **润肠通便** 用于**肠燥便秘**。本品富含油脂，能润燥滑肠。很少单用，常配伍其他润肠药，制成丸剂内服。

3. **止咳平喘** 用于**咳嗽气喘**。本品止咳平喘之功较弱，常与杏仁等止咳平喘药同用。

【用法与用量】 煎服，5～10g，捣碎用。

【使用注意】 ①孕妇忌用。②便溏者慎用。③本品有小毒，不可过量。

益 母 草

【来源】 本品为唇形科植物益母草的干燥地上部分。

【处方别名】 坤草。

【性味与归经】 辛、苦，微寒。归心、肝、膀胱经。

【功能与主治】

1. **活血调经** 用于**血滞经闭，痛经，经行不畅，产后恶露不尽，瘀滞腹痛**等证。本品为妇产科要药，故名益母。治血滞经闭、痛经、月经不调，可单用大量水煎或熬膏服用。亦可用于伤科、内科血瘀证。

2. **利水消肿** 用于**水肿，小便不利**。本品既能利水消肿，又能活血化瘀，尤宜治水瘀互阻的水肿。可单用，或与清热利水药配伍。

3. **清热解毒** 用于**疮痈肿毒，皮肤瘾疹**。本品既能活血散瘀以止痛，又能清热解毒以消肿。治疮痈肿毒，皮肤瘾疹，可单用外洗或外敷，亦可配黄柏、蒲公英、苦参等煎汤内服。

【用法与用量】 10～30g，煎服；或熬膏，入丸剂。外用适量捣敷或煎汤外洗。

【使用注意】 无瘀滞及阴虚血少者忌用。

【验方】 治急性肾炎水肿：益母草90～120g（鲜品加倍，小儿减量），有良好疗效。

牛　　膝

【来源】 本品为苋科植物牛膝的干燥根。

【处方别名】 怀牛膝、淮牛膝。

【性味与归经】 苦、甘、酸，平。归肝、肾经。

【功能与主治】

1. **活血通经** 用于**妇科、伤科瘀血证**。本品活血祛瘀力较强，性善下行，故其活血祛瘀作用有疏利降泄之特点，尤多用于妇科瘀阻经闭、痛经、月经不调、产后腹痛，以及跌打损伤、腰膝瘀痛等证。

2. **补肝肾，强筋骨** 用于**腰膝酸痛，下肢痿软**。牛膝既能活血祛瘀，又能补益肝肾、强筋健骨，兼能祛除风湿，性善下行，故善治下半身腰膝关节酸痛，常与祛风湿药配伍。用于肝肾亏虚之腰痛、腰膝酸软，常与其他补肝肾强筋骨药物配伍。

3. **利水通淋** 用于**淋证，水肿，小便不利**。本品性善下行，配伍利水通淋药，可用治热淋、血淋、砂淋，水肿，小便不利等。

4. **引火（血）下行** 用于**头痛，眩晕，齿痛，口舌生疮，吐血，衄血**。本品味苦善泄降，能导热下泄，引血下行，以降上炎之火。治肝阳上亢之头痛眩晕，常为方中君药。治胃火上炎之齿龈肿痛、口舌生疮；治气火上逆，迫血妄行之吐血、衄血，可配清热药、止血药同用。

【用法与用量】 煎服，6～15g。活血通经、利水通淋、引火（血）下行宜生用；补肝肾、强筋骨宜酒炙用。

【使用注意】 ①本品为动血之品，性专下行，孕妇及月经过多者忌服。②中气下陷，脾虚泄泻，下元不固，多梦遗精者慎用。

【参考】《中华人民共和国药典》记载一种"川牛膝"，来源为苋科植物川牛膝的干燥根。其功效与怀牛膝基本相同，但川牛膝长于活血通经，怀牛膝长于补肝肾、强筋骨。处方开"牛膝"应付怀牛膝。

莪　　术

【来源】 本品为姜科植物蓬莪术、温郁金或广西莪术的干燥根茎。

【处方别名】 蓬术、文术。

【性味与归经】 辛、苦,温。归肝、脾经。

【功能与主治】

1. 破血行气　用于癥瘕积聚,经闭,心腹瘀痛。本品活血作用较强,常用治经闭、癥瘕等较重的血瘀证,常与三棱相须为用。

2. 消积止痛　用于食积脘腹胀痛。本品行气作用较强,食积气滞胀痛较重者,常配伍消食药用之。

【用法与用量】 煎服,3～15g。醋制后可加强祛瘀止痛作用。

【使用注意】 孕妇及月经过多者忌用。

其他活血化瘀药见表2-14-1。

表2-14-1　其他活血化瘀药

药　名	性　味	功　能	主　治	用法与用量
月季花	甘、淡、微苦,平	活血调经,舒肝解郁,消肿解毒	①月经不调,痛经,闭经;②胸胁胀痛;③跌打损伤,疮痈肿毒	煎服,2～5g,不宜久煎。孕妇慎用
王不留行	苦,平	活血通经,下乳消肿,利尿通淋	①经闭,痛经,难产;②乳汁不下,乳痈肿痛;③热淋,血淋,石淋	煎服,5～10g。孕妇慎用
穿山甲	咸,微寒	活血消癥,通经,下乳,消肿排脓,搜风通络	①经闭,癥瘕;②风湿痹痛,中风瘫痪;③产后乳汁不下;④痈肿疮毒	煎服,3～10g,炮制后用。孕妇慎用
土鳖虫	咸,寒。有小毒	破血逐瘀,续筋接骨	①跌打损伤,筋伤骨折,瘀肿疼痛;②血瘀经闭,产后腹痛,癥瘕痞块	煎服,3～10g;研末服,1～1.5g。孕妇禁用
水蛭	咸、苦,平。有小毒	破血通经,逐瘀消癥	①血瘀经闭,癥瘕痞块;②跌打损伤,心腹疼痛	煎服,1.5～3g;研末服,0.3～0.5g。孕妇禁用
斑蝥	辛,热。有大毒	破血逐瘀,散结消癥,攻毒蚀疮	①癥瘕,经闭;②痈疽恶疮,积年顽癣,瘰疬	内服多炮制后入丸散用,0.03～0.06g。外用适量。孕妇禁用
自然铜	辛,平	散瘀止痛,接骨疗伤	跌打肿痛,筋骨折伤	煎服,10～15g,宜先煎;入丸散,醋淬研末服,每次0.3g。外用适量
骨碎补	苦,温	活血续伤,补肾强骨	①跌打损伤,筋伤骨折,瘀肿疼痛;②肾虚腰痛,耳鸣耳聋,牙痛,久泻;③外治斑秃,白癜风	煎服,10～15g。外用适量。阴虚火旺、血虚风燥者慎用
苏木	甘、咸、辛,平	活血疗伤,祛瘀通经	①跌打损伤,筋伤骨折,瘀肿疼痛;②经闭痛经,产后瘀阻,胸腹刺痛	煎服,3～10g。月经过多和孕妇禁用
皂角刺	辛,温	消肿排脓,祛风杀虫	①痈疽初起或脓成不溃;②皮癣,麻风	煎服,3～10g。外用适量,醋蒸取汁涂患处
鸡血藤	苦、微甘,温	活血补血,调经,舒筋活络	①月经不调,痛经,闭经兼血虚者;②麻木瘫痪,风湿痹痛	煎服,10～30g。孕妇慎用
泽兰	苦,辛	活血化瘀,行水消肿	①月经不调,经闭,痛经,产后瘀血腹痛;②水肿,小便不利	煎服,10～15g。孕妇慎用

续表

药 名	性 味	功 能	主 治	用法与用量
三棱	辛、苦,平	破血行气,消积止痛	①癥瘕痞块,瘀血经闭;②食积脘腹胀痛	煎服,3~10g。孕妇禁用
姜黄	辛、苦,温	破血行气,通经止痛	①胸胁刺痛,闭经,癥瘕;②风湿肩臂疼痛,跌打肿痛	煎服,3~10。外用适量。孕妇禁用
西红花	甘,微寒	活血化瘀,凉血解毒	①各科血瘀证,与红花功效基本相同而力量较强;②温病斑疹紫暗	煎服,3~10g。孕妇禁用
马钱子	苦,寒。有大毒	散结消肿,通络止痛	①跌打损伤,骨折疼痛;②痈疽肿痛;③风湿顽痹,麻木瘫痪,小儿麻痹后遗症,类风湿性关节炎	0.3~0.6g,炮制后入丸散用。不宜生用、久用;孕妇及体虚者禁用
儿茶	苦、涩,凉	活血疗伤,止血生肌,收湿敛疮,清肺化痰	①跌打伤痛,出血;②溃疡不敛,湿疹,口疮,痔疮;③肺热咳嗽	内服1~3g,多入丸散;入煎剂宜包煎。外用适量
刘寄奴	苦,温	散瘀止痛,疗伤止血,破血通经,消食化积	①跌打损伤,肿痛出血;②血瘀经闭,产后瘀滞腹痛;③食积腹痛,赤白痢疾	煎服,3~10g。外用适量。孕妇慎用
凌霄花	辛,微寒	破瘀通经,凉血祛风	①血瘀经闭,癥瘕积聚,跌打损伤;②风疹,皮癣,皮肤瘙痒,痤疮;③便血,崩漏	煎服,3~10g。孕妇禁用
五灵脂	苦、咸、甘,温	活血止痛,化瘀止血	①经痛,经闭,产后瘀阻,胸腹疼痛;②崩漏,月经过多	煎服,3~10g,包煎。不宜与人参同用。孕妇慎用
卷柏	辛,平	生用活血通经,炒炭化瘀止血	①经闭痛经,癥瘕痞块,跌打损伤;②吐血,崩漏,便血	煎服,5~10g
马鞭草	苦,凉	活血散瘀,截疟,解毒,利水消肿	①癥瘕积聚,经闭痛经;②疟疾;③喉痹,痈肿;④水肿,热淋	煎服,5~15g。孕妇慎用
紫荆皮	苦,平	活血通经,消肿解毒	①经闭痛经,跌打损伤,风寒湿痹;②痈肿,癣疥,蛇虫咬伤	煎服,6~12g

(王继光)

第十五章　化痰止咳平喘药

概念　以消除痰证为主要功效的药物，称为化痰药；以制止或减轻咳嗽和喘息为主要作用的药物，称为止咳平喘药。化痰药一般都兼有止咳平喘作用，多数止咳平喘药又兼能化痰，故将化痰药与止咳平喘药合并一章介绍。

功能与主治　本类药物以化痰、止咳平喘为其主要作用。化痰药主治痰证，包括有形之痰和无形之痰。如痰阻于肺之咳喘痰多；痰蒙心窍之昏厥、癫痫；痰蒙清阳之眩晕；痰扰心神之睡眠不安；肝风夹痰之中风、惊厥；痰阻经络之肢体麻木，半身不遂，口眼歪斜；痰火互结之瘿瘤、瘰疬；痰凝肌肉，流注骨节之阴疽等证，皆可用化痰药治之。止咳平喘药主要用于各种咳嗽气喘、呼吸困难的病证。

使用注意　①本类药的药性有寒、温之别，须遵循"寒者热之，热者寒之"的原则使用，否则不能取得预期疗效，甚至可能加重病情。②咳嗽的病因很多，"五脏六腑皆令人咳"，许多咳嗽不是单用止咳药就能治好的，应当辨证论治，随证配伍治本的药物。③化痰药类，多为行消之品，应中病即止，不宜久服。

分类　分为温化寒痰药、清化热痰药、止咳平喘药三类。

第一节　温化寒痰药

凡以性质温燥为特性的化痰药称为温化寒痰药。主治寒痰、湿痰证。如：咳嗽气喘，痰多色白，舌苔白腻之证；以及由寒痰、湿痰所致的眩晕，肢体麻木，阴疽流注，疮痈肿毒等证。凡属热痰、阴虚燥痰及吐血、咯血者忌用或慎用。

半　夏

【来源】　本品为天南星科植物半夏的干燥块茎。

【性味与归经】　辛，温；有毒。归脾、胃、肺经。

【功能与主治】

1. **燥湿化痰**　用于**湿痰，寒痰证**。本品味辛性温而燥，为燥湿化痰，温化寒痰之要药，尤善治脏腑之湿痰。治痰湿壅滞之咳嗽声重，痰白质稀者，常用为君药。湿痰上犯清阳之头痛、眩晕，甚则呕吐痰涎者，则配天麻、白术同用。

2. **降逆止呕**　用于**呕吐**。半夏味苦降逆和胃，为止呕要药。各种原因的呕吐，皆可随证配伍用之，对痰饮或胃寒所致的胃气上逆呕吐尤宜，常配生姜同用；配黄连，治胃热呕吐；配石斛、麦冬，治胃阴虚呕吐；配人参、白蜜，治胃气虚呕吐。

3. **消痞散结**　用于**心下痞，结胸，梅核气**。半夏辛开散结，化痰消痞。治痰热阻滞致心下痞满者，配干姜、黄连、黄芩以苦辛通降，开痞散结；若配瓜蒌、黄连可治痰热互结之小结胸证；配紫苏、厚朴、茯苓等治痰气凝结之梅核气。

4. **消肿止痛**　用于**瘿瘤，痰核，痈疽肿毒，毒蛇咬伤**。本品内服能消痰散结，外用能消肿止痛。治瘿瘤痰核，常配昆布、海藻、贝母等；治痈疽发背、无名肿毒初起或毒蛇咬伤，用生品研末调敷或鲜品捣敷。

【用法与用量】 煎服，3～10g，一般宜制过用。炮制品中有姜半夏、法半夏等，其中姜半夏长于降逆止呕，法半夏长于燥湿且温性较弱，半夏曲则有化痰消食之功，竹沥半夏能清化热痰，主治热痰、风痰之证。外用适量。

【使用注意】 ①不宜与乌头类药物同用。②其性温燥，阴虚燥咳、血证、热痰、燥痰应慎用。

天 南 星

【来源】 本品为天南星科植物天南星、异叶天南星或东北天南星的干燥块茎。

【性味与归经】 苦、辛，温；有毒。归肺、肝、脾经。

【功能与主治】

1. **燥湿化痰** 用于湿痰，寒痰证。本品功似半夏而温燥之性更强，常与半夏相须为用。

2. **祛风解痉** 用于风痰证。本品归肝经，走经络，善祛风痰而止痉厥。配伍其他化痰药和平肝息风药，可治风痰引起的眩晕，半身不遂，手足顽麻，口眼歪斜，癫痫以及破伤风角弓反张等。

3. **散结消肿** 用于痈疽肿痛，蛇虫咬伤。本品外用能消肿散结止痛。治痈疽肿痛、痰核，可用生天南星研末，醋调外敷；治毒蛇咬伤，可配雄黄外敷。

【用法与用量】 煎服，3～10g，多制用。外用适量。

【使用注意】 阴虚燥痰及孕妇忌用。

旋 覆 花

【来源】 本品为菊科植物旋覆花或欧亚旋覆花的干燥头状花序。

【性味与归经】 苦、辛、咸，微温。归肺、胃经。

【功能与主治】

1. **降气行水化痰** 用于咳喘痰多，痰饮蓄结，胸膈痞满。本品善降肺气，治寒痰咳喘常用为主药；若配伍清热化痰药，亦可用治热痰咳喘。

2. **降逆止呕** 用于嗳气，呕吐。本品又善降胃气，治痰浊中阻，胃气上逆而嗳气、呕吐者，常与代赭石等药同用。

【用法与用量】 煎服，3～10g；布包。

【使用注意】 阴虚劳嗽，津伤燥咳者忌用。又因本品有绒毛，易刺激咽喉作痒而致呛咳呕吐，故须布包入煎。

白 前

【来源】 本品为萝藦科植物柳叶白前或芫花叶白前的干燥根茎及根。

【性味与归经】 辛、苦，微温。归肺经。

【功能与主治】

降气化痰 用于咳嗽痰多，气喘。本品微温，属于平性，无论属寒属热，外感内伤，新嗽久咳，均可随证配伍使用。

【用法与用量】 煎服，3～10g；或入丸、散。

第二节 清化热痰药

凡性质寒凉的化痰药称为清化热痰药。主治热痰、燥痰证。热痰证主症为咳嗽气喘，痰黄质稠；燥痰证主症为干咳无痰，或痰稠难咯，唇舌干燥，宜选本类药中质润之润燥化痰药；其他如痰热癫痫、中风惊厥、瘿瘤、痰火瘰疬等，也可以用清化热痰药配伍清热药、养阴药治之。凡脾胃虚寒及寒痰与湿痰证不宜单用。

川 贝 母

【来源】 本品为百合科植物川贝母、暗紫贝母、甘肃贝母或梭砂贝母的干燥鳞茎。

【性味与归经】 苦、甘，微寒。归肺、心经。

【功能与主治】

1. **清热化痰，润肺止咳** 用于虚劳咳嗽，肺热燥咳。本品性寒味微苦，能清泄肺热化痰，又味甘质润能润肺止咳，尤宜于内伤久咳、燥痰、热痰之证。

2. **散结消肿** 用于瘰疬，乳痈，肺痈。本品能清化郁热，化痰散结。治痰火郁结之瘰疬，热毒壅结之乳痈、肺痈，既可内服又可外用。

【用法与用量】 煎服，3~10g；研末服 1~2g。以研末服为佳。

【使用注意】 ①不宜与乌头类药物（川乌、草乌、附子等）同用。②脾胃虚寒及有湿痰者不宜用。

浙 贝 母

【来源】 本品为百合科植物浙贝母的干燥鳞茎。

【处方别名】 大贝、象贝。

【性味与归经】 苦，寒。归肺、心经。

【功能与主治】

1. **清热化痰** 用于风热、痰热咳嗽。本品功似川贝母而偏苦泄，长于清化热痰，降泄肺气，多用于治风热咳嗽及痰热郁肺之咳嗽。

2. **散结消痈** 用于瘰疬，瘿瘤，乳痈疮毒，肺痈。本品化痰散结消痈之功，与川贝母类似而作用更强。

【用法与用量】 煎服，3~10g。

【使用注意】 ①不宜与乌头类药物（川乌、草乌、附子等）同用。②脾胃虚寒及有湿痰者不宜用。

瓜 蒌

【来源】 本品为葫芦科植物栝楼和双边栝楼的干燥成熟果实。

【处方别名】 栝楼、全瓜蒌（有皮有子）、瓜蒌仁（种子）、瓜蒌霜（种仁去油制成）。

【性味与归经】 甘、微苦，寒。归肺、胃、大肠经。

【功能与主治】

1. **清热化痰** 用于痰热咳喘。本品甘寒而润，善清肺热，润肺燥，治疗热痰证、燥痰证，常用作主药。

2. **宽胸散结** 用于胸痹、结胸。本品能利气开郁，导痰浊下行而奏宽胸散结之效。治痰气互结，胸阳不通之胸痹疼痛，不得卧者，常配薤白、半夏同用。治痰热结胸，胸膈痞满，按之则痛者，则配黄连、半夏。

3. **清热散结消肿** 用于肺痈，肠痈，乳痈。本品常配清热解毒药以治痈证

4. **润肠通便** 用于肠燥便秘。瓜蒌仁润燥滑肠,常配火麻仁、郁李仁等药治肠燥便秘。

【用法与用量】 煎服,全瓜蒌 10~20g,瓜蒌皮 6~12g,瓜蒌仁 10~15g(打碎入煎)。

【使用注意】 ①本品甘寒而滑,脾虚便溏者及寒痰、湿痰证忌用。②不宜与乌头类药物同用。

竹 茹

【来源】 本品为禾本科植物青杆竹、大头典竹或淡竹的茎的干燥中间层。

【性味与归经】 甘,微寒。归肺、胃经。

【功能与主治】

1. **清热化痰** 用于**肺热咳嗽,痰热心烦不寐**。竹茹甘寒性润,善治肺热咳嗽,痰黄稠者,及痰火内扰,胸闷痰多,心烦不寐等症,常配伍其他清热化痰药同用。

2. **除烦止呕** 用于**胃热呕吐,妊娠恶阻**。本品能清热降逆止呕,为治热性呕逆之要药。若配人参等补虚药,可治胃虚有热之呕吐。

【用法与用量】 煎服,6~10g。生用清化痰热,姜汁炙用止呕。

竹 沥

【来源】 本品为新鲜的淡竹和青杆竹等竹杆经火烤灼而流出的淡黄色澄清液汁。

【性味与归经】 甘,寒。归心、肺、肝经。

【功能与主治】

1. **清热豁痰** 用于**痰热咳喘**。本品性寒滑利,祛痰力强。治痰热咳喘,痰稠难咯,顽痰胶结者最宜。常配半夏、黄芩等。

2. **定惊利窍** 用于**中风痰迷心窍**。惊痫癫狂,本品入心肝经,善涤痰泄热而开窍定惊。治中风口噤,可以本品配姜汁饮之;治小儿惊风,常配胆南星、牛黄等药用。

【用法与用量】 内服 30~50g,冲服。本品不能久藏,但可熬膏瓶贮,称竹沥膏;近年用安瓿瓶密封装置,可以久藏。

【使用注意】 本品性寒滑,对寒痰及便溏者忌用。

昆 布

【来源】 本品为海带科植物海带或翅藻科植物昆布的干燥叶状体。

【性味与归经】 咸,寒。归肝、肾经。

【功能与主治】

1. **消痰软坚** 用于**瘿瘤,瘰疬,睾丸疼痛**。治疗瘿瘤颈项渐粗之证,可配伍海藻、海蛤壳、通草同用;治瘰疬可配伍玄参、牡蛎、夏枯草同用。用治睾丸疼痛肿硬,可配海藻、橘核等同用。

2. **利水消肿** 用于治疗水肿及脚气浮肿之证。配伍其他利水药使用。

【用法与用量】 煎服,6~12g。

桔 梗

【来源】 本品为桔梗科植物桔梗的干燥根。

【性味与归经】 苦、辛、平。归肺经。

【功能与主治】

1. **宣肺祛痰** 用于**咳嗽痰多之症**。本品辛开苦泄,宣发肺气,具有祛痰止咳的作用,治疗咳嗽痰多之症，无论外感内伤、肺寒肺热，皆可应用。

2. **利咽** 用于**咽喉肿痛，声音嘶哑**。本品能宣肺泄邪以利咽开音，治咽痛音哑，常配薄荷、牛蒡子、蝉蜕等同用；外感风邪，咽喉肿痛常配甘草同用。

3. **排脓** 用于**肺痈胸痛、咳吐脓血、痰黄腥臭**。常与鱼腥草、芦根等药同用。

此外，本药可用为治胸膈以上疾病的引经药。

【用法与用量】 煎服，3～10g；或入丸散。

【使用注意】 本品性升散，凡气机上逆、呕吐眩晕；火旺、咯血者忌用或慎用。

第三节　止咳平喘药

本类药物主归肺经，其味或辛或苦或甘，其性或温或寒，分别适用于各种咳嗽喘息证候。其中有的药物偏于止咳，有的偏于平喘，有的则兼而有之。

苦 杏 仁

【来源】 本品为蔷薇科植物山杏、西伯利亚杏、东北杏或杏的干燥成熟种子。

【处方别名】 杏仁。

【性味与归经】 苦，微温；有小毒。归肺、大肠经。

【功能与主治】

1. **止咳平喘** 用于**咳嗽气喘**。本品为治咳喘之要药，药性平和，随证配伍可治多种咳喘病证。如风寒咳喘，配麻黄；若燥热咳嗽，配桑叶、贝母、沙参；肺热咳喘，配石膏、麻黄。

2. **润肠通便** 用于**肠燥便秘**。本品质润多脂，故能润肠通便。常配柏子仁、郁李仁等同用。

【用法与用量】 煎服，3～10g，宜打碎入煎，或入丸、散。

【使用注意】 阴虚咳喘及大便溏泻者忌用。本品有小毒，用量不宜过大；婴儿慎用。

【验方】 治气滞痰郁的慢性咽炎：杏仁炒干粉碎，加红糖搅匀服。

紫 苏 子

【来源】 本品为唇形科植物紫苏的干燥成熟果实。

【处方别名】 苏子、黑苏子。

【性味与归经】 辛，温。归肺、大肠经。

【功能与主治】

1. **降气化痰，止咳平喘** 用于**咳喘痰多**。本品性主降，长于降肺气，化痰涎，气降痰消则咳喘自平。用治痰壅气逆，咳嗽气喘，痰多胸痞，甚则不能平卧之证，常配白芥子、莱菔子。若上盛下虚之久咳痰喘，则配肉桂、当归、厚朴等温肾化痰下气之品。

2. **润肠通便** 用于**肠燥便秘**。本品富含油脂，质润性降，用治肠燥津枯的大便秘结。常配杏仁、火麻仁、瓜蒌仁等。

【用法与用量】 煎服，5～10g；煮粥食或入丸、散。

【使用注意】 阴虚喘咳及脾虚便溏者慎用

【验方】 治肠道蛔虫病：生紫苏子捣碎或嚼烂空腹服，服药后可排出蛔虫。

百 部

【来源】 本品为百部科植物直立百部、蔓生百部或对叶百部的干燥块根。

【性味与归经】 甘、苦，微温。归肺经。

【功能与主治】

1. **润肺止咳** 用于**新久咳嗽，百日咳，肺痨咳嗽**。本品甘润苦降，微温不燥，治咳嗽，无论外感、内伤、暴咳、久嗽，皆可用之。可单用或配伍应用。

2. **杀虫灭虱** 用于**蛲虫，阴道滴虫，头虱及疥癣**。以治蛲虫病为多用，以本品浓煎，睡前保留灌肠；治阴道滴虫，可单用或配苦参、蛇床子等煎汤坐浴外洗；治头虱、体虱及疥癣，可制成20%乙醇液，或50%水煎剂外搽。内服可祛杀蛔虫、蛲虫。

【用法与用量】 煎服，5～15g；外用适量。久咳虚嗽宜蜜炙用。

【验方】 治酒渣鼻：百部用酒精浸泡，搽患处。

紫 菀

【来源】 本品为菊科植物紫菀的干燥根及根茎。

【性味与归经】 苦、辛、甘，微温。归肺经。

【功能与主治】

润肺化痰止咳 用于**咳嗽有痰**。凡咳嗽之证，无论外感、内伤，病程长短，寒热虚实，皆可用之，常与款冬花相须为用。

【用法与用量】 煎服，5～10g，外感暴咳生用，肺虚久咳蜜炙用。

款 冬 花

【来源】 本品为菊科植物款冬的干燥花蕾。

【性味与归经】 辛、微苦，温。归肺经。

【功能与主治】

润肺下气，止咳化痰 用于**咳嗽气喘，劳嗽咳血**。本品辛温而润，温而不燥，无论寒热虚实，内伤外感等各种咳嗽皆可随证配伍，常与紫菀相须为用。

【用法与用量】 煎服，5～10g。外感暴咳宜生用，内伤久咳宜炙用。

马 兜 铃

【来源】 本品为马兜铃科植物北马兜铃或马兜铃的干燥成熟果实。

【性味与归经】 苦、微辛，寒。归肺、大肠经。

【功能与主治】

1. **清肺化痰，止咳平喘** 用于**肺热咳喘**。治肺热痰壅，气逆咳喘之证，常与桑白皮、黄芩等清热药同用；治肺虚火盛，喘咳咽干，或痰中带血者，则配阿胶等补阴药同用。

2. **清肠消痔** 用于**痔疮肿痛或出血**。可单用煎汤熏洗患处，或配伍地榆、槐角等清热止血药同用。

【用法与用量】 煎服，3～10g。外用适量，煎汤熏洗。一般生用，肺虚久咳者炙用。

【使用注意】 用量不宜过大，以免引起呕吐。虚寒喘咳及脾虚便溏者禁服，胃弱者慎服。

枇杷叶

【来源】 本品为蔷薇科植物枇杷的干燥根皮。

【性味与归经】 苦，微寒。归肺、胃经。

【功能与主治】

1. **清肺止咳** 用于肺热咳嗽，气逆喘急。本品能清降肺气，善治燥热咳喘、口燥咽干及风热咳嗽等证，单用熬膏或配伍用。

2. **降逆止呕** 用于胃热呕吐，哕逆。本品能清胃热，降胃气，常配陈皮、竹茹、黄连等同用。

【用法与用量】 煎服，5～10g，止咳宜炙用，止呕宜生用。

【验方】 预防感冒：取枇杷叶水煎服，连服3天。

桑白皮

【来源】 本品为桑科植物桑的干燥根皮。

【性味与归经】 甘，寒。归肺经。

【功能与主治】

1. **泻肺平喘** 用于肺热咳喘。不论实热咳喘、虚热咳喘均可使用。
2. **利水消肿** 用于水肿。尤宜用于风水、皮水等阳水实证。

【用法与用量】 煎服，5～15g。泻肺利水宜生用；治肺虚咳嗽宜蜜炙用。

【验方】 治小儿流涎：单用桑白皮水煎服。

其他化痰止咳平喘药见表2-15-1。

表2-15-1 其他化痰止咳平喘药

药名	性味	功能	主治	用法与用量
金佛草	苦、辛、咸，温	降气，消痰，行水	①风寒咳嗽，痰饮蓄结，痰壅气逆，胸膈痞满，喘咳痰多；②外治疔疮肿毒	煎服，5～10g。外用鲜品适量，捣汁涂患处
胖大海	甘，寒	清肺利咽，润肠通便	①痰热咳嗽，咽痛音哑；②热结便秘，头痛目赤	2～4枚，沸水泡服
海藻	咸，寒	消痰软坚，利水消肿	①瘿瘤，瘰疬，睾丸肿痛；②痰饮水肿	煎服，10～15g
天竺黄	甘，寒	清热化痰，清心定惊	①痰热咳嗽；②小儿痰热惊风，中风癫痫，热病神昏	煎服，3～10g
葶苈子	苦、辛，大寒	泻肺平喘，利水消肿	①痰多喘息不得平卧；②水肿，悬饮，胸腹积水	煎服，5～10g；研末服3～6g
瓦楞子	咸，平	消痰软坚，化瘀散结，制酸止痛	①顽痰积结，黏痰难咯；②瘿瘤，瘰疬，癥瘕痞块；③胃痛泛酸	煎服，10～15g，打碎先煎

续表

药 名	性 味	功 能	主 治	用法与用量
礞石	甘、咸,平	下气坠痰,平肝镇惊	①顽痰咳喘;②癫狂,惊痫	煎服,6～10g,打碎布包先煎
洋金花	辛,温。有毒	平喘止咳,麻醉镇痛,止痉	①哮喘咳嗽;②心腹疼痛,风湿痹痛,跌打损伤;③癫痫,小儿慢惊	煎服,0.2～0.6g,宜入丸、散剂;亦可作卷烟分次燃吸,每日量不超过1.5g。外用适量

(王继光)

第十六章 安 神 药

概念 凡以安定神志为主要功效的药物，称为安神药。

功能与主治 安神药具有重镇安神、养心安神的功效。主治心血虚、心气虚、心火亢盛以及其他原因所致的心神不宁、心悸怔忡、失眠多梦、惊风癫狂等病证。

使用注意 ①本类药物多属对症治标之品，应针对导致神志不宁的病因病证，选择适宜的药物配伍。②矿物类安神药，久服有副作用，应中病即止。

分类 安神药可分为重镇安神药与养心安神药两类。

第一节 重镇安神药

本类药物来源于矿石、化石或贝壳，质重有沉降之性，安神作用较强，主要用治心火炽盛、痰火扰心、肝郁化火及惊吓等引起的实证心神不宁，心悸失眠及惊痫，肝阳眩晕等证。

朱 砂

【来源】 本品为硫化物类矿物辰砂。主含硫化汞（HgS）。

【处方别名】 丹砂、辰砂。

【性味与归经】 甘，微寒。有毒。归心经。

【功能与主治】

1. **清心镇惊** ①**用于心神不宁，心悸，失眠**。本品专入心经，为镇心、清火、安神定志之要药，最善治心火亢盛、心神不宁、惊悸怔忡、烦躁不眠等症。②**用于惊风，癫痫**。常与牛黄、全蝎、钩藤等清热息风药配伍。

2. **清热解毒** 用于疮疡肿毒，咽喉肿痛，口舌生疮。内服、外用均有清热解毒作用。常配其他清热解毒药同用。

【用法与用量】 内服，只宜入丸散服，每次 0.1～0.5g；外用适量。

【使用注意】 ①本品主要成分硫化汞几乎不溶于水，故不宜入煎剂。②必须水飞成极细粉末才能使用，否则不易被人体吸收。③本品有毒，内服不可过量或持续服用，孕妇及肝功能不全者禁服。④入药只宜生用，忌火煅。因火煅则析出水银，有大毒。

磁 石

【来源】 本品为氧化物类矿物磁铁矿的矿石。主含四氧化三铁（Fe_3O_4）。

【性味与归经】 咸，寒。归心、肝、肾经。

【功能与主治】

1. **镇惊安神** 用于心神不宁，惊悸，失眠，癫痫。本品入心、肝经，质重沉降，性寒清热，兼能补阴，治神志不安，实证、虚证都可应用。常与朱砂配伍。

2. **平肝潜阳** 用于头晕目眩。本品能补肾阴，降虚阳，为治肝阳上亢，头晕目眩，急躁易怒等症之良药，常与石决明、珍珠、牡蛎等平肝潜阳药同用。

3. **聪耳明目，纳气平喘** 用于耳鸣耳聋，视物昏花，肾虚气喘。上述诸证均与肝肾不足相关，本品能补肝肾之阴，故用治诸证有效。常配伍熟地黄、山茱萸、枸杞子、蛤蚧等补肝肾、明目、纳气之品同用。

【用法与用量】 煎服，9～30g；宜打碎先煎。醋淬入丸、散，每次1～3g。

【使用注意】 因吞服后不易消化，如入丸、散，脾胃虚弱者慎用。

琥 珀

【来源】 本品为古代松科植物的树脂埋藏地下经年久转化而成的化石样物质。

【性味与归经】 甘，平。归心、肝、膀胱经。

【功能与主治】

1. **镇惊安神** 用于心神不宁，心悸失眠，惊风，癫痫。多配伍其他重镇安神药及养心安神药同用。

2. **活血散瘀** 用治痛经、经闭，心腹刺痛。癥瘕积聚。常与当归、莪术、三七等活血行气药同用

3. **利尿通淋** 用于淋证，癃闭。本品既能利尿又能散瘀止血，故尤宜于血淋。单用为末有效。治石淋、热淋，可单用或与金钱草、海金沙、木通等利尿通淋药同用。

【用法与用量】 研末冲服，或入丸、散，每次1.5～3g。外用适量。不入煎剂。

【验方】 治疗小便赤涩不通，淋漓作痛：琥珀1.5g研为细末，浓煎萱草根汤饭前送服。

第二节 养心安神药

本类药物来源于植物，安神作用弱于重镇安神药，但兼有滋养之性，主要用治阴血不足、心脾两虚、心肾不交等导致的心神不宁、心悸怔忡、虚烦不眠、健忘多梦等证。

酸 枣 仁

【来源】 本品为鼠李科植物酸枣的干燥成熟种子。

【性味与归经】 甘、酸，平。归心、肝、胆经。

【功能与主治】

1. **养心益肝，安神** 用于心悸失眠。本品能养心阴，益肝血而有安神之效，为养心安神要药。治疗神经衰弱，失眠，可单用煎服或研末冲服。用在复方中常为主药。

2. **敛汗** 用于自汗，盗汗。最宜用治心神不安兼有体虚自汗、盗汗患者，每与五味子、黄芪等补虚固表药同用。

【用法与用量】 煎服，10～30g。研末吞服，每次1.5～3g。本品炒后质脆易碎，便于煎出有效成分，可增强疗效。

柏 子 仁

【来源】 本品为柏科植物侧柏的成熟种仁。

【性味与归经】 甘，平。归心、肾、大肠经。

【功能与主治】

1. **养心安神** 用于心悸失眠。本品多用治血不养心之虚烦不眠、心悸怔忡健忘等，常

与酸枣仁、五味子等配伍

2. 润肠通便 用于肠燥便秘。本品质润多油，用治阴虚血少、老年体弱、产后等肠燥便秘证，常与郁李仁、杏仁等同用。

【用法与用量】 煎服，10～18g。

【使用注意】 便溏及多痰者慎用。

【验方】 治血虚脱发：柏子仁、当归等量制丸，每次9g，每日3次。

远 志

【来源】 本品为远志科植物远志或卵叶远志的干燥根。

【性味与归经】 苦、辛，温。归心、肾、肺经。

【功能与主治】

1. 安神益智 用于**失眠多梦，心悸怔忡，健忘**。本品既能开心气而宁心安神，又能通肾气而强志不忘，为交通心肾、安定神志、益智强识之佳品。治心肾不交之心神不宁、失眠、惊悸、健忘等症，常为方中必备之药。

2. 祛痰开窍 ①**用于咳嗽痰多**。本品能祛痰止咳，常用治痰多黏稠、咳吐不爽或外感风寒，咳嗽痰多等证。②**用于癫痫惊狂**。本品能利心窍，逐痰涎，故可用治痰阻心窍所致的癫痫昏仆、痉挛抽搐及痰蒙心窍，惊风狂证。须与与半夏、天麻、全蝎、菖蒲等化痰、息风、开窍药配伍。

3. 消散痈肿 用于**痈疽疮毒，乳房肿痛，喉痹**。治痈疽疮毒，乳房肿痛。本品单用为末酒送服或外用调敷。治喉痹作痛，用远志为末，吹之，涎出为度。

【用法与用量】 煎服，3～10g。外用适量。化痰止咳宜炙用。

【使用注意】 ①本品性温，实热或痰火内盛者慎用。②本品对胃有一定刺激性，大剂量易致恶心呕吐，有胃溃疡或胃炎者慎用。

其他安神药见表2-16-1。

表2-16-1 其他安神药

药 名	性 味	功 能	主 治	用法与用量
龙骨	甘、涩，平	生用镇静安神、平肝潜阳；煅用收敛固涩	①惊痫，失眠；②肝阳眩晕；③自汗，盗汗，遗精，遗尿，湿疮等	煎服，15～30g，先煎；外用适量
合欢皮	甘，平	解郁安神，活血消肿	①愤怒忧郁，烦躁失眠；②跌打损伤，瘀血肿痛，疮痈，肺痈	煎服，6～12g；外用适量
合欢花	甘，平	解郁安神	虚烦失眠，抑郁不舒，健忘多梦	煎服，5～10g
首乌藤	甘，平	养血安神，祛风通络	①气血亏虚，失眠多梦；②血虚身痛，风湿痹痛，皮肤痒疹	煎服，10～15g
灵芝	甘，平	补气安神，止咳平喘	①气血亏虚，失眠，惊悸；②咳喘痰多	煎服，6～12g；研末服，1.5～3g

（王继光）

第十七章　平肝息风药

概念　以平肝潜阳或息风止痉为主要功效的药物，称为平肝息风药。

功能与主治　本类药物有平肝、息风、清肝等功效，分别用治肝阳上亢证、肝风内动证及肝火上炎证。

使用注意　本类药物有性偏寒凉或性偏温燥之不同，故当注意使用。如药性寒凉之品，适用于肝经热盛者，脾虚慢惊者则不宜用；少数药物性偏温燥，血虚阴伤者，又当慎用。

分类　可分为平肝潜阳药、息风止痉药两类。

第一节　平肝潜阳药

"平"和"潜"在这里都有下降的含义，本类药来源多为贝壳、矿石，质重沉降，能使过分上升的肝经阳气下降，主要用治肝肾阴虚、肝阳上亢之头晕目眩、头痛、耳鸣等症。本类药性寒清肝，亦用治肝火上攻之面红、口苦、目赤肿痛、烦躁易怒、头痛头昏等症。

石　决　明

【来源】　本品为鲍科动物杂色鲍（光底石决明）、皱纹盘鲍（毛底石决明）、羊鲍、澳洲鲍、耳鲍或白鲍的贝壳。

【性味与归经】　咸，寒。归肝经。

【功能与主治】

1. **平肝潜阳**　用于肝阳上亢，头晕目眩。本品平肝作用较强，又兼有滋养肝阴之功，为凉肝、镇肝之要药。治肝肾阴虚，肝阳上亢之眩晕，尤为适宜。

2. **清肝明目**　用于目赤，翳障，视物昏花。本品为明目要药，治疗肝火上炎、目赤肿痛，可单用；治疗风热目赤、翳膜遮睛及肝虚血少、目涩昏暗、雀盲眼花等目疾，可随证配伍。

此外，煅石决明还有收敛、制酸、止痛、止血等作用。可用于胃酸过多之胃脘痛；如研末外敷，可用于外伤出血。

【用法与用量】　煎服，3~15g；应打碎先煎。平肝、清肝宜生用，外用点眼宜煅用、水飞。

【使用注意】　本品咸寒易伤脾胃，故脾胃虚寒、食少便溏者慎用。

牡　蛎

【来源】　本品为牡蛎科动物长牡蛎、大连湾牡蛎或近江牡蛎的贝壳。

【性味与归经】　咸，微寒。归肝、胆、肾经。

【功能与主治】

1. **重镇安神**　用于心神不安，惊悸失眠。常与龙骨等安神药相须为用。
2. **潜阳补阴**　用于肝阳上亢，头晕目眩。常与龙骨、龟甲等潜阳、益阴药物同用。
3. **软坚散结**　用于痰核，瘰疬，瘿瘤，癥瘕痞块。常与其他化痰散结药配伍。
4. **收敛固涩**　用于滑脱诸证。本品煅后有与煅龙骨相似的收敛固涩作用，通过不同配伍，可治疗自汗、盗汗、遗精、尿频、遗尿、崩漏、带下等滑脱之证。治虚汗除内服外，亦可用煅牡蛎粉扑撒汗处。

此外，煅牡蛎有制酸止痛作用，可治胃痛泛酸，与乌贼骨、浙贝母共为细末，内服奏效。

【用法与用量】 煎服，9～30g；宜打碎先煎。外用适量。收敛固涩宜煅用，其他宜生用。

代 赭 石

【来源】 本品为氧化物类矿物赤铁矿的矿石。主含三氧化二铁（Fe_2O_3）。

【性味与归经】 苦，寒。归肝、心经。

【功能与主治】

1. **平肝潜阳** 用于肝阳上亢证。本品潜降肝阳作用较强，且善清肝火，治肝阳上亢、头目眩晕、目胀耳鸣等症，常为方中主药。

2. **重镇降逆** 用于呕吐，呃逆，嗳气，喘息。本品善降肺胃之逆气，用治胃气上逆之呕吐、呃逆、嗳气不止等症，及肺气上逆之哮喘有声，卧睡不得之症，常以本品为君药组方治疗。

3. **凉血止血** 用于血热出血。本品苦寒沉降，入心肝血分，治气火上逆，迫血妄行之吐血、衄血，可单用本品研末，米醋调服；治血热崩漏下血，常为方中主药。

【用法与用量】 煎服，10～30g；宜打碎先煎。平肝降逆宜生用，止血宜煅用。

【使用注意】 孕妇慎用。因含微量砷，故不宜长期服用。

【验方】 治顽固性便秘：代赭石、芦荟各30g，研细末制成丸剂，每服6g。

第二节 息风止痉药

本类药多来源于动物，以平息肝风、制止痉挛为主要功效，主要用治肝风内动之眩晕欲仆（昏倒），项强肢颤，痉挛抽搐等证。有的兼有平肝潜阳之功，可用治肝阳上亢之证。

羚 羊 角

【来源】 本品为牛科动物赛加羚羊的角。

【性味与归经】 咸，寒。归肝、心经。

【功能与主治】

1. **平肝息风** ①用于肝风内动，惊痫抽搐。本品为治惊痫抽搐之要药，尤宜于热极生风所致者。②用于肝阳上亢，头目眩晕。配钩藤、石决明等。

2. **清肝明目** 用于肝火上炎，目赤头痛。本品入肝经，有较强的泻火作用，治肝火上炎诸证，常用为主药。

3. **散血解毒** 用于温热病壮热神昏，热毒发斑。常配伍水牛角、石膏等清热药同用。

此外，本品尚有解热，镇痛之效，可用于风湿热痹，肺热咳喘，百日咳等。

【用法与用量】 煎服，1～3g；宜单煎2h以上。磨汁或研粉服，每次0.3～0.6g。

【使用注意】 本品性寒，脾虚慢惊者忌用。

钩 藤

【来源】 本品为茜草科植物钩藤、大叶钩藤、毛钩藤、华钩藤或无柄果钩藤的干燥带钩茎枝。

【性味与归经】 甘，凉。归肝、心包经。

【功能与主治】

1. 清热平肝　用于**头痛，眩晕**。属肝火者，常与夏枯草、龙胆草等药配伍；属肝阳者，常与天麻、石决明、怀牛膝等药同用。

2. 息风定惊　用于**肝风内动，惊痫抽搐**。本品既能清肝，又能息风，主要用治热极生风之证。与蝉蜕、薄荷同用，可治小儿惊啼、夜啼，有凉肝止惊之效。

此外，本品具有轻清疏泄之性，能清热透邪，故又可用于外感风热，头痛目赤及斑疹透发不畅之证。

【用法与用量】 煎服，3～12g；入煎剂宜后下。

天　　麻

【来源】 本品为兰科植物天麻的干燥块茎。

【性味与归经】 甘，平。归肝经。

【功能与主治】

1. 息风止痉　用于**肝风内动，惊痫抽搐**。本品味甘质润，药性平和，为治肝风内动之要药。对肝风内动，惊痫抽搐，不论寒热虚实，皆可配伍应用。

2. 平肝潜阳　用于**眩晕，头痛**。本品具有良好的平抑肝阳作用，为治肝阳上亢眩晕头痛之要药，单用有效。

3. 祛风通络　用于**肢体麻木，手足不遂，风湿痹痛**。多与祛风湿药配伍同用。

【用法与用量】 煎服，3～10g。研末冲服，每次 1～1.5g。

牛　　黄

【来源】 本品为牛科动物牛的干燥胆结石，称天然牛黄。由牛胆汁或猪胆汁经提取加工而成的称人工牛黄。

【处方别名】 西黄、犀黄、丑宝。

【性味与归经】 苦，凉。归心、肝经。

【功能与主治】

1. 化痰开窍　用于**热病神昏**。治温热病热入心包或中风、惊风、癫痫等痰热阻闭心窍所致的神昏谵语，高热烦躁，口噤舌謇，痰涎壅塞等症，常与麝香、黄连等同用。

2. 息风止痉　用于**惊风，癫痫**。治小儿急惊风之高热神昏，痉挛抽搐等症，可单用或与其他清热息风药配伍；治痰蒙清窍之癫痫发作，常配化痰开窍药同用。

3. 清热解毒　用于**热毒疮痈**。本品为清热解毒之良药，治火毒郁结所致的口舌生疮、咽喉肿痛、牙痛及其他热毒痈肿，常以本品为主药，既可内服，又能外用。

【用法与用量】 入丸散剂，每次 0.15～0.35g。外用适量，研末敷患处。

【使用注意】 非实热证不宜用，孕妇慎用。

地　　龙

【来源】 本品为钜蚓科动物参环毛蚓、通俗环毛蚓、威廉环毛蚓或栉盲环毛蚓除去内脏的干燥体。

【性味与归经】 咸,寒。归肝、脾、膀胱经。

【功能与主治】

1. **清热定惊** 用于**高热惊痫,癫狂**。本品性寒,既能息风止痉,又善于清热定惊,故适用于热极生风所致的神昏谵语、痉挛抽搐及小儿惊风,或癫痫、癫狂等症。

2. **通络** ①用于**痹证**。本品性寒清热,尤适用于关节红肿疼痛、屈伸不利之热痹。②用于**半身不遂**。配伍活血药、补气药,可用治中风后气虚血滞,经络不利,半身不遂,口眼㖞斜等症。

3. **平喘** 用于**肺热哮喘**。可单用研末内服。或与麻黄、杏仁、黄芩、葶苈子等同用。

4. **利尿** 用于**小便不利,尿闭不通**。本品咸寒入肾,能清热结而利小便。用于热结膀胱,小便不通,可单用,或配伍车前子、川木通等同用。

【用法与用量】 煎服,4.5~10g。研末吞服,每次1~2g。

全　　蝎

【来源】 本品为钳蝎科动物东亚钳蝎的干燥体。

【处方别名】 全虫。

【性味与归经】 辛,平;有毒。归肝经。

【功能与主治】

1. **息风止痉** 用于**痉挛抽搐**。本品有良好的息风止痉之效,为治痉挛抽搐之要药。治小儿急惊风或破伤风之痉挛抽搐、角弓反张,及中风口眼㖞斜等症,可单用研粉冲服,或配伍蜈蚣、僵蚕等息风止痉药同用。

2. **攻毒散结** 用于**疮疡肿毒,瘰疬结核**。本品以毒攻毒,内服、外用,均有良效。

3. **通络止痛** ①用于**风湿顽痹**。对风寒湿痹,久治不愈,筋脉拘挛,甚则关节变形之顽痛,作用颇佳。②用于**顽固性偏正头痛**。单味研末吞服即有效。

【用法与用量】 煎服,3~6g。研末吞服,每次0.6~1g。外用适量。

【使用注意】 本品有毒,用量不宜过大。孕妇慎用。

僵　　蚕

【来源】 本品为蚕蛾科昆虫家蚕4~5龄的幼虫感染(或人工接种)白僵菌而致死的干燥体。

【处方别名】 白僵蚕、姜虫。

【性味与归经】 咸、辛,平。归肝、肺、胃经。

【功能与主治】

1. **祛风定惊** ①用于**惊痫抽搐**。既能息风止痉,又能化痰定惊,故对惊风、癫痫而挟痰热者尤为适宜。②用于**风热头痛,目赤,咽痛,风疹瘙痒**。本品有疏散肝风、祛风止痛、止痒之功。常配发散风热药用治肝经风热之头痛目赤,风热上攻之咽喉肿痛、声音嘶哑,及风疹瘙痒等病证。

2. **化痰散结** 用于**痰核,瘰疬**。可单用为末冲服。亦可用治乳腺炎、流行性腮腺炎、疔疮痈肿等症。

【用法与用量】 煎服,5~10g。研末吞服,每次1~1.5g;散风热宜生用,其他多炒制用。

其他平肝息风药见表2-17-1。

表 2-17-1 其他平肝息风药

药品	性味	功能	主治	用法与用量
珍珠	甘、咸,寒	安神定惊,明目消翳,解毒生肌	①惊悸失眠,惊风癫痫;②目生云翳;③疮疡不敛	内服0.1～0.3g,多入丸散。外用适量
罗布麻叶	甘、苦,凉	平肝安神,清热利水	①肝阳眩晕,心悸失眠,浮肿尿少;②高血压,神经衰弱;③肾炎水肿	煎服,6～12g
蜈蚣	辛,温。有毒	息风止痉,攻毒散结,通络止痛	①小儿惊风,抽搐痉挛,中风口㖞,半身不遂;②疮疡,毒蛇咬伤;③破伤风,风湿顽痹	煎服,3～6g;研末冲服每次0.6～1g
蛇蜕	甘、咸,平	祛风定惊,解毒退翳	①小儿惊风,抽搐痉挛,皮肤瘙痒;②喉痹,疔肿;③翳障	煎服,2～3g;研末冲服每次0.3～0.6g

(王继光)

第十八章 开 窍 药

概念 凡具辛香走窜之性，以开窍醒神为主要作用，治疗闭证神昏的药物，称为开窍药，又名芳香开窍药。

功能与主治 本类药味辛、其气芳香，善于走窜，皆入心经，具有通关开窍、启闭回苏、醒脑复神的作用。部分开窍药以其辛香行散之性，尚兼活血、行气、止痛、辟秽、解毒等功效。

开窍药主治温病热陷心包、痰浊蒙蔽清窍之神昏谵语，以及惊风、癫痫、中风等卒然昏厥、痉挛抽搐等症。又可用治湿浊中阻，胸脘冷痛满闷；血瘀、气滞疼痛，经闭、癥瘕、目赤咽肿、痈疽疔疮等证。

使用注意 神志昏迷有虚实之异，虚证即脱证，脱证治当补虚固脱，忌用开窍药。开窍药辛香走窜，为救急、治标之品，且能耗伤正气，故只宜暂服，不可久用；因本类药物性质辛香，其有效成分易于挥发，内服多不宜入煎剂，只入丸剂、散剂服用。

麝 香

【来源】 本品为鹿科动物林麝、马麝或原麝成熟雄体香囊中的干燥分泌物。

【处方别名】 寸香、当门子。

【性味与归经】 辛，温。归心、脾经。

【功能与主治】

1. **开窍醒神** 用于闭证，神昏。用于各种原因所致之闭证神昏，无论寒闭、热闭，用之皆效。用治温病热入心包、高热神昏，中风痰厥，惊痫等，常配牛黄、水牛角、冰片等，用于热闭；也可与散寒行气的苏合香、安息香、沉香等配伍用于寒闭。

2. **消肿止痛** 用于疮疡肿毒，瘰疬，痰核，咽喉肿痛。内服、外用均有效。常与雄黄、乳香、没药同用。治咽喉肿痛，可与牛黄、蟾酥、珍珠等配伍。

3. **活血通经** 用于血瘀经闭，癥瘕，心腹暴痛，跌打损伤，风寒湿痹。本品具活血通经止痛之效。治血瘀经闭，癥瘕。常与桃仁、红花配伍。如治寒凝血瘀，心腹暴痛，常配伍木香、桃仁等。麝香又为伤科要药，治跌打肿痛、瘀血肿痛、骨折扭挫，不论内服、外用均有良效，常与乳香、苏木等配伍。用治风寒湿痹疼痛，可与独活、威灵仙、桑寄生等同用。

4. **催产** 用于难产，死胎，胞衣不下。常与肉桂配伍，治疗胎死腹中或胞衣不下。

【用法与用量】 多入丸、散用，每次 0.03～0.1g。外用适量。

冰 片

【来源】 本品为龙脑香科植物龙脑香树脂加工品，或龙脑香树的树干、树枝切碎，经蒸馏冷却而得的结晶，称"龙脑冰片"，亦称"梅片"。现多用松节油、樟脑等，经化学方法合成，称"机制冰片"。

【处方别名】 梅片、龙脑香、龙脑。

【性味与归经】 辛、苦，微寒。归心、脾，肺经。

【功能与主治】

1. **开窍醒神** 用于**闭证神昏**。冰片味辛气香,性偏寒凉,为凉开之品,宜用于热病神昏。治热入心包的神志昏迷,常与麝香、水牛角、牛黄配伍。若与辛温开窍药苏合香、安息香、沉香等配伍,可用于寒邪、痰浊内闭之神志昏迷。

2. **清热止痛** 用于**疮疡、目赤肿痛,喉痹口疮**。用于治疗各种疮疡,口疮,咽喉肿痛。有清热,止痛,防腐之功,可与硼砂、玄明粉、朱砂等配伍。若治目赤肿痛,单用点眼即有效。治疗咽喉肿痛、口舌生疮,可直接用于患处。

此外,本品用治冠心病心绞痛及齿痛,有一定疗效。

【用法与用量】 入丸散,每次 0.15～0.3g。外用适量,不宜入煎剂。

【使用注意】 孕妇慎用。

其他安神药见表 2-18-1。

表 2-18-1 其他安神药

药 名	性 味	功 能	主 治	用法与用量
安息香	辛、苦,平	开窍醒神,行气活血,止痛	①中风痰厥,气郁暴厥中恶昏迷,小儿惊风;②心腹疼痛,产后血晕	入丸散,0.3～1.5g
苏合香	辛,温	开窍醒神,辟秽,止痛	①寒闭神昏;②胸腹冷痛满闷	入丸散,0.3～1g
石菖蒲	辛、苦,温	开窍醒神,化湿开胃,宁神益智	①痰蒙清窍,神志昏迷;②湿阻中焦,脘腹痞满,噤口下痢;③健忘,失眠,耳鸣,耳聋	煎服 3～10g

(王继光)

第十九章 补 虚 药

概念 凡以补虚扶弱,纠正人体气血阴阳虚衰的病理偏向为主要功效的药物,称为补虚药,又称补益药。

功能与主治 本类药物多甘味,分别具有补气、补血、补阴、补阳之功,主治各种虚证。能补气、补阳的药物多温性,能补血、补阴的多是凉性,故补虚药有甘温、甘凉之分。有的补虚药兼有祛寒、润燥、生津、清热、收涩等功效,用于虚实夹杂证候。

使用注意 ①须根据气虚、阳虚、血虚与阴虚的证候不同,选择相应的对证药物。补虚药如使用不当,往往有害无益,如阴虚有热而用补阳药,或阳虚有寒而用补阴药,均能产生不良后果。②无虚弱证候者不宜乱用补虚药,以免"闭门留寇",加重病情。③常服补虚药往往出现食欲减退、脘腹胀满等"腻膈"现象,可酌情配伍少量行气药、化湿药。

分类 补虚药分为补气药、补阳药、补血药、补阴药四类,

第一节 补 气 药

本类药物性味以甘温或甘平为主,具有补气的功效,主治脾肺气虚证,症见面色不华、精神倦怠、少气乏力、头晕目眩、自汗,活动时诸证加重,舌淡、脉弱等。某些药物还兼有养阴、生津、养血等不同功效,可用治气阴(津)两伤或气血俱虚之证。

人 参

【来源】 本品为五加科植物人参的干燥根。

【处方别名】 红参、白参、高丽参、别直参。

【性味与归经】 甘、微苦,平。归肺、脾、心经。

【功能与主治】

1. **大补元气** 用于元气虚脱证。本品补气固脱之力最强,为拯危救脱要药。适用于因大汗、大泻、大失血或大病、久病所致元气虚极欲脱,气短神疲,脉微欲绝的重危证候,单用有效。与回阳救逆之附子同用,可治气虚欲脱兼见汗出,四肢逆冷者之亡阳证。

2. **补脾益肺** 用于肺脾心肾气虚证。本品为补气要药,一切气虚证候均可用为主药。治肺气虚短气喘促、懒言声微等症,及脾气虚倦息乏力、食少便溏等症,疗效尤佳。治心气虚心悸,胸闷,失眠,健忘等症,常与安神药配伍;肾不纳气短气喘咳及肾虚阳痿等症,常与补阳药配伍。

3. **生津止渴** 用于热病气虚津伤口渴及消渴证。热邪不仅伤津,而且耗气,对于热病气津两伤,口渴,脉大无力者,常用本品配伍养阴生津药同用。

4. **安神益智** 用于心气虚弱的心悸自汗,健忘失眠。

此外,本品还常与解表药、攻下药等祛邪药配伍,用于气虚外感或里实热结而邪实正虚之证,有扶正祛邪之效。

【用法与用量】 煎服,3~10g;挽救虚脱可用15~30g。宜文火另煎分次兑服。

【使用注意】 ①不宜与藜芦同用。②服人参不宜同时饮茶或吃萝卜。

党　参

【来源】 本品为桔梗科植物党参、素花党参、川党参的干燥根。
【药性归经】 甘，平。归脾、肺经。
【功能与主治】

1. **补脾肺气** 用于脾肺气虚证。本品性味甘平，主归脾肺二经，以补脾肺之气为主要作用。又能治疗气虚不能生血，或血虚无以化气，而见面色苍白或萎黄、乏力、头晕、心悸之气血两虚证。

2. **补血，生津** ①用于气血两虚证。②用于气津两伤证。本品补气生血，补气生津，适用于气血两虚、气津两伤之证。

【用法与用量】 煎服，9～30g。
【使用注意】 不宜与藜芦同用。

西　洋　参

【来源】 本品为五加科植物西洋参的干燥根。
【处方别名】 洋参、花旗参。
【药性归经】 甘、微苦，凉。归肺、心、肾、脾经。
【功能与主治】

1. **补气养阴** 用于气阴两伤证。本品补气作用弱于人参，但兼能清火养阴生津，最适于气虚较轻而兼有阴虚的证候。

2. **清热生津** 用于热病气虚津伤口渴及消渴。本品养阴生津，还能清热，适用于热伤气津所致身热汗多，口渴心烦，体倦少气，脉虚数者。临床亦常配伍养阴、生津之品用于消渴病气阴两伤之证。

【用法与用量】 另煎兑服，3～6g。
【使用注意】 不宜与藜芦同用。

黄　芪

【来源】 本品为豆科植物蒙古黄芪或膜荚黄芪的干燥根。
【药性归经】 甘，微温。归脾、肺经。
【功能与主治】

1. **健脾补中** 用于脾气虚证。本品甘温，善入脾胃，为补中益气要药。脾气虚弱，倦怠乏力，食少便溏者，可单用熬膏服，或与党参、白术等补气健脾药配伍。

2. **升阳举陷** 用于脾虚中气下陷之久泻脱肛，内脏下垂。为治中气下陷证的主药。

3. **益卫固表** 用于气虚自汗证。脾肺气虚之人往往卫气不固，表虚自汗，本品能补脾肺之气，益卫固表，常与白术、防风等品配伍同用。

4. **利水消肿** 用于脾虚之水肿，小便不利，常配伍防己、白术等同用。

5. **托毒生肌** 用于疮疡难溃难腐，或溃久难敛。常与人参、当归、升麻、白芷等品同用。

【用法与用量】 煎服，9～30g。蜜炙可增强其补中益气作用。

白　术

【来源】　本品为菊科植物白术的干燥根茎。

【性味与归经】　甘、苦，温。归脾、胃经。

【功能与主治】

1. **健脾益气，燥湿利尿**　**用于脾气虚证**。本品主归脾胃经，以健脾、燥湿为主要作用，凡脾虚湿盛之食少便溏或泄泻、痰饮，水肿，带下诸证，皆可用为主药，被前人誉之为"脾脏补气健脾第一要药"。

2. **止汗，安胎**　**用于自汗，胎动不安**。本品补气止汗作用与黄芪相似而力稍逊，可单用；治脾虚胎儿失养致胎动不安，宜与人参、阿胶等补益气血之品配伍。

【用法与用量】　煎服，6～12g。炒用可增强补气健脾止泻作用。

山　药

【来源】　本品为薯蓣科植物薯蓣的干燥根茎。

【处方别名】　怀山药、淮山。

【性味与归经】　甘，平。归脾、肺、肾经。

【功能与主治】

1. **补脾益肺**　①**用于脾虚证**。本品能补脾气、益脾阴，治脾气虚弱或气阴两虚，消瘦乏力，食少，便溏；或脾虚不运，湿浊下注之妇女带下，亦食亦药。②**用于肺虚证**。本品又能补肺气，滋肺阴，其补肺之力虽较和缓，但对肺脾气阴俱虚者，补土亦有助于生金。

2. **补肾涩精**　**用于肾虚证**。本品补肾气，养肾阴，适用于肾气虚之腰膝酸软，夜尿频多或遗尿，滑精早泄，女子带下清稀及肾阴虚之形体消瘦，腰膝酸软，遗精等症。

此外，本品常用治消渴气阴两虚证。消渴一病，与脾肺肾有关，气阴两虚为其主要病机。本品补脾肺肾之气，又补脾肺肾之阴，常与黄芪、天花粉、知母等品同用。

【用法与用量】　煎服，15～30g。麸炒可增强补脾止泻作用。

【验方】　治小儿腹泻：山药研末，取适量加入冷水调匀，煎成糊状服。

甘　草

【来源】　本品为豆科植物甘草、胀果甘草、或光果甘草的干燥根及根茎。

【处方别名】　生草、炙草（即蜜制甘草）、粉草（即去皮甘草）、国老。

【性味与归经】　甘，平。归心、肺、脾、胃经。

【功能与主治】

1. **补脾益气**　**用于脾气虚证，心气虚证**。本品补气作用缓和，常与人参、黄芪、白术等配伍，起辅助补气作用。

2. **祛痰止咳**　**用于咳喘**。轻证单用有效，亦可随证配伍用于寒热虚实多种咳喘，有痰无痰均宜。

3. **缓急止痛**　**用于脘腹、四肢挛急作痛**。本品味甘能缓，善于缓急止痛。对脾虚肝旺的脘腹挛急作痛或阴血不足之四肢挛急作痛，均常与白芍同用。

4. **清热解毒**　①**用于热毒疮疡，咽喉肿痛**。本品长于解毒，应用十分广泛。用治热毒疮疡，可单用生甘草煎汤浸渍，或熬膏内服。治咽喉肿痛，常与桔梗等利咽药配伍。②**用于**

药食中毒。本品对附子等多种药物和食物所致中毒，有一定解毒作用。对于药物或食物中毒的患者，在积极送医院抢救的同时，可用本品辅助解毒救急。

5. **调和药性**　本品在许多方剂中都可发挥调和药性的作用。通过解毒，可降低方中某些药（如附子、大黄）的毒烈之性；通过缓急止痛，可缓解方中某些药（如大黄）刺激胃肠引起的腹痛；其甜味浓郁，可矫正方中药物的滋味。

【用法与用量】　煎服，1.5～10g。生用性微寒，可清热解毒；蜜炙药性微温，并可增强补益心脾之气和润肺止咳作用。

【使用注意】　不宜与京大戟、芫花、甘遂、海藻同用。本品有助湿壅气之弊，湿盛胀满、水肿者不宜用。大剂量久服可导致水钠潴留，引起浮肿。

大　枣

【来源】　本品为鼠李科植物枣的干燥成熟果实。

【性味与归经】　甘，温。归脾、胃心经。

【功能与主治】

1. **补中益气**　用于脾气虚证。本品甘温，能补脾益气。适用于脾气虚弱，消瘦、倦怠乏力、便溏等，单用有效。若气虚乏力较甚，宜与人参、白术等补脾益气药配伍。

2. **养血安神**　用于脏躁，失眠证。本品能养心安神，为治疗心失充养，心神无主而脏躁的要药。常与甘草、小麦同用。

此外，本品与甘遂、大戟、芫花等药性峻烈或有毒的药物同用，有解毒、护胃作用。

【用法与用量】　去核煎服，6～15g。

【验方】　治过敏性紫癜：大枣 10 枚，煎汤服食，一日 3 次。

第二节　补　阳　药

凡能补助人体阳气，以治疗各种阳虚病证为主的药物，称为补阳药。

本类药物味多甘、辛、咸，性多温热，主入肾经。咸以补肾，辛甘化阳，能补助一身之元阳，肾阳之虚得补，其他脏腑得以温煦，从而消除或改善全身阳虚诸证。主要适用于肾阳不足之畏寒肢冷、腰膝酸软、性欲淡漠、阳痿早泄、精寒不育或宫冷不孕、尿频遗尿；脾肾阳虚水泛之水肿；肝肾不足，精血亏虚之眩晕耳鸣、须发早白、筋骨痿软、小儿囟门不合、齿迟行迟；肺肾两虚，肾不纳气之虚喘以及肾阳亏虚，下元虚冷，崩漏带下等证。

使用本类药物，若以其助心阳、温脾阳，多配伍温里药；若兼见气虚，多配伍补气之品。阴血亏虚者，多与养阴补血益精药配伍，使"阳得阴助，生化无穷"。补阳药性多燥烈，易助火伤阴，故阴虚火旺者忌用。

鹿　茸

【来源】　本品为鹿科动物梅花鹿或马鹿雄鹿头上尚未骨化而带茸毛的幼角。

【性味与归经】　甘、咸，温。归肾、肝经。

【功能与主治】

1. **补肾阳，益精血，强筋骨**　用于肾阳虚衰，精血不足，筋骨痿软证。本品补益力大，凡肾阳虚，精血不足而见畏寒肢冷，阳痿早泄，宫冷不孕者，皆可用之；甘温补阳，甘咸滋肾，禀纯阳之性，具生发之气，故能壮肾阳，益精血。肾虚骨弱，腰膝无力或小儿五迟常以本品补肾阳，益精血，强筋骨，多与五加皮、熟地黄、山萸肉等同用。

2. **调冲任** 用于妇女冲任虚寒，崩漏带下证。常与乌贼骨、龙骨、川断等同用。

3. **托疮毒** 用于疮疡久溃不敛，阴疽疮肿内陷不起。本品能补阳气、益精血，故而达到温补内托的目的。

【用法与用量】 1~2g，研末吞服；或入丸、散。

【使用注意】 服用本品宜从小量开始，缓缓增加，不可骤用大量，以免阳升风动，头晕目赤，或伤阴动血。凡发热者均当忌服。

淫 羊 藿

【来源】 本品为小檗科植物淫羊藿、箭叶淫羊藿或柔毛淫羊藿等的干燥全草。

【处方别名】 羊藿叶、仙灵脾。

【性味与归经】 辛、甘，温。归肾、肝经。

【功能与主治】

1. **补肾壮阳** 用于肾阳虚阳痿，尿频。单用有效，亦可与其他补肾壮阳药同用。

2. **祛风除湿** 用于风寒湿痹，肢体麻痹。可配伍其他补肾药、祛风湿药同用。

【用法与用量】 煎服，3~15g。

【使用注意】 阴虚火旺者不宜服。

杜 仲

【来源】 本品为杜仲科植物杜仲的干燥树皮。

【性味与归经】 甘，温。归肝、肾经。

【功能与主治】

1. **补肝肾，强筋骨** 用于肾虚腰痛及各种腰痛。常与胡桃肉、补骨脂同用。

2. **安胎** 用于肾虚胎动不安。习惯性堕胎常以本品补肝肾、固冲任以安胎，单用有效，亦可与桑寄生、续断、阿胶、菟丝子等同用。

【用法与用量】 煎服，10~15g。

【使用注意】 炒用破坏其胶质，更利于有效成分煎出，故比生用效果好。本品为温补之品，阴虚火旺者慎用。

菟 丝 子

【来源】 本品为旋花科植物菟丝子的干燥成熟种子。

【性味与归经】 辛、甘，平。归肾、肝、脾经。

【功能与主治】

1. **补肾益精** 用于肾虚证。本品辛以润燥，甘以补虚，为平补阴阳之品，肾阳虚、肾阴虚均可应用，常用治阳痿遗精、尿多或失禁等症。

2. **养肝明目** 用于肝肾不足，目暗不明。常与熟地黄、车前子等补虚药同用。

3. **止泻** 用于脾肾阳虚，便溏泄泻。本品能补肾益脾以止泻，常与人参、白术、补骨脂等补气、补阳药同用。

4. **安胎** 用于肾虚胎动不安。本品能补肝肾安胎，常与续断、桑寄生、阿胶同用。

【用法与用量】 煎服，10～20g。

【使用注意】 本品为平补之药，但偏补阳，阴虚火旺、大便燥结、小便短赤者不宜服。

肉 苁 蓉

【来源】 本品为列当科植物肉苁蓉的干燥肉质茎。

【处方别名】 大芸。

【性味与归经】 甘、咸，温。归肾、大肠经。

【功能与主治】

1. **补肾助阳** 用于肾阳亏虚，精血不足。本品味甘能补，甘温助阳，质润滋养，咸以入肾，为补肾阳，益精血之良药。可用治腰膝酸痛，痿软无力，阳痿早泄，宫冷不孕等症。

2. **润肠通便** 用于肠燥津枯便秘证。尤适用于老年阳虚便秘。

【用法与用量】 煎服，10～15g。

【使用注意】 本品能助阳滑肠，故阴虚火旺及大便泄泻者不宜服。肠胃实热、大便秘结者亦不宜服

续 断

【来源】 本品为川续断科植物川续断的干燥根。

【处方别名】 川断。

【性味与归经】 苦、辛，微温。归肝、肾经。

【功能与主治】

1. **补益肝肾，强筋健骨** 用于肾阳不足，下元虚冷之阳痿及寒湿痹痛。

2. **止血安胎** 用于肝肾亏虚，肾气不固的崩漏下血或胎动不安。

3. **疗伤续折** 用于跌打损伤。筋伤骨折。

【用法与用量】 煎服，9～15g；或入丸、散。外用适量研末敷。崩漏下血宜炒用。

【使用注意】 风湿热痹者忌服。

补 骨 脂

【来源】 本品为豆科植物补骨脂的干燥成熟果实。

【处方别名】 破故纸。

【性味与归经】 苦、辛，温。归肾、脾经。

【功能与主治】

1. **补肾壮阳** 用于肾虚阳痿，腰膝冷痛。本品苦辛温燥，是作用较强的补肾壮阳药，治肾阳虚诸证，常用为方中主药。

2. **固精缩尿** 用于肾虚遗精，遗尿，尿频。本品兼有涩性，善补肾助阳，固精缩尿，单用有效，亦可随证配伍他药。

3. **温脾止泻** 用于脾肾阳虚，五更泄泻。本品能壮肾阳、暖脾阳以止泻，常与肉豆蔻、吴茱萸、五味子同用，治五更泄。

4. **纳气平喘** 用于肾不纳气，虚寒喘咳。本品补肾助阳，纳气平喘，多配伍胡桃肉、蜂蜜等，可治虚寒性喘咳或配人参、木香等用治虚喘痨嗽。

【用法与用量】 5～15g。

【使用注意】 本品性温燥，能伤阴助火，故阴虚火旺者及大便秘结者忌服。

益 智 仁

【来源】 本品为姜科植物益智的干燥成熟果实。

【性味与归经】 辛，温。归肾、脾经。

【功能与主治】

1. **暖肾固精缩尿** 用于遗精，遗尿，小便频数。本品补益之中兼有收涩之性，常配乌药、山药用治下焦虚寒，遗精遗尿等症。

2. **温脾开胃摄唾** 用于脾胃虚寒，腹痛吐泻，口涎自流。脾主运化，在液为涎；肾主闭藏，在液为唾。脾肾阳虚，统摄无权，多见涎唾。常以本品暖肾温脾开胃摄唾，常配川乌、干姜、青皮等同用。

【用法与用量】 煎服，3～10g。

蛤 蚧

【来源】 本品为壁虎科动物蛤蚧除去内脏的干燥体。

【性味与归经】 咸，平。归肺、肾经。

【功能与主治】

1. **补肺益肾，纳气平喘** 用于肺肾两虚的咳喘。本品兼入肺肾二经，长于补肺气、助肾阳、定喘咳，为治多种虚证喘咳之佳品。常与贝母、紫菀、杏仁等同用，治虚劳咳嗽；或与人参、贝母、杏仁等同用，治肺肾虚喘。

2. **助阳益精** 用于肾虚阳痿。本品质润不燥，补肾助阳兼能益精养血，有固本培元之功。可单用浸酒服即效；或与益智仁、巴戟天、补骨脂等同用。

【用法与用量】 煎服，5～10g；研末每次1～2g，日3次；浸酒服用1～2对。

【使用注意】 风寒或实热咳喘忌服。

巴 戟 天

【来源】 本品为茜草科植物巴戟天的干燥根。

【性味与归经】 辛、甘，微温。归肾、肝经。

【功能与主治】

1. **补肾助阳** 用于肾阳虚弱证。本品补肾助阳，甘润不燥。常配其他补阳药用治男性阳痿不举，女性宫冷不孕等肾阳不足之证。

2. **祛风除湿** 用于风湿痹痛，肾虚腰膝酸软。本品补肾阳强筋骨，又能祛风湿，对肾阳虚兼风湿之证尤宜。

【用法与用量】 煎服，5～15g。

【使用注意】 阴虚火旺及有热者不宜服。

沙 苑 子

【来源】 本品为豆科植物扁茎黄芪的干燥成熟种子。

【性味与归经】 甘，温。归肝、肾经。

【功能与主治】

1. **补肾固精** 用于肾虚腰痛，阳痿，遗精，遗尿，尿频，白带过多。本品甘温补益，兼具涩性，似菟丝子平补肝肾而以收涩见长。常以本品补肾固精缩尿，单用有效。

2. **养肝明目** 用于肝肾亏虚的目暗不明，头昏眼花。常与枸杞子、菟丝子、菊花等同用。

【用法与用量】 煎服，10～20g。

【使用注意】 本品为温补固涩之品，阴虚火旺及小便不利者忌服。

第三节 补 血 药

凡能补血，以治疗血虚证为主的药，称为补血药。

本类药味甘，性温质润，主入心肝血分，广泛用于各种血虚证。症见面色苍白或萎黄，唇、舌、指甲及妇女月经颜色淡白，头晕目眩，心悸怔忡，失眠健忘，或月经愆期，量少，甚则闭经，脉细等证。

使用补血药常配伍补气药，即所谓"气能生血"；若兼见阴虚者，可与补阴药配伍；脾为气血生化之源，血虚源于脾虚，故多配伍补气健脾之品。

补血药多滋腻黏滞，久服影响食欲，故脾虚湿阻，气滞食少者慎用。必要时，可配伍化湿行气消食药，以助运化。

当 归

【来源】 本品为伞形科植物当归的干燥根。

【处方别名】 归身（即当归主根）、归尾（即当归侧根）、全当归。

【性味与归经】 甘、辛，温。归肝、心、脾经。

【功能与主治】

1. **补血调经** 用于血虚诸证。本品被称为补血之圣药。血虚萎黄、头晕目眩，心悸失眠，常与熟地黄、白芍、川芎配伍。若气血两虚，常配黄芪、人参补气生血。

2. **活血止痛** 用于血虚而致血瘀、月经不调、经闭、痛经。本品既能补血，又能活血调经止痛，治血瘀证，常与活血化瘀药同用。

3. **润肠通便** 用于血虚肠燥便秘。血本属阴，阴血亏虚，内生肠燥，大便秘结；本品性甘滋润，补阴血而润肠燥，尤用于老年、孕妇、产妇的肠燥便秘。

此外，根据其补血活血的原理，亦常配伍活血行气药治疗痹证、疮疡、腹痛、跌打损伤等。

【用法与用量】 煎服，5～15g。

【使用注意】 湿盛中满、大便泄泻者忌服。

熟 地 黄

【来源】 本品为生地黄经加工炮制而成。

【处方别名】 熟地、酒地。

【性味与归经】 甘，微温。归肝、肾经。

【功能与主治】 补血养阴，填精益髓。

1. **补血养阴** 用于**血虚诸证**。本品甘温质润，补阴益精以生血，为养血补虚之要药，常与当归、白芍、川芎同用；治疗血虚萎黄，眩晕，心悸，失眠，与远志、酸枣仁等安神药同用；用治血虚所致的月经不调、崩中漏下，可与阿胶、艾叶等补血止血、温经散寒药同用。

2. **填精益髓** 用于**肝肾阴虚诸证**。本品质润入肾，善滋补肾阴，填精益髓，为补肾阴之要药。常与山药、山茱萸等同用。肾阴为一身之阴的根本，能滋润化生其他脏腑之阴，亦用于胃阴虚、肺阴虚及阴虚骨蒸潮热之证。本品益精血、乌须发、强筋壮骨，治精血亏虚之须发早白，及筋骨痿软之小儿五迟五软。

此外，熟地黄炭能止血，可用于崩漏等血虚出血证。

【用法与用量】 煎服，10～30g。

【使用注意】 本品性质黏腻，较生地黄更甚，有碍消化，凡气滞痰多、脘腹胀痛、食少便溏者忌服。重用久服宜与陈皮、炒仁等同用，以免黏腻碍胃。

白　芍

【来源】 本品为毛茛科植物芍药的根加工而成。

【处方别名】 白芍药。

【性味与归经】 苦、酸，微寒。归肝、脾经。

【功能与主治】

1. **养血敛阴** 用于**肝血亏虚证及营卫不和**。治肝血亏虚，面色苍白，眩晕心悸，或月经不调，崩中漏下，常配熟地黄、当归等；若治外感风邪，表虚自汗，配桂枝、生姜同用。

2. **柔肝止痛** 用于**肝脾不和，胸胁脘腹疼痛，四肢挛急疼痛**。本品酸敛肝阴，养血柔肝而止痛，治肝脾不调、脘腹疼痛，与白术、防风、陈皮同用；治手足挛急作痛，常配甘草缓急止痛。

3. **平抑肝阳** 用于**肝阳上亢证**。肝肾之阴亏于下，阴不制阳。肝阳亢于上，见头痛眩晕；以本品养血敛阴、平抑肝阳，常配牛膝、代赭石、龙骨、牡蛎同用。

【用法与用量】 煎服，5～15g；大剂量 15～30g。

【使用注意】 阳衰虚寒之证不宜用。反藜芦。

何 首 乌

【来源】 本品为蓼科植物何首乌的干燥块根。

【性味与归经】 苦、甘、涩，微温。归肝、肾经。

【功能与主治】

1. **制首乌补肝肾、益精血** 用于**肝肾精血亏虚证**。治肝肾精血亏虚，腰酸脚弱，头晕眼花，须发早白及肾虚无子，常与熟地黄、当归、枸杞子、菟丝子等同用。治血虚萎黄，失眠健忘，常与熟地黄、当归、酸枣仁等同用。

2. **生首乌解毒，截疟，润肠通便** 用于**痈疽，瘰疬，疟疾，肠燥便秘**。生首乌有解毒、润肠通便之效。治瘰疬，痈疮，皮肤瘙痒，可配伍夏枯草、土贝母、当归等。治年老体弱之人血虚肠燥便秘，常与肉苁蓉、当归、火麻仁等同用。治久疟，常与人参等同用。

【用法与用量】 煎服，10～30g。

【使用注意】 大便溏泄及湿痰较重者不宜用。

阿　　胶

【来源】　本品为马科动物驴的皮，经漂泡去毛后熬制而成的胶块。

【性味与归经】　甘，平。归肺、肝、肾经。

【功能与主治】

1. **补血**　用于**血虚诸证**。本品甘平质润，为补血要药，多用治血虚证，尤以治疗出血导致的血虚为佳，单用本品即效。亦常配熟地黄、当归、芍药等同用。

2. **止血**　用于**出血证**。本品味甘质黏，为止血要药。可单味炒黄为末服。治疗崩漏下血，可配伍艾叶、熟地黄、当归等药。治脾气虚寒便血或吐血等症，可配白术、灶心土、附子等同用。

3. **滋阴润肺**　用于**肺阴虚、心阴虚**。治肺热阴虚，燥咳痰少，咽喉干燥，痰中带血者，常配马兜铃、牛蒡子、杏仁等同用。治疗热病伤阴，心烦失眠，阴虚风动，手足抽搐者，常与黄连、白芍等同用。

【用法与用量】　5～15g。入汤剂宜烊化冲服。

【使用注意】　本品黏腻，有碍消化，故脾胃虚弱者慎用。

龙　眼　肉

【来源】　本品为无患子科植物常绿乔木龙眼的干燥假种皮。

【处方别名】　桂圆肉、元肉。

【性味与归经】　甘，温。归心、脾经。

【功能与主治】

补益心脾，养血安神　用于**心脾两虚证**。治思虑过度，暗耗阴血，劳伤心脾，惊悸怔忡，失眠健忘等症，常与人参、当归、酸枣仁等同用。用治年老体衰、产后或大病之后，气血亏虚，可单服本品。

【用法与用量】　煎服，10～25g；大剂量30～60g。

第四节　补　阴　药

以滋养阴液，纠正阴虚的病理偏向为主要功效，用于治疗阴虚证的药物，称为补阴药。

本类药味甘性寒，甘能生津，寒能清热。主要治疗阴虚诸证；阴虚证主要表现为两类：一是阴液不足，不能滋润脏腑组织，出现皮肤、咽喉、口鼻、眼目干燥或肠燥便秘。二是阴虚生内热，出现午后潮热、盗汗、五心烦热、两颧发红；或阴虚阳亢，出现头晕目眩。其中又有肺、胃、心、肝、肾之阴虚的不同。不同脏腑的阴虚证还各有其特殊症状：肺阴虚，可见干咳少痰、咯血或声音嘶哑。胃阴虚，可见口干咽燥、胃脘隐痛、饥不欲食，或脘痞不舒，或干呕呃逆等。脾阴虚大多是脾的气阴两虚，可见食纳减少、食后腹胀、便秘、唇干燥少津、干呕、呃逆、舌干苔少等。肝阴虚可见头晕耳鸣、两目干涩，或肢麻筋挛、爪甲不荣等。肾阴虚可见头晕目眩、耳鸣耳聋、牙齿松动、腰膝酸痛、遗精等。心阴虚可见心悸怔忡、失眠多梦等。

使用本类药物治疗热邪伤阴或阴虚内热证，常与清热药配伍，以利阴液的固护或阴虚内热的消除。用于不同脏腑的阴虚证，还应针对各种阴虚证的不同见症，分别配伍止咳化痰、降逆和中、润肠通便、健脾消食、平肝、固精、安神等类药物，以标本兼顾。如阴虚兼血虚或气虚者，又需与补血药或补气药同用。

本类药大多有一定滋腻性，脾胃虚弱，痰湿内阻，腹满便溏者慎用。

北 沙 参

【来源】 本品为伞形科植物珊瑚菜的干燥根。

【处方别名】 辽沙参、莱阳参。

【性味与归经】 甘、微苦，微寒。归肺、胃经。

【功能与主治】

1. **养阴清肺** 用于肺阴虚证。本品甘润而偏于苦寒，能补肺阴，兼能清肺热，适用于阴虚肺燥有热之干咳少痰、咳血或咽干音哑等症。常与麦冬、南沙参、杏仁、桑叶、玄参等药同用。

2. **益胃生津** 用于胃阴虚证。本品能补胃阴而生津止渴，兼能清胃热。适用于胃阴虚有热之口干多饮、饥不欲食、大便干结、舌苔光剥或舌红少津及胃痛、胃胀、干呕等症。常与石斛、玉竹、乌梅等养阴生津之品同用。胃阴脾气俱虚者，宜与山药、太子参、黄精等养阴、益气健脾之品同用。

【用法与用量】 煎服，5～10g。

【使用注意】 不宜与藜芦同用。

南 沙 参

【来源】 本品为桔梗科植物轮叶沙参或沙参的干燥根。

【处方别名】 泡（pāo）参、空沙参。

【性味与归经】 甘，微寒。归肺、胃经。

【功能与主治】

性味、功效、主治与北沙参基本相同。惟北沙参偏于养阴润肺，南沙参偏于止咳化痰。

【用法与用量】 煎服，9～15g。

【使用注意】 不宜与藜芦同用。

麦 冬

【来源】 本品为百合科植物麦冬的干燥块根。

【处方别名】 麦门冬、寸冬。

【性味与归经】 甘、微苦，微寒。归胃、肺、心经。

【功能与主治】

1. **养阴生津** 用于胃阴虚证。药味甘柔润，性偏苦寒，长于滋养胃阴，生津止渴，兼清胃热。广泛用于胃阴虚有热及消渴证。常与生地黄、玉竹、沙参等品同用。治消渴，可与天花粉、乌梅等品同用。

2. **润肺清心** 用于心肺阴虚证。用于阴虚肺燥有热的鼻燥咽干，干咳痰少、咳血，咽痛音哑等症，常与阿胶、石膏、桑叶、枇杷叶等品同用；用于心阴虚有热之心烦、失眠多梦、健忘、心悸怔忡等症，宜与生地黄、酸枣仁、柏子仁等配伍。

【用法与用量】 煎服，6～12g。

天 冬

【来源】 本品为百合科植物天冬的干燥块根。

【处方别名】 天门冬。

【性味与归经】 甘、苦,寒。归肺、肾、胃经。

【功能与主治】

1. **养阴润燥** 用于肺阴虚证。用其养肺阴、清肺热,作用强于麦冬、玉竹等同类药物。常与麦冬、沙参、川贝母等药同用。

2. **清肺生津** 用于肾阴虚证及消渴证。本品适宜于肾阴亏虚之眩晕、耳鸣、腰膝酸痛及阴虚火旺之骨蒸潮热,内热消渴等证。常与熟地黄、枸杞子、牛膝等滋肾益精、强筋健骨之品同用。治肾阴久亏、内热消渴证,可与生地黄、山药、女贞子等滋阴补肾之品同用。治肺肾阴虚之咳嗽咯血,可与生地黄、玄参、川贝母等滋阴清肺、凉血止咳药同用。

【用法与用量】 煎服,6~12g。

【使用注意】 本品甘寒滋腻之性较强,脾虚泄泻、痰湿内盛者忌用。

玉 竹

【来源】 本品为百合科植物玉竹的干燥根茎。

【处方别名】 葳蕤。

【性味与归经】 甘,微寒。归肺、胃经。

【功能与主治】

1. **养阴润燥** 用于肺阴虚证。本品养肺阴,清肺热。适用于阴虚肺燥有热的干咳少痰、咳血、声音嘶哑等症,常与沙参、麦冬、桑叶等同用。治阴虚火炎,咳血,咽干,失音,可与麦冬、地黄、贝母等同用。

又因本品滋阴而不碍邪,可与疏散风热之薄荷、淡豆豉等同用,用治体虚感冒。

2. **生津止渴** 用于胃阴虚证。本品能养胃阴,清胃热,治燥伤胃阴,口干舌燥,食欲不振,常与麦冬、沙参等同用;治胃热津伤之消渴,可与石膏、知母、麦冬、天花粉等同用。

此外,本品还能养心阴,清心热,还可用于热伤心阴之烦热多汗、惊悸等证,宜配伍麦冬、酸枣仁等清热养阴安神之品。

【用法与用量】 煎服,6~12g。

百 合

【来源】 本品为百合科植物百合或细叶百合的干燥肉质鳞叶。

【性味与归经】 甘,微寒。归肺、心、胃经。

【功能与主治】

1. **养阴润肺** 用于阴虚燥咳,劳嗽咳血。本品微寒,作用平和,能补肺阴,兼能清肺热。润肺清肺之力虽不及北沙参、麦冬等药,但兼有一定的止咳祛痰作用。

2. **清心安神** 用于心肺阴虚内热证。本品能养阴清心,宁心安神。治虚热上扰,失眠,心悸,可与麦冬、酸枣仁、丹参等清心安神药同用。治疗神志恍惚,情绪不能自主,口苦、小便赤、脉微数等,常与生地黄、知母等养阴清热之品同用。

此外，本品尚能养胃阴、清胃热，可用治胃阴虚有热之胃脘疼痛。

【用法与用量】 煎服，6～12g。蜜炙可增加润肺作用。

石　　斛

【来源】 本品为兰科植物环草石斛、马鞭石斛、黄草石斛、铁皮石斛或金钗石斛的干燥茎。

【处方别名】 石斗、金钗。

【性味与归经】 甘，微寒。归胃、肾经。

【功能与主治】

1. **益胃生津** 用于胃阴虚证及热病伤津。本品滋养胃阴，生津止渴，兼能清胃热。治热病伤津、烦渴、舌干苔黑之证，常与天花粉、鲜生地黄、麦冬等品同用；治胃热阴虚之胃脘疼痛、牙龈肿痛、口舌生疮，可与生地黄、麦冬、黄芩等品同用。

2. **滋阴清热** 用于治肾阴虚证。肾阴亏虚，目暗不明，筋骨痿软及阴虚火旺，骨蒸劳热等证；常与枸杞子、熟地黄、菟丝子等品同用。肾虚火旺，骨蒸劳热者，宜与生地黄、枸杞子、黄柏、胡黄连等滋肾阴、退虚热之品同用。

【用法与用量】 煎服，6～12g。鲜品可用15～30g。

枸　杞　子

【来源】 本品为茄科植物宁夏枸杞的干燥成熟果实。

【处方别名】 甘杞子。

【性味与归经】 甘，平。归肝、肾经。

【功能与主治】

滋补肝肾，益精明目 用于肝肾阴虚及早衰证。本品能治疗肝肾精血不足所致的视力减退、内障目昏、头晕目眩、腰膝酸软、遗精滑泄、耳聋、牙齿松动、须发早白、失眠多梦，并且在肝肾阴虚、潮热盗汗、消渴等证的方中，都颇为常用。可单用，或与补肝肾、益精补血之品配伍。如与怀牛膝、菟丝子、何首乌等品同用。因其还能明目，故尤多用于肝肾阴虚或精亏血虚之两目干涩，内障目昏，常与熟地黄、山茱萸、山药、菊花等品同用。

【用法与用量】 煎服，6～12g。

龟　　甲

【来源】 本品为龟科动物乌龟的腹甲及背甲。

【处方别名】 龟板、败龟板。

【性味与归经】 甘，寒。归肾、肝、心经。

【功能与主治】

1. **滋阴潜阳** 用于阴虚阳亢，阴虚内热，虚风内动证。本品可用治肝肾阴虚而引起头目眩晕之证，常与天冬、白芍、牡蛎等品同用；治阴虚内热，骨蒸潮热，盗汗遗精者，常与滋阴降火之熟地黄、知母、黄柏等品同用；治热病后期，阴虚风动，宜与阿胶、鳖甲、生地黄等品同用。

2. **益肾健骨** 用于肾虚骨萎，囟门不合。治肾虚之筋骨不健，腰膝酸软，步履乏力及小儿鸡胸、龟背、囟门不合诸症，常与熟地黄、知母、黄柏、锁阳等品同用。

3. **养血补心** 用于阴血亏虚，惊悸、失眠、健忘。本品可以养血补心，安神定志，适用于阴血不足，心肾失养之惊悸、失眠、健忘，常与石菖蒲、远志、龙骨等品同用。

此外，本品还能止血。因其长于滋养肝肾，性偏寒凉，故尤宜于阴虚血热，冲任不固之崩漏、月经过多。常与生地黄、黄芩、地榆等滋阴清热、凉血止血之品同用。

【用法与用量】 煎服，9～24g，宜先煎。本品经砂炒醋淬后，更容易煎出有效成分，并除去腥气，便于制剂。

鳖 甲

【来源】 本品为鳖科动物鳖的背甲。

【性味与归经】 甘、咸，寒。归肝、肾经。

【功能与主治】

1. **滋阴潜阳，退热除蒸** 用于肝肾阴虚证。本品能滋阴清热，潜阳息风，用于肝肾阴虚所致阴虚内热、阴虚风动、阴虚阳亢诸证。对阴虚内热证，本品滋养之力不及龟甲，但长于退虚热、除骨蒸，故尤为临床多用。治疗温病后期，阴液耗伤，邪伏阴分，夜热早凉，热退无汗者，常与丹皮、生地黄、青蒿等品同用。治疗阴血亏虚，骨蒸潮热者，常与秦艽、地骨皮等品同用。用治阴虚阳亢，头晕目眩，配生地黄、牡蛎、菊花等同用。治阴虚风动，常与阿胶、生地黄、麦冬等品同用。

2. **软坚散结** 用于癥瘕积聚。本品味咸，长于软坚散结，适用于肝脾肿大，癥瘕积聚。常与活血化瘀、行气化痰药配伍同用。

【用法与用量】 煎服，9～24g。宜先煎。本品经砂炒醋淬后，有效成分更容易煎出；并可去其腥气，易于粉碎，方便制剂。

其他补虚药见表2-19-1。

表2-19-1 其他补虚药

类别	药名	性味	功能	主治	用法与用量
补气药	太子参	甘、微苦，平	补气健脾，生津润肺	肺脾气阴两虚证	煎服，10～30g
	蜂蜜	甘，平	补中、润燥、止痛、解毒	①气虚证；②脘腹挛痛；③久咳；④肠燥便秘等	冲服，15～30g
	刺五加	甘、微苦，温	益气健脾，补肾安神	①肺、脾、肾虚证；②心脾两虚，失眠、健忘	煎服，10～27g
补阳药	紫石英	甘，温	温肾助阳，镇心安神，温肺平喘	①肾阳虚证；②虚烦失眠；③肺气虚冷，痰多咳嗽	煎服，10～15g，打碎先煎
	锁阳	甘，温	补肾助阳，润肠通便	①肾虚精亏；②血虚肠燥便秘	煎服，10～15g
	海马	甘，温	补肾壮阳，调气活血	①肾虚阳痿，遗精遗尿，虚喘；②跌打损伤，癥瘕积聚，疔疮等	内服，煎汤3～10g。外用适量敷患处
	冬虫夏草	甘，温	补肾益肺，止血化痰	肾虚阳痿遗精，久咳虚喘劳嗽咯血	煎服，5～15g。亦入丸、散
	仙茅	辛，热。有毒	温肾壮阳，祛寒除湿	肾阳不足，命门火衰，腰膝冷痛	煎服，5～15g。或酒浸服，或入丸、散
	鹿角	咸，温	补肾助阳，强筋健骨	可代鹿茸用，兼活血散瘀消肿	5～15g，水煎或研末服
	鹿角霜	咸，温	补肾助阳，涩精止血	①崩漏、遗精；②外用治创伤出血及溃疡久溃不敛	水煎服10～25g。外用适量

续表

类别	药名	性味	功能	主治	用法与用量
补阳药	蛤蟆油	甘、咸,平	补肾益精,养阴益肺	病后体虚,自汗盗汗,劳嗽咯血	煎服,3～10g。或入丸、散
补阳药	紫河车	甘、咸,温	补肾益精,养血益气	肾虚阳痿遗精,气血不足,肾不纳气	1.5～3g,装胶囊服或入丸、散。鲜用半个至1个
补阴药	黄精	甘,平	补气养阴,健脾益肺	肺、胃、肾阴虚证;脾气虚证	煎服,9～15g
补阴药	女贞子	甘、苦,凉	滋补肝肾,乌须明目	肝肾阴虚证	多入丸剂。煎服,6～12g

(王继光)

第二十章 收 涩 药

概念 凡以收敛固涩为主要作用的药物称为收涩药，又称固涩药。

功能与主治 本类药物味多酸涩，分别具有固表止汗、敛肺止咳、涩肠止泻、固精缩尿、收敛止血、止带等作用。主要用于久病体虚，正气不固，脏腑功能衰退所致的自汗、盗汗，久咳虚喘，久泻，久痢，遗精，遗尿，尿频，崩带不止等滑脱不禁之证。

使用注意 ①应用本类药时，须与相应的补益药配伍同用，以标本兼顾。因滑脱病证的根本原因是正气虚弱，当以收涩药治标，补益药治本。②收涩药性涩敛邪，故凡表邪未解，湿热内蕴所致之泻痢、带下、血热出血，以及郁热未清者，均不宜用，以免"闭门留寇"之弊。

五 味 子

【来源】 本品为木兰科植物五味子的干燥成熟果实。

【性味与归经】 酸、甘，温。归肺、心、肾经。

【功能与主治】

1. **收敛固涩** 用于**久咳虚喘，自汗，盗汗，遗精，久泻**。本品味酸收敛，甘温而润，上敛肺气，下滋肾阴，为治疗久咳虚喘之要药。各种治肺虚、肾虚所致滑脱之证，均可随证配伍使用。

2. **益气生津** 用于**津伤口渴，消渴**。本品甘以益气，酸能生津，最适于气阴两虚见口渴症状者。常与人参、麦冬等补气生津药同用。

3. **补肾宁心** 用于**心悸，失眠，多梦**。本品既能补益心肾，又能宁心安神。治阴血亏损，心神失养，或心肾不交之虚烦心悸，失眠多梦，常配伍养心安神药同用。

【用法与用量】 煎服，3～6g；研末服，1～3g。

【使用注意】 凡表邪未解，内有实热，咳嗽初起，麻疹初期，均不宜单用。

乌 梅

【来源】 本品为蔷薇科植物梅的近成熟果实加工而成。

【处方别名】 乌梅肉（即去核的乌梅）。

【性味与归经】 酸、涩，平。归肝、脾、肺、大肠经。

【功能与主治】

1. **敛肺止咳** 用于**肺虚久咳**。本品善敛肺气，又能生津，治咳嗽日久，伤耗肺气肺阴，见干咳少痰或无痰、咳声低微之症，用之最宜。

2. **涩肠止泻** 用于**久泻，久痢**。本品有良好的涩肠止泻痢作用，为治疗久泻久痢之常用药。

3. **安蛔止痛** 用于**蛔厥腹痛，呕吐**。蛔得酸则静，本品极酸，有安蛔止痛，和胃止呕之功，治蛔虫引起的腹痛，呕吐，四肢厥冷之蛔厥证，本品常为君药。

4. **生津止渴** 用于**消渴证**。本品善能生津液，止烦渴。治虚热消渴，可单用煎服，或与天花粉、麦冬、人参等同用。

此外，本品炒炭后，涩重于酸，收敛力强，能固冲止漏，可用于崩漏不止，便血等；外敷能消疮毒，可治胬肉外突，头疮等。

【用法与用量】　煎服，3～10g，大剂量可用至30g。外用适量，捣烂或炒炭研末外敷。止泻止血宜炒炭用。

【使用注意】　外有表邪或内有实热积滞者均不宜服。

肉 豆 蔻

【来源】　本品为肉豆蔻科植物肉豆蔻的成熟种仁。

【处方别名】　肉蔻、肉果、玉果。

【性味与归经】　辛，温。归脾、胃、大肠经。

【功能与主治】

1. **涩肠止泻**　**用于虚泻，冷痢。**本品能暖脾胃，固大肠，止泻痢，为治疗脾胃虚寒之久泻久痢及脾肾阳虚，五更泄泻之要药。

2. **温中行气**　**用于胃寒胀痛，食少呕吐。**本品辛香温燥，能温中理脾、行气止痛。治胃寒气滞，脘腹胀痛，食少呕吐等症，常与木香、干姜、半夏等药同用。

【用法与用量】　煎服，3～10g；入丸、散服，每次0.5～1g。内服止泻须煨熟去油用。

【使用注意】　湿热泻痢者忌用。

莲 子

【来源】　本品为睡莲科植物莲的成熟种子。

【处方别名】　莲子肉（即去心的莲子）。

【性味与归经】　甘、涩，平。归脾、肾、心经。

【功能与主治】

1. **固精止带**　**用于肾虚遗精，带下。**本品能补肾固肾，但药力和缓，须配伍其他补肾健脾药物同用。

2. **补脾止泻**　**用于脾虚泄泻。**本品能补脾涩肠，脾虚所致慢性腹泻者，可每日服用作保健食品。症状较重者，须与党参、白术等补气健脾药物同用。

3. **益肾养心**　**用于心悸，失眠。**本品能养心血，益肾气，交通心肾，治心肾不交之虚烦、心悸、失眠者，常与酸枣仁、茯神、远志等药同用。

【用法与用量】　煎服，10～15g。去心打碎用。

山 茱 萸

【来源】　本品为山茱萸科植物山茱萸的干燥成熟果肉。

【处方别名】　山萸肉、净萸肉、枣皮。

【性味与归经】　酸、涩，微温。归肝、肾经。

【功能与主治】

1. **补益肝肾**　**用于肝肾亏虚证。**本品酸涩，微温质润，其性温而不燥，补而不峻，补益肝肾，既能益精，又可助阳，为平补阴阳之要药。治肝肾阴虚，腰膝酸软，头晕耳鸣，及命门火衰，腰膝冷痛，小便不利，阳痿等症，均常用本品。

2. **收敛固涩**　①**用于遗精，遗尿，尿频。**②**用于崩漏、月经过多。**本品即能补益，又能收涩，善治上述肾虚不固诸证，常为方中主药。③**用于大汗不止，体虚欲脱。**常与人参、附子等补益药同用。

【用法与用量】 煎服,5～10g,急救固脱20～30g。

【使用注意】 素有湿热而致小便淋涩者,不宜应用。

【验方】 治单纯性口腔溃疡反复发作:干山茱萸碾细粉,每晚睡前用陈醋调成糊状,敷于两脚心涌泉穴。

桑 螵 蛸

【来源】 本品为螳螂科昆虫大刀螂、小刀螂或巨斧螳螂的卵鞘。

【性味与归经】 甘、咸,平。归肝、肾经。

【功能与主治】

1. **固精缩尿** 用于**遗精,遗尿,尿频,白浊**。本品补肾收敛之功较强,为治疗肾虚遗尿、遗精之良药。治小儿遗尿,可单用为末,米汤送服。

2. **补肾助阳** 用于**肾虚阳痿**。常与鹿茸、肉苁蓉、菟丝子等补阳药同用。

【用法与用量】 煎服,6～10g。

【使用注意】 阴虚多火,膀胱有热而小便频数者忌用。

金 樱 子

【来源】 本品为蔷薇科植物金樱子的成熟果实。

【处方别名】 金樱子肉(即去核的金樱子)。

【性味与归经】 酸、涩,平。归肾、膀胱、大肠经。

【功能与主治】

1. **固精缩尿止带** 用于**遗精,遗尿,尿频,带下等证**。本品无补益作用,功专固敛,治肾虚不固诸证,可单用或配芡实等补肾固涩之品同用。

2. **涩肠止泻** 用于**久泻久痢**。本品涩肠力强,治脾虚久泻、久痢,可单用浓煎服,或配伍补益药以标本同治。

【用法与用量】 煎服,6～12g。

其他收涩药见表2-20-1。

表2-20-1 其他收涩药

药 名	性 味	功 能	主 治	用量与用法
麻黄根	甘、微涩,平	固表止汗	自汗,盗汗	煎服,3～10g
诃子	苦、酸、涩,平	收敛止泻,止咳,利咽开音	久泻久痢,久咳,失音	煎服,3～10g
赤石脂	甘、涩,温	涩肠止泻,收敛止血,敛疮生肌	久泻久痢,崩漏,便血,疮疡久溃不敛	煎服,10～20g。外用适量
禹余粮	甘、涩,平	涩肠止泻,止血,止带	久泻久痢,崩漏,带下	煎服,10～20g
鸡冠花	甘、涩,凉	收敛止带,止血,止痢	带下,崩漏,便血痔血,久泻久痢,湿热泻痢	煎服,6～15g
银杏叶	甘、苦、涩,平	敛肺平喘,活血止痛	①肺虚咳喘;②胸闷心痛	煎服,3～6g
海螵蛸	咸、涩,微温	固精止带,收敛止血,制酸止痛,收湿敛疮	①遗精,带下;②崩漏、吐血、便血及外伤出血;③胃痛吐酸;④湿疮,湿疹,溃疡不敛	煎服,6～12g;散剂酌减。外用适量

(王继光)

第二十一章 外 用 药

概念 本类药物以外用为主,很少内服,故称外用药。

功能与主治 本类药分别具有解毒疗疮,杀虫止痒等功效,主要用于疮痈疔毒,疥癣,湿疹等中医外科病证。外用方法因病因药而异,如研末外撒,或煎汤洗渍及热敷、浴泡、含漱,或用油脂及水调敷,或制成软膏涂抹,或做成药捻、栓剂栓塞等。

现代药理研究证明,本类药物大都具有杀菌消炎作用,可杀灭细菌、真菌、疥虫、螨虫、滴虫等;且在局部外用后能形成薄膜以保护创面,减轻炎症反应与刺激;部分药物有收敛作用,能凝固表面蛋白质,收缩局部血管,减少充血与渗出,促进伤口愈合。

使用注意 本类药物多具有不同程度的毒性,无论外用或内服,均应严格掌握剂量及用法,不可过量或持续使用,以防发生毒副反应。制剂时应严格遵守炮制和制剂法度,以减低毒性而确保用药安全。

雄 黄

【来源】 本品为硫化物类矿物雄黄的矿石,主含二硫化二砷(As_2S_2)。

【处方别名】 腰黄、雄精。

【性味与归经】 辛,温;有毒。归肝、胃、大肠经。

【功能与主治】

解毒,杀虫 用于痈肿疔疮,湿疹疥癣,蛇虫咬伤。雄黄温燥有毒,外用或内服均可以毒攻毒而解毒杀虫疗疮。治痈肿疔毒、毒蛇咬伤轻者单用本品香油调涂患处;重者内外兼施,可与五灵脂共为细末,酒调灌服;或配伍乳香、没药、麝香为丸,陈酒送服,治痈疽肿毒,均有良效。

【用法与用量】 外用适量,研末敷,香油调搽或烟熏。内服 0.05～0.1g,入丸、散用。

【使用注意】 ①外用不宜大面积涂擦及长期持续使用;内服宜慎,不可久服。②孕妇禁用。③切忌火煅,雄黄见火即燃,并生成砒霜,有大毒。

硫 黄

【来源】 本品为自然元素类矿物自然硫。

【性味与归经】 酸,温;有毒。归肾、大肠经。

【功能与主治】

1. 外用解毒杀虫疗疮 用于疥癣,湿疹,阴疽疮疡。本品性温而燥,有解毒杀虫,燥湿止痒诸功效,尤为治疗疥疮的要药。治疥可单用硫黄细粉,香油调涂患处。若与轻粉、斑蝥、冰片为末,同香油、面粉为膏,涂敷患处,可治顽癣瘙痒。

2. 内服补火助阳通便 用于阳痿,虚喘冷哮,虚寒便秘。硫黄入肾大补命门火而助元阳,可配伍补阳药用治肾阳衰微,下元虚冷诸证。

【用法与用量】 外用适量,研末敷或加油调敷患处。内服 1.5～3g,炮制后入丸、散服。

【使用注意】 阴虚火旺及孕妇忌服。

其他外用药见表 2-21-1。

表 2-21-1 其他外用药

药 名	性 味	功 能	主 治	用法与用量
大蒜	辛,温	外用解毒杀虫,消肿,内服止痢	①疔疮、疥癣;②痢疾	外用适量;内服 5~10g
土荆皮	辛,温。有毒	外用杀虫,止痒	多种癣证,湿疹	外用适量,不可内服
蛇床子	辛、苦,温	外用杀虫止痒,燥湿;内服温肾壮阳	①阴部湿痒,湿疹,疥癣,湿痹;②阳痿,不孕等	外用适量;内服 3~10g
红粉(升药)	辛,温。有大毒	拔毒,去腐	疮疡溃后,脓出不畅,腐肉不去,新肉难生	外用适量,不可内服
轻粉	辛,寒。有毒	外用攻毒杀虫,敛疮;内服逐水通便	①疮疡,疥癣,湿疹,梅毒;②水肿,二便不利	外用适量;内服每次 0.1~0.2g,服后漱口防中毒
炉甘石	甘,平	解毒明目退翳,收湿止痒敛疮	①目赤翳障,眼睑溃烂;②溃疡不敛,湿疮,湿疹	外用适量
木槿皮	甘、苦,凉	清热,杀虫,止痒	皮肤疥癣	外用适量,酒浸涂擦
蟾酥	辛,温,有毒	外用解毒,止痛;内服开窍醒神	①痈疽疔疮,瘰疬,咽喉肿痛,牙痛;②痧胀腹痛,神昏吐泻	外用适量;内服 0.015~0.03g,入丸、散
白矾	酸、涩,寒	外用解毒杀虫,燥湿止痒;内服止血,止泻,化痰	①湿疮瘙痒,疮疡疥癣;②出血,泻痢,痰厥癫痫发狂	外用适量;内服 0.6~1.5g

(王继光)

第三篇　方剂与中成药基础知识

第一章　方剂与中成药概说

方剂是由药物组成的，是在辨证审因、决定治法之后，选定适宜的药物，遵循组方原则，酌定用量、用法，科学配伍而成，在临床应用中具有灵活性。中成药是以中医药理论为基础，用中药材为原料按照法定的处方和工艺标准加工制成的一定剂型。具有计量准确、应用方便并利于工业化生产等特点。方剂和中成药密不可分，方剂是中成药制作的依据，中成药是方剂的物质体现。

第一节　治法与方剂

一、治法

治法就是治疗方法。在治疗过程中，根据不同的病证，通过辨证求因，以确定治法。历代医学家在长期的医疗实践中制定了许多种治法，以适应各种不同病证的治疗要求。如热证用清法、虚证用补法等。清代名医程钟龄将各种治法归纳为八类治疗大法，即"汗、吐、下、和、温、清、消、补"八法。由于八法提纲挈领、简明扼要、便于掌握，因此广为后人接受并沿用发展。现将八法内容简要介绍如下。

（1）汗法　汗法是通过发汗以祛除外邪的治疗方法。适用于外感表证以及麻疹初起疹出不畅、疮疡、水肿初起兼有表证者。

（2）吐法　吐法是通过涌吐作用，使停留在咽喉、胸膈、胃脘等部位的痰涎、宿食或毒物从口中吐出的治疗方法。适用于实邪壅塞、病情急剧的病证，如因暴饮暴食而宿食停积在胃中或误食毒物后尚未吸收，以及喉科急症等。

（3）下法　下法是通过泻下通便以祛除里邪的治疗方法。适用于实邪积滞胃肠、大便不通、燥屎内结，以及痰饮、瘀血、积水等邪正俱实之证。

（4）和法　和法是通过和解与调和的治疗方法，使半表半里之邪或脏腑、阴阳、表里失和之证得以解除的治疗方法。适用于邪在少阳、肝脾不和、肠胃不和等证。

（5）温法　温法是通过温里散寒的治疗方法，使在里之寒邪得以消除的治疗方法。适用于中焦虚寒，亡阳厥逆以及寒凝经络等证。

（6）清法　清法是通过清热泻火、凉血解毒等治疗方法，使在里之热邪得以清除的治疗方法。适用于热在气分、热入营血、热在脏腑、气血俱热及虚热等证。

（7）消法　消法是通过消食导滞或消痞散结的治疗方法，使停积于体内的血、痰、食、水、虫等有形实邪渐消缓散的治疗方法。适用于食积、虫积、癥瘕痞块等证。

(8) 补法　是通过补益人体气血阴阳的不足，恢复人体正气的治疗方法。适用于各种虚证，如气虚、血虚、阴虚、阳虚，以及五脏虚损。

总之，八法各有一定的作用和适用范围，但在临床的应用中，由于病情的复杂性，往往一种治法不能完全符合治疗需要，常见的情况是多种治法并举，统筹兼顾，以达到治疗目的。

二、治法与方剂的关系

中医治病的顺序是先辨证，再确定治法，而后组方，即临床的应用是先"法"后"方"。方剂是从实践得来的，人们在长期与疾病作斗争的过程中，逐渐了解和熟悉了哪些药物相互配合可以治疗哪种疾病，所以在中医学的历史发展进程中，又是先有方后有法。治法是长期用药实践经验的总结和理论升华，治法形成后反过来指导开方用药，使组方更加科学、严谨。方剂与治法的关系，概括讲，就是治法是组方的依据，方剂是治法的具体体现，二者辨证统一，密不可分。例如，一个感冒患者，恶寒发热，头痛身疼，无汗而喘，舌苔薄白，脉浮紧。经辨证属外感风寒表实证，应以汗法与温法结合，故而选用麻黄汤。本方是由麻黄、桂枝、杏仁、甘草四味药物组成，具有辛温发汗，宣肺平喘的功用，主治上述风寒感冒，无汗而喘之证。

第二节　方剂的组成

方剂中的药物其功用各有所长，也各有所偏，因此通过合理配伍，可取长补短，增强其原有药物的作用，或调其偏性，制其毒性，充分发挥药物的综合作用。还可以扩大治疗范围，适应比较复杂病证的治疗需要。

一、组方原则

方剂的组成不是随意的药物堆积，或简单、机械的药物相加，而是根据病情的需要，在辨证审因，确定治法的基础上，按照一定的组方原则，选择适合的药物，酌定剂量组合而成。这种严格的组方原则是根据《素问·至真要大论》所说的"主病之谓君，佐君之谓臣，应臣之谓使"，即是以封建朝廷中的等级君、臣、佐、使来说明方剂中药物配伍的主次关系。现归纳分析如下。

(1) 君药　是针对主病或主证起主要治疗作用的药物。其药力居方中之首，是方中不可缺少的药物。

(2) 臣药　有两种意义，一是辅助君药加强治疗主病或主证的药物；二是针对兼病或兼证起主要治疗作用的药物。它的药力小于君药。

(3) 佐药　有三种意义，一是佐助药，能协助君、臣药以加强治疗作用，或直接治疗次要的兼证；二是佐制药，用以消除或减缓君、臣药的毒性与烈性。三是反佐药，即根据病情需要，用与君药性味相反而又能在治疗中起相成作用的药物。佐药药力小于臣药，一般用量较轻。

(4) 使药　有两种意义，一是引经药，即能引方中诸药直达病所，起到向导作用，如治上部疾患用桔梗为引，治下部疾患以牛膝为引；二是调和药，即具有调和诸药作用的药物，以使性味归经不同的药物能够协同作用，如麻黄汤中的甘草。

综上所述，决定一个方剂中药物的君、臣、佐、使，主要是根据药物在方中所起的作用而区分的。每一方剂中君、臣、佐、使是否齐备，须根据病情和治疗的需要以及所选药物的功用来决定。如病情比较单纯，用一两味药即可奏效。君、臣药无毒烈之性，便不需要加用佐药。主病药物能至病所，则不必再加引经的使药。在组方中，每个方剂君药是必不可少的，而在简单的方剂中，臣、佐、使药三者则不一定均有。至于一方中君、臣、佐、使的药味多少和用量，须根据临床上辨证立法的需要而定。一般情况下，君药药味较少，臣、佐药的药味较多。在用量方面，君药比臣、佐、使药量要大，金代名医张元素有"力大者为君，为君最多，臣次之，佐使又次之"之说。

二、组成变化

方剂的组成具有一定的原则性，又有很大的灵活性。在临床应用时，应根据病情的轻重缓急、体质强弱、年龄大小、生活习惯以及季节气候等不同，予以灵活化裁，加减运用，才能切合病情，收到预期效果。方剂的组成变化，归纳起来有以下三种形式。

1. 药味加减的变化

方剂中药味加减的变化，必然使其功效发生变化。药味加减变化有下列两种情况。

（1）佐使药的加减　因为佐使药在方中的药力较小，不至于引起功效的根本改变，所以这种加减是在主证不变的情况下，随着次要症状或兼证的不同，加入某些与病情相适应的药物，或减去与病情不相适应的药物，以适应临床病情的需要，更符合新的病情，这种变化，亦称为随证加减。如麻黄汤主治外感风寒表实证，重在发汗解表，所以用麻黄、桂枝、杏仁、炙甘草组成。若以清泄肺热为主，则不用辛甘温的桂枝，改用辛甘大寒的石膏，组成麻黄杏仁甘草石膏汤。

（2）臣药的加减　这种加减改变了方剂的配伍关系，会使方剂的功效发生根本变化，又叫配伍变化，亦属于药味增减变化的范畴。如麻黄汤去桂枝（臣药），即成为三拗汤，此方虽麻黄仍为君，但无桂枝的配合，发汗力减弱，配以杏仁为臣，其功效为宣肺散寒，止咳平喘，成为一首治疗风寒犯肺咳喘的基础方。但在对成方加减时，不可减去君药，否则就不能说是某方加减，而是另行组方了。

2. 药量加减的变化

是指组成方剂的药物相同，因病情需要，将方中的药量进行增减调整，致使方药主次关系与功效主治随之发生变化。例如：小承气汤用大黄4两为君药，枳实3枚为臣药，厚朴2两为佐使药，组成治疗热结便秘的方剂；而厚朴三物汤原方用厚朴8两为君药，枳实5枚为臣药，大黄4两为佐使药，成为治疗气滞便秘的方剂。从上可见，方剂中的药物组成相同，由于药物用量增减的变化，从而使君、臣药和佐、使药的关系有所改变，治疗的作用和主治病证也就不同，方名亦常随之改变，以示区别。

3. 剂型更换的变化

中药剂型种类较多，各有特点。同一方剂，制成不同剂型，治疗作用也会有所不同，但这种差异只是大小与峻缓的区别，临床常根据主治病情的轻重缓急选用。例如理中丸是治疗脾胃虚寒证的方剂，如改为汤剂内服，则作用快而力峻，适用于病情较重或急者。再如抵当汤改为抵当丸，银翘散（汤剂）改为银翘解毒片（丸）等，方药相同，功用缓急有别，也是因病证轻重不同而决定。类似此种用法较多，这种将汤剂改为丸、散、膏剂，或将丸、散、膏剂改为汤剂，主要是取其功效缓急不同之意。

从以上三种变化形式可以看出，方剂的药味加减、药量加减、剂型更换都会对其功效产生不同影响，应注意灵活应用，用利除弊，以达到更好的用药效果。

第三节　中成药的命名与处方来源

一、中成药的命名

中成药的命名是根据该方的主要功效、主治病症、处方组成、主要药物、处方来源、药物量的比例以及中药的味数等方面而定的。

1. 以成药的功效命名

以成药的功效命名是以该方的主要治疗作用作为命名的依据。如清音丸，其功效为清凉解热、生津止渴、润喉开音；平喘片，其功效为顺气平喘、止咳化痰。也有少数以间接的方式表示功效，如逍遥丸等。

2. 以成药的主治病证命名

以成药的主治病证命名是指以该方主治的中、西病证为命名依据，如寒喘丸，主治肺寒哮喘；白带丸，主治赤白带下。这种命名方法比较直观，便于医生和患者选用。

3. 以成药的组成命名

以成药的组成命名是将该方的全部组成药物为命名依据。如良附丸，由高良姜和香附组成；茵栀黄注射液，由茵陈、山栀和黄芩组成。这类成药多为药味较少的小方。

4. 以成药的主药命名

以成药的主药命名是以该方的主药为命名的依据。如天麻丸，其主药是天麻；苏合香丸，其主药是苏合香。因为主药是针对主证起主要治疗作用的药物，所以明确了方中的主药就可以了解该方的主要功效和主治，便于医生临床使用。

5. 以成药中药味数命名

这种命名方法，是以该方的全部组成药物的味数为命名依据。如六味地黄丸，由熟地黄、山茱萸、山药、茯苓、丹皮、泽泻六味药组成；十全大补丸，由人参、熟地黄、当归、白术、白芍、茯苓、甘草、黄芪、肉桂、川芎十味药组成。

6. 以成药中药物量的比例命名

这种命名方法，是以该方组成药物量的比例为依据。如六一散，就是因其组成药物（滑石和甘草）的用量为六比一而命名。

7. 以成药来源命名

以成药来源命名就是以该方的原始出处为命名的依据，如金匮肾气丸，出自《金匮要略》；济生肾气丸，出自《济生方》。

8. 以成药性状命名

以成药性状命名，就是以成药制成后的性状特点为依据，如紫雪丹，制成后色呈深紫，质松如霜雪。

9. 以其他方式命名

除以上八种常用的命名方法以外还有一些使用较少的其他命名方法。有以服用剂量命名的，如七厘散，就是每服 7 厘（0.21g）；有以服用方法命名的，如川芎茶调散，以清茶调服；有以相关的人名命名的，如冯了性药酒。

综上所述，成药命名的方法很多，但也只能起到对成药某一方面的提示、参考作用。要正确使用中成药还必须全面了解其组成、功效和主治，特别是要在中医药理论指导下使用中成药，才能取得满意疗效。

二、中成药的处方来源

中成药历史悠久，内容丰富，其品种历代都有增加。随着现代科学技术的提高，加之近年国内外广泛交流使中成药的品种和质量得到了较快发展。中成药的处方来源，大致可归纳为历代医药文献、验方和新研制方三个方面。

1. 历代医药文献

从历代医药文献选录的处方，其中有的原本是成药（丸、散、膏、丹等），有的原来是汤剂或煮散，经后人改制成其他剂型而为成药，如理中丸、六一散等。这类处方，大多是历代医药家们长期用药经验的总结。还有一部分是对原方进行加减变化，或对剂型改制，其目的是使它更加对症和便于使用。如杏苏二陈丸就是杏苏散的加减衍化，并改为丸剂。成药处方特点是组方严谨，药味较少，针对性强，疗效确切。

2. 验方

验方系指历代文献未经收载而民间流传的有效经验处方。这些有出自民间医生之手，也有医药专业人士根据实践经验拟定的处方，历代传用，内容丰富。如治疗妇科疾病的白带丸、治疗胃肠病的木香顺气丸等。

3. 新研制方

通过研究试制，经国家或地方药政管理部门批准生产的成药品种多属此类。有的效果较好或显著。新研制的品种大部分是按中医学理论研制的，部分是按现代医学理论和方法研制的。由于新技术的应用，有的制成中药提纯精制品，或制成中药的纯化学单体成分。有的品种是中西药并用制剂，取中西药的复合作用。

第四节 中成药的剂型

中成药的剂型是指中药材经过加工而制成的制剂类型。根据药物的性质、用药目的和给药途径，将中药材加工成适宜的形式，以满足临床需要。由于不同的剂型在使用后产生的效果、时间、持续程度及作用特点等各有不同，甚至对人体不同部位、不同性质的疾病也有差异，因此，有必要了解各剂型的特点。目前，我国中成药剂型达40多种，常用的有10多种。

1. 丸剂

丸剂是指用药物的细粉或药物提取物加以适宜的黏合剂或其他辅料制成的球形或类球形制剂。是中成药中最古老、最常用的剂型之一。丸剂具有剂量较准确，可用个数或重量计量，还可以减少部分药材不良气味，服用比较方便，便于携带和贮藏等优点。其缺点是剂量大（一般为3~9g），儿童服用不太方便。丸剂因加入黏合剂的种类不同，可分为水丸、蜜丸、糊丸、浓缩丸、滴丸等多种。其吸收和生效快慢、持续作用时间的长短顺序，则依次表现缓慢而持久。

（1）水丸　又称水泛丸，是指药材细粉用水（或用黄酒、醋、药汁、糖水等）为黏合剂制成的丸剂。水丸与蜜丸比较具有溶散快，显效速，体积小，易吞服，成本低等优点。

（2）蜜丸　系指药材的细粉以炼蜜为黏合剂制成的丸剂。具有崩解与吸收缓慢，作用缓和，成本高等特点。多用于治疗慢性或需要滋补的疾病。

用水和蜂蜜兑合做黏合剂的叫"水蜜丸"。

（3）浓缩丸　系指药材或方中部分药材煎汁浓缩成膏，再与适宜的辅料或药物细粉混合，以水或蜂蜜或蜂蜜和水为黏合剂制成的丸剂。具有含药浓度高，服用剂量小等优点。但崩解较慢。多用于水丸改型。

（4）滴丸　是指将药物与基质（聚乙二醇、明胶）加热熔化混匀后，用滴制法制成的剂型。具有疗效迅速、生物利用度高、质量易控制、重量小、含药量准、质量稳定等优点。其不足是含药量低、服用量大。

2. 散剂

是将药材粉碎并混合均匀而制成的粉末状制剂。依用途可分为内服或外用两类。具有生物利用度高、奏效快、制作简便的优点。但也存在口感不良、服用较困难、易吸潮等缺点。

3. 颗粒剂

是指用药材的提取物与适宜的辅料或药材细粉制成的干燥颗粒状制剂。按其溶解性可分为颗粒剂、混悬性颗粒剂和泡腾性颗粒剂。颗粒剂是近二十年来在汤剂、散剂和糖浆剂的基础上发展起来的新剂型。具有口感好、体积小、服用和携带方便、疗效快等优点。

4. 片剂

是指药材细粉或药材提取物与适宜的辅料混合制成的圆片状或异形片状制剂。根据药物的性质和需要，可将其做成包衣片（外包糖衣、薄膜衣或肠溶衣）及不包衣片（素片）。片剂具有质量稳定，疗效比丸剂快，服用、携带方便，成本低廉，便于现代化生产等优点。

5. 胶囊剂

是指将药物装于空胶囊或将药物密封于球形、椭圆形的胶丸内制成的制剂。胶囊剂分为硬胶囊剂、软胶囊剂（胶丸）和肠溶胶囊剂。胶囊剂具有外观整洁美观，容易吞服，分散快，吸收好，生物利用度高，稳定性好，可掩盖药物不良气味等优点。

6. 煎膏剂

是指将药物加水煎煮，去渣浓缩后加糖或炼蜜制成的半流体制剂。煎膏剂以滋补作用为主，兼有缓和的治疗作用，又称膏滋。具有浓度高，体积小，便于服用等优点，适用于慢性病的防治。

7. 栓剂

是药物与适宜的基质混合后制成供人体不同腔道给药的固体制剂。按使用腔道不同，可分为肛门栓、阴道栓、尿道栓三种。具有比口服给药快，药物利用度高，且不经肝脏而直接进入大循环，可防止药物的变化和减少对肝脏的毒副作用，减少对胃的刺激等优点。

8. 酒剂

酒剂也称药酒，系指药材用白酒或黄酒浸提制成的液体制剂。酒能温通血脉、散寒，多用于因寒湿引起的关节筋骨疼痛、跌打损伤等疾患，也可用于体虚补养等。对于有酒精过敏史者应避免使用。

酊剂是将药材用酒精浸出或溶解而制成的澄清液体制剂。

9. 糖浆剂

是指含有药材提取物的浓糖溶液。具有味甜可口，便于服用的优点，是慢性病患者和小儿的适宜剂型。也比较适于制备滋补药。

10. 注射剂

注射剂也称针剂，是用从药材中提取的有效成分制成的供注入人体的灭菌溶液、乳状液或混悬液，以及供给临床前配成溶液的无菌粉末或浓溶液。具有吸收快、显效速、剂量准确、生物利用度高，适用于急救等优点。

11. 合剂

是指将药材用水或其他溶剂，采用适宜方法提取、经浓缩制成的内服液体制剂（单剂量灌装者称口服液）。合剂是在汤剂的基础上发展起来的具有吸收快、奏效迅速、服用方便等优点。

12. 其他剂型

除上述常用剂型外，中成药剂型还有胶剂、锭剂、茶剂、露剂、油剂、灸剂、熨剂等多种剂型，有的现代已不常用。

第五节 中成药的保管、批准文号、生产批号及有效期

一、保管

搞好中成药的保管贮存，是保障用药安全有效的重要环节。每年都有大量的中成药因保管不善而变质，不少人因误服变质中成药而导致药源性疾病。所以，对中成药的保管养护必须十分重视。

1. 药库、药店、药房等单位保管中成药

（1）做好进出库收发登记手续。

（2）了解中成药贮存中常发生的变质现象及其原因。若发现有变质现象，原则上不能使用。

（3）保持药柜、药架卫生，定期消毒，减少微生物污染。

（4）加强药品检查。入库贮存中成药要检查包装是否完整，有无渗漏、潮湿、发霉及包装破损等。如有问题，经加工整理后仍不合格者，不宜贮存。

（5）加强温度、湿度管理。若柜内温度、湿度高于室内，或药库内温度、湿度高于室外，应适当打开柜门、库房门通风；反之则应紧闭柜门、库门，尽量少打开。必要时，可在柜内、库内放吸潮剂。

（6）分类贮存。内服药、外用药分开贮放；剧毒药、贵重药单独加锁另放；怕光药避光贮存；怕热、怕潮药放阴凉、干燥处；一般药亦宜放阴凉、干燥处。

（7）看清批号、有效期，做到先生产的先使用，严防过期失效。过期药品未经检验许可，不得发放使用。

2. 家庭个人保管中成药

（1）要放在妥当的地方，避免日光直射、高温、潮湿及防备小儿误拿误吃误用。剧毒药尤应妥善存放。

（2）已经启用的瓶装成药应注意按瓶签说明保管（如加盖、防潮等）。

（3）注意检查批号、有效期和失效期，以免使用过期药品或引起中成药浪费。

（4）注意有无发霉变质现象。遇有变质，不得应用。

（5）贮放中成药一定要有标签，写清药名、规格，切勿凭记忆无标签存放。

（6）对名称、规格有疑问的药，切勿贸然使用，以免发生意外。

（7）糖浆剂、口服液、合剂等易发霉、发酵变质的药，开后要及时用完；未用完的最好放冰箱内，并尽早用完。遇有变质，及时扔掉。有时液体药剂发酵后产生大量气体，能使包

装瓶炸破，应多加注意。

（8）瓶装成药用多少取多少，以免污染。对瓶装液体药更应注意，只能倒出，不宜再往回倒入，更不宜将瓶口直接对嘴服药。

二、批准文号

批准文号系指国家批准的该药品的生产文号。它由国家食品药品监督管理局统一编定，并由各地食品药品监督管理局核发。为加强药品批准文号管理，国家食品药品监督管理局已发文规范了新的药品批准文号格式，并将已合法生产的药品统一换发药品批准文号。另外，进口药品的包装和标签还应标明"进口药品注册证号"。

三、生产批号

在规定限度内具有同一性质和质量，并在同一设备连续生产出来的一定数量的药为一批。生产批号是用于识别"批"的一组数字或字母加数字，可用于追溯和审查该批药品的生产历史。

四、有效期

药品的有效期系指该药品被批准的使用期限，是在一定的贮存条件下，能够保持质量的期限。由于中药材成分复杂，许多药材成分尤其有效成分目前还不明确，其检测的手段和方法又相对落后，因而造成许多中成药无法严格限定有效期。由于药品的特殊地位，其品种又必须制定有效期，药品应在规定的有效期内使用，超过有效期时或作用降低或毒性增强，都不能继续使用。在药品的购买与使用中应以注意，例如药品标明有效期至 2004 年 6 月（标明药品有效期的表示方法还有 2004-06、2004.06 或 2004/06），是指药品可使用到 2004 年 6 月 30 日。

第六节　中成药的使用注意事项

中成药除主要供医生临床使用外，患者也可根据病情自行购用，因此如何正确使用中成药，达到安全有效的用药目的，还必须掌握使用中成药的注意事项。

1. 注意证候禁忌

每种中成药都有其特有的功效和一定的适用范围，主治相应的病症，因此临床用药都有所禁忌，称证候禁忌。如安宫牛黄丸，功能清热解毒，豁痰开窍，属于凉开宣窍醒神救急之品，主治中风、热厥、小儿急惊风证，用于心肝有热，风痰阻窍所致高热烦躁，面赤气粗，舌绛脉数，两拳紧握，牙关紧闭的热闭神昏证，若见面青身凉，苔白脉迟，属于寒闭神昏者，则应禁用本药，当用苏合香丸以温开宣窍。因此，不仅临床医生要坚持严守病机，审因论治，辨证用药，一般慢性病患者自行购用中成药时，也必须搞清药物功效，主治病症，禁忌病证后，才能服用，必要时必须取得医生指导，才能取得良好的治疗效果。由此可见，正确使用中成药必须坚持辨证用药，注意证候禁忌，是十分必要的。

2. 注意妊娠禁忌

某些药因能损害胎元或对孕妇有不良作用，属妊娠用药禁忌的范围。根据中成药对孕妇不良反应程度的不同，有禁用、慎用之别。凡属禁用的药物绝对不能使用；属慎用的药物，以不用为好，若有必要，可在执业医师的指导下，根据孕妇的具体病情，酌情使用。同时要加强观察和护理，以防万一。这些中成药大多具有通经祛瘀、行气破滞、泻下逐水等作用。

妊娠禁用的中成药有：牛黄解毒丸、小活络丸、木香槟榔丸、玉真散、当归龙荟丸、苏合香丸、纯阳正气丸、冠心苏合丸、紫雪丹、跌打丸、醒消丸等。

妊娠慎用的中成药有：黄连上清丸、女金丸、天麻丸、龙胆泻肝丸、安宫牛黄丸、防风通圣丸、附子理中丸等。

3. 注意饮食禁忌

中成药使用后有时必须忌食某些食物，以免药物与食物之间产生相互作用而影响药效或中毒，即通常所说的"忌口"。如服用含人参的中成药（如人参健脾丸）不宜吃萝卜；服用含铁的中成药（如磁朱丸、紫雪丹）不宜喝茶、吃柿子。另外，为了避免食物影响中成药的疗效，服用清热类中成药应避免吃辛辣温热的食物（如辣椒、姜、葱等）；服用祛寒类中成药不宜吃寒凉的食物（如西瓜、冷饮），即不宜吃与中成药性质相反的食物。

4. 注意配伍禁忌

中药在复方配伍应用中，有些药物应避免配合使用，以降低和破坏药效，或产生毒副作用，如"十八反"、"十九畏"等。关于相反药能否同用，历代医药学家争论不一。强调反药不能同用者，认为反药同用可增强毒性，损害机体；认为反药可以同用者，则认为反药同用能起到相反相成，提高药效的作用。无论从文献记载、临床应用、实验研究看，至今尚无统一的结论，说明对"十八反、十九畏"还需要做深入的科学研究，反复的临床印证，去伪存真，才能得出科学的结论来。在尚未搞清反药能否同用的机理之前，应持审慎态度，在没有充分根据及实际应用经验时，仍须避免盲目配伍应用。就中成药配伍应用而言，无论中成药之间的配伍应用、中成药与药引子的配伍应用，还是中成药与汤剂配伍应用，都应尽量避免反药同用。

5. 注意中成药的毒副作用

中成药大多数为中药饮片加工而成，一般毒副作用不强，安全系数较大，这是中药一大优点。但还必须看到无论文献记载、还是临床验证及实验研究，均证实不少药材、中成药确实有一定的毒副作用，不可忽视，在临床应用中成药时，必须重视其毒副作用，以确保用药安全。

引起中毒的原因主要是：①一些毒性较强的中成药用量过大，或长期服用，造成过量、蓄积中毒；②由于个体差异，部分患者在治疗范围内引起不良反应；③患者缺乏医药常识自行服用不对证的成药；④炮制、制剂、服法不当。因此，应严格控制有毒药材、中成药的使用剂量；根据患者个体差异给予合理治疗量；对有毒药材、中成药的应用应在执业医师指导下进行；严守药材炮制规范及中成药制剂规范，采用合理的服用方法，就可以有效地防止中成药中毒事故的发生，达到安全有效的用药目的。

第七节 中成药非处方药

一、非处方药的概念

非处方药是相对于处方药而言，是指经国家食品药品监督管理局批准，不需要凭执业医师或助理执业医师处方，消费者按药品说明书即可自行判断和使用的安全有效的药品。非处方药具有法律属性，只有国家批准和公布的"非处方药目录"中发布的药品才是非处方药。

根据药品的安全性，非处方药又分为甲、乙两类。甲类必须在符合国家要求的社会药店销售；乙类是安全性更高的非处方药，既可在社会药店销售，也可在药监部门批准的其他商业企业（超市、宾馆、百货商店）销售。因此，非处方药又称柜台（over the counter）药物或大众药，简称OTC药。

处方药是指必须凭执业医师或执业助理医师处方才可调配、购买和使用的药品，简称

Rx。处方药要在有处方权的执业医师指导下才能使用。处方药和非处方药不是药品本质的属性,而是管理上的界定。作为非处方药品,并非实行终身制,每隔几年要进行重新评价,推出新品种,优胜劣汰,是一种动态管理。处方药和非处方药之间的关系既是独立的,也是相互联系的,非处方药基本上是由处方药转换过来的。

1951年美国率先在世界上创建了药品分类管理制度,规定了处方药与非处方药的分类标准,此后日本、英国、德国等国家也先后采用。1980年世界卫生组织向各发展中国家推荐这一先进的药品管理模式。目前,已有一百多个国家和地区对药品执行了处方药和非处方药的分类管理。我国于1999年6月颁布了《处方药与非处方药分类管理办法》(试行),于2001年1月1日施行,并公布了第一批国家非处方药目录。目前,我国已公布了6批国家非处方药目录。

二、非处方药的特点及使用注意事项

1. 非处方药的特点

(1) 不需医师处方,消费者可自行在药店或商店购买。
(2) 缓解轻度不适、治疗轻微的病症或慢性疾病疗效确切。
(3) 安全有效,有效成分稳定,无毒,无药物依赖性,不良反应小而少,且应用方便。
(4) 说明书、标签简明易懂,可指导合理用药,药品包装规范化。
(5) 质量稳定(即使在一般贮存条件下或贮存较长时间不会变质)。

2. 合理使用非处方药的注意事项

(1) 正确自我判断、正确选用药品。消费者对自己的症状应作正确的自我判断,查看非处方药品手册中有关的介绍,或在购买前咨询执业医师、执业药师,正确挑选适宜的药品。如含蔗糖的制剂,糖尿病患者不宜应用,应选用无糖型。

(2) 药品外包装上应有药名、适应证、批准文号、注册商标、生产厂家等。不要买无批准文号、无生产批号、无药品名称、无厂名厂址的药品;不要买包装破损或封口已被开过的药品;要到合法药店或商店购买。

(3) 详细阅读药品说明书。药品说明书是指导用药的最重要、最权威的信息资料,药品的主要信息都记录在此。要严格按照药品说明书的要求,并结合患者的病情、性别、年龄等,掌握合适的用法、用量和疗程。若列有禁忌证,应慎重或向执业医师或执业药师咨询。

(4) 严格按药品说明书用药。不可超量或过久服用,使用非处方药进行自我药疗一段时间(一般3天)后,如症状未见减轻或缓解,应及时到医院诊断治疗,以免贻误病情。

(5) 防止滥用。既不可"无病用药",也不可在疾病痊愈后继续用药。

(6) 应妥善保管好药品。贮存中应注意温度、湿度、光线对药品的影响,经常检查药品的有效期。切勿混用,更勿放于小儿可触及之处,避免小儿误服而发生危险。

第八节 中成药的配伍应用

中成药是按固定处方制备的,每一品种都有其特定的功效和治疗范围。但由于患者临床表现错综复杂,即使同一病证,因个体差异、四季的变化,其症状表现也不尽相同,在运用中成药治病时,除要辨证用药外,还须根据患者的病情及中成药的性能,有选择地和其他药物配合使用,以便获得更好效果。中成药常用的配伍形式主要有以下几种。

一、中成药与汤剂的配伍应用

中成药与汤剂的配伍应用，主要有以下三种形式。

（1）中成药与汤剂同服　贵重药物或含挥发性成分的药物，不宜同饮片一起入煎，可用汤剂送服或化服中成药。如治疗乙脑高烧、神昏、抽搐，以清瘟败毒饮（汤剂）配安宫牛黄丸或紫雪丹同服。

（2）中成药与汤剂交替使用　如白天服汤药，晚上服中成药；或根据病情先服中成药，后服汤药。

（3）中成药与饮片同煎　主要是为了中成药内服后尽快收效。可将中成药装入布袋入煎，或直接投入药锅与饮片同煎。

二、中成药与药引的配伍应用

药引既引经药，是中医学的一种独特配伍形式，对引药入经，提高药效，照顾兼证，扶助正气，调和药性，降低毒性，矫味矫臭，有着重要作用。常用的药引及作用如下。

（1）食盐　能引药入肾，适用于肾阴亏虚之证。

（2）红糖　有补血散寒、祛瘀之功效，常用于妇科血虚、血寒、产后恶露不尽、乳汁稀少等。

（3）蜂蜜　具补中缓急、润肺止咳、润肠通便的功效。适用于肺燥咳嗽、阴虚久咳、习惯性便秘等。

（4）醋　有散瘀止痛、解毒杀虫的功效。

（5）酒　有通经活血、散寒的作用。用于跌打损伤、风寒湿痹、腰腿肩臂疼痛等症。

（6）米汤　富有营养，具保护胃气作用，可防苦寒药伤胃。

（7）生姜　具有散寒、温胃、止呕等作用，用于风寒感冒、胃寒呕吐或脘腹冷痛等症。

（8）大枣　有补中益气、养血宁神的功效，适用于脾胃虚弱、中气不足等证。

（9）葱白　有通阳散寒作用，用于外感风寒等证。

（10）芦根　有清热生津、止渴止呕的功效，用于风热感冒或痘疹初起等证。鲜者较佳。

（11）藕汁　有清热、凉血、止血的功效，用中成药治疗血热出血时常用藕汁为药引以增强疗效。

（12）竹叶、灯心草　二药均有清心火，利小便，除下焦湿热之功效，适用于热淋以及心火移热小肠所致的小便淋漓涩痛等。

中药药引为数众多，除上述外，还有薄荷、荆芥、苏叶、西瓜、梨、冰糖、大枣加生姜等。药引使用时一般是用开水冲化或煎汤，送服中成药。

三、中成药与中成药的配伍应用

中成药之间的配伍应用也应符合"七情"配伍用药规律。

（1）相须配伍　将功效相近的中成药合用，以扩大治疗范围，或增强疗效。如治疗五更泻用四神丸加理中丸等。

（2）相使配伍　将功效不同或只有某些相同的中成药合用，其中一种药物为主，另一种药物可增加该种药物的主要治疗作用，并满足同时治疗不同性质疾病的需要。如外感暑湿、内伤饮食较重者，可用藿香正气丸加保和丸，既解暑和中、理气化湿，又消食导滞。

（3）相畏、相杀配伍　将两种或两种以上的中成药合用，使彼此相互制约以消除或减弱毒性、副作用。如治肾虚腰痛的青娥丸，方中杜仲、补骨脂与胡桃肉，为补肝肾、温肾阳之品，久用温补难免有火升之弊，而肾虚腰痛又需长期服药，可加服二至丸补肾阴，以纠温药之偏，收到既补阳又不伤阴之效。

四、中成药与西药的配伍应用

中成药与西药的配伍，现已被广泛应用。由于中西药分属不同的医疗体系，各自有着不同的理论基础和用药经验，相互配伍，会产生许多新问题，有利有弊，需要研究。如相互配伍，须了解各自的性能，充分发挥相互配伍之利，提高药物的疗效，同时尽量避免相互配伍之弊，减少不良反应的发生和降低药效的现象出现。

1. 中成药与西药的合理配伍

（1）中西药配伍后可增加疗效，比各自单独应用效果更满意。如中成药板蓝根颗粒与磺胺增效剂（TMP）合用，抗菌消炎作用明显增加，对扁桃体炎的疗效比单用板蓝根颗粒或磺胺增效剂好。异烟肼、利福平与灵芝颗粒合用，可提高抗结核药的疗效，还可使结核菌不易产生耐药性。黄芩、木香、砂仁、陈皮等对肠道有明显的抑制作用，可延长地高辛、维生素 B_{12}、灰黄霉素等在小肠上部停留时间，使药物吸收增加。

（2）减少或降低毒副作用。如氟尿嘧啶和环磷酰胺是常用的抗肿瘤西药，即使制成注射剂应用，也常有恶心、呕吐等胃肠道反应，若制成口服制剂，则胃肠道反应更严重，同时服用海螵蛸、白及，便可以保护胃黏膜，消除副作用。上述中西药合用制成片剂口服，克服了药物的不良反应，患者也乐于使用。

2. 中成药与西药的不合理配伍

（1）形成难溶性物质，妨碍吸收，减低疗效。如含金属离子钙、铝、镁、铁和铋等的中药与四环素类及异烟肼等抗生素合用，可降低后者疗效。

（2）产生毒性。含朱砂的中成药如朱砂安神丸、六神丸、苏合香丸、仁丹等，与溴化物、碘化物、亚铁盐、亚硝酸盐等同服可产生有毒的溴化汞和碘化汞。含雄黄的中成药如牛黄解毒丸、喉症丸等，若与含硫酸盐、硝酸盐的硫酸镁、硫酸亚铁合用，会使雄黄的主要成分硫化砷氧化而增加毒性。

（3）产生沉淀，降低疗效。含鞣质较多的中药与含金属离子的药物如钙剂、铁剂、硅碳银、氯化钴等同时服用，可在回盲部结合，生成难以吸收的沉淀物而降低药物的疗效。

（4）酸碱中和，影响疗效。酸性的中成药，如大山楂丸、脉安颗粒等，同碱性西药氨茶碱、碳酸氢钠等合用，则两者的疗效均下降。

（5）生物效应的拮抗。清宁丸、四消丸等含大黄用于泻下的中成药，若与新霉素、土霉素等西药同服，则因肠道细菌被抗生素抑制，影响了大黄的致泻作用；鹿胎膏、鹿茸精等含鹿茸的中成药，与胰岛素、格列本脲（优降糖）、甲苯磺丁脲（D-860）、苯乙双胍（降糖灵）等西药合用，由于鹿茸含糖皮质激素样物质，会使血糖升高，抵消降血糖药的部分降糖作用。

（6）因酶催化作用降低药效。国公酒等药酒含有乙醇，乙醇是一种药酶诱导剂，能增强肝脏药酶活性。若同苯巴比妥（鲁米那）、苯妥英钠、安乃近、胰岛素、苯乙双胍等西药同服，使上述西药在体内代谢加快，半衰期缩短，从而显著降低疗效。

（7）因酶抑作用增加毒性效应。大活络丸、九分散、半夏露等含麻黄的中成药，若同呋喃唑酮（痢特灵）、帕吉林（优降宁）、苯乙肼等单胺氧化酶抑制剂西药合用，麻黄中的麻黄碱可促使被贮存于神经末梢中的去甲肾上腺素大量释放，严重时可致高血压危象和脑出血。

（8）因其他生物效应引起的不良反应。含甘草、鹿茸的中成药同阿司匹林合用，阿司匹林对胃黏膜有刺激，而甘草、鹿茸含糖皮质激素，可使胃酸分泌增多，又能减少胃液分泌，降低胃肠抵抗力,从而可诱发或加重胃、十二指肠溃疡病。

(9) 干扰疾病证型,妨碍辨证施治。原属中医气虚血瘀型患者,因血压高,如给予地巴唑、维脑路通等血管扩张药治疗,服药后可出现面部潮红、灼热等症状,此时若去看中医,很像"肝阳上亢"型,治疗就会有误。

中成药与化学药的配伍,还有很多新知识,需要研究、探索。

第九节 问病荐药

问病荐药,是中成药零售部门的一项传统专业技能。药店的执业药师或中成药调剂员,通过与顾客对话,了解患者病情,判断证候,并向顾客介绍对证成药,提出购药建议,这就叫问病荐药。例如,在中成药零售工作中,经常遇到顾客这样问:"有什么治感冒的药?"当调剂员告诉他几个药名后,他又会问:"哪一种更好一些?"这个问题不是一句话能回答的,因为感冒有风寒、风热等数种。此时调剂员应详细询问患者的症状特点,从而判断感冒的类型,然后向顾客推荐相应的治感冒药。

做好问病售药,不仅要熟悉各种成药的功能主治、用法用量,还要有一定的中医诊断知识。问病售药水平高的调剂员,很容易取得顾客的好感和信任,从而增加回头客,吸引新顾客,扩大销售量。即使仅从经济效益角度出发,也应重视问病荐药技能。

本篇按中医临床分科介绍了17类常用中成药,其中内科用药11类,妇科用药、儿科用药、五官科用药、外科用药、皮肤科用药、伤科用药各1类。收载的190种常用成药都是疗效确实并被载入国家药品标准的品种,学习中要重点掌握它们的功能、主治、用法用量、使用注意,为问病荐药打下入门基础。

最后要提醒一句,调剂员不是医生,没有处方权,问病荐药只是根据顾客的需要推荐商品,提供购药建议,介绍内容也不应超出药品说明书的范围。既不要夸大药物作用,也不要代顾客拿主意,尤其别说:"这药肯定能治你的病"之类绝对性的话。总之,要当好中成药商品导购和使用参谋,避免一切不必要的麻烦。

(王文明)

第二章 感冒用药

感冒用药由解表药为主组成，主治各类感冒病证。

感冒是人体感受风热或风寒之邪气所致，多在四季气候突变时发生，病邪在肌表，当以解表类方药施治。感冒主要症状是恶寒、发热、苔薄，脉浮；多数患者兼有鼻塞、流涕、头痛、身痛、咳嗽等症状。根据感邪性质不同，感冒分为多种类型，本章简介风寒感冒、风热感冒、体虚感冒用药。

第一节 风寒感冒用药

风寒感冒是因感受风寒之邪引起，患者怕冷严重，发烧，头痛，流清涕，咽痒，咳嗽，痰稀，口不渴，或渴喜热饮，舌苔多白润。辨证为风寒束表或风寒袭肺，导致肺气不宣，营卫不和，主要治法为解表散寒，宣肺化痰，调和营卫。

麻 黄 汤

【处方】 麻黄9g 桂枝6g 杏仁6g 炙甘草3g

【功能与主治】 发汗解表，宣肺平喘。外感风寒表实证。恶寒发热，头痛身痛，无汗而喘，舌苔薄白，脉浮紧。

感冒、流行性感冒、急性支气管炎、支气管哮喘、肺部感染等属风寒表实证者可用此方。

【方义】 **麻黄为君药**，发汗解表，宣肺平喘，以解除表证；**桂枝为臣药**，透达营卫，与麻黄配伍增强解表之力，使邪去而营卫和；**杏仁为佐药**，降利肺气，与麻黄相伍，增强宣肺平喘之功；**炙甘草是使药而兼佐药之用**，调和诸药，兼缓和麻、桂峻烈之性，使汗出不致过猛。四药合用，发表以散寒，宣肺降气以平喘。

【用法与用量】 水煎服，分3次服，每隔2h服一次。

【注意事项】 ①服药后注意保暖休息，避风寒，如服药1次或2次，微汗出而诸症解除，则停止服药，以免过汗伤耗正气。②外感风热、风寒表虚证及体虚外感均不可用此方。③南方人用此方麻黄用量应酌减。

桂 枝 汤

【处方】 桂枝9g 白芍9g 生姜9g 大枣4枚 炙甘草6g

【功能与主治】 解肌发表，调和营卫。外感风寒表虚证。头痛发热，汗出恶风，鼻流清涕，或喷嚏干呕，口不渴，舌苔薄白，脉浮缓。

现代用本方加减治疗感冒、流行性感冒、原因不明的低热、妊娠呕吐、冻疮、荨麻疹、皮肤瘙痒等见上述症状者。

【方义】 本证病机为风寒束表，营卫不和，卫强营弱。**桂枝为君药**，解肌发表，泻有余之卫气；**白芍为臣药**，益阴止汗，敛不足之营气；桂芍等量合用，一治卫强，一治营弱，使营卫调和。**生姜**助桂枝发散解表，并能止呕；**大枣**助白芍益阴，且能补气；姜枣相配亦调和营卫，**共为佐药**。**炙甘草为使药**，调和药性。本方结构严谨，发中有补，散中有收，邪正兼顾，阴阳并调，使表证得解，营卫得和，诸证得愈。

【用法与用量】 水煎，分3次服，每隔2h服一次，服药后约10min，喝热稀粥1小碗，保暖休息。如一剂服完病证犹在者，可再服1~3剂，至症状解除为止。

【注意事项】 外感风寒表实证、温病初起及风热表证，均不宜使用。

午时茶颗粒

【处方】 羌活 防风 广藿香 白芷 紫苏叶 柴胡 苍术 陈皮 枳实 厚朴 川芎 前胡 桔梗 连翘 麦芽（炒）六神曲（炒）山楂 甘草 红茶

【功能与主治】 解表和中。用于感受风寒，内伤食积，寒热吐泻及初到异地而水土不服者。

【方义】 本方药味较多，以**羌活、防风、广藿香、白芷、紫苏叶、柴胡为君药**，疏风解表、散寒止痛；**苍术、陈皮、枳实、厚朴、川芎为臣药**，理气行滞，健脾化湿；**前胡、桔梗**宣肺化痰止咳，连翘清热散结；**麦芽、六神曲、山楂、甘草、红茶**健脾消食，和中调药，**共为佐使药**。

【用法与用量】 口服，温开水冲服，一次6g，一日1~2次。

【注意事项】 ①本品组成药物性味多为辛温，不宜用于风热感冒。②哺乳期妇女慎用。

【本方其他剂型】 午时茶袋泡剂（茶剂）。

川芎茶调丸

【处方】 川芎 羌活 白芷 细辛 薄荷 荆芥 防风 甘草

【功能与主治】 疏风止痛。用于风邪头痛，或有恶寒，发热，鼻塞。

现代用于偏头痛、神经性头痛或外伤后遗症所致的头痛等见上述症状者。

【方义】 本方川芎、羌活、白芷为君药，以疏风止痛；细辛散寒止痛，薄荷用量独重，清利头目，疏风散邪，荆芥、防风辛散上行，疏散上部风邪，以上四药，共助主药疏风散邪，解表止痛为臣药；甘草调和诸药为佐使药。

【用法与用量】 丸剂口服，饭后清茶送服。一次3~6g，一日1~2次；浓缩丸，一次8丸，一日3次。

【注意事项】 ①久病气虚、血虚或因肝肾不足，阳气亢盛之头痛不宜应用。②素有较严重慢性病史者及糖尿病患者，应在医师指导下服药。

【本方其他剂型】 散剂、口服液、片剂、颗粒剂。

其他风寒感冒用药见表3-2-1。

表3-2-1 其他风寒感冒用药

名　称	处　方	功能与主治	用法与用量	注意事项
感冒清热颗粒	荆芥穗,薄荷,防风,柴胡,紫苏叶,葛根,桔梗,苦杏仁,白芷,苦地丁,芦根	疏风散寒，清热解表。用于风寒感冒，头痛发热，恶寒身痛，鼻流清涕，咳嗽咽干	开水冲服，一次1袋，一日2次	风热感冒者不适用
风寒感冒颗粒	麻黄,葛根,紫苏叶,防风,桂枝,白芷,陈皮,苦杏仁,桔梗,甘草,干姜	解表发汗，疏散风寒。用于感冒身热，头痛，咳嗽，鼻塞，流涕	温开水冲服，一次1袋，一日3次。小儿酌减	风热感冒者不适用
九味羌活丸	羌活,防风,苍术,细辛,川芎,白芷,黄芩,甘草,生地黄	解表，散寒，除湿。用于外感风寒挟湿，恶寒发热无汗，头痛且重，肢体酸痛，口苦而渴	姜葱汤或温开水送服，一次6~9g，一日2~3次	风热感冒及风寒表虚者不适用
小柴胡颗粒	柴胡,半夏,黄芩,党参,甘草,生姜,大枣	解表散热，疏肝和胃。用于寒热往来，胸胁苦满，心烦喜呕，口苦咽干目眩	开水冲服，一次10~20g，一日3次	

第二节　风热感冒用药

风热感冒是因风热袭表所致，症见发热，头痛，有汗，微恶风寒，口渴，咽痛，咳嗽，舌苔薄白或兼微黄，脉浮数等症状。主要治法为疏散风热。由于此病具有发病急，传变快，易于壅结成毒的特点，加之温邪上受，首先犯肺，多致肺失宣降，故此类方剂常配伍清热解毒或宣肺利咽之品。

银 翘 散

【处方】　金银花15g　连翘15g　薄荷6g　牛蒡子6g　荆芥穗4g　豆豉5g　淡竹叶4g　芦根6g　桔梗6g　生甘草5g

【功能与主治】　辛凉解表，清热解毒。温病初起，发热无汗，或有汗不畅，微恶风寒，头痛口渴，咳嗽咽痛，舌尖红，苔薄白或微黄，脉浮数。

现代用于感冒、流行性感冒、急性扁桃体炎、麻疹初起、支气管炎，以及流行性乙型脑炎、腮腺炎等病初起，见外感风热，邪在肺卫症状者。

【方义】　**金银花、连翘为君药**，既有辛凉透表，清热解毒之功，又具芳香辟秽之效。**薄荷、牛蒡子**味苦性凉，可疏风散热，清利头目而利咽喉；**荆芥穗、豆豉**辛温发散，助君药发散表邪，透热外出，**共为臣药**。**淡竹叶、芦根**清热生津，**桔梗**宣肺止咳，解毒利咽，祛痰止咳，**同为佐药**。**生甘草**调和诸药，又合桔梗清利咽喉，**属佐使之用**。

【用法与用量】　共为粗末，每服9g，以鲜芦根煎汤代水煎服（勿过煮），一日3次。现多作汤剂，加鲜芦根3g，水煎服，用量参照原方比例酌情增减。

【本方其他剂型】　丸剂、片剂、颗粒剂、胶囊剂、软胶囊剂。

双黄连颗粒

【处方】　金银花　黄芩　连翘

【功能与主治】　辛凉解表，清热解毒。用于外感风热引起的发热，咳嗽，咽痛。

【方义】　**金银花**甘寒，芳香疏散，善清肺经热邪，**为君药**；**黄芩**苦寒，清肺火及上焦实热，**连翘**苦微寒，散上焦风热，并有清热解毒之功，**同为臣药**。三药合用，共奏辛凉解表，清热解毒之功。

【用法与用量】　口服或温开水冲服。一次5g，一日3次，6个月以下，一次1.0～1.5g；6个月至一岁，一次1.5～2.0g；一岁至三岁，一次2.0～2.5g；三岁以上儿童酌量或遵医嘱。

【注意事项】　①风寒感冒症见恶寒重，发热轻，无汗，头痛，鼻塞，流清涕，喉痒咳嗽者不适用。②脾胃虚寒，症见腹痛、喜暖、泄泻者慎用。

【本方其他剂型】　合剂（口服液）、片剂、注射剂（含粉针剂）、栓剂、胶囊剂。

板蓝根颗粒

【处方】　板蓝根

【功能与主治】　清热解毒，凉血利咽，消肿。用于热毒壅盛所致的扁桃腺炎、腮腺炎等。

【方义】　本方为单味药。板蓝根性味苦寒，归心胃经。功能清热解毒，凉血利咽，以解毒消炎见长。

【用法与用量】 开水冲服，5～10g（含糖型），或一次 3～6g（无糖型），一日 3～4 次。

【本方其他剂型】 茶剂、片剂、糖浆剂、注射剂。

其他风热感冒用药见表 3-2-2。

表 3-2-2 其他风热感冒用药

名 称	处 方	功能与主治	用法与用量	注意事项
感冒退热颗粒	大青叶,板蓝根,连翘,拳参等	清热解毒。用于上呼吸道感染,急性扁桃体炎,咽喉炎	开水冲服,一次 1～2 袋,一日 3 次	①风寒感冒不宜;②脾胃虚弱者慎用
风热感冒颗粒	板蓝根,连翘,薄荷,荆芥穗,桑叶,芦根,牛蒡子,菊花,苦杏仁,桑枝,六神曲	清热解毒,宣肺利咽。用于感冒身热,头痛,咳嗽,痰多	开水冲服,一次 1 袋,一日 3 次。小儿酌减	
桑菊感冒片	桑叶,菊花,连翘,薄荷油,苦杏仁,桔梗,甘草,芦根	疏风清热,宣肺止咳。用于感冒初起,头痛,咳嗽,口干,咽痛	口服,一次 4～8 片,一日 2～3 次	忌黏腻荤腥
清热解毒口服液	石膏,金银花,玄参,地黄,连翘,栀子,甜地丁,黄芩,龙胆,板蓝根,知母,麦冬	清热解毒。用于热毒壅盛所致发热面赤,烦躁口渴,咽喉肿痛以及流感、上呼吸道感染见上述证候者	口服,一次 10～20ml,一日 3 次	
柴胡口服液	柴胡	退热解表。用于外感发热	口服,一次 10～20ml,一日 3 次。小儿酌减	
抗病毒口服液	板蓝根,忍冬藤,山豆根,鱼腥草,重楼,贯众,白芷,青蒿,射干	清热解毒。用于病毒性上呼吸道感染(病毒性感冒)	口服,一次 10ml,一日 3 次。小儿酌减	

第三节 体虚感冒用药

体虚感冒用药，适用于体质素虚又感受外邪的表证。此种病证单纯解表会耗伤正气，单纯扶正则表邪不能解除，故而采取用补益药与解表药配合组成方剂。

败 毒 散

【处方】 羌活 独活 川芎 柴胡 桔梗 枳壳 前胡 茯苓 人参各 30g 甘草 15g 生姜 薄荷少许

【功能与主治】 散寒祛湿，益气解表。用于气虚外感风寒，憎寒壮热，头项强痛，肢体酸痛，无汗，鼻塞声重，咳嗽有痰，胸膈痞满，舌淡苔白，脉浮而按之无力。

现代用于感冒、支气管炎、荨麻疹、过敏性皮炎、皮肤瘙痒症、风湿性关节炎等属风寒挟湿者。

【方义】 方中**羌活、独活**为君药，辛温发散，通治一身上下之风寒湿邪；**川芎**辛散祛风，**柴胡**助君药疏散表邪，**共为臣药**；**桔梗、枳壳**宣利肺气，**前胡、茯苓**化痰止咳，配以少量**人参**扶助正气，以鼓邪外出，**皆为佐药**；甘草调和诸药，兼益气和中，**生姜、薄荷**为引，可助解表，**均为佐使药**。和而为用，共奏益气解表、扶正祛邪之功。

【用法与用量】 将上述药材研磨为粗末，每用 6g，入生姜、薄荷煎服。亦可作汤剂，加生姜 3 片，薄荷少许，水煎服，用量参照原方比例酌定。

【注意事项】 邪已入里化热者，不宜使用本方。

玉屏风口服液

【处方】 黄芪　白术（炒）　防风

【功能与主治】 益气，固表，止汗。用于表虚不固，自汗恶风，面色白，易感风邪。现代用于预防流行性感冒有较好效果。

【方义】 本方以**黄芪为君药**，益气固表止汗；**白术**助黄芪以益气健脾，**为臣药**；**佐以防风**御风散邪。诸药配伍，使卫气充实，邪不易侵，肌表固密，汗出自止。

【用法与用量】 口服，一次10ml，一日3次。

【本方其他剂型】 颗粒剂、丸剂。

参 苏 丸

【处方】 党参　紫苏叶　葛根　前胡　茯苓　半夏（制）　陈皮　桔梗　枳壳（炒）　木香　甘草

【功能与主治】 疏风散寒，祛痰止咳。用于老年或病后、产后气虚而感受风寒者。见恶寒发热，头痛鼻塞，咳嗽痰多，胸闷呕逆，气短神疲，脉浮而弱。

【方义】 方中**党参**益气扶正、**紫苏叶**发散风寒，**为君药**；**葛根、前胡**解肌发表、宣肺止咳，**为臣药**；**茯苓、半夏、陈皮、桔梗**开胸利气，化痰止咳，**枳壳、木香**宽胸除满，**共为佐药**；**甘草为使**，调和诸药。本方寓补于泄，扶正以助驱邪，驱邪而不伤正，使元气复，风寒散，诸证得愈。

【用法与用量】 口服，一次6～9g，一日2～3次。

【本方其他剂型】 胶囊剂、片剂、颗粒剂。

（王文明）

第三章 咳嗽用药

咳嗽是肺脏疾病的主要症状之一，多由肺失宣肃，肺气不清所致。分别言之，有声无痰为咳，有痰无声为嗽。一般多为痰声并见，难以截然分开，故以咳嗽并称。临床常表现为风寒咳嗽、风热咳嗽、燥热咳嗽等不同证候。在用药时，要根据症状，辨证施治。

第一节 寒咳用药

寒咳用药，适用于咳嗽声重有力，鼻塞流涕，痰稀色白，恶寒无汗，舌苔薄白，脉浮等症状。主要治法为疏散风寒，宣肺化痰。

止 嗽 散

【处方】 紫菀（蒸） 百部（蒸） 桔梗（炒） 白前（蒸） 荆芥各1 000g 陈皮500g 甘草（炒）320g

【功能与主治】 宣利肺气，疏风止咳。用于风邪犯肺咳嗽，症见咳嗽咽痒，咯痰不爽，或微有恶寒发热，舌薄白，脉浮缓。

现代用本方加减治多种原因所致的咳嗽，如急性支气管炎、肺炎、百日咳等。

【方义】 **紫菀、百部**止咳化痰，治新久诸般咳嗽，**共为君药**；**桔梗**开宣肺气，**白前**降气化痰，两者协同，一宣一降，以增君药止咳化痰之力，**共为臣药**；**荆芥**疏风解表利咽，**陈皮**理气化痰，**共为佐药**；**甘草**缓急和中，调和诸药，**为使药**。诸药合用，可使风邪疏散，肺气宣降，咳嗽吐痰得愈。

【用法与用量】 共为细末，每次6～9g，一日2～3次，温开水送服；亦可作汤剂，水煎服，用量按原方比例酌减。

【注意事项】 阴虚劳嗽者不宜使用；肺热咳嗽不宜单独使用。

二 陈 汤

【处方】 半夏 橘红各12g 茯苓9g 甘草（炙）5g

【功能与主治】 燥湿化痰，理气和中。用于湿痰咳嗽，症见咳嗽痰多易咯，胸膈痞闷，恶心呕吐，肢体困倦，或头眩心悸，舌苔白润，脉滑。

现代用本方加减治慢性支气管炎，肺气肿，胃及十二指肠溃疡，眩晕，以及妊娠呕吐，神经性呕吐等属湿痰或湿阻气机者。

【方义】 **半夏为君药**，取其辛温性燥之性，既能燥湿化痰，又能和胃降逆止呕；**橘红为臣药**，理气燥湿，使气顺而痰消；**茯苓为佐药**，健脾渗湿；**甘草为使药**，化痰和中，调和诸药。原方用法中加生姜辛温化饮，降逆止呕，又监制半夏之毒，乌梅收敛肺气，与半夏相伍，散中有收，使痰祛而肺气不伤。诸药合用，共奏燥湿化痰，理气和中之效。方中半夏、橘红以陈久者良，故名"二陈汤"。

【用法与用量】 加生姜3片，乌梅1个，水煎服。

【注意事项】 咳呛痰少，口干少津，或呈燥痰之象者忌服。

【本方其他剂型】 丸剂。

通宣理肺丸

【处方】 麻黄 紫苏叶 前胡 苦杏仁 桔梗 陈皮 枳壳（炒） 半夏（制） 茯苓 黄芩 甘草

【功能与主治】 解表散寒，宣肺止咳。用于感冒咳嗽，发热恶寒，鼻塞流涕，头痛无汗，肢体酸痛。

现代可用治感冒、急性支气管炎等属风寒表证者。

【方义】 麻黄、紫苏叶发散风寒，宣肺解表为君药；前胡、苦杏仁、桔梗、陈皮、枳壳、半夏宣通肺气，止咳化痰，为臣药；茯苓健脾利湿，黄芩清泻肺热，为佐药；甘草调和诸药，为使药。诸药配伍，有解表散寒、止咳化痰之功效。

【用法与用量】 口服，水蜜丸一次7g，大蜜丸一次2丸，一日2～3次。

【注意事项】 高血压、糖尿病患者及孕妇，应在医师指导下服用。

【本方其他剂型】 合剂（口服液）、胶囊剂。

苏子降气丸

【处方】 苏子 半夏 沉香 前胡 厚朴 当归 陈皮 生姜 大枣 甘草

【功能与主治】 降气化痰。用于痰多色白，咳嗽喘促，气短胸闷，动则加剧。

现代用治慢性支气管炎、支气管哮喘、肺气肿及肺性心脏病等见上述症状者。

【方义】 苏子、半夏降气止咳，化痰平喘为君药；沉香温肾纳气，前胡、厚朴宣肺降气、化痰止咳，共为臣药；当归养血润燥止咳，陈皮燥湿化痰，生姜、大枣温中和胃，共为佐药；甘草化痰止咳，调药和中，为使药。合而用之，共奏降气平喘、温化湿痰之功。

【用法与用量】 口服，一次3～6g，一日2次。

【注意事项】 ①阴虚燥咳者忌服，其表现为干咳少痰、咽干咽痛、口干舌燥。②忌生冷、肥腻饮食；避风寒。

半 夏 露

【处方】 生半夏 陈皮 远志 紫菀 麻黄 枇杷叶 桔梗 甘草 薄荷油

【功能与主治】 止咳化痰，温肺散寒。用于风寒所致咳嗽多痰及支气管炎。

【方义】 方中以辛温燥烈之生半夏为君药，化痰湿，去病源；以陈皮、远志、紫菀为臣药，助半夏温化寒痰；麻黄、枇杷叶、桔梗、甘草为佐药，降肺气，止咳嗽，除表邪，通气道；以少许薄荷油为使药，助宣散之机。全方配伍以苦、辛、温为主，有化痰止咳，温肺散寒之功，对咳嗽而属于痰湿壅盛，兼有寒邪者最为适宜。

【用法与用量】 口服，一次15ml，一日4次。

【注意事项】 忌食油腻；燥咳、干咳及热咳者禁用。

【本方其他剂型】 颗粒剂。

第二节 热咳用药

热咳用药，适用于咳喘，咳痰不爽，痰黄稠，口渴，身热，或见汗出，恶风，头痛，苔薄黄，脉浮数。主要治法为疏风散热，宣肺化痰。

川贝枇杷糖浆

【处方】 川贝母流浸膏 枇杷叶 桔梗 薄荷脑

【功能与主治】 清热宣肺，化痰止咳。用于风热犯肺，内郁化火所致的咳嗽痰黄或吐痰不爽，咽喉肿痛，胸闷胀痛，常伴有鼻流黄涕，口渴，头痛，恶风，身热等症。

现代用于感冒咳嗽及慢性支气管炎见上述症状者。

【方义】 方中川贝母清热化痰润肺止咳，**为君药**；枇杷叶降肺气而止咳，**为臣药**；桔梗开宣肺气，薄荷脑疏散风热，二者**共为佐使**引药上行，疏散上焦风热。全方有宣有降，共奏清热宣肺，化痰止咳之功。

【用法与用量】 口服，一次 10ml，一日 3 次。

【注意事项】 忌生冷、油腻食物；糖尿病病人忌用。

【本方其他剂型】 颗粒剂、合剂（口服液）。

橘 红 丸

【处方】 化橘红 陈皮 半夏(制) 石膏 浙贝母 瓜蒌皮 紫菀 款冬花 苦杏仁 紫苏子(炒) 桔梗 生地黄 麦冬 茯苓 甘草

【功能与主治】 清肺，化痰，止咳。用于咳嗽痰多，痰不易出，胸闷口干。

现代用于急、慢性支气管炎肺炎恢复期等，属于痰热蕴肺、肺燥伤阴者。

【方义】 方中橘红、陈皮、半夏理气燥湿祛痰而止咳；**石膏、浙贝母、瓜蒌皮、紫菀、款冬花**相伍，清热化痰；**苦杏仁、紫苏子**下气降逆，止咳平喘；**桔梗**宣肺祛痰；**生地黄、麦冬**清热润肺；**茯苓、甘草**健脾利湿和中；甘草兼以调和诸药。全方配伍严谨，燥润相济，宣降相因，有清热祛痰之功，对肺热咳嗽颇为适用。

【用法与用量】 口服，小蜜丸一次 12g，大蜜丸一次 2 丸，一日 2 次。

【本方其他剂型】 颗粒剂、片剂、胶囊剂。

急 支 糖 浆

【处方】 鱼腥草 金荞麦 四季青 麻黄 紫菀 前胡 枳壳 甘草

【功能与主治】 清热化痰，宣肺止咳。用于治疗急性支气管炎，感冒后咳嗽，慢性支气管炎急性发作等呼吸系统疾病。

【方义】 方中**鱼腥草、金荞麦**清热解毒、化痰利咽，**为君药**；**四季青、麻黄**二药加强君药宣肺、止咳、化痰之功，**为臣药**；**紫菀、前胡**辅助君药散风清热，降气化痰止咳，**枳壳**利气宽中，行气消胀，**共为佐药**；**甘草**清热、止咳，调和诸药，**为使药**。诸药配合有较强的清热化痰，宣肺止咳的作用。

【用法与用量】 口服，一次 20～30ml，一日 3～4 次。小儿酌减。

【注意事项】 忌辛辣燥热食品。

【本方其他剂型】 颗粒剂。

第三节 燥 咳 用 药

燥咳用药，适用于干咳少痰，鼻燥咽干，舌干少津，咽喉疼痛。舌尖红，苔薄白或微黄，脉浮数。主要治法应以清肺润燥为主。

杏 苏 散

【处方】 苏叶 9g　杏仁 9g　前胡 9g　桔梗 9g　枳壳 6g　半夏 9g　橘皮 6g　茯苓 9g　甘草 3g　生姜 3 片　大枣 3 枚

【功能与主治】 轻宣凉燥，理肺化痰。适用于外感凉燥证，头微痛，恶寒无汗，咳嗽痰稀，鼻塞咽干，苔白，脉弦。

现代用治流行性感冒，慢性支气管炎，肺气肿等属外感凉燥，肺失宣降，痰湿内阻者。

【方义】 方中**苏叶**辛温不燥，解肌发表，开宣肺气，使凉燥从表而解，**杏仁**苦温而润，宣肺止咳化痰，**共为君药**；**前胡**疏风降气化痰，助杏、苏宣肺发表而兼化痰，**桔梗、枳壳**一升一降，助杏仁以宣肺气，**共为臣药**；**半夏、橘皮、茯苓**理气化痰，**甘草**合桔梗宣肺祛痰，**共为佐药**；**生姜、大枣**调和营卫，通行津液，**为使药**。诸药合力，发表宣肺解凉燥，利气化痰而止咳。

【用法】 水煎温服。

【注意事项】 温燥咳嗽不宜，亦不可作为四时伤风咳嗽之通用方。

清燥救肺汤

【处方】 桑叶 9g　石膏 8g　麦冬 4g　人参 2g　甘草 3g　胡麻仁 3g　阿胶 3g　杏仁 2g　枇杷叶（蜜炙）3g

【功能与主治】 清燥润肺，益气生津。适用于温燥伤肺证，头痛身热，干咳无痰，气逆而喘，鼻燥咽干，心烦口渴，舌干无苔，脉虚大而数。

现代用治肺炎、支气管哮喘、急慢性支气管炎、肺气肿、肺癌等属燥热伤肺，气阴两伤者。

【方义】 方中重用**桑叶**，其质轻性寒，清透肺中之热邪，**为君药**；**石膏**清泄肺热，**麦冬**养阴润肺，**共为臣药**；**人参、甘草**益气和中，**胡麻仁、阿胶**养阴润肺，**杏仁、枇杷叶**降泄肺气，**共为佐药**；**甘草**兼能调和诸药，**为使药**。诸药合用，燥邪得宣，气阴得复，故得以清燥救肺名之。

【用法】 水煎服，阿胶烊化兑服。

【注意事项】 本方有滋腻之性，脾胃虚弱者慎用。

百合固金丸

【处方】 百合，生地黄，熟地黄，麦冬，玄参，当归，白芍，川贝母，桔梗，甘草。

【功能与主治】 养阴润肺，化痰止咳。用于肺肾阴虚，燥咳少痰，痰中带血，咽干喉痛。

现代用治肺结核稳定期、支气管炎咳嗽无痰者以及肺炎恢复期、支气管扩张硅沉着病（矽肺、硅肺）、肺癌、自发性气胸等属肺肾阴虚、虚火上炎而见上述症状者。

【方义】 **百合、生地黄、熟地黄**滋养肺肾**为君药**；**麦冬**助百合润肺止咳，**玄参**助地黄滋阴清热，**共为臣药**；**当归、白芍**养血和阴，**川贝母、桔梗**清肺化痰、止咳，**共为佐药**；**甘草**调和诸药并配伍桔梗以清利咽喉**为使药**。全方配伍，共奏养阴清热、润燥化痰之效。

【用法与用量】 口服，水蜜丸一次 6g，大蜜丸一次 1 丸，一日 2 次。

【注意事项】 ①风寒咳嗽者不宜服用，其表现为咳嗽声重，痰多稀白，鼻塞流清涕。

②脾胃虚弱，食少腹胀，大便稀溏者不宜服用。③痰湿壅盛患者不宜服用，其表现为痰多黏稠或稠厚成块。④糖尿病患者应在医师指导下服用。⑤服药期间勿食萝卜。

养阴清肺膏

【处方】 地黄　玄参　麦冬　白芍　牡丹皮　川贝母　薄荷　甘草

【功能与主治】 养阴润燥，清肺利咽。用于阴虚肺燥，咽喉干痛，干咳少痰或痰中带血。

现代用治白喉，急性咽炎、喉炎、扁桃体炎等见上述症状者。

【方义】 方中**地黄、玄参**养阴润燥，玄参又能凉血、解毒利咽，**为君药**；**麦冬、白芍**助地黄、玄参养阴之功，**为臣药**；**牡丹皮**清热凉血，**川贝母**清热化痰、润肺止咳，**为佐药**；**薄荷**轻清上浮，宣肺利咽，载药上行，**甘草**调和诸药，泻火解毒，**共为使药**。诸药合用，养肺阴，清肺热，润肺燥，利咽喉。

【用法与用量】 口服，一次10～20ml，一日2～3次。

【注意事项】 ①痰湿壅盛患者不宜服用，其表现为痰多黏稠或稠厚成块。②风寒咳嗽者不宜服用，其表现为咳嗽声重，痰多稀白，鼻塞流清涕。③糖尿病患者应向医师咨询。④不宜食用辛辣油腻饮食。

【本方其他剂型】 合剂（口服液）、糖浆剂、丸剂。

(王文明)

第四章 暑病用药

暑病是感受暑邪导致的外感疾病。凡具有祛除暑邪的作用，用以治疗中暑病的一类汤剂和成药，均归为暑病用药。暑兼湿热，以感受暑热为重者，临床主要表现为高热、心烦、面赤、脉洪大等症；感受暑湿为重者，临床常表现为身热不扬、四肢困倦、头晕、胸闷恶心、呕吐腹痛，或伴有寒热，舌淡、苔白腻等症。

六 一 散

【处方】 滑石粉 180g　甘草 30g

【功能与主治】 清暑利湿。用于暑湿证。症见身热烦渴，小便不利，或泄泻。外用治痱子刺痒。

夏季感受暑热挟湿所致的身热、烦渴、小便不利及泌尿系统感染所致小便淋痛、尿频、尿急等症。

【方义】 方用**滑石粉**清热利小便，使三焦湿热自小便解，以除暑湿所致的心烦，口渴，小便不利诸症，**为君药**。**甘草**生用，既能清热和中，又能缓和滑石寒滑之性，使小便利而津液不伤，**为佐使药**。二药合用使暑湿之邪得以清利。因滑石与甘草的比例为 6∶1，且作散剂使用，故名"六一散"。

【用法与用量】 共为细末，每服 9g，一日 3 次，温开水调下。外用，扑撒患处。亦作汤剂，用纱布包，水煎服，用量按原方比例酌定。

【注意事项】 对阴虚者及孕妇慎用。

藿香正气口服液

【处方】 广藿香油　紫苏叶油　白芷　厚朴（姜制）　陈皮　半夏　苍术　茯苓　大腹皮　甘草浸膏

【功能与主治】 解表祛暑，化湿和中。用于外感风寒，内伤湿滞，夏伤暑湿，头痛昏重，脘腹胀痛，呕吐泄泻；胃肠型感冒。

【方义】 **广藿香油**芳香化浊，理气和中，解表散寒**为君药**；**紫苏叶油、白芷**解表散寒化浊**为臣药**；**厚朴、陈皮、半夏、苍术、茯苓、大腹皮**理气降逆，燥湿和中**为佐药**；**甘草**调和诸药，**为使药**。诸药合用，共奏祛暑解表，化湿和中之功。

【用法与用量】 口服，一次 5～10ml，一日 2 次，用时摇匀。

【注意事项】 ①忌食生冷油腻。②阴虚火旺者忌服。③不宜在服药期间同时服用滋补性中成药。

【本方其他剂型】 颗粒剂、合剂（含口服液）、酊剂、胶囊剂（含软胶囊）、滴丸、片剂。

十滴水软胶囊

【处方】 大黄　桉油　肉桂　干姜　小茴香　辣椒　樟脑

【功能与主治】 健胃，祛暑。用于中暑而引起的头晕，恶心，腹痛，胃肠不适。

【方义】 本方用**大黄**清热健胃，降气通腑，**桉油**疏风凉解，祛暑化湿共为君药；**肉桂、干姜、小茴香、辣椒**温中散寒，和胃止吐，缓痛止泻，**为臣药**；樟脑行气止痛，通窍辟秽止痛为佐使药。诸药配伍共奏健胃、解暑之功。

【用法与用量】 口服，一次1～2粒；儿童酌减。

【注意事项】 ①不宜在服药期间同时服用滋补性中成药。②一日用量不得超过8粒。③孕妇忌服。

【本方其他剂型】 水剂。

仁　　丹

【处方】 藿香叶　薄荷脑　檀香　木香　豆蔻　砂仁　丁香　陈皮　冰片　儿茶　朱砂　甘草

【功能与主治】 清暑开窍。用于伤暑引起的恶心胸闷、头昏及晕车晕船。

【方义】 方用**藿香叶、薄荷脑**祛暑；**檀香、木香、豆蔻、砂仁、丁香、陈皮**理气化湿和中；**冰片、儿茶**开窍醒脑提神；**朱砂**安神；**甘草**调和诸药。全方化湿和中之力较强，故善治暑湿眩晕，呕恶之证。亦治晕车晕船。

【用法与用量】 含化或用温开水送服，一次10～20粒。

【注意事项】 不宜在服药期间同时服用滋补性中成药。

六合定中丸

【处方】 广藿香　紫苏叶　香薷　白扁豆（炒）　厚朴（姜制）　茯苓　木瓜　陈皮　枳壳（炒）　木香　檀香　麦芽（炒）　稻芽（炒）　山楂（炒）　六神曲（炒）　桔梗　甘草

【功能与主治】 祛暑除湿，和中消食。用于夏伤暑湿，宿食停滞，寒热头痛，胸闷恶心，吐泻腹痛。

【方义】 方用**广藿香、紫苏叶、香薷**发表祛暑，**为君药**；**白扁豆、厚朴、茯苓、木瓜、陈皮**健脾化湿止泻，**为臣药**；**枳壳、木香、檀香**行气止痛，温中止呕，**麦芽、稻芽、山楂、六神曲**消食和胃，**桔梗**宣通肺气，**共为佐药**；**甘草**调和诸药，**为使药**。诸药合用，具有祛暑除湿、和胃止泻之功。

【用法与用量】 口服，一次3～6g，一日2～3次。

【注意事项】 不宜在服药期间同时服用滋补性中成药。

(王文明)

第五章 痹证用药

痹即闭阻不通之意。人体肌表经络遭受风、寒、湿邪侵袭，致气血运行不畅，引起筋骨、肌肉、关节的酸痛、麻木、重着、伸屈不利和关节肿大等症，统称为"痹证"。轻者，仅在局部肢体关节处感到酸痛，天气变化时加重。严重者，则疼痛酸楚显著，关节肿大，反复发作，并影响肢体关节的运动功能，甚则引起变形而不能行走。一般可分为风寒湿痹和风湿热痹两大类。西医学的风湿热、风湿性关节炎、类风湿性关节炎、痛风等病可参考本证进行辨证施治。

独活寄生汤

【处方】 独活 9g 防风 秦艽 肉桂（桂心） 细辛 桑寄生 牛膝 杜仲 当归 芍药 干地黄 川芎 人参 茯苓 甘草各 6g

【功能与主治】 祛风湿，止痹痛，益肝肾，补气血。用于痹证日久，肝肾两虚，气血不足，腰膝关节疼痛，屈伸不利，或麻木不仁，畏寒喜温，舌淡苔白，脉细弱。

现代用治慢性风湿性关节炎，慢性腰腿痛、腰肌劳损等见上述症状者。

【方义】 独活辛苦温，善祛下半身风寒湿邪，止痹痛，**为君药**。防风、秦艽祛风胜湿；肉桂（桂心）温里祛寒，通利血脉；细辛辛温发散，祛寒止痛，**共为臣药**。桑寄生、牛膝、杜仲补益肝肾，强壮筋骨；当归、芍药、干地黄、川芎养血活血；人参、茯苓、甘草补气健脾、扶正固本，**共为佐药**。甘草调和诸药，**又为使药**。综合全方，祛邪扶正，标本兼顾，可使血气足而风湿除，肝肾强而痹痛愈。

【用法】 水煎服。

【注意事项】 湿热痹痛，本方不宜。

【本方其他剂型】 丸剂。

小活络丸

【处方】 制川乌 制草乌 胆南星 乳香（制） 没药（制） 地龙

【功能与主治】 祛风除湿，活络通痹。用于风寒湿痹，肢体疼痛，麻木拘挛。

现代用治风湿性关节炎、类风湿性关节炎及骨质增生症等属风湿血瘀者；也可用于血栓形成、脑溢血后遗症等见上述症状者。

【方义】 制川乌、制草乌温经活络、祛风除湿、散寒止痛，**为君药**。胆南星祛风燥湿，除经络中的风痰湿浊，**为臣药**。乳香、没药行气活血，化瘀通络，并能止痛，**为佐药**。地龙通经活络，引诸药直达病所，**为使药**。诸药合用，共奏温经活络、搜风除湿、祛痰逐瘀之功。

【用法与用量】 黄酒或温开水送服，一次 1 丸，一日 2 次。

【注意事项】 孕妇禁用。

天麻丸

【处方】 天麻 羌活 独活 粉萆薢 附子（制） 杜仲（盐炒） 牛膝 当归 地黄 玄参

【功能与主治】 祛风除湿，舒筋通络，活血止痛。用于肝肾不足，风湿瘀阻，手足麻木,腰腿酸软。

现代用治脑血管意外之半身不遂,偏头痛,风湿性关节炎,腰膝疼痛,手足麻木,小儿麻痹后遗症以及高血压等属肝肾不足,风邪侵入经络者。

【方义】 **天麻**祛风,通痹止痛,**为君药**。**羌活、独活、粉萆薢、附子**祛风胜湿,散寒止痛为臣药。**杜仲、牛膝**补益肝肾,强筋壮骨;**当归、地黄、玄参**滋阴养血,补肾养肝,活血通络,**共为佐药**。诸药合用,共奏祛风除湿,活血通络,通痹止痛之效。

【用法与用量】 口服,水蜜丸一次6g,大蜜丸一次1丸,一日2～3次。

【注意事项】 孕妇慎用。

【本方其他剂型】 片剂、胶囊。

其他痹证用药见表3-5-1。

表3-5-1 其他痹证用药

名 称	处 方	功能与主治	用法与用量	注意事项
木瓜丸	木瓜,当归,川芎,白芷,威灵仙,狗脊,牛膝,鸡血藤,海风藤,人参,制川乌,制草乌	祛风散寒,活络止痛。用于风寒湿痹,四肢麻木,周身疼痛,腰膝无力,步履艰难	口服,一次30丸,一日2次	孕妇禁用
再造丸	蕲蛇肉,全蝎,地龙,僵蚕,穿山甲等58味中药	祛风化痰,活血通络。用于中风,口眼歪斜,半身不遂,手足麻木,疼痛拘挛,语言謇涩	口服,一次1丸,一日2次	发热者慎用,孕妇禁用
风湿痛药酒	石楠藤,麻黄,枳壳,桂枝,蚕砂,小茴香等27味中药	祛风祛湿,活络止痛。风湿骨痛,手足麻木	口服,一次10～15ml,一日2次	孕妇忌服。酒精过敏者忌服

(王文明)

第六章 胸痹用药

胸痹是指以胸部呈现发作性或持续性的闷痛，甚则胸痛彻背，气短，喘息不得卧为特征的一种病证。本病常由情志、劳伤、寒邪内侵、饮食不当、年老体弱等病因所致，分为瘀血阻络、气滞血瘀、痰浊痹阻、寒凝血脉、心气不足、心脉瘀阻等类型。而临床所见多属本虚标实的虚实夹杂证，常根据不同证型辨证用药。心痛发作时，以通痹止痛、芳香开窍为先，急则治其标；心痛缓解后，可用活血、豁痰、通阳理气等方剂以治其本。

血府逐瘀汤

【处方】 桃仁 12g 红花 9g 当归 9g 川芎 5g 赤芍 6g 牛膝 9g 柴胡 3g 桔梗 5g 枳壳 6g 生地黄 9g 甘草 3g

【功能与主治】 活血祛瘀，行气止痛。用于瘀血内阻胸部，气机郁滞所致胸痛、头痛或日久内热烦闷、心悸失眠、易怒、潮热，或舌红瘀斑、脉涩、弦紧等症。

现代用治冠心病心绞痛，风湿性心脏病及胸、脑外伤头痛，更年期综合征属血瘀气滞者。

【方义】 方中**桃仁、红花、当归、川芎、赤芍**活血化瘀，**为君药**。**牛膝**祛瘀血、通血脉，引血下行**为臣药**。**柴胡**疏肝解郁，升达清阳；**桔梗**开宣肺气，载药上行，合枳壳升降有序，开胸行气，促进血行；**生地黄**凉血清热，合当归养阴润燥，使祛瘀而不伤阴血，**为佐药**。**甘草**调和诸药**为使药**。全方行血分瘀滞，解气分郁结，活血不耗阴，祛瘀可生新，气血兼顾，升降并用，瘀去气行，诸证可愈。

【用法】 水煎服。

【注意事项】 孕妇忌服。

【本方其他剂型】 丸剂、口服液、胶囊剂。

复方丹参滴丸

【处方】 丹参 三七 冰片

【功能与主治】 活血化瘀，理气止痛。用于胸中憋闷、冠心病之心绞痛证属气滞血瘀者。

【方义】 方用**丹参为君药**，通行血脉，活血祛瘀。**三七**化瘀通络止痛**为臣药**。**冰片**芳香开窍，通阳定痛**为佐药**。诸药合用，具有活血化瘀、理气止痛的功效。

【用法与用量】 口服或舌下含服。每丸重 25mg，一次 10 丸，一日 3 次，4 周为一疗程或遵医嘱。

【注意事项】 孕妇慎用。

【本方其他剂型】 注射剂、片剂。

速效救心丸

【处方】 川芎 冰片

【功能与主治】 活血化瘀，理气止痛。增加冠脉血流量，缓解心绞痛。用于气滞血瘀型冠心病心绞痛。

【方义】 方中川芎辛散温通，活血化瘀，行气止痛；**冰片**芳香微寒，清散郁火，通窍止痛。两药合用，方简效验，共奏活血、行气、止痛之功。

【用法与用量】 每粒重40mg，含服。一次4～6粒，一日3次；急性发作时，一次10～15粒。

【注意事项】 孕妇忌服。

冠心苏合丸

【处方】 苏合香　冰片　檀香　木香　制乳香

【功能与主治】 理气宽胸，止痛。用于冠心病之胸闷疼痛，手足发冷，心绞痛等。

【方义】 方用**苏合香、冰片**芳香开窍**为君药**；以**檀香、木香**理气宽胸止痛，**乳香**活血散瘀止痛**为臣药**。诸药伍用，药专效宏，共奏理气、宽胸、止痛功效。

【用法与用量】 嚼碎服，每次1丸，一日1～3次；或遵医嘱。

【注意事项】 孕妇禁用。

【本方其他剂型】 滴丸、胶囊剂。

冠心丹参片

【处方】 丹参　三七　降香油

【功能与主治】 活血化瘀，理气止痛。用于气滞血瘀所致的胸闷、胸痛，心悸气短，及冠心病见上述症状者。

【方义】 方中**丹参**活血化瘀、养血通脉，**为君药**；**三七**化瘀止血，活血定痛**为臣药**；**佐以降香**活血行滞，散瘀止痛。诸药相合，瘀散气行，则胸闷、疼痛可愈。

【用法与用量】 口服，一次3片，一日3次。

【注意事项】 孕妇忌服。月经期及出血病慎用。

其他胸痹用药见表3-6-1。

表3-6-1 其他胸痹用药

名　称	处　方	功能与主治	用法与用量	注意事项
麝香保心丸	麝香,人参,牛黄,肉桂,苏合香,蟾酥,冰片	芳香温通，益气强心。用于心肌缺血引起的心绞痛,胸闷及心肌梗死	口服。一次1～2丸,一日3次,或发作时服用	孕妇慎用
精制冠心颗粒	丹参,赤芍,川芎,红花,降香	行气活血，化瘀通脉。用于气滞血瘀,胸痹心痛,舌赤,瘀斑,脉弦,冠心病、心绞痛,心肌梗死见上述症状者	开水冲服,一次1袋,一日2～3次	
地奥心血康胶囊	黄山药总皂苷	活血化瘀，行气止痛。用于瘀血内阻胸痹气短、心悸、胸闷痛。亦可用于防治冠心病	口服,一次1～2粒,一日3次	
银杏叶口服液	银杏叶	活血化瘀，通经舒络。用于血瘀引起的胸痹,中风,症见胸闷心悸、舌强、半身不遂等	每次口服10ml	孕妇及心力衰竭者慎用

(范振远)

第七章 胃脘胀痛用药

胃脘胀痛多因饮食劳倦，忧思恼怒损伤脾胃所引起。临床表现为胃脘胀痛，涉及胁背，或兼形寒，食欲不振，嗳气吞酸，恶心欲吐，大便异常等症。

平 胃 散

【处方】 苍术（米泔制）2 500g（饮片煎汤用15g，下同） 厚朴（姜制） 陈皮各1 560g（9g） 甘草（炒）900g（6g）

【功能与主治】 燥湿健脾，宽胸消胀。用于湿滞脾胃，不思饮食，脘腹胀满，恶心呕吐，吞酸嗳气。

现代用治急性和慢性胃炎、消化不良、慢性肠炎，以及胃、十二指肠溃疡等见上述症状者。

【方义】 方中**苍术**燥湿健脾，使湿去而脾运有权，脾健则湿邪得化，**为君药**。**厚朴为臣**，行气除满祛湿，与苍术合用，燥湿以健脾，行气以化湿。**佐以陈皮**理气和胃，芳香醒脾，以助苍术、厚朴之力。**使以甘草**和中调药。各药合用，燥湿运脾、行气和胃、除满消胀，故曰"平胃"。

【用法与用量】 共为细末，每服二钱（6g），以水一盏，入姜两片，干枣两枚，同煎至七分，去姜、枣，热服，空心食前，入盐一捻，开水冲服亦可。

【注意事项】 本方味苦辛燥，易伤阴血；虚证（脾虚及阴虚）、热证忌服，孕妇慎服。

【本方其他剂型】 水丸。

旋覆代赭汤

【处方】 旋覆花9g 代赭石9g 半夏9g 生姜10g 人参6g 大枣4枚 甘草（炙）6g

【功能与主治】 降逆化痰，益气和胃。用于胃气虚弱，痰浊内阻证；胃脘痞满，嗳气，呃逆，呕吐，舌淡，苔白，脉弦而虚。

现代用治胃溃疡、胃炎、眩晕等见上述症状者。

【方义】 方中**旋覆花**苦辛性温，下气化痰，降逆止噫，**为君药**。**代赭石**甘寒质重，降逆下气，助旋覆花降逆化痰而止呕噫，**为臣药**。**半夏**辛温，燥湿化痰，降逆和胃；**生姜**辛温，祛痰散结，降逆止呕；两药合用，协助君、臣药，增强其降逆止呕之功，**人参**、**大枣**、甘草益气补中以疗胃虚，且可防金石之品伤胃，**均为佐药**。**甘草**又能调和诸药，**兼使药之用**。诸药相合，标本兼顾，共奏降逆化痰，益气和胃之功，使胃气复、痰浊消、气逆平，则痞满、气逆自除。

【用法与用量】 水煎，每日三服。

【注意事项】 中病即止，不宜久服，以免伤胃。

越 鞠 丸

【处方】 香附（醋制） 川芎 栀子（炒） 苍术 六神曲（炒）

【功能与主治】 理气解郁，宽中除满。用于"六郁"（气郁、血郁、痰郁、火郁、湿郁、食郁)之证,见胸脘痞闷、腹中胀满、饮食停滞、嗳气吞酸等症状。

现代用治胃肠神经官能症、慢性胃肠炎、溃疡病、传染性肝炎、胆囊炎而见上述症状者。

【方义】 方中以**香附**行气解郁,以治气郁**为君药;川芎**为血中之气药,可活血化瘀,以解血郁,又助香附行气解郁之功,**栀子**清热泻火,以治火郁,**苍术**燥湿运脾,以治湿郁,**六神曲**消食导滞,以治食郁,以上四味**共为辅佐药**。痰郁多由脾湿所生,亦与气、火、食有关,气机顺畅,诸郁得解,痰郁亦随之而解。各药合用,共起行气解郁、宽中除满之功。

【用法与用量】 口服,一次6~9g,一日2次。

【注意事项】 虚证郁滞者不宜单用本药。

【本方其他剂型】 片剂。

香砂养胃丸

【处方】 白术　茯苓　香附(醋制)　砂仁　藿香　半夏(制)　陈皮　木香　豆蔻(去壳)　枳实(炒)　厚朴(姜制)　甘草

【功能与主治】 温中和胃。用于脾虚气滞,不思饮食,呕吐酸水,胃脘满闷,四肢倦怠。

现代用治消化不良、慢性浅表性胃炎等属气滞、痰湿中阻脾胃虚寒证或脾肾虚寒证者。此外,也可用于胃、十二指肠溃疡及胃大部分切除后的痞满、胃痛、呕吐等。

【方义】 方中**白术、茯苓**益气、健脾、养胃渗湿**为君药;辅以香附、砂仁、藿香**行气和胃、温中燥湿;**佐以半夏、陈皮**和中降逆、温中止呕;**木香、豆蔻、枳实、厚朴**宽中散滞、行气止痛,**甘草**健脾和中、调和诸药,亦为佐使。各药合用,共奏温中和胃、健脾消食之功。

【用法与用量】 口服,一次9g,每日2次。

【注意事项】 ①忌食生冷油腻食物。②阳虚胃痛,症见胃部灼热、隐隐作痛、口干舌燥者不宜服用本药。

【本方其他剂型】 颗粒剂、胶囊剂、口服液。

胃 苏 颗 粒

【处方】 陈皮　紫苏梗　香附　香橼　佛手　枳壳　槟榔　鸡内金(制)

【功能与主治】 理气消胀,和胃止痛。用于气滞胃脘,脘腹胀痛。

现代用治慢性胃炎、胃痛和排便不畅等见胃脘胀痛者。

【方义】 方中**陈皮、紫苏梗**行脾胃气滞**为君药;辅以香附、香橼、佛手、枳壳**疏肝理气,具除胀之功;**佐以槟榔、鸡内金**健脾消食。诸药合用,共奏理气消胀,和胃止痛之功。

【用法与用量】 口服,一次15g,一日3次。

【注意事项】 ①孕妇忌服。②服药期间,忌食生冷、油腻食物。

小建中合剂

【处方】 饴糖　白芍　桂枝　甘草(蜜炙)　生姜　大枣

【功能与主治】 温中补虚,缓急止痛。用于虚劳里急证或脾胃虚寒证,脘腹疼痛,喜温喜按,嘈杂吞酸,食少。

现代用治胃及十二指肠炎症、溃疡见上述证候者。

【方义】 方中**饴糖**益脾气而养脾阴，温中焦而缓急止痛**为君药**；**辅**以**白芍**养阴而缓肝急，**桂枝**温阳而祛寒；**佐**以**甘草**益气化阴、温中缓急，**生姜**温胃，**大枣**补脾，合用升腾中焦生发之气而调营卫。各药合用，共奏温中补虚、缓急止痛之功。

【用法与用量】 口服，一次20～30ml，一日3次，用时摇匀。

【注意事项】 ①外感风寒表证未清患者，脾胃湿热或有明显胃肠道出血症状者，均不宜服用此药。②孕妇忌服。糖尿病患者慎用。

【本方其他剂型】 颗粒剂。

左 金 丸

【处方】 黄连 吴茱萸

【功能与主治】 泻火，疏肝，和胃，止痛。用于肝火犯胃证，脘胁疼痛，口苦嘈杂，呕吐酸水，不喜热饮。

现代用治胃及十二指肠溃疡，急性肠炎，细菌性痢疾以及锑剂所致的恶心呕吐见上述症状者。

【方义】 方中以**黄连为君药**以清肝泻火，肝火清自不横逆犯胃，兼能清泻胃火，标本兼顾；以少量辛热之**吴茱萸为佐使药**，助黄连和胃降逆以止呕，并条达肝气，疏肝解郁，又可制黄连苦寒之性，使泻火无凉遏之弊。两药相配，辛开苦降，肝胃同治、清肝泻火、降逆止呕。

【用法与用量】 口服，每次3～6g，一日2次。

【注意事项】 不适用于脾胃阴虚，主要表现为口干、舌红少津、大便干。

温胃舒颗粒

【处方】 党参 附子 肉桂 肉苁蓉 补骨脂 砂仁 乌梅

【功能与主治】 温胃止痛。用于慢性胃炎、慢性萎缩性胃炎见胃脘痛，胀气，嗳气，纳差，畏寒，无力等中焦虚寒症状者。

【方义】 方中**党参**补中益气、健脾养胃**为君药**。**辅**以**附子、肉桂**温中祛寒，并补肾阳。**佐以肉苁蓉、补骨脂**温脾助运化，且能温肾；**砂仁**行气止痛；**乌梅**味酸开胃。各药合用，共奏扶正固本、温胃养胃、行气止痛、助阳暖中之效。

【用法与用量】 热水冲服，一次10～20g，一日2次。

【注意事项】 ①胃大出血时忌用，孕妇忌用。②糖尿病患者或胃脘灼热痛证、重度胃痛应在医生指导下服用。

【本方其他剂型】 胶囊剂。

养胃舒颗粒

【处方】 党参 黄精 北沙参 山药 白术 生姜 陈皮 山楂（炒）乌梅 菟丝子

【功能与主治】 滋阴养胃。用于慢性胃炎，胃脘灼热，隐隐作痛，属胃阴不足、脾虚不运证者。

【方义】 方中**党参、黄精**益气健脾、养胃生津**为君药**；**辅**以**北沙参、山药、白术**补胃阴、益脾气；**佐以生姜、陈皮**理气化滞、健脾和中，**山楂**消食积、助脾健运，**乌梅、菟丝子**

益精生津而开胃。各药合用，以成扶正固本、滋阴养胃、调理中焦、行气消导之剂。

【用法与用量】 口服，一次1～2袋，一日2次。

【注意事项】 ①孕妇慎用。②糖尿病患者或湿热胃痛证及重度胃痛应在医生指导下服用。

【本方其他剂型】 胶囊剂。

保济丸

【处方】 藿香，厚朴，苍术，橘红，蒺藜，薄荷，葛根，天花粉，钩藤，菊花，白芷，薏苡仁，神曲茶，稻芽，木香，茯苓。

【功能与主治】 解表，去湿，和中。用于伤暑或挟湿伤中证，腹痛腹泻，厌食嗳酸，恶心呕吐，肠胃不适，消化不良，晕车晕船，四时感冒，发热头痛。

现代用治急性胃肠疾病见上述症状者。

【方义】 本方以**藿香、厚朴、苍术、橘红**化湿和中为君药；辅以**蒺藜、薄荷**散风热，**葛根**解肌退热、止泻，**天花粉**清热、养胃生津，**钩藤、菊花**清热、熄风止痉，**白芷**散风祛湿；佐以**薏苡仁、神曲茶、稻芽**健胃消食、和中，**木香**行气止痛，**茯苓**利水渗湿，健脾宁心。诸药伍用，组成解表，去湿，和中之方。

【用法与用量】 口服，一次1瓶（1.85g或3.7g），每日3次。

【注意事项】 孕妇忌用。哺乳期妇女慎用。

【本方其他剂型】 口服液。

(刘友儿)

第八章 伤食用药

伤食即伤于饮食，临床属消化不良的一种病证。主要表现为胃脘胀满、疼痛，拒按，恶心厌食、嗳腐吐馊，或肠鸣腹痛、泻下粪便臭气刺鼻，或大便秘结、舌苔厚腻、脉滑或弦滑。

脾胃同居中焦，通过经脉络属构成表里关系。脾有运化水谷精微之功，脾气健则运化功能强健；胃主受纳，腐熟水谷，为水谷之海，以和降为顺。二者共同完成对饮食的消化、吸收和转输。若脾失健运，胃失和降，则常出现上述症状。

造成伤食的病因有外邪侵犯，饮食所伤，脾胃虚弱及情志失调等。因此本章方剂所用药物除以消食化积为主外，还常配伍健脾、理气类药物。

伤食类方剂属克伐之剂，不宜久服。身体虚弱、反复伤食、儿童、老人及孕妇伤食者，宜在医生指导下选用或到医院就诊。

保 和 丸

【处方】 焦山楂　六神曲（炒）　麦芽（炒）　莱菔子（炒）　陈皮　制半夏　茯苓　连翘

【功能与主治】 消食，导滞，和胃。用于食积停滞，脘腹胀满，嗳腐吞酸，不欲饮食等症。

【方义】 方用**焦山楂**消食化积，尤善消肉类荤腥之积，**为君药**。**辅以六神曲**消酒食陈腐之积，**麦芽**消面乳之积，**莱菔子**消食下气，宽利胸膈。**诸药合用**，以消各种饮食之积。再佐以**陈皮**、**半夏**行气导滞、和胃止呕，**茯苓**渗湿健脾，**连翘**清热散结。诸药伍用，使胃气顺，积滞除，诸症可消。

【用法与用量】 口服，水丸一次6～9g。大蜜丸每丸9g，一次1～2丸，一日2次。小儿酌减。

【注意事项】 ①服药期间避免饮食生冷。②孕妇忌服。哺乳期妇女慎用。

【本方其他剂型】 浓缩丸、片剂、冲剂、合剂。

大 山 楂 丸

【处方】 山楂　六神曲（麸炒）　麦芽（炒）

【功能与主治】 开胃消食。用于食积内停所致的食欲不振，消化不良，脘腹胀闷。

现代用治冠心病、高脂血症见上述症状者。

【方义】 方用**山楂为君药**，味酸而甘，长于助脾健胃，促进消化，为消油腻肉食积滞之要药。**辅以六神曲**、**麦芽**消谷物米面积滞而助其功。三药相合，健脾胃、消食积作用增强。本品为传统"三仙散"所制成的蜜丸，其味酸甜，尤宜于小儿食积症。

【用法与用量】 口服。一次1～2丸（每丸重9g），一日1～3次，小儿酌减。

【注意事项】 ①孕妇及哺乳期妇女慎用。②胃酸过多患者慎服。

【本方其他剂型】 颗粒剂。

香砂枳术丸

【处方】 木香　枳实（麸炒）　白术（麸炒）　砂仁

【功能与主治】 健脾开胃，行气消痞。用于脾虚气滞，脘腹痞闷，食欲不振，大便溏薄等。现代用治慢性胃炎，慢性肠炎，消化不良，胃、肠神经官能症见上述证候者。

【方义】 木香、枳实行气降浊，消痞除满**为君**。白术健脾燥湿，以助脾之运化**为臣**。砂仁芳香化湿，宽中醒脾**为佐药**。诸药合用，共奏健脾开胃，行气消痞之功。

【用法与用量】 口服，一次10g，一日2次。

【注意事项】 忌食生冷食物。

山楂化滞丸

【处方】 山楂　麦芽　六神曲　莱菔子　槟榔　牵牛子

【功能与主治】 消食导滞。用于饮食停滞，食少纳呆，大便秘结，脘腹胀满。

【方义】 方中山楂消食化积，行气散瘀；麦芽、六神曲消食和胃，**共为君药**。莱菔子消食除胀，**为臣药**。**佐以槟榔**行气利水；**牵牛子**泻下逐水去积。诸药相合，共奏开胃消食，利水泻下之功。

【用法与用量】 口服，一次2丸，每丸9g；一日1~2次。

【注意事项】 孕妇忌服。

肥 儿 丸

【处方】 肉豆蔻（煨）　麦芽（炒）　六神曲（炒）　使君子仁　槟榔　胡黄连　木香

【功能与主治】 健胃消积、驱虫。用于小儿消化不良，虫积腹痛，面黄肌瘦，食少腹胀泄泻。

【方义】 方中**以煨肉豆蔻**暖胃健脾；**炒麦芽、炒六神曲**消食导滞，开胃进食**为君药**。**使君子、槟榔**杀虫去积**为臣药**。**佐以胡黄连**清除积热；**木香**理气除胀。诸药相合，共奏温胃健脾，清热杀虫，消积除胀之功。

【用法与用量】 口服，一次1~2丸（每丸3g），三岁以内小儿酌减，一日1~2次。

【注意事项】 ①感冒发热，表证未解者慎用。②服药时忌食生冷、油腻及不易消化的食物。

【本方其他剂型】 糖浆剂。

其他伤食用药见表3-8-1。

表3-8-1　其他伤食用药

名　称	处　方	功能与主治	用法与用量	注意事项
健胃消食片	太子参,陈皮,山药,炒麦芽,焦山楂	健胃消食。用于脾胃虚弱,消化不良	口服,一次4片,一日3次。小儿酌减	①孕妇禁用；②湿热内盛者慎用
枳术丸	白术,枳实	健脾消痞。用于脘腹痞满,不思饮食	口服一次6g,一日2次	
健儿消食口服液	黄芪,白术(麸炒),陈皮,麦冬,黄芩,山楂(炒),莱菔子(炒)	健脾益胃,理气消食。用于小儿饮食不节损伤脾胃引起的纳呆食少、脘腹胀满、厌食等症	口服,3岁以内一次5~10ml,3岁以上一次10~20ml,一日2次。	①服药期间忌食生冷；②表证未解者慎用
复方鸡内金片	鸡内金,六神曲	健脾开胃,消食化积。用于脾胃不和引起的食积胀满,饮食停滞,呕吐泻痢	口服,一次2~4片,一日3次	

（范振远）

第九章 便秘用药

便秘是指大便秘结,排便间隔时间延长,或大便坚涩不畅的病证。大多由津液耗伤,大肠传导功能失常所致。临床表现可归为实证和虚证两大类;实证有热结和气滞之分,虚证有气虚、血虚和阳虚之别。便秘类方剂治疗原则虽以通下为主,但也有攻下和润下之殊。实证者宜攻宜泻;虚证者宜补宜润,随证治之。

大承气汤

【处方】 大黄12g 芒硝9g 枳实15g 厚朴15g

【功能与主治】 峻下热结,攻积导滞。用于阳明腑实证。症见高热灼津,大便秘结不通,脘腹痞满,腹痛或潮热谵语,手足汗出,舌苔黄燥起刺,或焦黑燥裂,脉沉实。

现代用治中毒性肠麻痹、急性肠梗阻、术后腹胀见上述证候者。

【方义】 方中**大黄**苦寒泻热通便,荡涤肠胃,**为君药**。芒硝咸寒助大黄泻热通便,且能润燥软坚,**为臣药**。二药相须为用,峻下热结之力更强。**枳实**能消痞散结,**厚朴**则行气除满,**共为佐使药**。诸药合用有峻下热结、承顺胃气下行之效,可使寒者通,闭者畅,故曰"承气汤"。

【用法与用量】 先煎枳实、厚朴,大黄后下,芒硝溶服。每日分2次温服。得下,余药勿服。

【注意事项】 ①本方为泻下峻剂,如肠胃无实热,或虽有热结腑实之证,但正气不足,均非所宜。②因作用峻猛,应中病即止,不可克伐太过。

济川煎

【组成】 肉苁蓉9g 当归10g 牛膝6g 枳壳3g 泽泻5g 升麻3g

【功能与主治】 温肾益精,润肠通便。用于老年肾虚,大便秘结,小便清长,头目眩晕,腰膝酸软。

【方义】 肾开窍于二阴而司二便,肾阳虚弱,则下元不温,气化无力,摄纳失司,开合失常,故小便清长而见大便秘结。方中用**肉苁蓉**温肾益精,暖腰润肠,**为君药**。当归养血和血,润肠通便,**牛膝**补肾强腰,性善下行,**共为臣药**。**枳壳**下气宽肠以助通便,**泽泻**渗利小便而泄肾浊,**共为佐药**。尤妙加**升麻**以升清阳、降阴浊,配合诸药,增强通便之效,**为使药**。

【用法】 水煎,饭前服。

麻仁丸

【处方】 火麻仁 大黄 苦杏仁 白芍(炒) 枳实(炒) 厚朴(姜制) 蜂蜜

【功能与主治】 润肠通便。用于肠燥便秘。

现代用治习惯性便秘,肛、肠术后大便干结,老年性便秘等见肠胃燥热症状者。

【方义】 本方为胃肠有燥热,肠内津液亏虚而设,治法以润肠通便为主兼泄热行气。方中**火麻仁**润肠通便**为君药**。**大黄**通便泄热,**杏仁**降气润肠,**白芍**养阴和里,**共为臣药**。**枳实、厚朴**下气破结,**蜂蜜**能润燥滑肠,**共为佐使药**。全方具有润肠泄热,行气通便,泻而不峻的功效。

【用法与用量】 口服。每丸6g，一次1～2丸，一日2次。

【注意事项】 孕妇忌服。

【本方其他剂型】 合剂、胶囊剂（软胶囊）等。

当归龙荟丸

【处方】 龙胆草（酒炒） 黄连（酒炒） 黄芩（酒炒） 黄柏（盐炒） 栀子 大黄（酒炒） 芦荟 青黛 木香 当归（酒炒） 麝香

【功能与主治】 泻火通便。用于肝胆火旺，心烦不宁，头晕目眩，耳鸣耳聋，胁肋疼痛，脘腹胀痛，大便秘结。

【方义】 本证属肝胆实火所致便秘，故治宜清热泻肝，攻下行滞。方用**龙胆草**清泻肝胆实火**为君药**。**黄连、黄芩、黄柏、栀子**助君药清泻肝火，**大黄、芦荟**荡涤肠热，攻下导滞，引实火从大便而去，**共为臣药**。**青黛**清肝热、凉血，**木香**行大肠气滞，**当归**补血养阴润燥，**麝香**辛香善行以助芦荟通便，**共为佐使**。

【用法与用量】 口服，一次6g，一日2次。

【注意事项】 孕妇禁用。

麻仁润肠丸

【处方】 火麻仁 苦杏仁 白芍 大黄 木香 陈皮 蜂蜜

【功能与主治】 润肠通便。用于肠胃积热，胸腹胀满，大便秘结。

现代用治习惯性便秘，痔疮便秘见上述症状者。

【方义】 **火麻仁**润肠通便**为君药**。**苦杏仁**降气润肠；**白芍**养阴和里；**大黄**通便泄热，共**为臣药**。**木香、陈皮**理气消胀，辅料**蜂蜜**润肠共为佐使。诸药合用，共奏润肠通便之效。

【用法与用量】 蜜丸每丸重6g，口服，一次1～2丸，一日2次。

【注意事项】 孕妇忌服。

【本方其他剂型】 软胶囊。

苁蓉通便口服液

【处方】 肉苁蓉 何首乌 枳实（麸炒） 蜂蜜

【功能与主治】 滋阴补肾，润肠通便。用于肾阴不足，精血亏耗所致大便秘结或中老年病后、妇女产后虚弱便秘。

现代用治习惯性便秘见上述症状者。

【方义】 **肉苁蓉**温肾润肠通便**为君药**。**何首乌**滋补肝肾，润燥通便**为臣药**。**枳实**行气破结助通便，**蜂蜜**润肠通便**为佐使**。诸药合用，共奏滋补肝肾，润肠通便之功。

【用法与用量】 每次10～20ml，每日一次，睡前或清晨服用。

【注意事项】 ①孕妇慎用。②年轻体壮便秘时不宜用本药。③服用本药出现大便稀溏时应停服。

一捻金（散剂）

【处方】 牵牛子（炒） 大黄 槟榔 朱砂 人参

【功能与主治】 消食导滞,祛痰,通便。用于小儿停乳停食,腹胀便秘,痰盛喘咳。

【方义】 方用**牵牛子**泻热利水,杀虫通便,**为君药**。**大黄、槟榔**攻积导滞,泻热利水为**臣药**。**佐以朱砂**镇惊安神,**人参**补气健脾,扶正祛邪,以防攻伐伤正。诸药伍用,消导泻热通便可除小儿食滞腹胀、便秘等症。

【用法与用量】 口服,一岁以内一次 0.3g,一岁至三岁一次 0.6g,四岁至六岁一次 1g,每日 1~2 次;或遵医嘱。

增 液 颗 粒

【处方】 玄参 生地黄 麦冬

【功能与主治】 养阴生津,清热润燥。用于热邪伤阴,津液不足引起的阴虚内热,口干咽燥,大便秘结。

现代用治糖尿病、乙脑后期属阴虚津亏者。

【方义】 方中以**玄参**清热凉血,养阴生津,**为君药**;以**生地黄、麦冬**滋阴养液,生津润燥为**臣药**。三药合用,共奏养阴生津,清热润燥之功。

【用法与用量】 每袋装 20g。开水冲服,一次 20g,一日 3 次。

【注意事项】 本方增液通便为主,若实热所致便秘、气虚便秘者不宜用。

便 秘 通

【处方】 白术 肉苁蓉(淡) 枳壳

【功能与主治】 健脾益气,润肠通便。用于虚性便秘,尤其是脾虚及脾肾两虚型便秘。表现为大便秘结,面色无华,腹胀,神疲气短,头晕耳鸣,腰膝酸软等。

【方义】 方中以**白术**补气健脾**为君药**。**肉苁蓉**润肠通便**为臣药**;还可补肾助阳,益精血,助白术健脾益气。**枳壳**行气消积作用缓和,防止白术补气太过而产生壅滞之弊**为佐药**。诸药相合,共奏益气通便之功。

【用法与用量】 合剂,每瓶 20ml。口服,每次一瓶(20ml),每日早晚各服一次,疗程一个月。

(范振远)

第十章 不寐用药

不寐也称"失眠",是指以经常不能入眠为特征的一种病证。临床表现轻重不一,轻者入睡困难,或睡而易醒,或醒后不能再寐,也有时寐时醒等,严重者则整夜不能入寐。

寐本于阴,为神所主,神安则寐,神不守舍则出现上述症状。本病的发生,或思虑劳倦,内伤心脾;或阳不交阴,心肾不交;或阴虚火旺,肝阳扰动;或心胆气虚,神魂不安,临床当辨虚实。若表现心悸怔忡,失眠健忘,精神恍惚者,多属虚证,为阴血不足,心失所养所致,宜采用补养安神方剂。若表现烦躁易怒,惊悸不安,失眠多梦,甚则惊狂不宁者,多属实证,治宜用重镇安神方剂。

值得注意的是,慢性疲劳综合征、感染、中毒、颅脑外伤诱发该病的,以及严重精神分裂症、抑郁症等不宜选择本类方剂,应去医院系统诊治。

天王补心丸

【处方】 生地黄 天冬 麦冬 玄参 党参 茯苓 甘草 当归 丹参 石菖蒲 远志(制) 朱砂 五味子 酸枣仁(炒) 柏子仁 桔梗

【功能与主治】 滋阴养血,补心安神。用于心阴不足,心悸健忘,失眠多梦,大便干燥。

现代用治神经官能症、甲状腺机能亢进有上述症状者。

【方义】 生地黄、天冬、麦冬、玄参滋阴清热;党参、茯苓、甘草补心气,当归、丹参养血活血;石菖蒲、远志、朱砂、五味子、酸枣仁、柏子仁宁心安神;桔梗少量引药上行,以通心气。诸药合用使药力增强,尤对阴血亏虚而致心神不宁之"心肾不交"证更为适宜。

【用法与用量】 口服,水蜜丸一次6g,小蜜丸一次9g;大蜜丸一次1丸(9g),一日2次。

【注意事项】 本方滋腻药物较多,故脾胃虚弱、胃纳欠佳、腹满便溏、苔腻者,或痰湿滞留者皆不宜使用。

【本方其他剂型】 浓缩丸、合剂。

养血安神丸

【处方】 熟地黄 生地黄 鸡血藤 墨旱莲 首乌藤 合欢皮 仙鹤草

【功能与主治】 养血滋阴,宁心安神。主治阴血亏虚所致的失眠多梦,心悸心慌,头晕目眩,精神疲倦,手足心热。

现代用治神经衰弱,贫血,更年期综合征见上述症状者。

【方义】 方中熟地黄、生地黄、鸡血藤滋阴养血为君药;墨旱莲养阴益肾为臣药;首乌藤、合欢皮、仙鹤草养血安神为佐药。诸药合用,共奏养血滋阴,宁心安神之效。

【用法与用量】 口服,一次6g,一日3次。

【注意事项】 本品多含养阴药,滋腻碍胃。凡脾虚便溏,痰多食欲不佳者不宜服用。

【本方其他剂型】 片剂、糖浆剂。

柏子养心丸

【处方】 党参 炙黄芪 川芎 当归 肉桂 半夏曲 茯苓 酸枣仁 远志（制） 柏子仁 五味子（蒸） 朱砂（水飞） 炙甘草

【功能与主治】 补气养血，安神。用于心气亏虚，心悸易惊，失眠多梦，健忘。

现代用治神经衰弱、心神经官能症属于心气虚、心血虚者。

【方义】 方以补气、活血养血的**党参、炙黄芪、川芎、当归为君药**；以肉桂温脾胃之寒为臣药；佐以**半夏曲、茯苓**健脾祛湿，**酸枣仁、远志、柏子仁、五味子、朱砂**安神定志；**炙甘草**为使调和诸药。共奏扶正气，安神志之功。

【用法与用量】 口服，水蜜丸一次6g；小蜜丸、大蜜丸每次均服9g，一日2次。

【本方其他剂型】 片剂、口服液等。

朱砂安神丸

【处方】 朱砂 黄连 生地黄 当归 炙甘草

【功能与主治】 镇心安神，养阴清热。主治心火上炎，烦躁不寐。症见心神烦乱、失眠、心悸怔忡，舌质红，脉数。

现代用治神经衰弱或精神抑郁症属心火上炎扰神者。

【方义】 本证因心火上炎，灼伤阴血，心神不安，故见心烦、失眠、怔忡等症。**朱砂**镇心安神、清心火，**为君药；黄连**泻心火**为臣药；佐生地黄**滋阴，**当归**补血；**炙甘草**调中为**使药**。诸药合用，达清心养阴安神之目的。

【用法与用量】 口服，一次6～9g，每日1～2次，温开水送服。

【注意事项】 方中朱砂含重金属汞，故不宜久服，肝、肾功能不全者尤慎用。

其他不寐用药见表3-10-1。

表3-10-1 其他不寐用药

名称	处方	功能与主治	用法与用量	注意事项
枣仁安神液	酸枣仁（炒），丹皮，五味子（炙）	宁心安神。用于失眠，头晕，健忘	睡前服。一次10～20ml	孕妇在医生指导下服用
脑乐静	甘草浸膏,大枣,小麦	养心，健脑，安神。用于精神忧郁，失眠，烦躁	口服。一次30ml,一日3次,小儿酌减	糖尿病患者及其他疾病痰多者慎用
刺五加片	刺五加（浸膏）	益气健脾，补肾安神。用于脾肾阳虚，体虚乏力，失眠多梦等症	口服，一次4片,一日2～3次	邪实体壮者忌服
精乌颗粒	黄精（制）,何首乌（制）,女贞子（制）,墨旱莲	补肝肾，益精血，壮筋骨。用于失眠多梦，耳鸣健忘，脱发及须发早白	开水冲服，每次一袋（10g）,一日3次	
健脑灵片	五味子,甘草,柏子仁,鹿茸,白芍,酸枣仁,地黄,当归,肉苁蓉,熟地黄,茯苓,川芎,红参	滋肾，镇静，安神。用于肾阳不足引起的失眠多梦，头痛头晕等症	口服，一次4～5片,一日3次	

(范振远)

第十一章 实火证用药

实火证是中医学中的一个特有的病证,俗称"上火"。临床症状有目赤胀痛,口干喜冷饮,口苦口臭,黄疸,牙龈肿痛,口舌生疮或伴有大便秘结、小便短赤,舌红苔黄,脉数有力;甚则见高热神昏,烦躁,出血等症。外科疮疡红、肿、热、痛也属实火之列。

中医学认为,火为热之极,其性炎上,主躁动、升腾。故火热伤人多见高热、烦渴、大汗、脉洪数等症。火邪易伤津耗气,生风动血,故除高热、扰神之外,往往还伴有口渴咽干、小便短赤、大便干结等症状。临床治疗上述"实火"证主要用清热泻火、清热燥湿,清热凉血、清热解毒药物,或伍用渗湿利尿、开窍醒神的药物。饮食上应忌食辛辣助火之品。

白 虎 汤

【处方】 生石膏30g 知母9g 炙甘草3g 粳米9g

【功能与主治】 清气分实热,泻胃火,生津止渴。用于阳明经热证或肺胃气分热证。壮热头痛,恶热面赤、大汗出,口干舌燥,烦渴多饮,脉洪大有力或滑数。

现代用治流行性乙型脑炎、流行性脑脊髓膜炎,大叶性肺炎,出血热,肺炎等证属阳明经热或气分大热者,以及由肺胃热盛引起的牙痛、头痛、鼻衄、牙龈出血等。

【方义】 本方主治证乃外感寒邪入里化热,或温邪传入气分所致,宜清气泄热,养阴生津。方中重用**生石膏为君药**,辛甘大寒,善清内盛之热,并能除烦止渴;辅以**知母为臣药**,一则性寒而助石膏清解热邪,二则质润而滋养热邪所伤之阴津,二者相须为用,清热生津之功倍增;**炙甘草、粳米**益胃护津,并可防石膏、知母大寒伤中,**共为佐药**;**炙甘草**兼以调和诸药**为使药**。药仅四味,清热之中寓有生津之效,而无苦燥伤津之弊,可使热清燥除,津生渴止。

【用法】 水煎,至米熟汤成,去渣温服。

【注意事项】 表未解而恶寒发热,或虽发热而不烦渴,或汗虽多而面色发白,或脉虽大而重按无力,或真寒假热证都不宜用本方。

【本方其他剂型】 合剂。

黄连解毒汤

【处方】 黄连9g 黄芩6g 黄柏6g 栀子9g

【功能与主治】 泻火解毒,清热燥湿。用于一切实热火证及外科疮疡肿毒,症见高热烦躁,口燥咽干,错语不眠,或热甚吐衄发斑;以及外科痈肿疔毒或小便黄赤,舌红苔黄,脉数有力。

现代用治乙型脑炎、流行性脑膜炎、败血症、急性黄疸型肝炎、急性菌痢、肠炎属实热火毒证者。

【方义】 本方治证属热毒炽盛,充斥三焦所致。方以**黄连**泻心火**为君药**,心火清余火受其制,并泻中焦之火;**黄芩**泻上焦之火,并清肺热**为臣药**;**黄柏**泻下焦之火,**栀子**通泻三焦之火,导热下行,使邪热从小便得解,**合为佐药**。方药集大苦大寒之品,三焦并治,火毒并攻,使火邪去热毒解,诸证可愈。

【用法】 水煎服。

【注意事项】 ①本方为大苦大寒之剂,非里热毒盛者不宜使用。久服易败胃伤阳。②阴虚火旺者当禁服。

八 正 散

【处方】 木通　车前子　萹蓄　瞿麦　滑石　栀子仁　制大黄　炙甘草各9g

【功能与主治】 利水通淋,清热泻火。用于热淋,小便频数,急迫不爽,点滴而下,尿色黄赤,灼热刺痛,甚则癃闭不通,小腹急满,口燥咽干,舌苔黄腻,脉滑数。

现代用治膀胱炎、尿道炎、急性前列腺炎、肾盂肾炎等属下焦湿热证者。

【方义】 本方所治热淋是因湿热下注膀胱,气化失司,水道不利所致,治宜清热利水、通淋。方用**木通、车前子**清热利湿**为君药；辅以萹蓄、瞿麦**以增强清热利湿、通淋作用；**佐以滑石**利水散结,**栀子仁**清泻三焦湿热引火下行,**制大黄**泻热降火、通便；**炙甘草为使药**,和中、缓解疼痛并调和诸药。

【用法与用量】 共为散,每次服6～9g,加灯心草煎水送服；小儿酌减。现多作汤剂,用量按原方比例酌情加减,水煎服。

【注意事项】 体虚、孕妇不宜用。

【本方其他剂型】 合剂。

茵 陈 蒿 汤

【处方】 茵陈18g　栀子9g　大黄6g

【功能与主治】 清热,利湿,退黄。用于湿热黄疸。症见一身面目俱黄,黄色鲜明如橘子,腹胀满,口渴,小便不利。舌苔黄腻,脉沉实或滑数。

现代用治急性黄疸型肝炎、胆囊炎、胆石症出现黄疸,中医辨证属于湿热内蕴者。

【方义】 本方为治湿热黄疸的主方。方中重用**茵陈**退黄祛湿功效显著**为君药**；以**栀子**通利三焦,清利湿热,引湿热从小便而出**为臣药；佐以大黄**,通利大便,泻热逐瘀,使瘀热从大便而去。三药配合,使二便通利既利湿又泻热,湿热分消,黄疸自退。

【用法与用量】 水煎服,每日一剂,早晚分服。

【注意事项】 本方对寒湿内阻,面目黄色晦暗如烟熏的阴黄者不宜使用。

【本方其他剂型】 酒剂。

清 营 汤

【处方】 水牛角30g　玄参9g　生地黄15g　麦冬9g　黄连5g　竹叶3g　金银花9g　连翘6g　丹参6g

【功能与主治】 清营解毒,透热养阴。用于邪热初入营分证。身热夜甚,心烦不眠,时有谵语,口渴或不渴,或斑疹隐隐,舌绛而干,脉细数。

现代用治乙型脑炎、流行性脑膜炎、败血症或其他热病,具有高热烦躁、舌绛等营分之症者。

【方义】 本方专为温热病邪初入营分而设。方中重用**水牛角**,性味咸寒,清解营分之热毒**为君药；玄参、生地黄、麦冬**甘寒清热养阴,**共为臣药；黄连、竹叶、金银花、连翘**清心解毒,并能透热于外,使热邪转出气分而解,配**丹参**清热凉血,活血散瘀,以防热邪内陷,深入血分,**均为佐使**。诸药合用,共奏清营透热,解毒救阴之效。

【用法】 水煎服。水牛角镑片先煎。

【注意事项】 使用本方应注意舌诊,以舌绛而干为要点。若舌质绛而苔白滑者,是挟有湿邪之象,忌用本方,否则助湿邪而延长病程。

牛黄解毒片

【处方】 牛黄　大黄　黄芩　石膏　冰片　雄黄　桔梗　甘草

【功能与主治】 清热解毒。用于火热内盛,咽喉肿痛,牙龈肿痛,口舌生疮,目赤肿痛。

【方义】 方用**牛黄、大黄、黄芩、石膏为君药**,清热解毒、泻火通便;以**冰片、雄黄**解毒清热、消肿**为臣;佐以桔梗**清利咽喉;**使以甘草**解毒,调和诸药。

【用法与用量】 口服,小片一次3片,大片一次2片,一日2～3次。

【注意事项】 ①孕妇禁用。②脾胃虚弱者慎用。

【本方其他剂型】 丸剂。

黄连上清丸

【处方】 黄连　黄芩　黄柏(酒炒)　石膏　栀子(姜制)　酒大黄　连翘　菊花　荆芥穗　白芷　蔓荆子(炒)　川芎　防风　薄荷　旋覆花　桔梗　甘草

【功能与主治】 清热通便,散风止痛。用于上焦风热,头昏脑涨,牙龈肿痛,口舌生疮,咽喉红肿,耳痛而鸣,暴发火眼,大便干燥,小便黄赤等。

现代用治急性结膜炎、咽喉炎、扁桃体炎,急性牙周炎,牙髓炎,口腔溃疡,血管神经性头痛,高血压头痛等见上述症状者。

【方义】 方用**黄连、黄芩、黄柏、石膏**清热泻火,**栀子、酒大黄**引热从二便而出,共为**君药**;以**连翘**清热解毒,**菊花、荆芥穗、白芷、蔓荆子、川芎、防风、薄荷**疏散风热共为臣**药;旋覆花**降逆和中,**为佐药;桔梗**宣肺,利咽,引药上行,**甘草**调和诸药,**共为使药**。诸药相合,清上泻下,风热双解。

【用法与用量】 每丸重6g。口服,一次1～2丸,一日2次。

【注意事项】 ①忌食辛辣食物。②孕妇慎用;脾胃虚寒者禁用。

【本方其他剂型】 片剂。

三　黄　片

【处方】 大黄　黄连　黄芩

【功能与主治】 清热解毒,泻火通便。用于三焦热盛,目赤肿痛,口舌生疮,咽喉肿痛,牙龈出血,心烦口渴,尿赤便秘。

现代用治急性胃肠炎,痢疾,结膜炎,中耳炎,肺炎,胆囊炎等见上述症状者。

【方义】 三焦热盛治宜清热泻火解毒。方用三黄均为苦寒之品,以**大黄为君药**,清热泻火、攻积导滞、凉血;**辅以黄连**清泻心火、胃火,**黄芩清泻肺火为臣药**,三药合用以清泻三焦实火、湿热并可凉血,则便通火去,热毒可解。

【用法与用量】 口服,一次4片,一日2次,小儿酌减。

【注意事项】 孕妇慎用。

【本方其他剂型】 丸剂。

安宫牛黄丸

【处方】 牛黄 水牛角浓缩粉 麝香 黄连 黄芩 栀子 雄黄 冰片 郁金 朱砂 珍珠 蜂蜜

【功能与主治】 清热解毒，镇惊开窍。用于热病，邪入心包，高热惊厥，神昏谵语。

现代用治乙脑、流脑、中毒性痢疾、脑血管意外、中毒性肺炎等病属痰热内闭而致神昏者。

【方义】 方用**牛黄**清心解毒豁痰，**水牛角浓缩粉**清心凉血解毒，**麝香**醒脑开窍**共为君药**。以**黄连、黄芩、栀子**清热解毒，**雄黄**解毒豁痰**为臣**；并**佐以冰片、郁金**开窍辟浊，**朱砂、珍珠**镇惊安神；以**蜂蜜**为丸，有和胃调中之功**为使药**。

【用法与用量】 蜜丸每丸重3g，口服，一次1丸，一日1次；小儿三岁以内一次1/4丸，四岁至六岁一次1/2丸，一日1次；或遵医嘱。

【注意事项】 孕服慎用。

【本方其他剂型】 散剂。

牛黄上清丸

【处方】 牛黄 黄连 黄芩 黄柏 石膏 栀子 大黄 连翘 冰片 赤芍 生地黄 当归 薄荷 菊花 川芎 荆芥穗 白芷 桔梗 甘草

【功能与主治】 清热泻火，散风止痛。用于中上焦火盛所致诸证，头痛眩晕，目赤耳鸣，咽喉肿痛，口舌生疮，牙龈肿痛，大便燥结。

现代用治急性咽喉炎，急性扁桃体炎，牙周炎，急性结膜炎等见上述症状者。

【方义】 用**牛黄、黄连、黄芩、黄柏、石膏**等清泻心肺胃火，**栀子**清泻三焦之火，引火从小便而去；**大黄**泻火通便，引火从大便而下，以上诸药**共为君药**。**辅以连翘、冰片**清热解毒，**赤芍、生地黄、当归**清热凉血、活血消肿**为臣药**。佐以**薄荷、菊花、川芎、荆芥穗、白芷**散风清热。**桔梗**引药上行，**甘草**调和诸药**为使药**。诸药伍用，共奏清热泻火，散风止痛功效。

【用法与用量】 每丸重6g。口服，一次1丸，一日2次。

【注意事项】 孕妇慎用。

【本方其他剂型】 片剂、胶囊剂。

一 清 颗 粒

【处方】 黄连 大黄 黄芩

【功能与主治】 清热泻火解毒，化瘀凉血止血。用于火毒血热所致的身热烦躁，目赤口疮，咽喉肿痛，牙痛，大便秘结，吐血，衄血，痔疮出血等症。

现代用治咽炎，扁桃体炎，牙龈炎属上述证候者。

【方义】 方用**大黄为君药**，清热泻火，攻积导滞、凉血。以**黄连**清泻心火、胃火，祛中焦火热之邪；**黄芩**清泻肺火以祛上焦火热之邪，二者均**为臣药**。三药均为苦寒之品，相须为用，清泻三焦实火，并有清湿热、凉血之效。

【用法与用量】 开水冲服，一次1袋（7.5g），一日3～4次。

【注意事项】 出现腹泻时，可酌情减量。

【本方其他剂型】 胶囊。

清胃黄连丸

【处方】 黄连　石膏　黄芩　栀子　黄柏　地黄　牡丹皮　赤芍　连翘　桔梗　知母　天花粉　玄参　甘草

【功能与主治】 清胃泻火,解毒消肿。用于胃热火盛引起牙龈肿痛,牙龈溃烂,口中热臭,口舌生疮,咽喉肿痛。

【方义】 方用**黄连、石膏**清泻胃火,**为君药;辅以黄芩、栀子、黄柏**以清泻胃火及三焦之火,**地黄、牡丹皮、赤芍**凉血清热,**连翘、桔梗**清热解毒、消肿,**共为臣药;佐以知母、天花粉、玄参**清胃火、养胃阴、生津液;**甘草**清热解毒,调和诸药**为使药**。诸药合用,发挥清胃泻火、解毒消肿之效。

【用法与用量】 口服水丸,一次9g,一日2次。大蜜丸9g,每次口服1~2丸,一日2次。

【注意事项】 孕妇慎用。

其他实火证用药见表3-11-1。

表3-11-1　其他实火证用药

名　称	处　方	功能与主治	用法与用量	注意事项
芩连片	黄芩,连翘,黄连,黄柏,赤芍,甘草	清热解毒,消肿止痛。用于脏腑蕴热,头痛目赤,口鼻生疮,热痢腹痛,湿热带下,疮疖肿痛	口服,一次4片,一日2~3次	
穿心莲片	穿心莲浸膏	清热解毒,凉血消肿。用于感冒发热,咽喉肿痛,口舌生疮,泻痢,热淋及痈肿疮疡	口服,一次2~3片(小片)或1~2片(大片),均为一日3次	①忌食辛辣食物;②苦寒败胃不宜久服
醒脑静注射液	麝香,郁金,冰片,栀子	清热泻火,凉血解毒,开窍醒脑。主治热入营血,内陷心包,高热神昏,舌绛脉数。现代临床用于乙脑、流脑	肌肉注射一次2~4ml,一日1~2次。静脉注射一次5~10ml,或遵医嘱	静注时用5%、10%葡萄糖注射液或氯化钠注射液稀释后滴注
导赤丸	连翘,黄连,栀子,木通,玄参,天花粉,赤芍,大黄,黄芩,滑石粉	清热泻火,利尿通便。用于火热内盛所致口舌生疮,咽喉痛,小便短赤,大便秘结	每次1丸,每日2次,小儿酌减	脾胃虚寒者、周岁内小儿、肾功能不全者慎用

(范振远)

第十二章 虚证用药

虚证用药具有滋养、补益作用，主要用治各种虚证，属于"八法"中的"补法"。

虚证系指人体的气、血、阴、阳等不足而产生的病证。其病因有先天不足、久病或病后失养、外伤跌打、体劳太甚、用脑过度、饮食不节等。治疗宜采用虚证类方剂补虚扶弱，补养体内阴阳气血津液之不足，调整脏腑阴阳的偏盛偏衰，从而使机体恢复正常平衡状态。补虚药物分为补气、补血、补阴、补阳四类。

第一节 气虚用药

本类方药的组成以补气药为主，有益气健脾、益气升阳、回阳固脱、益气养阴等作用，主要适用于脾肺气虚证。症见体倦乏力、少气懒言、语言低微、动则气促、面色萎白、食少、便溏；甚则虚热自汗、中气下陷、阳气暴脱、舌淡苔白、脉微虚弱。

四君子汤

【处方】 人参（去芦） 白术 茯苓各9g 甘草（炙）6g

【功能与主治】 益气健脾。用于脾胃气虚证，症见面色苍白，语音低微，气短乏力，食少便溏，舌淡苔白，脉虚弱。

现代用治慢性胃炎、胃及十二指肠溃疡属脾胃气虚者。

【方义】 本方用**人参**甘温大补元气，健脾养胃，**为君药**；**白术**苦温健脾燥湿，以助运化，助人参益气健脾之功，**为臣药**；**茯苓**甘淡渗湿健脾**为佐药**；**炙甘草**甘温益气和中，补脾调胃**为使药**；诸药相伍，补血不滞，温而不燥，则脾健湿祛而运化恢复正常。

【用法】 水煎服。

【注意事项】 常服本方可温和脾胃，增进饮食，但用量不宜过大，以免碍胃。

【本方其他剂型】 丸剂。

补中益气丸

【处方】 炙黄芪 党参 白术（炒） 炙甘草 当归 陈皮 升麻 柴胡

【功能与主治】 补中益气，升阳举陷。用于脾胃虚弱，中气下陷证引起的体倦乏力、食少腹胀以及气虚发热等。

现代用治胃下垂，子宫脱垂，低血压，结肠功能紊乱等属脾胃气虚者。

【方义】 脾胃为气血生化之源，脾胃气虚，受纳与运化障碍，故见脾胃虚弱诸症。方用**炙黄芪**补中益气，升阳固表，**为君药**；**党参**、**白术**、**炙甘草**补气健脾，**为臣药**；**当归**养血，**陈皮**理气，**升麻**、**柴胡**升阳举陷，**共为佐使药**。众药合用，使中气充足则气陷得升，气虚得补，上述病证可除。

【用法与用量】 口服，水丸一次6g，小蜜丸一次9g，大蜜丸一次1丸（9g），一日2～3次。

【本方其他剂型】 口服液、片剂、合剂、膏剂等。

参苓白术散

【处方】 人参　茯苓　白术（炒）　甘草（炒）　山药　莲子　白扁豆（炒）　薏苡仁（炒）　砂仁　桔梗

【功能与主治】 补脾胃，益肺气，渗湿止泻。用于脾胃虚弱，食少便溏，气短咳嗽，肢倦乏力等症。

现代用治慢性泄泻、放疗及化疗后胃肠道反应、贫血、慢性支气管炎、肾炎等症属脾虚或脾虚挟湿者。

【方义】 方中以**人参、白术、茯苓、甘草**健脾补中渗湿，**为君药**；配以**山药、莲子**健脾固肠止泻，**白扁豆、薏苡仁**助白术、茯苓以增健脾渗湿之功，**共为臣药**；**砂仁**芳香醒脾，行气化湿，使补而不滞，而**桔梗**宣肺利气，通调水道，又载药上行而益肺气，**均为佐药**；**炒甘草**调和诸药，**又为使药**。诸药合用，补中气，渗湿浊，行气滞，可使脾胃受纳运化之功强盛，纳食日增，便溏、乏力均可自愈。

【用法与用量】 口服，一次6～9g，一日2～3次，温开水将粉末送服。

【本方其他剂型】 胶囊剂、丸剂、口服液。

人参健脾丸

【处方】 人参　炙黄芪　山药　白术（麸炒）　茯苓　陈皮　砂仁　木香　当归　酸枣仁（炒）　制远志

【功能与主治】 健脾益气，和胃止泻。用于脾胃虚弱引起的饮食不化，嘈杂吞酸，恶心呕吐，腹痛便溏，不思饮食，体弱倦怠等症。

现代用治消化不良，慢性结肠炎，胃功能紊乱，神经性厌食等见上述症状者。

【方义】 方中**人参、黄芪、山药为君药**，以补中益气健脾；**白术、茯苓**健脾燥湿止泻；**陈皮、砂仁、木香**理气和胃，消胀化湿**共为臣药**；**当归、酸枣仁、远志**养血安神**为佐药**。诸药相合，共奏健脾益气、和胃止泻之功。

【用法与用量】 口服，水蜜丸一次8g，大蜜丸一次2丸（每丸6g），一日2次。

【本方其他剂型】 浓缩丸。

第二节　血虚用药

本类方药主要由补血药组成，因有形之血生于无形之气，故常配伍补气药以发挥补气生血、养血安神、养血通络等作用，主要适用于血虚证及气血两虚证，症见面色萎黄、头晕目眩、唇爪色淡、心悸、失眠、舌淡、脉细，或妇女月经不调、量少色淡，或经闭不行等。

四物汤

【处方】 熟地黄12g　当归9g　白芍9g　川芎6g

【功能与主治】 补血和血，调经。用于血虚血滞证，症见心悸失眠、头晕目眩、面色无华，或妇女月经不调、脐腹作痛、舌淡、脉细弦或细涩。

现代用治贫血、功能性子宫出血属营血虚滞者。

【方义】 方中**熟地黄**甘温味厚，滋阴补血，**为君药**；**当归**补血活血，养血调经，**为臣**

药；**白芍**养血柔肝，**川芎**入血分活血行滞，通畅气血，**共为佐药**。其中地、芍为阴柔之品，与归、芎辛温之品相配，使其补血而不滞，活血不妄行。四药相伍有养血调血，行滞调经之功用。

【用法】 水煎服，空腹服用。

【注意事项】 本方偏于滋腻，素体脾胃虚弱、食少便溏者慎用；对于阳虚发热以及血崩气脱者禁用。

【本方其他剂型】 合剂。

当归补血汤

【处方】 黄芪30g　当归（酒洗）6g

【功能与主治】 补气生血。用于血虚发热证，症见肌热面红，烦渴欲饮，脉洪大而虚，以及妇女经期、产后血虚发热，或疮疡溃后久不收口者。

现代用治各种贫血、过敏性紫癜属血虚气弱者。

【方义】 本方所治病证多为劳倦内伤，气虚血弱所致。重用**黄芪**大补脾肺之气，以助气血生化之源，**为君药**；加入甘辛性温的**当归**，养血和营**为臣药**。二药相配，使阳生阴长，气旺则血生，虚热之症自除。此外，用本方治疗妇女经期、产后血虚发热，是取其益气养血以退热；用本方治疗疮疡溃后久不愈合，是取其补气养血，扶正托毒，生肌收口之效，具体运用时酌加连翘、金银花、地丁等清热解毒之品。

【用法】 水煎服。

【注意事项】 阴虚潮热者慎用。

【本方其他剂型】 丸剂。

阿胶补血颗粒

【处方】 阿胶　熟地黄　黄芪　党参　白术　枸杞子

【功能与主治】 滋阴补血，补中益气，健脾润肺。用于久病体弱，血亏目昏，虚劳咳嗽。

现代用治贫血、月经不调、免疫功能低下证属血虚气弱者。

【方义】 方中**阿胶、熟地黄**养血滋阴，阿胶并能补肺止咳，**共为君药**；**黄芪、党参、白术**益气生血；**枸杞子**养血润肺，**共为臣药**。诸药相合，使气血并增，脾肺同健，虚弱之体，渐渐向愈。

【用法与用量】 开水冲服，一次4g，一日2次。

【注意事项】 ①每次用量不可过多，以防虚不受补。②消化不良、内有瘀滞及感伤风寒者忌用。

【本方其他剂型】 膏剂、口服液。

归 脾 丸

【处方】 炙黄芪　龙眼肉　党参　白术（炒）　当归　茯苓　酸枣仁（炒）　远志（制）　木香　炙甘草

【功能与主治】 益气健脾，养血安神。用于心脾两虚，气短心悸，失眠多梦，头昏头晕，肢倦乏力，食欲不振，崩漏便血等症。

现代用治营养不良性贫血，血小板减少性紫癜，神经衰弱等见上述症状者。

【方义】　方中以**炙黄芪、龙眼肉**补脾气、养心血，**共为君药；党参、白术**助黄芪补气，**当归**助龙眼肉养血，**共为臣药；茯苓、酸枣仁、远志**宁心安神，**木香**理气醒脾，并令补益品补而不滞，**均为佐药；炙甘草**和中调药，**为使药**。诸药相合，共奏益气健脾，养血安神之功。

【用法与用量】　用温开水或生姜、大枣煎汤送服。水蜜丸一次 6g，小蜜丸一次 9g，大蜜丸一次 1 丸（9g），一日 3 次。

【本方其他剂型】　口服液、片剂、胶囊剂。

八 珍 丸

【处方】　党参　熟地黄　白术（炒）　茯苓　当归　白芍　川芎　甘草

【功能与主治】　补益气血。用于气血两虚，面色萎黄，食欲不振，四肢乏力，月经过多等症。

现代用治贫血，低血糖晕厥，视神经萎缩，失眠症，习惯性流产，产后发热，月经不调，崩漏以及疮疡久不收口等属气血两虚者。

【方义】　本方为"四君子汤"（参、苓、术、草）与"四物汤"（归、芎、地、芍）组合的气血双补方剂。**党参**补气健脾，**熟地黄**补血滋阴，**共为君药；白术、茯苓**健脾燥湿，**当归、白芍**养血和营，**共为臣药；川芎**行气活血，**甘草**和中益气，调和诸药，**共为佐使**，诸药合用，补益气血。

【用法与用量】　口服，水蜜丸一次 6g，大蜜丸一次 9g，一日 2 次。

【本方其他剂型】　合剂、膏剂、颗粒剂、茶剂（袋泡茶）。

人参养荣丸

【处方】　人参　炙黄芪　白术　茯苓　当归　白芍（麸炒）　熟地黄　肉桂　陈皮　五味子（酒蒸）　远志（制）　炙甘草

【功能与主治】　温补气血。用于心脾不足，气血两亏，形瘦神疲，食少便溏，病后虚弱。

现代用治神经衰弱，低血压，结核病恢复期，产后、病后虚弱见上述症状者。

【方义】　本方为十全大补丸（见表 3-12-1）减去川芎，加入五味子、远志、陈皮组成。方用**人参**补气健脾，**熟地黄**补血养血，**共为君药**。臣以**炙黄芪、白术、茯苓、当归、白芍、肉桂**振奋脾阳，通利血脉，鼓舞气血生长，**陈皮**理气健脾，使补而不滞；佐以**五味子、远志**滋肾益智、宁神；**炙甘草**和中调药，**为使药**。既气血双补又安定神志，最宜于气血两虚而心神不安的患者。

【用法与用量】　口服，水蜜丸一次 6g，大蜜丸一次 1 丸（9g），一日 1～2 次。

【本方其他剂型】　煎膏剂。

第三节　阴虚用药

本类方药主要由补阴药组成，主要适用于阴虚证。症见形体消瘦、头晕、耳鸣，潮热颧红、五心烦热、盗汗失眠，腰酸遗精，咳嗽咯血，口燥咽干，舌红少苔，脉细数等。

一 贯 煎

【处方】　生地黄 30g　北沙参　麦冬　当归各 9g　枸杞子 12g　川楝子 5g

【功能与主治】 滋阴疏肝。用于肝肾阴虚,血燥气郁,症见胸脘胁痛,吞酸吐苦,咽干口燥,舌红少津,脉细弱或虚弦,疝气瘕聚等。

现代用治慢性肝炎,慢性胃炎,肋间神经痛,神经官能症等有阴虚气滞证者。

【方义】 本方所治病证属肝肾阴虚、肝气横逆所致。方中重用**生地黄**滋阴养血补肝肾,**为君药**;**北沙参**、**麦冬**、**当归**、**枸杞子**益阴养血而柔肝,**共为臣药**;佐以苦寒之川楝子,疏肝泄热,理气止痛,使肝气疏畅,则疼痛可除。因其量小在与大量甘寒滋阴养血药配伍时,则补中有行,补而不滞,且无苦燥伤阴之弊。诸药相伍,能濡养肝体,疏畅肝气,则胸脘胁痛等症均可治愈。

【用法】 水煎服。

【注意事项】 方中滋腻之药较多,有停痰积饮而舌苔白腻、脉沉弦者不宜使用。

六味地黄丸

【处方】 熟地黄 山茱萸(制) 山药 泽泻 牡丹皮 茯苓

【功能与主治】 滋阴补肾。用于肾阴亏损,头晕耳鸣,腰膝酸软,骨蒸潮热,盗汗遗精,消渴等。

现代以本方加减可用治慢性肾炎、高血压病、甲状腺机能亢进、糖尿病(无糖制剂)、中心性视网膜炎、更年期综合征、中老年腰腿痛、口腔溃疡等证属肝、肾阴亏者。

【方义】 方中重用**熟地黄**滋阴补肾,填精益髓,**为君药**;**山茱萸**补养肝肾以涩精,**山药**补益脾阴以固精,**共为臣药**;三药相配,滋肾阴,补肝血,益脾阴,谓之"三补"。**泽泻**以渗湿利水而宣泄肾浊,并防熟地黄滋腻;**牡丹皮**苦凉以清泄肝火,并制山茱萸的酸涩收敛之性;**茯苓**甘淡以渗湿利水,并助山药之健运;三药谓之"三泻",**共为佐药**。六味相配,三补三泻,且用量补重于"泻",肝脾肾三阴并补,尤以补肾阴为主,为治肾阴不足之证首选方剂。

【用法与用量】 口服,水蜜丸一次6g,小蜜丸一次9g,大蜜丸一次1丸;一日2次。

【注意事项】 脾虚泄泻,体胖多湿者慎用。

【本方其他剂型】 浓缩丸、片剂、颗粒剂、胶囊、膏剂、口服液。

知柏地黄丸

【处方】 熟地黄 黄柏 山茱萸(制) 山药 知母 泽泻 牡丹皮 茯苓

【功能与主治】 滋阴降火。用于阴虚火旺,潮热盗汗,口干咽痛,耳鸣遗精,小便短赤。

现代用治口舌生疮,经前虚热心烦,更年期综合征等属阴虚火旺证者。

【方义】 方中以**熟地黄**补肝肾之阴,**黄柏**退肾经虚火,**并为君药**。山茱萸、山药助熟地黄补肝肾,且益脾肺;**知母**配黄柏清虚热,又能滋阴;**共为臣药**。以**泽泻**、**牡丹皮**、**茯苓**"三泻"**为佐药**,使补而不滞,引湿热下行。滋阴降火之功较六味地黄丸更强。

【用法与用量】 口服,水蜜丸一次6g,小蜜丸一次9g,大蜜丸一次1丸(9g),一日2次。

【本方其他剂型】 片剂、浓缩丸、颗粒剂。

大 补 阴 丸

【处方】 熟地黄 龟甲(制) 黄柏(盐炒) 知母(盐炒) 猪脊髓 炼蜜

【功能与主治】　滋阴降火。用于阴虚火旺，潮热盗汗，咳嗽咯血，耳鸣遗精。

现代用治甲状腺机能亢进、肺结核、糖尿病等属阴虚火旺证者。

【方义】　方中**熟地黄**补肾滋阴，**龟甲**育阴潜阳，二药相配滋阴填精，壮水制火，以培其本，**共为君药**。**黄柏**泻肾火以坚阴，**知母**滋肺肾而清热，二药合用，泻火存阴，**共为臣药**。以**猪脊髓**加**炼蜜**为丸，既能滋补精髓，又制黄柏苦燥之性，**共为佐使**。诸药伍用，共滋肝肾之阴并清退虚火。

【用法与用量】　口服一次6g，一日2～3次。温开水空腹或淡盐水送服。

【注意事项】　本方寒凉滋腻，脾胃虚弱，食少便溏，以及火热属于实证者不宜使用。

麦味地黄丸

【处方】　熟地黄　山茱萸（制）　山药　牡丹皮　茯苓　泽泻　麦冬　五味子

【功能与主治】　滋肾养肺。用于肺肾阴亏，潮热盗汗，咽干咳血，眩晕耳鸣，腰膝酸软，消渴等。

现代用治产后体虚、久病以及糖尿病、佝偻病、肺结核等见阴虚多汗者。

【方义】　本方为**六味地黄丸加麦冬、五味子**而成。六味地黄丸为滋补肾阴的基础方剂。加麦冬滋养肺胃之阴，润燥生津止嗽；五味子收敛肺气，滋养肺肾之阴。诸药配伍，金水相滋，为敛肺止咳，滋养肺肾之要剂。

【用法与用量】　口服，水蜜丸一次6g，小蜜丸一次9g，大蜜丸一次1丸（9g），一日2次。

【本方其他剂型】　浓缩丸、片剂、口服液。

首 乌 丸

【处方】　何首乌（制）　熟地黄　女贞子（酒制）　墨旱莲　桑椹　黑芝麻　豨莶草（制）　补骨脂（盐炒）　金樱子　菟丝子（酒蒸）　牛膝（酒制）　桑叶（制）

【功能与主治】　补肝肾，强筋骨，乌须发。用于肝肾两虚，头晕目花，耳鸣，腰酸肢麻，须发早白。

现代用治高血脂病见上述症状者。

【方义】　方中**何首乌、熟地黄**入肝肾经，养血滋阴，补精益髓**为君药**，**女贞子、墨旱莲、桑椹、黑芝麻、豨莶草为臣药**，助君药滋阴，兼清虚热；**佐以补骨脂、金樱子、菟丝子**温补肾阳之品，意在阳中求阴，使阳生阴长；**牛膝**引药下行以壮肾强腰，**桑叶**引药上行而明目乌发，是**为佐使**。诸药相合，微温不燥，阴阳并补，补中有行，肝肾阴虚证或以阴虚为主的阴阳两虚证，均可选用。

【用法与用量】　口服，一次6g，一日3次。

【注意事项】　体虚而有实邪者慎用。

第四节　阳虚用药

本类方药的组成以补阳药为主，常配伍补阴药以使阴生阳长，阴中求阳。主要适用于肾阳虚证或以阳虚为主的阴阳两虚证，症见面色苍白，形寒肢冷，腰膝酸痛，下肢软弱无力，小便不利，或小便频数，男子阳痿早泄，女子宫寒不孕，舌淡苔白，脉沉迟等。

桂附地黄丸（又名：金匮肾气丸）

【处方】 熟地黄　山茱萸（制）　山药　肉桂　附子　茯苓　泽泻　牡丹皮

【功能与主治】 温补肾阳。用于肾阳不足，腰膝冷痛，肢体浮肿，小便不利或反多，痰饮喘咳，消渴等。

现代用治慢性肾炎、糖尿病、甲状腺机能低下、慢性支气管哮喘等或更年期综合征具有肾阳虚症状者。

【方义】 方中**熟地黄**滋阴补肾**为君药**；**山茱萸、山药**补肝脾而益精血，**为臣药**，君臣相合，滋补肾、肝、脾三脏之阴，使阳得阴助而生化无穷；**附子、肉桂**温补肾阳，其意在"益火之源，以消阴翳"，也**为臣药**；**茯苓，泽泻**利水渗湿泄浊，**牡丹皮**清泄肝火，凉血散瘀；**三药为佐药**，于补中寓泻，邪去则补药得力，补而不滞。诸药合用，温而不燥，滋而不腻，使阴阳协调，肾气充足，诸证可除。

【用法与用量】 口服，水蜜丸一次 6 g，小蜜丸一次 9 g，大蜜丸一次 1 丸（9 g），一日 2 次。

【注意事项】 本方性偏温热，若咽干口燥，舌红少苔，属肾阴不足，虚火上炎者，不宜使用。

【本方其他剂型】 胶囊剂、片剂、口服液。

四　神　丸

【处方】 补骨脂（盐炒）　肉豆蔻（煨）　五味子（醋制）　吴茱萸（制）　大枣（去核）　以生姜汁泛丸

【功能与主治】 温肾暖脾，涩肠止泻。用于命门火衰，脾肾虚寒，五更泄泻或便溏腹痛，腰酸肢冷。

现代用治慢性结肠炎、过敏性结肠炎等病属脾肾虚寒者。

【方义】 方中重用**补骨脂**辛苦大温，温补命门之火，**为君药**；**肉豆蔻**温脾暖肾，涩肠止泻，合补骨脂以增温肾暖脾，固涩止泻之功，**为臣药**；**五味子**温敛收涩，**吴茱萸**温中祛寒，**均为佐药**；**大枣**补脾养胃，**生姜**暖胃散寒，**为使药**。诸药合用，肾脾兼治。命门火旺则可暖脾，脾气健运，肠得固摄而肾泄自愈。

【用法与用量】 口服，一次 9 g，一日 1~2 次。

【注意事项】 忌生冷饮食。

肾宝合剂

【处方】 补骨脂　菟丝子　淫羊藿　胡芦巴　蛇床子　小茴香　肉苁蓉　制何首乌　熟地黄　枸杞子　五味子　金樱子　覆盆子　车前子　黄芪　红参　白术　茯苓　山药　川芎　当归　炙甘草

【功能与主治】 调和阴阳，温阳补肾，安神固涩，扶正固本。用于肾阳亏虚，阳痿遗精，腰腿酸痛，精神不振，夜尿频数，畏寒肢冷以及妇女月经过多，白带清稀等。

【方义】 方中以**补骨脂、菟丝子、淫羊藿、胡芦巴、蛇床子、小茴香、肉苁蓉**温肾壮阳，散寒固精；**制何首乌、熟地黄、枸杞子、五味子、金樱子、覆盆子、车前子**补益精血，固精止遗；**黄芪、红参、白术、茯苓、山药、川芎、当归**益气养血，补脾摄血；**炙甘草**益气又兼调和诸药。大队补药合用,阴阳气血并益;补中兼行、兼清、兼收、兼润,以温肾为主,调补全身。

【用法与用量】 合剂,每支10ml和每瓶100ml、200ml规格。口服每次10~20ml,一日3次。

【注意事项】 ①不属肾阳虚,气血亏虚者不宜服用。②感冒发热期停服。

【本方其他剂型】 糖浆剂。

其他虚证用药见表3-12-1。

表3-12-1 其他虚证用药

名称	处方	功能与主治	用法与用量	注意事项
二至丸	女贞子(蒸),墨旱莲	补益肝肾,滋阴止血。用于肝肾阴虚,眩晕耳鸣、咽干、腰膝酸痛,月经量多	口服水蜜丸一次9g,一日2次	
十全大补丸	党参,白术,茯苓,炙甘草,当归,川芎,白芍(酒炒),熟地黄,炙黄芪,肉桂	温补气血。用于气血两虚,面色苍白,气短心悸,头晕自汗,体倦乏力,四肢不温,月经量多	口服水蜜丸一次6g;大蜜丸一次1丸(9g);一日2~3次	量不宜过大,以防虚不受补
归芍地黄丸	当归,白芍(酒炒),熟地黄,山茱萸(制),牡丹皮,山药,茯苓,泽泻	滋肝肾,补阴血,清虚热。用于肝肾两亏,阴虚血少,头晕目眩、耳鸣,潮热,腰膝酸痛	口服小蜜丸一次9g;水蜜丸一次6g;大蜜丸一次1丸(9g);每日3次	忌食辛辣
左归丸	熟地黄,菟丝子,怀牛膝,龟板胶,鹿角胶,山药,山茱萸,枸杞子	滋阴补肾。用于真阴不足,腰酸膝软,盗汗遗精,神疲口燥	口服水蜜丸一次9g,一日3次	脾虚便溏,胃弱痰多者慎用
右归丸	熟地黄,附子,肉桂,山药,山茱萸(制),菟丝子,鹿角胶,枸杞子,当归,杜仲炭	温补肾阳,填精止遗。用于肾阳不足,命门火衰,腰膝酸痛,肢寒畏冷,阳痿等	口服大蜜丸一次9g(1丸),一日3次	①忌生冷饮食;②阴虚火旺者忌服

(范振远)

第十三章 妇科用药

第一节 月经不调用药

月经不调是月经周期、经量以及持续时间发生异常改变的一类妇科病的总称。

平素体虚有贫血史者、在治疗过程中出现其他并发症者及有慢性病的患者,不适于自己选择用药,宜在医师指导下选择用药或去医院进行诊治。

逍遥丸

【处方】 柴胡 白芍 当归 白术(炒) 茯苓 炙甘草 薄荷 煨生姜

【功能与主治】 疏肝健脾,养血调经。用于肝郁血虚脾弱证,胸胁胀痛,头晕目眩,食欲减退,月经不调。

【方义】 方中**柴胡**疏肝解郁,使肝气得以舒畅,**为主药**;**白芍**养血敛阴,**当归**补血活血**为臣药**,当归、白芍与柴胡同用,补肝体而助肝用,使血和则肝和,血充则肝柔。**佐以白术、茯苓、炙甘草**健脾益气,培补脾土抵制肝木之乘,使营血生化有源;用少量**薄荷**疏散郁遏之气,透散肝经郁热,助柴胡疏泄条达之力;**煨生姜**降逆和中,且能辛散肝郁。柴胡为肝经引经药,又兼使药之用。各药合用,共奏疏肝健脾,养血调经之功。

【用法与用量】 口服,水丸一次6~9g,每日1~2次。

【注意事项】 ①孕妇服用时须向医师咨询。②糖尿病患者应选用无糖型制剂。

【本方其他剂型】 浓缩丸、大蜜丸、合剂、颗粒剂。

八珍益母丸

【处方】 党参 熟地黄 白术 茯苓 当归 白芍 益母草 川芎 甘草

【功能与主治】 补气血,调月经。用于气血两虚、血虚挟瘀之月经不调,体弱无力等症。

【方义】 方中**党参、熟地黄**益气补血,**共为君药**。**辅以白术、茯苓**健脾渗湿,助党参益气补脾;**当归、白芍**平肝止痛、养血调经,助熟地黄补益阴血;**益母草**合当归活血调经。**佐以川芎**行气活血而调经,使之补而不滞。**甘草**益气和中、调和诸药**为使药**。各药合用,共奏补气血、调月经之功。

【用法与用量】 口服,水蜜丸一次6g,小蜜丸一次9g,大蜜丸一次1丸(9g),一日2次。

【注意事项】 ①孕妇忌用。②有高血压、心脏病、肾病,或正在接受其他治疗者,均应在医师指导下服用。③青春期少女及更年期妇女应在医师指导下服药。

【本方其他剂型】 片剂、膏剂。

乌鸡白凤丸

【处方】 乌骨鸡(去毛、爪、肠) 鹿角胶 人参 黄芪 山药 熟地黄 白芍 当归 川芎 鳖甲(制) 银柴胡 丹参 生地黄 天冬 鹿角霜 煅牡蛎 桑螵蛸 芡实(炒)

香附（醋制）　甘草

【功能与主治】　补气养血，调经止带。用于气血两虚，身体瘦弱，腰腿酸软，月经不调，崩漏带下。

现代用治原发性及继发性痛经、功能性子宫出血、产后恶露不尽及术后出血、带下而见上述症状者。也可用于男子体虚引起的神经性耳鸣、前列腺增生、前列腺炎、阳痿、遗精等。

【方义】　方中以**乌骨鸡**补血养阴，**鹿角胶**益气活血强腰，**人参**补气健脾，三药合用，养血益气，**共为主药**；**辅以黄芪、山药**助人参益气健脾，**熟地黄、白芍、当归、川芎**养血调经；**佐以鳖甲**软坚散结而滋阴，**银柴胡、丹参、生地黄、天冬**养阴凉血、清热除烦，**鹿角霜、煅牡蛎、桑螵蛸、芡实**收敛固涩，止带止血，**香附**疏肝解郁、理气调经；**使以甘草**益气和中、调和诸药。各药相配，共奏补气养血，调经止带之功。

【用法与用量】　口服，水蜜丸一次 6g，小蜜丸一次 9g，大蜜丸一次 1 丸，一日 2 次。

【注意事项】　①孕妇忌服。②服用本药时不宜同时服用藜芦、五灵脂、皂荚及其制剂；不宜喝茶和吃白萝卜，以免影响药效。③患有高血压、肾脏病、糖尿病或正在接受其他治疗的患者应在执业医师指导下服用。

【本方其他剂型】　口服液、片剂。

益 母 草 膏

【处方】　益母草

【功能与主治】　调理月经。用于闭经，痛经及产后瘀血腹痛。

【方义】　本方主用于血瘀证月经不调，由单味**益母草**组成。益母草辛苦寒，入心包、肝经，有活血调经，行气化瘀，止痛之功。

【用法与用量】　口服，一次 10g，一日 1～2 次。

【注意事项】　①孕妇禁用。②气血两虚引起的月经量少，色淡，质稀，伴有头晕心悸、疲乏无力等不宜选用本药。③有高血压、心脏病、肾病、糖尿病或正在接受其他治疗的患者均应在医师指导下服用。④青春期少女及更年期妇女应在医师指导下服药。⑤各种流产后腹痛伴有阴道出血，服药 1 周无效者应去医院就诊。

【本方其他剂型】　口服液、颗粒剂、片剂、流浸膏。

固 经 丸

【处方】　龟甲（制）　白芍（炒）　黄芩（酒炒）　黄柏（盐炒）　椿皮（炒）　香附（醋制）

【功能与主治】　滋阴清热，固经止带。用于阴虚血热，月经先期，经血量多、色紫黑，崩漏，赤白带下。

现代用治功能性子宫出血、慢性附件炎等女性生殖器官炎症引起的经行量多、淋漓不止等见上述症状者。

【方义】　方中**龟甲**咸甘性平，益肾滋阴而降火，**白芍**苦酸微寒、养血调经、平肝止痛，**共为君药**。**黄芩**清热燥湿、安胎止血，**黄柏**泻火益阴，两药以增强主药滋阴清热之功，**共为臣药**。**佐以椿皮**苦涩凉、清热燥湿、固经止血止带；**香附**调气活血，防寒凉太过而止血留瘀。诸药合用，使阴血养、火热清、气血畅，共奏滋阴清热、固经止带之功。

【用法与用量】　口服，一次 6g，一日 2 次。

【注意事项】 脾胃虚寒,食欲不振,畏寒肢冷者不宜服用本药。

定 坤 丹

【处方】 人参 鹿茸 白术 熟地黄 当归 白芍 西红花 三七 鸡血藤 香附 川芎 延胡索 茺蔚子 枸杞子 阿胶 鹿角霜 黄芩等

【功能与主治】 滋补气血,调经舒郁。用于气血两虚,挟郁滞证之月经不调,行经腹痛,崩漏下血,赤白带下,贫血衰弱,血晕血脱,产后诸虚,骨蒸潮热及不孕症见上述症状者。

【方义】 方中**人参**补气健脾、宁心安神,**鹿茸**补肝肾、益精血、调冲任、强腰膝,两药合用,益气养血,**共为君药;辅以白术**助人参益气健脾,尚能安胎止汗,**熟地黄**滋阴养血,助鹿茸补益精血,**当归、白芍、西红花、三七、鸡血藤**活血化瘀、养血调经;**佐以香附、川芎、延胡索、茺蔚子**行气活血,调经止痛,**枸杞子、阿胶**补血益精,止血润燥,**鹿角霜**收敛止血固带,**黄芩**清热燥湿,安胎止血。诸药合用,全身调理,为治疗妇女体虚诸证之良方。

【用法与用量】 口服,每次1/2～1丸,每日2次。

【注意事项】 ①忌食生冷油腻等刺激性食物。②伤风感冒时停服。③孕妇禁用。

第二节 痛经用药

在经期或经行前后,出现周期性下腹疼痛为主要症状者,称为"痛经"。

艾附暖宫丸

【处方】 艾叶(炭) 香附(醋制) 吴茱萸(制) 肉桂 当归 川芎 白芍(酒炒) 生地黄 黄芪(蜜炙) 续断

【功能与主治】 暖宫调经。用于经期腰腹冷痛,经血量少,经期错后,带多清稀。

【方义】 方中艾叶温经止血、散寒止痛,香附调经止痛、行气而解郁,**共为君药;辅以吴茱萸**温经散寒,**肉桂**暖宫散寒、通利血脉,**当归、川芎、白芍**活血化瘀、养血调经;**佐以生地黄**滋阴养血,**黄芪**益气补中而滋生化之源,使阳生阴长,气旺血充,**续断**补肝肾、行血脉、强腰止痛。诸药合用,瘀血去、新血生、虚热退、月经调,共奏暖宫调经,理气补血之功。

【用法与用量】 口服,小蜜丸一次9g;大蜜丸一次1丸(9g);一日2～3次。

【注意事项】 ①服药期间忌食生冷食物,避免受寒。②实热证者不宜服用本药。

第三节 带下用药

妇女阴道分泌液(白带)明显增多,色、质、气味异常者,称为带下病。

千金止带丸

【处方】 党参 白术(炒) 杜仲(盐炒) 续断 补骨脂(盐炒) 当归 白芍 川芎 香附(醋制) 木香 小茴香(盐炒) 砂仁 延胡索(醋制) 青黛 鸡冠花 椿皮(炒) 煅牡蛎

【功能与主治】 补虚止带,和血调经。用于脾肾两虚,冲任失调,湿热下注所致的赤白带下，月经不调，腰酸腹痛。

【方义】 方中以**党参、白术**健脾且益元气，**杜仲、续断、补骨脂**，补肾而固下元，是为治本之策，脾健则内湿不生，肾固则精微不失，**共为君药；**辅以**当归、白芍、川芎**养血活血而调经（以血乃经之本），**香附、木香、小茴香**行气止痛而调经，**砂仁**和胃进食，**延胡索**活血利气，**青黛**清肝经之瘀热，**鸡冠花、椿皮**专除湿热之带下，**煅牡蛎**收涩固经而止带。诸药合用，共奏健脾益肾，调经止带之功。

【用法与用量】 口服，水丸一次6～9g，一日2～3次。

【本方其他剂型】 大蜜丸。

洁尔阴洗液

【处方】 蛇床子 苦参 黄柏 黄芩 独活 石菖蒲 苍术 土荆皮 艾叶 地肤子 茵陈 栀子 薄荷 金银花

【功能与主治】 清热燥湿，杀虫止痒。主要用于真菌性、滴虫性及非特异性阴道炎，中医辨证属湿热下注者。症见阴部瘙痒红肿，带下量多、色黄或如豆渣状，口苦口干，尿黄便结。

亦可用治妇科炎症，以及湿疹，寻常性痤疮，皮肤瘙痒症，脂溢性皮炎，尖锐湿疣属湿热下注证者。

【方义】 方中**蛇床子、苦参**合用，清热燥湿，杀虫止痒，**为主药。**辅以**黄柏、黄芩**清热燥湿，**独活**祛风除湿，**石菖蒲、苍术**芳香化湿，**土荆皮**杀虫止痒。佐以**艾叶**温经止血，**地肤子、茵陈**清热利湿，**栀子**清热泻火，**薄荷**疏散风热，**金银花**清热解毒。诸药合用，共奏清热除湿，止痒止带之功。

【用法与用量】 ①外阴、阴道炎：用10%浓度洗液（即取本品10ml加温开水至100ml混匀），擦洗外阴，用冲洗器将10%的洁尔阴洗液送至阴道深部冲洗阴道，每日1次，7天为一疗程。②一般皮肤病：先湿润皮肤患处，再涂药液，揉搓3min以上，然后洗净。重症患者可直接涂搽患部。③痤疮：除局部（用20%～25%）涂搽外，宜口服维生素B_1、维生素B_6各10mg，每日3次。

【注意事项】 本品供外用，不得内服。

其他妇科用药见表3-13-1。

表3-13-1 其他妇科用药

名　称	处　　方	功能与主治	用法与用量	注意事项
加味逍遥丸	柴胡,当归,白芍,茯苓,炒白术,炙甘草,薄荷,牡丹皮,姜栀子	疏肝清热、健脾养血。用于肝郁血虚生热,肝脾不和,胁痛,烦躁,眩晕,食少,颊赤口干,月经不调,脐腹胀痛	口服,一次6g,一日2次	虚寒体质者忌服。孕妇慎用
香附丸	香附(醋制),当归,川芎,白芍(炒),熟地黄,白术(炒),砂仁,陈皮,黄芩	理气养血。用于气滞血虚,胸闷胁痛,经期腹痛,月经不调	用黄酒或温开水送服,水丸一次6～9g,水蜜丸一次9～13g,大蜜丸一次1～2丸,一日2次	兼夹感冒者不宜用
七制香附丸	香附,人参,白术,茯苓,甘草,生地黄,熟地黄,当归,川芎等	疏肝解郁,调经养血。用于月经错后,胸胁胀痛,小腹冷痛	口服,一次6克,一日2次	阴虚发热者慎用。孕妇忌服

续表

名　称	处　　方	功能与主治	用法与用量	注意事项
当归丸	当归,黄芪	活血补血,调经止痛。用于月经不调、经来腹痛	口服一次1丸,一日2次	月经提前量多、色深红,经前或经期腹痛拒按,伴乳胁胀痛者不宜选用
痛经丸	当归,白芍,川芎,熟地黄,香附,木香,延胡索等	活血散寒,温经止痛。用于寒凝血滞,经来腹痛	口服,一次6～9g,一日1～2次,临经时服用	孕妇禁用。气虚无瘀(经血色浅,无血块)者勿服
宫泰颗粒	党参,白术,升麻,生地黄,白芍,女贞子,大蓟,小蓟,旱莲草,茜草,生蒲黄,生槐米,山楂	益气养阴,滋肝健脾,补中升提,和血止血。用于因气虚、阴虚或气阴两虚,兼有瘀阻的月经过多	口服,一次12克,一日2次,开水冲服,3个月经周期为一个疗程	

(刘友儿)

第十四章 儿科用药

第一节 小儿感冒用药

感冒是小儿最常见的外感疾病,由于小儿的生理特点与成人不同,感冒后病情以热证、实证多,寒证、虚证少,常见夹痰、夹食、夹惊等兼夹证。

小儿感冒颗粒

【处方】 菊花 连翘 薄荷 大青叶 板蓝根 地骨皮 白薇 生地黄 广藿香 石膏

【功能与主治】 清热解表。用于风热感冒,发热重,恶寒轻,汗出而热不解,头痛鼻塞,咳嗽,口渴,咽红。

西医诊断为小儿感冒,流行性感冒,上呼吸道感染,急性扁桃体炎,急性咽喉炎有上述症状者,亦可用之。

【方义】 方中菊花、连翘辛凉疏风解表、清热解毒,为君药;薄荷疏散风热、清利头目、利咽喉,大青叶、板蓝根清热解毒,共为臣药;佐以地骨皮凉血而清泄肺热,白薇清热凉血、解毒利湿,生地黄清热凉血而生津,广藿香散寒解表、芳香化湿而和中,石膏清热泻火。诸药合用,共奏疏风解表,清热解毒之功。

【用法与用量】 开水冲服,1岁以内一次1/2袋,1~3岁一次1/2~1袋,4~7岁一次1~1.5袋,8~12岁一次2袋,一日2次。

【注意事项】 风寒感冒及体虚而无实火热毒者忌服。

【本方其他剂型】 口服液。

小儿热速清口服液

【处方】 柴胡 葛根 金银花 连翘 板蓝根 黄芩 水牛角 大黄

【功能与主治】 清热,解毒,利咽。用于小儿风热感冒,发热头痛,咽喉红肿,鼻塞流黄涕,咳嗽,便秘。

【方义】 方中柴胡、葛根解表,清卫分热;金银花、连翘散热解毒,清气分热;板蓝根、黄芩解毒利咽,气血兼清;水牛角清血分实热,大黄泻火通便。诸药合用,表里同治,汗下并举,可迅速解除实热症状。

【用法与用量】 口服,1岁以内一次2.5~5ml,1~3岁一次5~10ml,3~7岁一次10~15ml,7~12岁一次15~20ml,一日3~4次。

【注意事项】 风寒感冒、大便次数多者忌用。

【本方其他剂型】 颗粒剂。

金银花露

【处方】 金银花

【功能与主治】 清热解毒。用于暑热口渴，疔疮，小儿胎毒。防治热毒蕴结所致小儿感冒、上呼吸道感染、小儿痱毒、急性咽炎以及夏季皮炎、疖痈、中暑等。

【方义】 本方用于热毒蕴结证，由单味金银花组成。**金银花**性味甘寒，清热解毒之力较强，兼能疏散风热。小儿实热轻证可单用本品。

【用法与用量】 口服，每次60～120ml，一日2～3次。

【注意事项】 气虚、有疮疡脓溃者忌服。

第二节 小儿咳嗽用药

小儿咳嗽多见实证、热证，少见寒证、虚证。故主要以清热止咳药组方治之。

小儿清热止咳口服液

【处方】 麻黄　石膏　苦杏仁（炒）　黄芩　板蓝根　北豆根　甘草

【功能与主治】 清热、宣肺、平喘。用于小儿外感引起的发热恶寒，咳嗽痰黄，气促喘息，口干音哑，咽喉肿痛。

肺炎喘咳，症见发热恶寒，咳嗽痰黄，咽喉肿痛，轻度吞咽困难者亦可用之。

【方义】 方中以**麻黄配石膏清热宣肺平喘，为君药**；杏仁宣肺止咳，**黄芩**清泄肺热，**为臣药**；**板蓝根、北豆根**清热解毒、利咽，**为佐药**；**甘草**能止咳并调和诸药，**为使药**。诸药合用，共奏清热宣肺，止咳平喘之功。

【用法与用量】 口服，1～2岁一次服3～5ml；3～5岁一次服5～10ml；6～14岁一次服10～15ml，一日3次，用时摇匀。

小儿咳喘灵口服液

【处方】 麻黄　石膏　苦杏仁　瓜蒌　金银花　板蓝根　甘草

【功能与主治】 宣肺清热，止咳，祛痰，平喘。用于上呼吸道感染，气管炎、肺炎、咳嗽等。

【方义】 **麻黄配石膏**解表宣肺，清热平喘，**为君药**；**辅以苦杏仁、瓜蒌**清热化痰，止咳平喘，并有通便泻火作用；**金银花、板蓝根为佐药**，清热解毒、利咽；**甘草**调和诸药，**为使药**。各药合用，共奏宣肺清热，止咳平喘之功。

【用法与用量】 口服。2岁以内一次5ml；3～4岁一次7.5ml；5～7岁一次10ml；每日3～4次。

第三节 积 滞 用 药

积滞是指小儿内伤乳食、停聚不化、气滞不行所形成的胃肠疾病。临床以不思乳食、食而不化、腹部胀满、大便不调等症状为其特征。

小儿化食丸

【处方】 六神曲（炒焦）　山楂（炒焦）　麦芽（炒焦）　槟榔（炒焦）　莪术（醋制）　三棱（制）　牵牛子（炒焦）　大黄

【功能与主治】 消食化滞，泻火通便。用于小儿停食，肚腹胀满，恶心呕吐，烦躁口渴，大便干燥。

【方义】 **焦神曲、焦山楂、焦麦芽、焦槟榔**（合称"焦四仙"）消食导滞，开胃进食，并能降气利水；**制莪术、制三棱**破气消积，兼行血滞；**牵牛子、大黄**清热通便，将积滞排出体外。诸药合用，可除气、血、乳、食、湿、热、粪各种积滞。

【用法与用量】 口服，周岁以内一次1丸，周岁以上一次2丸，一日2次。

【注意事项】 ①脾虚泄泻，大便溏薄、次数多者应慎用或不用。②按照用法与用量服用，厌食症状在1周内未改善，并出现其他不良反应时应及时向医师咨询。

第四节 小儿泄泻用药

小儿由于外感时邪，或内伤乳食，或进食不洁及不易消化的食物，而使脾胃健运失调、消化不良，引起大便次数增多、性质改变，粪便薄稀如水样，中医称之为泄泻或腹泻。

启 脾 丸

【处方】 人参 白术（炒） 茯苓 山药 莲子（炒） 山楂（炒） 六神曲（炒） 麦芽 陈皮 泽泻 甘草

【功能与主治】 健脾和胃。用于脾胃虚弱，消化不良，腹胀便稀。

现代用治慢性胃肠炎、小儿泄泻、消化不良、贫血等属脾胃气虚者。

【方义】 **人参**益气健脾，**为君药**；**白术、茯苓**益气健脾、渗湿止泻，**山药、莲子**健脾止泻，**共为臣药**；**山楂、神曲、麦芽**消食化滞、健脾和胃，**陈皮**理气和胃、助运而消痞，**泽泻**清热利湿，**同为佐药**；**甘草**益气健脾、缓急止痛、调和诸药，**为佐使**之用。各药配合，共奏健脾和胃之功。

【用法与用量】 口服。一次1丸，一日2~3次。

【注意事项】 ①忌食生冷、辛辣食物。节制饮食，不要偏食。②服用本药时不宜同时服用藜芦、五灵脂、皂荚及其制剂；不宜喝茶和吃白萝卜，以免影响药效。

第五节 肠道寄生虫用药

肠道寄生虫病是指各种虫类寄生于人类肠道所引起的疾病，属中医学的"虫证"和"诸虫"。肠道寄生虫种类很多，小儿时期以蛔虫病、蛲虫病等最为多见。

蛲 虫 药 膏

【处方】 百部浸膏 甲紫

【功能与主治】 驱杀蛲虫。用于蛲虫的治疗。

【方义】 百部长于灭虱杀虫，外用对蛲虫尤其有效。

【用法与用量】 每晚临睡前，用温水将肛门周围洗净，将射管装在管口，轻轻插入肛门中，挤压铅管后端，将药膏挤出。

【注意事项】 用前检查注药射管是否光滑和洁净，以免擦伤肛门或直肠。

第六节 遗尿用药

夜尿宁丸

【处方】 肉桂 补骨脂 桑螵蛸 大青盐

【功能与主治】 补肾散寒缩尿。用于小孩（3周岁以上）尿床症。

【方义】 方中**肉桂**甘热，助阳补火，**为君药**；**辅以补骨脂**补肾助阳、**桑螵蛸**固精缩尿，两药一补一涩；**大青盐**味咸，**为使药**，引诸药入肾经。诸药相合，共奏补肾缩尿之功。

【用法与用量】 温开水送服。一次1丸，一日3次，10岁以下减半。

【注意事项】 本药用于轻证患儿。

(刘友儿)

第十五章　五官科用药

第一节　鼻病用药

鼻窦炎口服液

【处方】　辛夷　苍耳子　柴胡　薄荷　荆芥　白芷　黄芩　龙胆草　栀子　茯苓　川木通　黄芪　川芎　桔梗

【功能与主治】　通利鼻窍。用于急性和慢性鼻炎、副鼻窦炎，证属肺经风热，鼻塞不通，流黄稠涕。

【方义】　辛夷、苍耳子、柴胡、薄荷合用，疏风热，通鼻窍，清头目；柴胡舒肝理气，有助于肺气宣降；**共为君药**。荆芥、白芷为臣药，助君药祛风散邪，宣通鼻窍。黄芩、龙胆草、栀子清肺、肝及三焦湿热；茯苓、川木通利水渗湿，助肺通调水道；黄芪补中益气，培土生金，且使清气上升，扶正祛邪；川芎活血祛风，上行头目；桔梗宣肺化痰，消肿排脓，并引诸药上浮达肺；**共为佐使**。诸药合用，调理全身气血津液，然总以理肺通窍为要。

【用法与用量】　口服，每次10ml，每日3次，20天为1个疗程。

藿胆丸

【处方】　广藿香叶　猪胆浸膏

【功能与主治】　清热化湿，宣通鼻窍。用于风寒化热，胆火上攻引起的鼻塞证。

【方义】　方中以**猪胆浸膏**之苦寒，清泄胆经瘀热；配芳香之**广藿香叶**，能化湿浊，通鼻窍，二药合用，共奏清湿热，通鼻窍之功。

临床可用于治疗鼻窦炎。

【用法与用量】　口服。一次3～6g，一日2次。

第二节　耳鸣耳聋用药

耳鸣是指自觉耳内鸣响的听觉幻觉；耳聋则指听力减退；耳鸣、耳聋可单独出现，亦可同时出现。

龙胆泻肝丸

【处方】　龙胆草　黄芩　栀子　木通　泽泻　车前子（盐炒）　生地黄　当归　柴胡　甘草（蜜炙）

【功能与主治】　清肝胆实火，利下焦湿热。用于肝胆实火上炎，头晕目赤，耳鸣耳聋，耳肿疼痛，胁痛口苦；及肝胆湿热下注，尿赤涩痛，湿热带下。

现代用治妇女盆腔炎、带状疱疹、急性阑尾炎属肝胆实火或下焦湿热证者。

【方义】　方中以**龙胆草为君**，上清肝胆实火，下泄肝胆湿热；以黄芩、栀子为臣，燥湿清热，泻火解毒；**佐以木通、泽泻、车前子**清热利湿，使下焦湿热从小便而去，**生地黄、当归**滋阴养血，养肝体助肝用，并防诸药苦燥渗利伤阴之弊；**柴胡**疏肝解郁，引诸药归于肝胆经；**使以甘草**调和诸药。全方泄中有补，降中寓升，祛邪而不伤正，泻火而不伐胃，是中医泻肝火首选方剂。

【用法与用量】 口服，水丸，一次3~6g，一日2次。

【注意事项】 ①孕妇，年老体弱，大便溏软者慎用。②有高血压、心律失常、心脏病、肝病、肾病、糖尿病等严重慢性病者，以及正接受其他治疗的患者，应在医师指导下服用。③本品不宜长期服用。有报道长期服用可引起肾功能损害。

第三节 咽喉病用药

咽喉病以热证居多，可分为实证和虚证，实热证多急性发作，以咽喉红肿疼痛为主要症状，重者可有声音嘶哑甚至呼吸困难；虚热证多为慢性病，主要表现为咽喉干燥、微痛不肿，常有"吭"、"咯"的声音。

儿童、老年人、孕妇及哺乳期妇女患咽喉病，应在医师指导下选择用药。

清 咽 丸

【处方】 薄荷 桔梗 甘草 寒水石 青黛 冰片 硼砂（煅） 乌梅（去核） 诃子（去核）

【功能与主治】 清热，利咽。用于热毒内盛，声哑失音。

【方义】 咽属肺系，咽病须从肺治。方中**薄荷**疏散肺经风热，解毒利咽，清凉止痛；**桔梗**开宣肺气，化痰利咽，配伍生**甘草**（即桔梗汤）是治咽痛最常用的药对；**寒水石、青黛、冰片、硼砂**清肺经实火，利咽消肿，化腐生肌；**乌梅、诃子**敛降肺气，生津利咽；诃子配桔梗有开音治哑之功。本方集多种利咽之良药，清、疏、宣、降并用，为治疗实热咽痛的有效方剂。

【用法与用量】 口服或含化，一次1丸，一日2~3次。

【注意事项】 ①孕妇忌服。②肺脾气虚，其表现为声嘶日久，逐渐加重，语音低微，倦怠乏力者不宜服用。

【本方其他剂型】 片剂。

复方草珊瑚含片

【处方】 草珊瑚浸膏 薄荷脑 薄荷油

【功能与主治】 疏风清热，消肿止痛，清利咽喉。用于外感风热所致的咽喉肿痛、声哑失音；急性咽喉炎，扁桃体炎，口腔疾病如牙龈炎、牙周炎及口腔溃疡等属风热证者。

【方义】 方中**草珊瑚**清热解毒、消肿止痛为主药。**辅以薄荷脑、薄荷油**疏风清热、解毒利咽、清凉止痛。

【用法与用量】 含服。一次2片（小片），每隔2h一次，一日6次。

第四节 眼 病 用 药

眼病有寒、热、虚、实多种，以实热、虚热最为多，须辨明证候，对证用药。

杞菊地黄丸

【处方】 本方即六味地黄丸原方加入枸杞子、菊花而成。

【功能与主治】 滋肾养肝，明目。用于肝肾阴虚，腰膝酸软，眩晕耳鸣，视力减退、羞明畏光、迎风流泪、视物昏花。

现代用治中心性视网膜炎、青光眼、老年性白内障、视神经乳头炎、脑震荡后遗症、慢性病毒性肝炎、原发性高血压（肾阴虚型）、高脂血症等见上述症状者。

【方义】 六味地黄丸滋阴补肾，可治肝肾阴亏，虚火上炎，眼目失养，视力减退；枸杞子养肝血明目，菊花疏风热明目，进一步增强了补益明目作用，久服有养目之功。

【用法与用量】 口服，大蜜丸一次1丸（9g），小蜜丸一次9g，水蜜丸一次6g，一日2次。

【注意事项】 脾胃虚寒、大便稀溏者慎用。

【本方其他剂型】 浓缩丸、口服液、片剂、胶囊剂。

其他五官科用药见表3-15-1。

表3-15-1 其他五官科用药

名称	处方	功能与主治	用法与用量	注意事项
明目地黄丸	熟地黄,山茱萸(制),牡丹皮,山药,茯苓,泽泻,枸杞子,菊花,当归,白芍,蒺藜,石决明(煅)	滋肾,养肝,明目。用于肝肾阴虚,目涩畏光,视物模糊,迎风流泪	口服,水蜜丸一次6g,小蜜丸一次9g,大蜜丸一次1丸,浓缩丸一次8~10丸,一日2~3次	
明目上清丸	黄连,大黄,桔梗,甘草,荆芥,栀子,生石膏,菊花,枳壳,黄芩,赤芍,蒺藜,天花粉,麦冬等	清热散风,明目止痛。用于风热炽盛,暴发火眼,红肿作痛,迎风流泪,羞明畏光,眼边刺痛,大便燥结,小便赤黄	口服,一次9g,一日2次	孕妇、年老体弱、白内障患者忌服。忌辛辣厚味
石斛夜光丸	石斛,人参,山药,茯苓,甘草,肉苁蓉,枸杞子,菟丝子等	滋阴补肾,清肝明目。用于肝肾两亏,阴虚火旺引起的内障目暗,视物昏花	口服,水蜜丸一次6g,小蜜丸一次9g,大蜜丸一次1丸,一日2~3次	
辛夷鼻炎丸	辛夷,薄荷,紫苏叶,甘草,广藿香,苍耳子,鹅不食草,板蓝根,白芷,防风,鱼腥草,菊花,三叉苦	祛风,清热,解毒。用于治疗鼻炎（包括过敏性鼻炎,慢性鼻炎等）、神经性头痛、感冒流涕、鼻塞不通	口服,一次3g,一日3次	风寒证之鼻塞慎用
西瓜霜润喉片	西瓜霜,硼砂(煅),黄连,黄芩,黄柏,无患子果(炭),山豆根,射干,浙贝母,青黛,冰片,大黄,甘草,薄荷脑	清音利咽,消肿止痛。用于咽喉肿痛、口舌生疮、牙龈肿痛或出血、乳蛾口疮及轻度烫火伤与创伤出血、急性和慢性咽喉炎、扁桃体炎、口腔炎、口腔溃疡	口含片一次4片,一日5次	
金果饮咽喉片	地黄,玄参,胖大海等	养阴生津,清热利咽,润肺开音。用于慢性咽喉炎	含服。大片每小时2片,小片每小时4片	
银黄颗粒	金银花提取物,黄芩提取物	清热、解毒、消炎。用于急慢性扁桃体炎、咽喉炎,上呼吸道感染	开水冲服,一次1~2袋,一日2次	外感风寒者不宜使用

（刘友儿）

第十六章 外科用药

本类成药主要用治一些浅表肌肤的病症,如疮疡、水火烫伤、冻伤、虫咬伤等。给药途径以外用为主,有的也可内服。

疮疡,是指体表局部有形可见的感染化脓性疾患,可分阳证、阴证两大类。①阳证多为湿热火毒蕴结,气血瘀滞而发。初起患处红肿热痛,多数继续发展则化脓溃烂,伴有实热脉证。痈、疖、疔、丹毒、痄腮(流行性腮腺炎)、发颐(颜面丹毒)等均属此类。主要治法是清热解毒,活血通络。②阴证多为气血亏虚,寒湿凝滞而发。患处漫肿无头,皮色不变或晦暗,局部麻木,不热少痛,伴有虚寒脉证。疽、瘿瘤、瘰疬、乳癖等多属此类。主要治法为温经散寒,行气除湿。

水火烫伤即烧伤。临床上以伤处红、肿、热、痛,起水疱,结焦痂为主要表现。轻证可选用对证成药,重证须到医院烧伤专科诊治。

冻伤临床以手背、足背、耳廓、面颊等处局部受冻后,出现发凉红肿,瘙痒疼痛,甚至皮肤紫暗、溃烂为其特征。

虫咬伤是指被虫类叮咬、接触其毒液或虫体的毛粉而引起的疾患,以皮肤起丘疹、风团、斑点、水疱、瘙痒发热、红肿疼痛等为其特征。

梅花点舌丸

【处方】 牛黄 珍珠 熊胆 朱砂 硼砂 冰片 蟾酥(制) 雄黄 麝香 乳香(制) 没药(制) 血竭 沉香 葶苈子等21味

【功能与主治】 清热解毒,消肿止痛。用于各种热毒痈肿初起,咽喉、牙龈肿痛,口舌生疮,乳痈,以红、肿、热、痛为主要症状者。

现代用治蜂窝组织炎、严重之疖、乳腺炎等体表化脓性感染;急性扁桃腺炎、急性咽喉炎;口腔溃疡、舌炎等之疼痛难忍;牙龈肿痛、牙周炎等属热毒内盛证者。

【方义】 方中以**牛黄、珍珠、熊胆、朱砂、硼砂、冰片**等清热解毒药为主,加入**蟾酥、雄黄**等辛温解毒药,既增消肿止痛之功,又除过寒敛邪之弊。热毒壅聚,必阻经络,使气血津液停滞不行,故用**麝香、乳香、没药、血竭、沉香、葶苈子**等,活血通络,行气利湿。麝香、冰片、蟾酥、牛黄兼能开窍通闭,散瘀化痰。诸药合用,清热解毒、消肿止痛之力甚强,为治疗热毒疮痈的著名成药。

【用法与用量】 外用,用醋化开,敷于患处;口服,一次2丸,一日1~2次。

【注意事项】 ①正虚体弱者慎服,孕妇禁服。②按定量服用,不可多服。

如意金黄散

【处方】 天花粉 白芷 黄柏 大黄 生甘草 姜黄 厚朴 陈皮 苍术 生天南星等

【功能与主治】 消肿止痛。用于疮疡肿痛、丹毒流注、跌打损伤等。

现代用治丹毒、蜂窝组织炎、乳腺炎、腮腺炎、甲沟炎、静脉炎、痔疮、水火烫伤、疖肿等属湿热毒瘀证者。

【方义】 方中重用**天花粉、白芷**等药清热消肿排脓；**黄柏、大黄、生甘草**等药清热燥湿，泻火解毒；**姜黄、厚朴、陈皮、苍术、生天南星**等药破血行气、燥湿化痰。诸药合用，解热毒，行气血，通经络，可迅速解除红肿热痛诸症。

【用法与用量】 根据疮疡的不同表现，用不同的汁液调制后外敷。红肿、烦热、疼痛用清茶调敷；漫肿无头，用醋或葱酒调敷，亦可用植物油或蜂蜜调敷；每日数次。外敷面积最好超出肿胀范围。

【注意事项】 ①不可内服。②疮疡化脓或破溃者忌用。③应用本药3天后，症状无改善者，应去医院就诊。

小 金 丸

【处方】 制草乌　麝香　木鳖子仁（去油）　乳香（制）　没药（制）　五灵脂（醋炒）　地龙　枫香脂　当归（酒炒）等

【功能与主治】 散结消肿，化瘀止痛。用于阴疽初起，皮色不变，肿硬作痛，瘰疬，瘿瘤，痰核，乳岩，乳癖。本方主要用于阳虚寒湿痰凝瘀阻经络证。

现代用治化脓性骨髓炎、骨关节结核、多发性脓肿、甲状腺肿瘤、颈淋巴结核、复发性腮腺炎属阳虚阴盛者。

【方义】 阴疽多为阳气亏虚、寒湿凝滞而发，故以辛温的**制草乌、麝香**温经散寒，除湿通络；**木鳖子仁**等药攻毒疗疮，消肿散结；**乳香、没药、五灵脂、地龙、枫香脂**等活血行气，消肿止痛；**当归**补血活血，使破瘀而不伤血。各药合用，有温通祛瘀，化痰散结，祛风除湿，消肿止痛作用。

【用法与用量】 打碎后口服，一次1.2～3g，一日2次；小儿酌减。

【本方其他剂型】 片剂。

烧 伤 药 膏

【组成】 黄芩　黄柏　栀子　苦参　大黄

【功能与主治】 清热解毒，收敛止痛。烧伤引起的红肿疼痛，溃烂流水，久不收敛。

【方义】 方中五药皆为苦寒清热之品，合用则泻火解毒之功甚强，且有燥湿收敛作用，故治疗烧伤见热毒症状者，有较好疗效。

【用法与用量】 外用，用消毒药棉轻轻擦净患处，涂上软膏。

其他外科用药见表3-16-1。

表3-16-1　其他外科用药

名　称	处　方	功能与主治	用法与用量	注意事项
风油精	薄荷脑,樟脑,桉油,丁香酚,水杨酸甲酯等	清凉止痛,祛风止痒。用于蚊虫叮咬及伤风感冒引起的头痛、头晕、晕车不适	外用,涂、擦于患处。口服,一次4～6滴	①孕妇及三岁以下儿童慎用;②皮肤有烫伤、损伤及溃疡者禁用
马应龙麝香痔疮膏	麝香,牛黄,珍珠,琥珀,冰片,炉甘石,硼砂	清热解毒,活血化瘀,去腐生肌,用于外痔、肛裂、肛周湿疹等症	外用,取适量涂搽患处	孕妇慎用或遵医嘱
三黄膏	黄柏,黄芩,黄连,栀子	清热解毒,消肿止痛。用于疮疡初起,红肿热痛,轻度烫伤	摊于纱布上贴于患处或直接涂患处,每隔1～2日换药一次	本药为外用药,禁止内服。重度烧伤或皮肤破溃患者,不宜用本药

续表

名　称	处　方	功能与主治	用法与用量	注意事项
六应丸	丁香,蟾酥,雄黄,牛黄,珍珠,冰片	解毒、消肿、止痛。用于乳痈、喉痹、疮疡、咽喉炎、虫咬	口服,成人一次10丸,儿童一次5丸,婴儿一次2丸,一日3次。饭后服。外用,以冷开水或醋调敷患处	孕妇禁用,身体虚弱者和学龄前儿童慎用
紫云膏	紫草,地榆,当归,冰片	消热解毒,去腐生肌。用于水火烫伤,溃烂化脓	外用适量,摊于纱布上贴患处,每日换药一次	敷药期间忌食酸、腥食物

(刘友儿)

第十七章 皮肤科用药

本类成药主治以皮肤潮湿、瘙痒、开裂为主要症状的疾患，如疥疮、癣、湿疹、痱子、脚湿气、风疹块、手足皲裂等证。

防风通圣丸

【处方】 防风 麻黄 荆芥穗 薄荷 大黄 芒硝 栀子 滑石 石膏 黄芩 连翘 桔梗 当归 川芎 白芍 白术（炒） 甘草

【功能与主治】 解表通里，清热解毒。用于外寒内热，表里俱实，恶寒壮热，头痛咽干，小便短赤，大便燥结，瘰疬初起，风疹湿疮等。

现代用治面部痤疮、单纯性肥胖、感染性疾病、皮肤病等见上述症状者。

【方义】 方中防风、麻黄、荆芥穗、薄荷疏风解表，使外感风邪从汗而解；大黄、芒硝泄热通便；栀子、滑石清热利湿，使里热从二便分消；石膏、黄芩、连翘、桔梗清热泻火解毒，以清肺胃之热；当归、川芎、白芍养血活血祛风；白术、甘草益气和中，且甘草调和诸药。诸药配伍，上下分消，表里同治，汗不伤表，下不伤里，为治疗皮肤科、内科实热证之良药。

【用法与用量】 口服，一次6g，一日2次。

【注意事项】 ①孕妇慎用。②不宜久服，服药3天后症状未改善或皮疹面积扩大加重者，应去医院就诊。

【本方其他剂型】 大蜜丸、浓缩丸。

脚癣一次净

【处方】 珊瑚姜等

【功能与主治】 杀虫止痒，除湿收敛。用于脚癣（脚气）、手癣（鹅掌风）。

【用法与用量】 外用。使用时取本品倒入盆中（浓缩品按说明稀释），直接浸泡患脚（手）10～30min。

【注意事项】 治疗期间应将患者鞋垫、袜洗净后放入药液浸泡30min，以彻底杀灭真菌，防止重复感染。

其他皮肤科用药见表3-17-1。

表3-17-1 其他皮肤科用药

名 称	处 方	功能与主治	用法与用量	注意事项
二妙丸	苍术(炒),黄柏(炒)	燥湿清热。用于湿热下注，足膝红肿热痛、下肢丹毒、白带、阴囊湿痒	口服，每次6～9g,一日2次	①忌食辛辣食品；②孕妇忌服
当归苦参丸	当归,苦参	凉血，祛湿。用于血燥湿热引起：头面生疮,粉刺疙瘩,湿疹刺痒,酒糟鼻等	口服，蜜丸一次1丸,一日2次	忌食烟酒,辛辣物
愈裂贴膏	当归,紫草,冰片,白芨,松香,石蜡	养血润肤、生肌敛疮。用于皮肤皲裂	外用,2～3天换药一次	橡皮膏过敏者勿用

续表

名　称	处　方	功能与主治	用法与用量	注意事项
脚气散	荆芥穗,白芷,枯矾	燥湿,止痒。用于脚癣趾间糜烂,刺痒难忍	外用,取本品适量撒于患处	
松花散	松花粉	燥湿收敛。用于湿疹,尿布性皮炎	外用适量,撒敷患处。或加入适量药用滑石粉,充分摇匀混合后使用	本品为外用粉剂,不可内服

(刘友儿)

第十八章 伤科用药

本类成药主要用治跌打损伤，软组织扭挫伤引起的肿痛、出血，及颈肩痛、腰腿痛等症。

云南白药

【处方】 略

【功能与主治】 化瘀止血，活血止痛，解毒消肿。用于跌打损伤，瘀血肿痛，吐血，咳血，痔血，崩漏下血，疮疡肿毒及软组织挫伤，闭合性骨折，支气管扩张及肺结核咳血，溃疡病出血以及皮肤感染性疾病。

【用法与用量】

1. 刀、枪、跌打诸伤　无论轻重，出血者用温水送服；瘀血肿痛与未流血者用酒送服。
2. 妇科各证　用酒送服，但月经过多、红崩，用温开水送服。
3. 毒疮初起　服0.25g，另取药粉，用酒调匀，敷患处，如已化脓，只需内服。其他内出血各证均可内服。

凡遇较重之跌打损伤可先服保险子1粒，轻伤及其他病证不必服。

4. 其他病证　口服胶囊，一次1~2粒（每粒0.25g），一日4次。

【注意事项】 ①孕妇忌用。②服药后1日内忌鱼腥、豆类、酸冷食物。③过敏体质及严重心律失常者慎用，对本药过敏者禁用。④白药粉禁用冷开水冲服（以免出现呛咳），宜用开水调服。⑤服药后如感觉上腹不适、有烧心、恶心者应减量或停服。⑥长期使用者若发生新的出血现象，应及时检查血小板计数，若发生血小板减少应立即停药。⑦疮毒已化脓者勿外敷。

【本方其他剂型】 酊剂、气雾剂。

七厘散

【处方】 血竭　红花　乳香（制）　没药（制）　麝香　冰片　儿茶　朱砂

【功能与主治】 化瘀消肿，止痛止血。用于跌打损伤、血瘀疼痛、外伤出血。

【方义】 本方主用于跌打损伤、外伤瘀血肿痛与出血。方中**血竭**活血化瘀、消肿止痛、止血生肌，**为君药**；**辅以红花、乳香、没药**活血化瘀，乳香、没药善行气消肿止痛，助血竭化瘀消肿止痛之力，**儿茶**清热收敛、消肿止痛、止血生肌；**佐以麝香、冰片**辛香走窜、活血化瘀通络、消肿止痛，**朱砂**镇心安神，并可合儿茶、冰片清热解毒。诸药合用，共奏化瘀消肿，止痛止血之功。

【用法与用量】 口服，一次0.2~0.9g，一日3次。温开水或黄酒送服。外用，以白酒调敷患处，或用干粉撒布伤口。

【注意事项】 ①孕妇禁用。月经不调、行经期间慎用。②本方含有朱砂（主成分为硫化汞）有镇静作用可辅佐止痛，但不宜与还原性物质（如硫酸亚铁、亚硝酸盐等）同用，以免生成有毒性的金属汞，引起汞中毒或药物性肠炎。③本品药力较强，故内服剂量不宜过大。

其他伤科用药见表3-18-1。

表 3-18-1 其他伤科用药

名　称	处　方	功能与主治	用法与用量	注意事项
红花油	桂叶油,血竭,丁香罗勒油,黑油,水杨酸甲酯	祛风止痛。用于风湿骨痛,跌打扭伤,外感头痛,皮肤瘙痒	外用。涂擦患处	本品为外用药,忌口服
颈复康颗粒	羌活,川芎,葛根,秦艽,威灵仙,苍术,丹参,白芍,红花等	活血通络,散风止痛。用于颈椎病引起的头晕,肩背酸痛,手臂麻木	开水冲服,一次 1~2 袋,一日 2 次,饭后服用	忌生冷、油腻食品
跌打丸	三七,当归,白芍,赤芍,桃仁,红花,血竭,北刘寄奴,骨碎补,续断,乳香,没药等	活血散瘀,消肿止痛。用于跌打损伤,闪腰岔气,瘀血肿痛	口服,一次 1 丸,一日 2 次;外用,将药丸研碎加白酒调敷患处,用绷带包扎	①孕妇及肝肾功能异常者禁用;②儿童慎用
三七片	三七	散瘀止血,消肿定痛。用于咳血,吐血,衄血,便血,崩漏,外伤出血,胸腹刺痛,跌打肿痛	口服,一次 2~6 片,一日 3 次	孕妇忌服
伤湿止痛膏	伤湿止痛流浸膏,水杨酸甲酯,薄荷脑,冰片,樟脑等	祛风湿,活血止痛。用于风湿痛,关节、肌肉痛,扭伤	外用、贴患处	孕妇慎用
关节镇痛膏	辣椒流浸膏,颠茄流浸膏,薄荷油,水杨酸甲酯,樟脑,盐酸苯海拉明	活血,消炎,镇痛,对局部血管有扩展作用。用于关节扭伤及寒湿引起的关节疼痛	贴患处	本品含有刺激性药物,忌贴于创伤处,有皮肤病者慎用

(刘友儿)

附录一 实践教学方案

一、舌诊技能训练

（一）目的要求

1. 掌握正常舌象的特征。

2. 熟悉舌诊的基本方法。

3. 初步学会区分常见病理舌象。

（二）实践内容

1. 播放关于舌诊内容的教学片。

2. 展示正常及病理舌象的图片或模型。

3. 以两人为一组，相互观察舌象。

4. 课后每人写一篇课堂小结或体会。

（三）舌诊的注意事项

1. 光线：望舌时，应在自然光线或白炽灯下，面向光线观察。

2. 伸舌姿势：伸舌自然，舌面舒展平坦，不宜过分用力或时间过长，以免舌肌疲劳，影响舌色和舌形。

3. 察舌顺序：一般先舌质后舌苔，由舌尖至舌根观察。

4. 染苔：察舌苔时应注意染苔，如某些饮食、饮料或药物会使舌苔染上颜色，而掩盖了原有的苔色。

二、脉诊技能训练

（一）目的要求

1. 熟悉脉诊的基本方法。

2. 掌握正常脉象的形象及特点。

3. 初步能够区分浮、沉、迟、数、虚、实六种常见病理脉象。

（二）实践内容

1. 播放关于脉诊内容的教学片。

2. 以两人为一组，应用切脉的方法，相互观察脉象的变化。

3. 课后每人写一篇课堂小结或体会。

（三）注意事项

1. 切脉时注意力要集中，仔细辨认。

2. 每次切脉的时间不应少于1min。

3. 注意切脉的体位（端坐、平臂、直腕、仰掌），使手臂与心脏保持同一水平，血脉畅通。

4. 注意正确的布指方法（食指按寸部，中指按关部，无名指按尺部），三指略成弓形，指头平齐，以指目按触脉体。

5. 分别用举、寻、按三种指力观察脉象的不同变化。

三、辨证技能训练

（一）目的要求

1. 初步掌握从"症"测"证"的能力。
2. 初步掌握判断病因病机和抓主证的能力。
3. 能用八纲辨证、脏腑辨证分析常见简单证候。

（二）实践内容

1. 播放关于辨证内容的教学片。
2. 分小组进行病案分析，教师随时指导、答疑。
3. 每人对一个病案写出证候分析并试拟治则治法。
4. 教师当堂宣布正确答案并加以说明。

【附】 辨证病案举例

1. ×××，男，34岁。自诉头晕眼花，腰膝酸软半年余，神疲乏力，健忘，耳鸣，牙齿松动，舌正常，脉细缓无力。

2. ×××，女，40岁。五年前，因流产失血过多而致头晕、心悸、失眠多梦。久服镇静剂无效，而头晕反增，入夜心悸恐惧，易惊，白天则头晕头痛，时时晕倒。神疲气短，纳少乏力。月经年余未至。面色白而无华，舌淡而润，脉弱。

3. ××，男，16岁。两天来，自觉周身发热，怕风、怕冷、头痛、无汗、咳吐稀白痰，鼻塞。昨日起，发热加重，微恶风寒，微有汗出，咽喉疼痛，口微渴，咳吐黄痰，舌苔薄黄，脉浮数。

4. ×××，男，40岁。患者前两天外出归来，即感身热恶风，微咳，今日咳嗽加重，痰少而黏，不易咯出，有时挟有血丝，鼻咽干燥，咳甚时，则觉胸痛，舌尖红，脉细数。

5. ×××，男，47岁。自诉患慢性气管炎十余年，日前因受寒而出现恶寒、发热、头痛、无汗，继而胸闷气喘，不能平卧，咳吐大量白色黏痰，舌淡。苔白腻，脉滑。

6. ××，男，20岁。患者三天前开始发热，微恶寒，头痛。服用复方阿司匹林后，恶寒消失，但热不减，头痛加剧。昨日出现嗜睡，口干渴，但饮水不多，时有恶心。就诊时体温39℃，舌红，苔黄腻，脉滑数。

7. ×××，女，19岁。三年来，月经提前而至，每次行经约十余日方止，量多色淡；皮肤经常出现紫斑，并常觉头晕眼花，心跳气短，失眠多梦，食欲减退，食后腹胀，每食油腻则便溏加重；肢体时常麻木，皮肤枯涩，面色萎黄，精神不振，身体消瘦，舌质淡，苔薄，脉细。

8. ×××，女，18岁，未婚。14岁月经初潮，周期尚正常，但每次行经前二至三日，即感胸胁两乳作胀，小腹坠胀不舒，经期小腹疼痛，行经不畅。经色暗红，时有血块，舌质正常，苔薄，脉弦。

9. ×××，男，58岁。素体较胖，经常酗酒，十年前曾患头晕、头胀痛、耳鸣、烦躁易怒等症。近两年来，上症均有加重，面色红，两耳色赤，耳鸣如潮，四肢时感麻木。前天因精神刺激，大怒后突然昏倒，口舌歪斜，语謇不清，喉中痰鸣，左半身不能活动。舌红，苔黄腻。

10. ×××，女，6岁。患儿素体虚弱，近日来，不思饮食，嗳腐吞酸，大便量多而臭，脘腹饱胀，舌质淡红，苔白腻，脉滑。

11. 李××，男，26岁。两膝关节疼痛已三年，每逢冬季加重。近日天气阴冷，疼痛难忍，上楼均感困难，但关节局部无血肿，苔腻白，脉弦紧。

四、问病荐药技能训练

（一）目的要求

1. 能向不懂医药的顾客正确解释中成药说明书的内容。
2. 通过与顾客对话，对一些常见的简单病证作出正确判断，并推荐对证的中成药。

（二）实践内容

1. 到药店实地了解顾客经常询问的问题，学习执业药师的问病荐药技术。
2. 对教师提出的案例模拟问病荐药。
3. 学生模拟顾客提出问题，同学共同研讨问病荐药方案，教师加以指导。

【附】 问病荐药举例

对下列情况应如何询问，如何荐药？

1. 患者主诉：三天以来，发烧，全身酸软无力、头痛、恶心，可能是感冒，希望买点好的退烧药。
2. 患者主诉：几天前患感冒，现感冒症状已渐消除，但出现频繁咳嗽，有痰，拟选购一种止咳祛痰药
3. 患者主诉：近来因工作繁忙，精神紧张，晚间难以入睡，不能熟睡，易醒，请求购买安眠药。
4. 患者主诉：最近食欲不好，饭前饭后即感上腹部发堵，有烧灼感，反酸，希望买一种帮助消化的药物。
5. 患者主诉：两周来不想吃东西，腹部饱胀、似有气体、打嗝、放屁，拟选购一种治腹胀的药物。
6. 患者主诉：经常便秘、口臭、腹胀，希望买一种缓泻药。

附录二 药名索引

A

阿胶	211
阿胶补血颗粒	269
艾附暖宫丸	277
艾绒	177
艾叶	176
艾叶炭	177
安宫牛黄丸	265
安息香	201

B

八角茴香	165
八珍丸	270
八珍益母丸	275
八正散	263
巴豆	149
巴豆霜	149
巴戟天	208
白参	202
白豆蔻	157
白矾	221
白茯苓	159
白虎汤	262
白花蛇	152
白花蛇舌草	145
白芨	175
白及	175
白僵蚕	198
白菊花	130
白蔹	145
白茅根	174
白梅花	168
白前	185
白芍	210
白芍药	210
白头翁	140
白薇	145
白鲜皮	144
白芷	128
白术	204
百部	189
百合	213
百合固金丸	243
柏子仁	193
柏子养心丸	261
败毒散	238
败龟板	214
败酱草	144
斑蝥	182
板蓝根	139
板蓝根颗粒	237
半边莲	145
半夏	184
半夏露	241
半枝莲	145
保和丸	255
保济丸	254
北沙参	212
鼻窦炎口服液	284
荜澄茄	165
萹蓄	162
扁豆花	158
便秘通	259
鳖甲	215
别直参	202
槟榔	173
冰片	200
薄荷	129
卜子	171
补骨脂	207
补中益气丸	267

C

苍耳子	128
苍术	157
草豆蔻	158
草红花	180
草乌	154
侧柏叶	177
柴胡	131

柴胡口服液	238
蝉蜕	129
蝉衣	129
蟾酥	221
常春藤	155
炒麦芽	170
炒神曲	171
车前子	160
辰砂	192
沉香	167
陈艾	177
陈广皮	166
陈皮	166
柽柳	132
赤茯苓	159
赤芍	142
赤芍药	142
赤石脂	219
赤硝	148
虫退	129
虫蜕	129
丑宝	197
滁菊花	130
川贝母	186
川贝枇杷糖浆	242
川断	207
川军	147
川连	136
川楝子	168
川木香	168
川牛膝	181
川朴	157
川乌	151
川乌头	152
川芎	178
川芎茶调丸	236
穿山甲	182
穿心莲	141
穿心莲片	266
磁石	192
刺五加	215
刺五加片	261
苁蓉通便口服液	258
寸冬	212
寸香	200

D

大白花蛇	152
大贝	186
大补阴丸	271
大承气汤	257
大腹子	173
大黄	147
大活	151
大艽	153
大力子	130
大麦芽	170
大青叶	139
大山楂丸	255
大蒜	221
大血藤	144
大芸	207
大枣	205
代赭石	196
玳玳花	169
丹皮	142
丹砂	192
丹参	179
胆草	137
胆草根	137
淡豆豉	132
淡附片	163
淡竹叶	134
当归	209
当归补血汤	269
当归苦参丸	290
当归龙荟丸	258
当归丸	279
当门子	200
党参	203
导赤丸	266
灯心草	162
地奥心血康胶囊	250
地丁	139
地丁草	139
地枫皮	154
地骨皮	143
地锦草	145

地龙	197
地榆	174
跌打丸	293
丁公藤	155
丁香	165
定坤丹	277
冬虫夏草	215
冬霜叶	130
豆蔻	157
豆蔻衣	157
独活	151
独活寄生汤	247
杜红花	180
杜仲	206
煅石膏	133

E

莪术	181
鹅不食草	132
儿茶	183
二陈汤	240
二丑	149
二花	138
二妙丸	290
二至丸	274

F

番泻叶	150
防风	127
防风通圣丸	290
防己	152
肥儿丸	256
粉草薢	162
粉草	204
粉丹皮	142
粉防己	153
风寒感冒颗粒	236
风热感冒颗粒	238
风湿痛药酒	248
风油精	288
蜂蜜	215
凤丹皮	142
茯苓	159
浮萍	132

附片	163
附子	163
复方草珊瑚含片	285
复方丹参滴丸	249
复方鸡内金片	256

G

干地黄	141
干葛	131
干姜	163
甘草	204
甘菊花	130
甘杞子	214
甘遂	149
感冒清热颗粒	236
感冒退热颗粒	238
高丽参	202
高良姜	165
藁本	132
葛根	131
蛤蚧	208
公英	139
宫泰颗粒	279
贡菊	130
钩藤	196
狗脊	154
枸杞子	214
谷精草	143
骨碎补	182
固经丸	276
瓜蒌	186
瓜蒌根	135
瓜蒌仁	186
瓜蒌霜	186
关节镇痛膏	293
官桂	164
冠心丹参片	250
冠心苏合丸	250
贯众	144
广陈皮	166
广豆根	141
广藿香	156
广木香	166
归脾丸	269

归芍地黄丸	274
归身	209
归尾	209
龟板	214
龟甲	214
桂附地黄丸	273
桂皮	164
桂通	164
桂圆肉	211
桂枝	125
桂枝尖	125
桂枝汤	235
国老	204

H

蛤蟆油	216
海风藤	154
海马	215
海南子	173
海螵蛸	219
海桐皮	154
海藻	190
汉防己	153
杭菊花	130
亳菊	130
诃子	219
合欢花	194
合欢皮	194
何首乌	210
黑白丑	149
黑参	142
黑山栀	134
黑苏子	188
红参	202
红大戟	150
红粉	221
红花	180
红花油	293
红茜草	176
厚朴	157
厚朴花	169
胡黄连	146
槲寄生	153
琥珀	193

花粉	135
花旗参	203
花蕊石	177
滑石	160
滑石粉	160
化橘红	168
怀牛膝	181
怀山药	204
怀生地	141
淮牛膝	181
淮山	204
槐花	177
槐米	177
黄柏	137
黄花地丁	139
黄精	216
黄菊花	130
黄连	136
黄连解毒汤	262
黄连上清丸	264
黄芪	203
黄翘	138
黄芩	136
火麻仁	148
藿胆丸	284
藿香正气口服液	245

J

鸡冠花	219
鸡内金	171
鸡血藤	182
鸡肫皮	171
急支糖浆	242
济川煎	257
寄生	153
加味逍遥丸	278
健儿消食口服液	256
健脑灵片	261
健胃消食片	256
姜虫	198
姜黄	183
姜朴	157
僵蚕	198
降香	177

焦麦芽	170
焦山栀	134
焦神曲	171
脚气散	291
脚癣一次净	290
接骨木	155
洁尔阴洗液	278
桔梗	187
芥穗	127
金钗	214
金佛草	190
金果榄	145
金果饮咽喉片	286
金匮肾气丸	273
金铃子	168
金钱白花蛇	154
金钱草	161
金荞麦	145
金银花	138
金银花露	280
金樱子	219
金樱子肉	219
京大戟	150
荆芥	126
精乌颗粒	261
精制冠心颗粒	250
颈复康颗粒	293
净萸肉	218
九味羌活丸	236
九香虫	169
酒地	209
酒军	147
酒芩	136
菊花	130
橘红丸	242
橘皮	166
瞿麦	162
卷柏	183
决明子	144
君子仁	172

K

抗病毒口服液	238
空沙参	212

蔻仁	157
枯芩	136
苦参	137
苦楝皮	172
苦杏仁	188
款冬花	189
坤草	180
昆布	187
栝楼	186
栝楼根	135

L

莱菔子	171
莱阳参	212
狼毒	150
老鹳草	155
连壳	138
连翘	138
莲子	218
莲子肉	218
辽沙参	212
灵仙	151
灵芝	194
凌霄花	183
羚羊角	196
刘寄奴	183
硫黄	220
六合定中丸	246
六曲	171
六神曲	171
六味地黄丸	271
六一散	245
六应丸	289
龙胆	137
龙胆草	137
龙胆根	137
龙胆泻肝丸	284
龙骨	194
龙脑	200
龙脑香	200
龙眼肉	211
漏芦	144
芦根	134
芦荟	150

炉甘石	221	木槿皮	221
鹿角	215	木通	161
鹿角霜	215	木香	166
鹿茸	205	木贼	132
绿豆	145		
绿萼梅	168	**N**	
罗布麻叶	199	南沙参	212
萝卜子	171	南五加	153
络石藤	154	南五加皮	153
		蛲虫药膏	282
M		脑乐静	261
麻黄	125	闹羊花	155
麻黄根	219	内金	171
麻黄汤	235	嫩桂枝	125
麻仁润肠丸	258	牛蒡子	130
麻仁丸	257	牛黄	197
马鞭草	183	牛黄解毒片	264
马勃	144	牛黄上清丸	265
马齿苋	144	牛膝	181
马兜铃	189	牛子	130
马钱子	183	女贞子	216
马应龙麝香痔疮膏	288		
麦冬	212	**O**	
麦门冬	212	藕节	177
麦味地黄丸	272		
麦芽	170	**P**	
蔓荆子	132	胖大海	190
芒硝	147	泡参	212
茅术	157	炮附片	163
没药	179	佩兰	158
玫瑰花	168	蓬术	182
梅花点舌丸	287	枇杷叶	190
梅片	200	片芩	136
梅术	157	平胃散	251
礞石	191	破故纸	207
密蒙花	143	蒲公英	139
明目地黄丸	286	蒲黄	175
明目上清丸	286	朴硝	148
明乳香	179		
牡丹皮	142	**Q**	
牡蛎	195	七厘散	292
木瓜	152	七制香附丸	278
木瓜丸	248	蕲艾	177
木蝴蝶	144	蕲蛇	152

杞菊地黄丸	286
启脾丸	282
千金止带丸	277
千金子	150
千里光	145
千年健	154
牵牛	149
牵牛子	149
茜草	176
茜根	176
羌活	127
芩连片	266
秦艽	153
秦皮	144
青黛	140
青风藤	154
青蒿	143
青皮	167
青翘	138
青葙子	143
轻粉	221
清热解毒口服液	238
清胃黄连丸	266
清咽丸	285
清营汤	263
清燥救肺汤	243
全虫	198
全当归	209
全瓜蒌	186
全蝎	198
拳参	144

R

人参	202
人参健脾丸	268
人参养荣丸	270
仁丹	246
忍冬花	138
忍冬藤	155
肉苁蓉	207
肉豆蔻	218
肉桂	164
肉果	218
肉蔻	218

如意金黄散	287
乳香	179

S

三黄膏	288
三黄片	264
三棱	183
三七	176
三七参	176
三七片	293
桑白皮	190
桑寄生	153
桑菊感冒片	238
桑螵蛸	219
桑叶	130
沙苑子	208
砂壳	156
砂米	156
砂仁	156
山查	170
山慈菇	145
山豆根	140
山柰	165
山药	204
山萸肉	218
山楂	170
山楂化滞丸	256
山栀	134
山茱萸	218
伤湿止痛膏	293
商陆	150
上玉桂	164
烧伤药膏	288
蛇床子	221
蛇蜕	199
射干	140
麝香	200
麝香保心丸	250
伸筋草	154
神曲	170
参苓白术散	268
参三七	176
参苏丸	239
肾宝合剂	273

升麻	132
升药	221
生草	204
生地	141
生地黄	141
生姜	126
生麻黄	125
生石膏	133
十滴水软胶囊	245
十全大补丸	274
石菖蒲	201
石斗	214
石膏	133
石斛	214
石斛夜光丸	286
石决明	195
石南藤	154
使君子	172
首乌藤	194
首乌丸	272
熟地	209
熟地黄	209
熟附块	163
熟军	147
双花	138
双黄连颗粒	237
霜桑叶	130
水牛角	145
水蛭	182
四季青	145
四君子汤	267
四神丸	273
四物汤	268
松花粉	177
松花散	291
松节	154
苏合香	201
苏木	182
苏叶	126
苏子	188
苏子降气丸	241
速效救心丸	249
酸木瓜	152
酸枣仁	193

缩砂	156
锁阳	215

T

太子参	215
檀香	168
桃仁	180
天冬	213
天花粉	135
天麻	197
天麻丸	247
天门冬	213
天南星	185
天王补心丸	260
天竺黄	190
田七	176
条芩	136
葶苈子	190
通草	162
通宣理肺丸	241
痛经丸	279
土鳖虫	182
土茯苓	144
土荆皮	221
菟丝子	206

W

瓦楞子	190
王不留行	182
威灵仙	151
葳蕤	213
煨木香	166
苇根	135
苇茎	135
味连	136
胃苏颗粒	252
温朴	157
温胃舒颗粒	253
文术	182
乌鸡白凤丸	275
乌梅	217
乌梅肉	217
乌扇	140
乌梢蛇	154

乌药	168
吴萸	164
吴萸子	164
吴茱萸	164
蜈蚣	199
五加皮	153
五灵脂	183
五味子	217
午时茶颗粒	236

X

西瓜霜润喉片	286
西河柳	132
西红花	183
西黄	197
西军	147
西洋参	203
犀黄	197
豨莶草	154
细辛	127
夏枯草	135
夏枯头	135
仙鹤草	177
仙灵脾	206
仙茅	215
香附	167
香附丸	278
香附子	167
香加皮	162
香薷	126
香砂养胃丸	252
香砂枳术丸	255
香橼	169
象贝	186
逍遥丸	275
小柴胡颗粒	236
小儿感冒颗粒	280
小儿化食丸	281
小儿咳喘灵口服液	281
小儿清热止咳口服液	281
小儿热速清口服液	280
小茴香	165
小活络丸	247
小蓟	174

小建中合剂	252
小金丸	288
薤白	167
辛夷	128
辛夷鼻炎丸	286
新会皮	166
醒脑静注射液	266
杏仁	188
杏苏散	243
雄黄	220
雄精	220
熊胆	145
徐长卿	155
续断	207
宣木瓜	152
玄参	142
玄胡索	178
玄明粉	148
旋覆代赭汤	251
旋覆花	185
血府逐瘀汤	249
熏陆香	179

Y

鸦胆子	145
鸭跖草	144
延胡索	178
芫花	150
羊藿叶	206
洋参	203
洋金花	191
养胃舒颗粒	253
养血安神丸	260
养阴清肺膏	244
腰黄	220
野菊花	144
夜尿宁丸	283
一贯煎	270
一见喜	141
一捻金（散剂）	258
一清颗粒	265
苡米	159
苡仁	159
益母草	180

益母草膏	276	浙贝母	186
益智仁	208	珍珠	199
薏米	159	知柏地黄丸	271
薏仁	159	知母	133
薏苡仁	159	栀皮	134
茵陈	161	栀仁	134
茵陈蒿汤	263	栀子	134
银柴胡	146	止嗽散	240
银花	138	枳椇子	162
银黄颗粒	286	枳壳	168
银翘散	237	枳实	166
银杏叶	219	枳术丸	256
银杏叶口服液	250	制川乌	152
淫羊藿	206	炙草	204
右归丸	274	炙麻黄	125
鱼腥草	144	重楼	144
萸黄连	136	朱茯苓	159
禹余粮	219	朱茯神	159
玉果	218	朱砂	192
玉片	173	朱砂安神丸	261
玉屏风口服液	239	茱萸	164
玉竹	213	猪苓	160
郁金	179	竹沥	187
郁李仁	148	竹茹	187
愈裂贴膏	290	竹叶	134
元参	142	苎麻根	177
元胡	178	子芩	136
元胡索	178	紫草	145
元明粉	148	紫豆蔻	157
元肉	211	紫河车	216
远志	194	紫花地丁	139
月季花	182	紫荆皮	183
越鞠丸	251	紫石英	215
云苓	159	紫苏	126
云木香	166	紫苏梗	168
云南白药	292	紫苏叶	126
		紫苏子	188
		紫菀	189

Z

再造丸	248	紫油桂	164
枣皮	218	紫油朴	157
枣仁安神液	261	紫云膏	289
皂角刺	182	自然铜	182
泽兰	182	棕榈	175
泽泻	160	棕榈炭	175
增液颗粒	259	左归丸	274
樟木	155	左金丸	253

内 容 简 介

本书介绍了中药高级工必备的中医学、中药学、方剂与中成药方面的基础知识;记载 383 味中药材的性能、应用(其中重点介绍 200 味),及 190 种方剂、中成药(其中重点介绍 126 种)。适合高职中药类专业教学使用,也可作为中药企业员工培训教材。

全国医药高职高专教材可供书目

	书　名	书号	主编	主审	定价
1	化学制药技术	7329	陶　杰	郭丽梅	27.00
2	生物与化学制药设备	7330	路振山	苏怀德	29.00
3	实用药理基础	5884	张　虹	苏怀德	35.00
4	实用药物化学	5806	王质明	张　雪	32.00
5	实用药物商品知识（第二版）	07508	杨群华	陈一岳	45.00
6	无机化学	5826	许　虹	李文希	25.00
7	现代仪器分析技术	5883	郭景文	林瑞超	28.00
8	现代中药炮制技术	5850	唐延猷　蔡翠芳	张能荣	32.00
9	药材商品鉴定技术	5828	刘晓春	邬家林	50.00
10	药品生物检定技术（第二版）	09258	李榆梅	张晓光	28.00
11	药品市场营销学	5897	严　振	林建宁	28.00
12	药品质量管理技术	7151	贠亚明	刘铁城	29.00
13	药品质量检测技术综合实训教程	6926	张　虹	苏　勤	30.00
14	中药制药技术综合实训教程	6927	蔡翠芳	朱树民　张能荣	27.00
15	药品营销综合实训教程	6925	周晓明　邱秀荣	张李锁	23.00
16	药物制剂技术	7331	张　劲	刘立津	45.00
17	药物制剂设备（上册）	7208	谢淑俊	路振山	27.00
18	药物制剂设备（下册）	7209	谢淑俊	刘立津	36.00
19	药学微生物基础技术（修订版）	5827	李榆梅	刘德容	28.00
20	药学信息检索技术	8063	周淑琴	苏怀德	20.00
21	药用基础化学	6134	胡运昌	汤启昭	38.00
22	药用有机化学	7968	陈任宏	伍焜贤	33.00
23	药用植物学	5877	徐世义	孙启时	34.00
24	医药会计基础与实务（第二版）	08577	邱秀荣	李端生	25.00
25	有机化学	5795	田厚伦	史达清	38.00
26	中药材 GAP 概论	5880	王书林	苏怀德　刘先齐	45.00
27	中药材 GAP 技术	5885	王书林	苏怀德　刘先齐	60.00
28	中药化学实用技术	5800	杨　红	裴妙荣	23.00
29	中药制剂技术	5802	闫丽霞	何仲贵　章臣贵	48.00
30	中医药基础	5886	王满恩	高学敏　钟赣生	40.00
31	实用经济法教程	8355	王静波	潘嘉玮	29.00
32	健身体育	7942	尹士优	张安民	36.00
33	医院与药店药品管理技能	9063	杜明华	张　雪	21.00
34	医药药品经营与管理	9141	孙丽冰	杨自亮	19.00
35	药物新剂型与新技术	9111	刘素梅	王质明	21.00
36	药物制剂知识与技能教材	9075	刘　一	王质明	34.00
37	现代中药制剂检验技术	6085	梁延寿	屠鹏飞	32.00
38	生物制药综合应用技术	07294	李榆梅	张　虹	19.00

欲订购上述教材，请联系我社发行部：010-64519689，64518888

如果您需要了解详细的信息，欢迎登录我社网站：www.cip.com.cn